"十二五"职业教育国家规划教材

经全国职业教育教材审定委员会审定

全国高职高专院校药学类与食品药品类专业"十三五"规划教材

中药鉴定技术

第 3 版

（供中药学专业用）

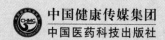
U0285667

主　编　姚荣林　刘耀武

副主编　刘　颖　李林岚　王月珍　刘安韬

编　者　（以姓氏笔画为序）

丁　方（河南应用技术职业学院）　　　王月珍（长春医学高等专科学校）

丑　安（长沙卫生职业学院）　　　　　尹浣姝（天津生物工程职业技术学院）

邓可众（江西中医药大学）　　　　　　吕　帅（通辽职业学院）

刘　颖（辽宁医药职业学院）　　　　　刘耀武（亳州职业技术学院）

刘安韬（广西卫生职业技术学院）　　　闫志慧（重庆医药高等专科学校）

张　妤（山西药科职业学院）　　　　　张国锋（黑龙江生物科技职业学院）

杨先国（湖南中医药高等专科学校）　　苏雪慧（泰山医学院）

李光燕（皖西卫生职业学院）　　　　　李林岚（湖南食品药品职业学院）

尚朝利（信阳职业技术学院）　　　　　郑　瑾（天津生物工程职业技术学院）

姚荣林（楚雄医药高等专科学校）　　　徐丽霞（山西药科职业学院）

聂奇华（楚雄医药高等专科学校）　　　鞠　康（亳州职业技术学院）

中国健康传媒集团

中国医药科技出版社

内 容 提 要

本教材为全国高职高专院校药学类与食品药品类专业"十三五"规划教材之一，系根据药学类中药学专业《中药鉴定技术》教学大纲的基本要求和课程特点编写而成。全书分为两部分内容，一部分主要阐述基本慨念、基本理论和基本技能，另一部分主要介绍植物类中药、动物类中药、矿物类中药的鉴定和部分中成药的显微鉴定。具体的中药材分为掌握、熟悉、了解三个层次介绍，内容各有侧重。重点的中药材主要介绍来源、产地、采收加工、性状鉴别、显微鉴别、化学成分、理化鉴别、性味功效，并穿插中药材及饮片、组织横切面、粉末特征图。全书图文并茂，共收载中药材 405 种。从系统掌握知识和技能的角度出发，每章还设置有"学习目标""案例导入""拓展阅读""岗位对接""目标检测"。其内容服务于中药学专业技术人才培养目标，同时与对应工作岗位、执业药师考试和国家技能大赛相衔接。教材内容紧扣 2015 年版《中国药典》和 2016 年《国家执业药师资格考试考试大纲》。本教材主要供全国高职高专院校中药学及相关专业教学使用。

图书在版编目（CIP）数据

中药鉴定技术/姚荣林，刘耀武主编. —3 版. —北京：中国医药科技出版社，2017.1

全国高职高专院校药学类与食品药品类专业"十三五"规划教材

ISBN 978 – 7 – 5067 – 8754 – 3

Ⅰ. ①中… Ⅱ. ①姚… ②刘… Ⅲ. ①中药鉴定学—高等职业教育—教材 Ⅳ. ①R282.5

中国版本图书馆 CIP 数据核字（2016）第 276556 号

美术编辑　陈君杞
版式设计　锋尚设计

出版　**中国健康传媒集团** | 中国医药科技出版社
地址　北京市海淀区文慧园北路甲 22 号
邮编　100082
电话　发行：010 – 62227427　邮购：010 – 62236938
网址　www.cmstp.com
规格　787×1092mm ¹⁄₁₆
印张　27
字数　610 千字
初版　2008 年 7 月第 1 版
版次　2017 年 1 月第 3 版
印次　2021 年 1 月第 5 次印刷
印刷　三河市腾飞印务有限公司
经销　全国各地新华书店
书号　ISBN 978 – 7 – 5067 – 8754 – 3
定价　59.00 元

获取新书信息、投稿、为图书纠错，请扫码联系我们。

全国高职高专院校药学类与食品药品类专业
"十三五"规划教材

出 版 说 明

全国高职高专院校药学类与食品药品类专业"十三五"规划教材（第三轮规划教材），是在教育部、国家食品药品监督管理总局领导下，在全国食品药品职业教育教学指导委员会和全国卫生职业教育教学指导委员会专家的指导下，在全国高职高专院校药学类与食品药品类专业"十三五"规划教材建设指导委员会的支持下，中国医药科技出版社在2013年修订出版"全国医药高等职业教育药学类规划教材"（第二轮规划教材）（共40门教材，其中24门为教育部"十二五"国家规划教材）的基础上，根据高等职业教育教改新精神和《普通高等学校高等职业教育（专科）专业目录（2015年）》（以下简称《专业目录（2015年）》）的新要求，于2016年4月组织全国70余所高职高专院校及相关单位和企业1000余名教学与实践经验丰富的专家、教师悉心编撰而成。

本套教材共计57种，均配套"医药大学堂"在线学习平台。主要供全国高职高专院校药学类、药品制造类、食品药品管理类、食品类有关专业〔即：药学专业、中药学专业、中药生产与加工专业、制药设备应用技术专业、药品生产技术专业（药物制剂、生物药物生产技术、化学药生产技术、中药生产技术方向）、药品质量与安全专业（药品质量检测、食品药品监督管理方向）、药品经营与管理专业（药品营销方向）、药品服务与管理专业（药品管理方向）、食品质量与安全专业、食品检测技术专业〕及其相关专业师生教学使用，也可供医药卫生行业从业人员继续教育和培训使用。

本套教材定位清晰，特点鲜明，主要体现在如下几个方面。

1.坚持职教改革精神，科学规划准确定位

编写教材，坚持现代职教改革方向，体现高职教育特色，根据新《专业目录》要求，以培养目标为依据，以岗位需求为导向，以学生就业创业能力培养为核心，以培养满足岗位需求、教学需求和社会需求的高素质技能型人才为根本。并做到衔接中职相应专业、接续本科相关专业。科学规划、准确定位教材。

2.体现行业准入要求，注重学生持续发展

紧密结合《中国药典》（2015年版）、国家执业药师资格考试、GSP（2016年）、《中华人民共和国职业分类大典》（2015年）等标准要求，按照行业用人要求，以职业资格准入为指导，做到教考、课证融合。同时注重职业素质教育和培养可持续发展能力，满足培养应用型、复合型、技能型人才的要求，为学生持续发展奠定扎实基础。

3. 遵循教材编写规律，强化实践技能训练

遵循"三基、五性、三特定"的教材编写规律。准确把握教材理论知识的深浅度，做到理论知识"必需、够用"为度；坚持与时俱进，重视吸收新知识、新技术、新方法；注重实践技能训练，将实验实训类内容与主干教材贯穿一起。

4. 注重教材科学架构，有机衔接前后内容

科学设计教材内容，既体现专业课程的培养目标与任务要求，又符合教学规律、循序渐进。使相关教材之间有机衔接，坚持上游课程教材为下游服务，专业课教材内容与学生就业岗位的知识和能力要求相对接。

5. 工学结合产教对接，优化编者组建团队

专业技能课教材，吸纳具有丰富实践经验的医疗、食品药品监管与质量检测单位及食品药品生产与经营企业人员参与编写，保证教材内容与岗位实际密切衔接。

6. 创新教材编写形式，设计模块便教易学

在保持教材主体内容基础上，设计了"案例导入""案例讨论""课堂互动""拓展阅读""岗位对接"等编写模块。通过"案例导入"或"案例讨论"模块，列举在专业岗位或现实生活中常见的问题，引导学生讨论与思考，提升教材的可读性，提高学生的学习兴趣和联系实际的能力。

7. 纸质数字教材同步，多媒融合增值服务

在纸质教材建设的同时，还搭建了与纸质教材配套的"医药大学堂"在线学习平台（如电子教材、课程PPT、试题、视频、动画等），使教材内容更加生动化、形象化。纸质教材与数字教材融合，提供师生多种形式的教学资源共享，以满足教学的需要。

8. 教材大纲配套开发，方便教师开展教学

依据教改精神和行业要求，在科学、准确定位各门课程之后，研究起草了各门课程的《教学大纲》(《课程标准》)，并以此为依据编写相应教材，使教材与《教学大纲》相配套。同时，有利于教师参考《教学大纲》开展教学。

编写出版本套高质量教材，得到了全国食品药品职业教育教学指导委员会和全国卫生职业教育教学指导委员会有关专家和全国各有关院校领导与编者的大力支持，在此一并表示衷心感谢。出版发行本套教材，希望受到广大师生欢迎，并在教学中积极使用本套教材和提出宝贵意见，以便修订完善，共同打造精品教材，为促进我国高职高专院校药学类与食品药品类相关专业教育教学改革和人才培养作出积极贡献。

中国医药科技出版社

2016年11月

教材目录

序号	书　名	主　编	适用专业
1	高等数学（第2版）	方媛璐　孙永霞	药学类、药品制造类、食品药品管理类、食品类专业
2	医药数理统计*（第3版）	高祖新　刘更新	药学类、药品制造类、食品药品管理类、食品类专业
3	计算机基础（第2版）	叶　青　刘中军	药学类、药品制造类、食品药品管理类、食品类专业
4	文献检索	章新友	药学类、药品制造类、食品药品管理类、食品类专业
5	医药英语（第2版）	崔成红　李正亚	药学类、药品制造类、食品药品管理类、食品类专业
6	公共关系实务	李朝霞　李占文	药学类、药品制造类、食品药品管理类、食品类专业
7	医药应用文写作（第2版）	廖楚珍　梁建青	药学类、药品制造类、食品药品管理类、食品类专业
8	大学生就业创业指导	贾　强　包有或	药学类、药品制造类、食品药品管理类、食品类专业
9	大学生心理健康	徐贤淑	药学类、药品制造类、食品药品管理类、食品类专业
10	人体解剖生理学*（第3版）	唐晓伟　唐省三	药学、中药学、医学检验技术以及其他食品药品类专业
11	无机化学（第3版）	蔡自由　叶国华	药学类、药品制造类、食品药品管理类、食品类专业
12	有机化学（第3版）	张雪昀　宋海南	药学类、药品制造类、食品药品管理类、食品类专业
13	分析化学*（第3版）	冉启文　黄月君	药学类、药品制造类、食品药品管理类、食品类专业
14	生物化学*（第3版）	毕见州　何文胜	药学类、药品制造类、食品药品管理类、食品类专业
15	药用微生物学基础（第3版）	陈明琪	药品制造类、药学类、食品药品管理类专业
16	病原生物与免疫学	甘晓玲　刘文辉	药学类、食品药品管理类专业
17	天然药物学	祖炬雄　李本俊	药学、药品经营与管理、药品服务与管理、药品生产技术专业
18	药学服务实务	陈地龙　张　庆	药学类及药品经营与管理、药品服务与管理专业
19	天然药物化学（第3版）	张雷红　杨　红	药学类及药品生产技术、药品质量与安全专业
20	药物化学*（第3版）	刘文娟　李群力	药学类、药品制造类专业
21	药理学*（第3版）	张　虹　秦红兵	药学类，食品药品管理类及药品服务与管理、药品质量与安全专业
22	临床药物治疗学	方士英　赵　文	药学类及食品药品类专业
23	药剂学	朱照静　张荷兰	药学、药品生产技术、药品质量与安全、药品经营与管理专业
24	仪器分析技术*（第2版）	毛金银　杜学勤	药品质量与管理、药品生产技术、食品检测技术专业
25	药物分析*（第3版）	欧阳卉　唐　倩	药学、药品质量与安全、药品生产技术专业
26	药品储存与养护技术（第3版）	秦泽平　张万隆	药学类与食品药品管理类专业
27	GMP实务教程*（第3版）	何思煌　罗文华	药品制造类、生物技术类和食品药品管理类专业
28	GSP实用教程（第2版）	丛淑芹　丁　静	药学类与食品药品类专业

1

序号	书　名	主　编	适用专业
29	药事管理与法规 *（第 3 版）	沈　力　吴美香	药学类、药品制造类、食品药品管理类专业
30	实用药物学基础	邱利芝　邓庆华	药品生产技术专业
31	药物制剂技术 *（第 3 版）	胡　英　王晓娟	药学类、药品制造类专业
32	药物检测技术	王文洁　张亚红	药品生产技术专业
33	药物制剂辅料与包装材料	关志宇	药学、药品生产技术专业
34	药物制剂设备（第 2 版）	杨宗发　董天梅	药学、中药学、药品生产技术专业
35	化工制图技术	朱金艳	药学、中药学、药品生产技术专业
36	实用发酵工程技术	臧学丽　胡莉娟	药品生产技术、药品生物技术、药学专业
37	生物制药工艺技术	陈梁军	药品生产技术专业
38	生物药物检测技术	杨元娟	药品生产技术、药品生物技术专业
39	医药市场营销实务 *（第 3 版）	甘湘宁　周凤莲	药学类及药品经营与管理、药品服务与管理专业
40	实用医药商务礼仪（第 3 版）	张　丽　位汶军	药学类及药品经营与管理、药品服务与管理专业
41	药店经营与管理（第 2 版）	梁春贤　俞双燕	药学类及药品经营与管理、药品服务与管理专业
42	医药伦理学	周鸿艳　郝军燕	药学类、药品制造类、食品药品管理类、食品类专业
43	医药商品学 *（第 2 版）	王雁群	药品经营与管理、药学专业
44	制药过程原理与设备 *（第 2 版）	姜爱霞　吴建明	药品生产技术、制药设备应用技术、药品质量与安全、药学专业
45	中医学基础（第 2 版）	周少林　宋诚挚	中医药类专业
46	中药学（第 3 版）	陈信云　黄丽平	中药学专业
47	实用方剂与中成药	赵宝林　陆鸿奎	药学、中药学、药品经营与管理、药品质量与安全、药品生产技术专业
48	中药调剂技术 *（第 2 版）	黄欣碧　傅　红	中药学、药品生产技术及药品服务与管理专业
49	中药药剂学（第 2 版）	易东阳　刘　葵	中药学、药品生产技术、中药生产与加工专业
50	中药制剂检测技术 *（第 2 版）	卓　菊　宋金玉	药品制造类、药学类专业
51	中药鉴定技术 *（第 3 版）	姚荣林　刘耀武	中药学专业
52	中药炮制技术（第 3 版）	陈秀瑗　吕桂凤	中药学、药品生产技术专业
53	中药药膳技术	梁　军　许慧艳	中药学、食品营养与卫生、康复治疗技术专业
54	化学基础与分析技术	林　珍　潘志斌	食品药品类专业用
55	食品化学	马丽杰	食品类、医学营养及健康类专业
56	公共营养学	周建军　詹　杰	食品与营养相关专业用
57	食品理化分析技术	胡雪琴	食品质量与安全、食品检测技术、食品营养与检测等专业用

　　* 为"十二五"职业教育国家规划教材。

全国高职高专院校药学类与食品药品类专业
"十三五"规划教材

建设指导委员会

曹庆旭（黔东南民族职业技术学院）

葛　虹（广东食品药品职业学院）

谭　工（重庆三峡医药高等专科学校）

潘树枫（辽宁医药职业学院）

委　　　员（以姓氏笔画为序）

王　宁（江苏医药职业学院）

王广珠（山东药品食品职业学院）

王仙芝（山西药科职业学院）

王海东（马应龙药业集团研究院）

韦　超（广西卫生职业技术学院）

向　敏（苏州卫生职业技术学院）

邬瑞斌（中国药科大学）

刘书华（黔东南民族职业技术学院）

许建新（曲靖医学高等专科学校）

孙　莹（长春医学高等专科学校）

李群力（金华职业技术学院）

杨　鑫（长春医学高等专科学校）

杨元娟（重庆医药高等专科学校）

杨先振（楚雄医药高等专科学校）

肖　兰（长沙卫生职业学院）

吴　勇（黔东南民族职业技术学院）

吴海侠（广东食品药品职业学院）

邹隆琼（重庆三峡云海药业股份有限公司）

沈　力（重庆三峡医药高等专科学校）

宋海南（安徽医学高等专科学校）

张　海（四川联成迅康医药股份有限公司）

张　建（天津生物工程职业技术学院）

张春强（长沙卫生职业学院）

张炳盛（山东中医药高等专科学校）

张健泓（广东食品药品职业学院）

范继业（河北化工医药职业技术学院）

明广奇（中国药科大学高等职业技术学院）

罗兴洪（先声药业集团政策事务部）

罗跃娥（天津医学高等专科学校）

郝晶晶（北京卫生职业学院）

贾　平（益阳医学高等专科学校）

徐宣富（江苏恒瑞医药股份有限公司）

黄丽平（安徽中医药高等专科学校）

黄家利（中国药科大学高等职业技术学院）

崔山风（浙江医药高等专科学校）

潘志斌（福建生物工程职业技术学院）

为深入贯彻落实《国务院关于加快发展现代职业教育的决定》以及《现代职业教育体系建设规划（2014—2020 年)》的精神，更好地适应我国高等职业教育教学改革的需求，促进教学质量和人才培养质量提高，根据《普通高等学校高等职业教育（专科）专业目录（2015 年)》的新要求，在教育部、国家食品药品监督管理总局的领导下，以及各高职高专院校大力支持和参与下，由中国医药科技出版社牵头，成立了全国高职高专院校药学类与食品药品类专业"十三五"规划教材建设指导委员会，依据有关精神要求科学组织规划建设本套教材。

高等职业教育的蓬勃发展，为现代化建设培养了大量高素质技能型专门人才。高等职业教育作为高等教育发展中的一个类型，担负着为生产、建设、服务和管理第一线培养高技能人才的历史使命。《中药鉴定技术》是中药学专业一门重要的专业课程，通过优化整合后，形成了一门符合当前高职高专教育课程改革的综合化课程。通过本门课程的学习主要是培养学生中药品种真伪鉴定、品质优劣鉴定的技能。

本教材按照以上精神和全套教材编写总原则与要求编写而成。全书分为上、下两篇。上篇总论主要阐述基本概念、基本理论和基本技能，下篇各论主要介绍植物类中药、动物类中药、矿物类中药的鉴定和部分中成药的显微鉴定。具体的中药材分为掌握、熟悉、了解三个层次介绍，内容各有侧重。重点的中药材主要介绍来源、产地、采收加工、性状鉴别、显微鉴别、化学成分、理化鉴别、性味功效，并配中药材及饮片、组织横切面、粉末特征图。全书图文并茂，共收载中药材 405 种，其中掌握中药 100 种，熟悉中药 290 种，了解中药 15 种。实验实训项目 20 个。从系统掌握知识和技能的角度出发，每章还设置有"学习目标""案例导入""拓展阅读""岗位对接""目标检测"等模块。其内容服务于中药学类专业技术人才培养目标，同时与对应工作岗位、执业药师考试和国家中药传统技能大赛相衔接。教材内容紧扣《中华人民共和国药典》(2015 年版) 和最新《国家执业药师资格考试考试大纲》。本书中的"岗位对接"上篇每一章末均设有，但下篇每一章都是介绍各类中药的鉴定，故各章的"岗位对接"都是相同的，因而仅在第八章根及根茎类中药鉴定章末设有，其他章均不再重复设置"岗位对接"。

本教材供全国高职高专教育高中起点（三年制）和初中起点（五年制）中药学专业的师生使用。各校可根据教学大纲安排，结合本地中药流通情况适当取舍教材内容。该教材具有以下特点。

1. 打破学科性教材的编写思路和方法，按照专业培养目标和课程改革要求，遵循实用性原则，按入药部位分章编写中药鉴定部分，突出了职业教育特色。

2. 精选当今社会生产生活的大量案例，增强教材的趣味性和可读性，使教材贴近学生生活，激发学生的学习兴趣和热情。

3. 摈弃传统教材叙述式写作手法，注意新旧知识衔接，采用问题探究导入的教学方法，注重启发式教学，实现教学互动。

4. 教材后面附有部分重点中药材的彩图，有利于教学的直观性、生动性。

5. 教材采用理实一体化的形式，便于师生使用。

本书编写的分工如下：楚雄医药高等专科学校姚荣林、亳州职业技术学院刘耀武担任主编，负责全书的定稿、统稿工作。姚荣林负责编写第一章，长沙卫生职业学院丑安编写第二章、第三章，山西药科职业学院徐丽霞编写第四章、第七章，信阳职业技术学院尚朝利编写第五章、第六章，天津生物工程职业技术学院郑瑾、黑龙江生物科技职业学院张国锋、辽宁医药职业学院刘颖、亳州职业技术学院鞠康编写第八章，刘耀武编写第九章，天津生物工程职业技术学院尹浣姝编写第十章，楚雄医药高等专科学校聂奇华编写第十一章，通辽职业学院吕帅编写第十二章，长春医学高等专科学校王月珍、广西卫生职业技术学院刘安韬、重庆医药高等专科学校闫志慧编写第十三章，山西药科职业学院张妤编写第十四章，江西中医药大学邓可众编写第十五章，湖南中医药高等专科学校杨先国编写第十六章，泰山医学院苏雪慧编写第十七章，皖西卫生职业学院李光燕编写第十八章，河南应用技术职业学院丁方编写第十九章，湖南食品药品职业学院李林岚编写第二十章。作者在编写本书过程中得到各参编学校领导大力支持和帮助，在此一并致以诚挚谢意！

由于编写时间仓促，编者水平有限，不妥之处在所难免，敬请各校师生在使用过程中提出宝贵意见，以便修订时改进。

编　者
2016 年 10 月

上篇 总论

下篇　各论

第九章
茎木类中药鉴定

第十二章
花类中药鉴定

第十三章
果实与种子
类中药鉴定

第十五章

藻、菌、地衣类中药鉴定

第十六章

树脂类中药鉴定

第十九章

矿物类
中药鉴定

上篇 总 论

第一章

绪论

学习目标

知识要求　**1. 掌握**　中药鉴定技术研究的范围、地位、任务；中药鉴定的目的、意义和一般程序。

　　　　　2. 熟悉　重要本草著作，中药分类的方法，中药中文名命名及中药拉丁名的组成。

　　　　　3. 了解　现代中药鉴定发展概况。

第一节　中药鉴定研究的范围、地位和任务

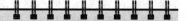

案例导入

案例：有个挖药的老人，收了一个狂妄的徒弟，徒弟才学会了一点皮毛就看不起师傅，师傅伤透了心就让徒弟另立门户。临走时，师傅叮嘱徒弟：有一种药叫"无叶草"，又名"麻烦草"，根和茎的用途不同，发汗用茎，止汗用根，一旦用错就会出现严重后果，不能随便给病人用。徒弟没有用心记。没过几天徒弟就用"无叶草"给一个身体虚弱、全身出虚汗的病人治病而使其死亡，结果被判坐了三年牢。

讨论：1. 这是何种中药？

　　　2. 用这种中药治病为何会致人死亡？

一、中药鉴定的基本概念

　　中药鉴定是一门鉴定中药品种真伪和品质优劣，制定中药质量标准，开发和扩大中药资源的综合性应用的学科。它是应用本草学、植物学、动物学、矿物学、化学、药理学、

中医学等知识和现代科学技术来研究中药的名称、来源、采收加工、鉴定、化学成分、品质评价、功效应用、资源开发等内容的一门综合性学科，是执业药师（中药学）考试及其相关专业必修的核心课程。通过本课程的学习，使学生能够独立开展中药真伪优劣的鉴定工作，具有诚实守信、科学公正、依法检验的职业道德，具备一定的创新思维和创业能力，成为中药验收、中药购销、中药调剂、中药质检等岗位的高等技术应用型人才。中药鉴定分为来源鉴定、性状鉴定、显微鉴定、理化鉴定四类鉴定技术，习称"四大常规鉴定法"。

药物是用于预防、治疗、诊断人的疾病，有目的地调节人的生理功能并规定有适应证或功能主治、用法和用量的物质，包括中药、人工合成药物与生物制品三大类。中药与草药、民族药、中药材既有联系又有区别。中药是指《中华人民共和国药典》上收载的，按照中医学理论和临床经验用于医疗保健的天然药物，包括中药材、中药饮片和中成药。草药是指民间治病或地区性口碑相传的天然药物。民族药是指少数民族聚居的地方习惯上使用的天然药物。中草药是中药和草药的统称。中药材既是指切制成饮片，供临床使用，又是指供中药厂生产的中药成方制剂或制药工业提取有效成分的原料药。

中药的正品、伪品、混淆品与代用品：中药的真伪是指中药品种的真假，"真"即正品，是指符合国家药品标准规定的品种及其特定的部位；"伪"即"伪品"或"假药"，是指不符合国家药品标准规定的品种；混淆品是指名称、形态相似，但与正品不是同一种的品种；代用品是指性味、功能与被代用的中药材相似，但配方时，不能随意取代的品种。

假药，《中华人民共和国药品管理法》（简称《药品管理法》）第48条规定：有下列情形之一的，为假药：①药品所含成分与国家药品标准规定的成分不符的。②以非药品冒充药品或者以他种药品冒充此种药品的。有下列情形之一的药品，按假药论处：①国务院药品监督管理部门规定禁止使用的；②依照《药品管理法》必须批准而未经批准生产、进口，或者依照《药品管理法》必须检验而未经检验即销售的；③变质的；④被污染的；⑤使用依照《药品管理法》必须取得批准文号而未取得批准文号的原料药生产的；⑥所标明的适应证或者功能主治超出规定范围的。除上述第⑤种情形外，其他情形在药材商品中都曾发现过。

劣药，《药品管理法》第49条规定：药品成分的含量不符合国家药品标准的，为劣药。有下列情形之一的药品，按劣药论处：①未标明有效期或者更改有效期的。②不注明或者更改生产批。③超过有效期的。④直接接触药品的包装材料和容器未经批准的。⑤擅自添加着色剂、防腐剂、香料、矫味剂及辅料的。⑥其他不符合药品标准规定的。劣药与假药一样，均为不合格的药品，严禁生产、流通和使用，对于生产、销售、使用假药和劣药的单位和个人应依法进行处罚。

二、中药鉴定的任务

我国资源丰富，中药种类繁多、来源复杂、应用历史悠久。结合实际用药的现状，我国近期中药鉴定研究的主要任务如下。

1. 鉴定中药的真伪　中药的真伪是指中药品种的真假。"真"即正品，是指符合国家药品标准规定的品种及其特定的药用部位；"伪"即"伪品"或"假药"，是指不符合国家药品标准规定的品种。

2. 鉴定中药的优劣　中药的优劣是指中药的质量。包括中药的商品质量和工作质量。

前者主要表现为中药商品的有效性、安全性、稳定性、均一性等方面，通常采用药典（现行版）规定的方法进行检查与定量分析，应符合规定；后者综合地反映中药生产、经营等过程中对达到中药质量标准的保证程度。

3. 研究开发现代中药，参与国际市场竞争 继承租国医药学遗产，发扬中医药特色和优势，依靠现代科学技术，对中药进行系统研究，提高产品的质量及临床疗效，使中药的质量标准化，开发更多进入际市场的产品，加快实现中药的现代化和国际化。

4. 研究制定中药品质评价标准 虽然《中国药典》（2015 年版）已经集中反映了我国提高的中药研究水平，但我们必须清醒地认识到，中药质量标准的制定仍然是中药现代化的一个制约"瓶颈"，中药科学内涵的阐明、药效物质基础的探究、科学质量标准的制定都需要我们运用中医学、化学、生物学等知识和技术，从中药资源保护与可持续利用、药效物质基础与作用机制、安全性评价、标准物质、现代分离分析技术、方法评价等多个层面开展研究，根据国际市场需求和现有基础，建立适应中药特点和中国国情的质量标准体系和方法。

5. 开发和合理利用中药资源 在调查、保护资源的前提下，有计划合理开发利用中药资源，主要途径有：利用生物的亲缘关系寻找新药；从历代本草等医药文献中挖掘和开发新药；以传统的单味中药、复方中药为基础开发新药；提取中药的有效部位、有效成分开发新药；利用生物技术开发新药。同时进行其他综合开发利用，如保健品、饮料、化妆品、香料、色素、矫味剂、农药等。

中药鉴定技术是中药学专业的一门重要专业课，其教学内容应着重介绍中药的基本理论、操作技能，使学生能综合利用所学的知识和方法解决实际问题，为今后的工作奠定基础。

第二节 中药鉴定的起源和发展

一、古代中药鉴定的发展简史

（一）药物的起源

药物是人类在长期的生产实践活动中逐渐发现、发展和丰富起来的。人类在生存寻找食物的同时，通过反复尝试，发现了许多有生理作用的植物，可以用来防治疾病，因此有"医食同源"之说。人类发现"火"之后，初用于食物的加工，进而逐步用于药物的加热处理，这就是药物的原始加工处理。通过长期而广泛的实践过程，药物知识逐渐积累起来，开始只能是师承口授，直到有了文字，便逐渐形成医药书籍。由于古代药物中草类占大多数，故古代记载药物的书籍称"本草"。

（二）历代重要本草著作

我国古代本草著作从汉代到清代，各个时期都有它的成就与发展，历代相承，日益丰富，现存者大约有 700 余种，记录了我国人民在医药学方面的创造和成就，包含着丰富的实践经验和理论知识，是前人在长期同疾病作斗争中积累起来的经验总结，也是世界医药学的宝贵遗产，我们应当努力发掘加以提高。我国历代重要的本草著作简介见表 1－1。

表1-1　我国历代重要的本草著作简介

书名	成书年代	著者	药物数（种）	说明
《神农本草经》	东汉末年	不详	365	为我国最早的药物著作。将药物分为上、中、下三品。原书早已失传，现有多种辑本
《雷公炮制论》	南朝刘宋时期	雷敩	300	我国第一部炮制专著。药凡300种，分上、中、下三卷，其性味、炮炙、熬煮、修事之法多古奥，文亦古质
《本草经集注》	南北朝梁代	陶弘景	730	对《神农本草经》整理补充，增加了汉魏以下名医所用药物365种，依药物来源分玉石、草、木、虫兽、果菜、米食，原书已失传
《新修本草》	唐（公元659年）	苏敬、李勣等	844	为我国及世界上第一部药典。开创了我国本草著作图文对照的先例
《经史证类备急本草》	宋（公元1107年）	唐慎微	1746	简称《证类本草》。为我国现存最早的完整本草，为研究古代药物最重要的典籍之一
《本草纲目》	明（公元1596年）	李时珍	1892	李时珍去世三年后在金陵（今南京）首刊。共52卷，附方有11096个。《本草纲目》是集本草学大成的著作，它总结了16世纪以前我国本草学的成就。流传到国外，成为世界上有名的药学文献
《本草纲目拾遗》	清（公元1765年）	赵学敏	921	对《本草纲目》作了一些正误和补充，所收载的药物绝大部分是《本草纲目》未收载的民间药，同时也包括一些进口药。如冬虫夏草、西洋参等
《植物名实图考》、《植物名实图考长编》	清（1848年）	吴其濬	1714 838	辑为长编，共22卷，收载植物药838种。然后辨别形色气味，摹绘成图，附以考证，以求名实相符，是为图考，共38卷，载植物1714种

拓展阅读

李时珍简介

李时珍(1518~1593)，明代杰出医药学家，字东壁，号濒湖，蕲州(夸湖北蕲春县)人。注重药物研究和临床实践，并长期上山采药，深入民间，向农民、渔民、药农、樵民、医生请教，参考历代医药及有关书籍八百余种，对各种药物亲自鉴别考证，收集整理宋元以来民间发现的多种药物，经27年艰苦劳动，著成《本草纲目》，总结了16世纪以前我国古代人民的药物经验，对后世药物学发展作出了重大贡献。著有《濒湖脉学》《奇经八脉考》《五脏图论》《三焦客难》《命门考》等。

二、近现代中药鉴定的发展概况

（一）新中国成立前中药鉴定的发展概况

中药鉴定技术是在人类与疾病作斗争的过程中，随着生产发展的需要和科学研究的进步而逐渐积累和发展起来的关于中药的科学。从历史上看，中药鉴定技术 的发展大致上可分为三个时期，即传统的本草学（或药物学）时期、近代的商品生药学时期和现代的生药学新时期。

我国古代在本草学方面有着光辉的成就，到 16 世纪末期李时珍的《本草纲目》问世，本草学的发展达到极盛时期。1840 年鸦片战争爆发以前，中国的学者主要以传统方法研究生药。随着鸦片战争的爆发，中国沦为半封建半殖民地国家，国外药学大量传入我国。生药学的研究和发展在国外科技和学术思想的影响下也有了一定进展，如赵橘黄、徐伯鋆等于 1934 年编著了我国第一本《现代本草学—生药学》上篇，1937 年叶三多写出了《生药学》下篇。这两本书是当时介绍近代生药学的中文著作，其内容引进了现代鉴定生药的理论和方法，对我国中药鉴定技术的研究、发展起到了先导作用。

拓展阅读

越燏黄简介

药学泰斗——赵燏黄（1883 ~1960），江苏武进人。 他用简单的设备创造了石灰法提取麻黄素工艺，1940 ~1945 年共提取了 300 多千克麻黄素，不仅满足了当时国内的需要，而且部分还远销英美，改写了过去麻黄出口日本，提取麻黄素后返销中国的历史。

（二）新中国成立后中药鉴定的发展概况

新中国成立后，中医中药事业得到了迅速发展。现代生物学、药物化学等理论和方法在中药鉴定中的广泛应用，为中药鉴定技术的发展奠定了基础。各类《中药鉴定学》《中药鉴定技术》教材及中药鉴定专著陆续出版，完善中药鉴定方法体系。《中药材粉末显微鉴定》和《中成药显微分析》专著的出版，推动了中药显微鉴定的发展。党和政府十分重视中药鉴定技术的研究和人才的培养，各医药高等院校药学专业普遍开设《中药鉴定学》《生药学》课程，各省市先后设立中药研究机构，并在各个食品药品检验所内成立了中药室，加强了中药鉴定技术的教学和研究，对我国的中药鉴定技术做出了许多重要贡献。主要在以下几个方面。

1. 资源调查、整理 我国先后开展了 3 次（1959 ~1962 年、1970 ~1972 年、1983 ~1987 年）全国中药资源普查及品种整理工作。通过资源普查和专题研究，基本摸清了中药的种类、分布和民间应用情况。出版了一大批相关重要专著和标准，如《中华人民共和国药典》《中药大辞典》《全国中草药汇编及彩色图谱》《中国民族药志》《中药资源学》《中国中药资源丛书》等；创办了一批有影响的专业学术期刊，如《中国中药杂志》《中草药》《中药材》《中成药》《中国天然药物》等；编写了一系列教学所需的教材，如《生药学》《药材学》《中草药学》《中药鉴定学》《药用植物学与生药学》等。

2. 中药的引种栽培 中华人民共和国成立后，科技人员对一些重要中药材的栽培技术进行了深入研究。药用植物引种、野生变家种的研究取得较大的进展，全国重要的植物园和药用植物园，已引种药用植物 4000 余种；目前我国家种的大宗中药材达 150 多种。运用杂交、诱变、多倍体等生物学技术，获得浙贝、元胡、地黄、枸杞、乌头、薏苡仁、百合、猪苓、虫草等高产优质的新品种。许多重要的进口药材也已引种栽培成功，例如西洋参、丁香、番红花、胖大海等。近代的生物技术方法也开始应用，例如人参、西洋参、三七、延胡索、甘草等的组织培养技术。

中药产品质量标准的可控性，取决于中药材质量标准的可控性。开展中药材无公害栽培技术的研究，"绿色中药材"的生产已取得了成功的经验。

3. 中药鉴定和质量研究　中药品种繁多，产地广阔。由于历代本草记载、地区用药和使用习惯的不同，类同品、代用品和民间用药的不断出现，中药材的同名异物、同物异名的混乱现象普遍存在，直接影响到中药的质量。对来源复杂的中药进行系统的品种整理和质量研究，从而保证和提高中药的质量，促进中药生产的标准化。在"六五""七五""八五""九五"期间，国家组织专家对常用中药进行了品种整理和质量研究，每种中药包括文献查考、药源调查、分类学鉴定、性状鉴定、显微鉴定、商品鉴定、化学成分、理化分析、采收加工、药理实验、结论和建议等十多项内容。还开展了"中药材质量标准的规范化研究"。"十五"期间（2001～2005年）又开始启动后期70种中药的研究工作。

4. 中药活性成分研究　对250余种中药进行了详细的化学成分与药理学研究，鉴定了多种活性成分，在筛选防治心血管疾病、抗肿瘤、抗艾滋病等活性成分中做了大量的工作，取得了一定的成效。

5. 中药炮制研究　采用化学、药理学等方法，在中医理论的指导下，研究并揭示中药炮制的原理，对炮制前后药效成分和药理作用的改变进行研究，为改革炮制工艺，制定中药炮制品的质量标准，促进中药炮制学的发展提供科学依据。

6. 现代生物技术在中药研究中的应用　迅速发展的生物技术也已深入到中药鉴定技术领域。首先，生物技术在保存和繁殖珍稀濒危的药用动、植物方面发挥着巨大作用。其次，生物技术和基因重组在培育常用中药的优良品种方面发挥着积极作用。特别是在搞清了中药有效成分和有效部位以后，可以培育出优质、抗病力强、产量高的新品种，不断提高中药材的质量。生物技术还能对中药品种进行更深入和客观的鉴定研究，近年来已将DNA分子遗传标记技术，如RFLP（限制性内切酶片段长度多态性）、RAPD（随机扩增多态性DNA）、DNA测序方法等，应用于中药的鉴定研究中，根据DNA分子不同程度的遗传多样性，在中药属、种、亚种、居群或个体水平上对研究对象进行准确的鉴别。

7. 中药及其制剂的质量控制　随着先进的仪器和检验技术的快速发展，大量相对成熟的新技术、新方法应用于中药及其制剂的质量控制。如HPLC梯度洗脱、毛细管柱分析、蒸发光散射检测器、化学指纹图谱等方法和技术有的已被《中国药典》采纳，使中药的研究更系统化与标准化，从而为保证中药及其制剂的质量稳定，推进中药产业的现代化、标准化和国际化作出了贡献。

三、中药鉴定发展方向

中药鉴定技术的研究是一项复杂的系统工程，需要多学科、多部门、多层次的共同配合。中药鉴定技术的发展趋势主要表现在以下几个方面。

1. 加强中药质量标准的研究　中药质量标准规范化研究是中药复方制剂及中成药标准化研究的基础和先决条件。虽然已取得了可喜的成绩，但目前仍有很多中药缺乏科学的质量标准，少部分虽有一定的质量标准，但也未能切实地、全面地反映其临床疗效。因此，在明确有效成分、指标成分的基础上，建立和完善中药的质量标准，达到科学化、标准化，并使之与国际市场接轨。

2. 开展中药规范化生产的研究　逐步建立规范化中药生产基地，开展绿色中药的生产和研发，生产无污染、质优、药效稳定、有严格质量标准控制的中药。

3. **中药鉴定的新技术、新方法**　将现代新设备、新技术应用到中药鉴定领域。采用DNA分子遗传标记技术来鉴定近缘植物药和动物药；采用生物免疫化学和放射免疫技术来筛选中药中的微量有效成分；利用高效液相色谱法、质谱法、气相色谱法、核磁共振法、红外光谱法等进行化学指纹图谱定性和指标成分的定量；结合人工智能技术，建立中药化学质量模式识别系统等。

4. **开展中药的生物转化**　应用生物转化的方法处理中药中的化学成分，修饰其结构或活性位点，获得新的活性化合物用于新药研发。

第三节　中药的分类和命名

一、中药的分类

我国中药的种类繁多，为了便于学习、研究和应用，有必要将它们按一定的规律，分门别类，加以叙述，常见的分类方法如下。

（一）按字首笔画顺序编排

如《中国药典》《中药大辞典》《中药志》等工具书或专著按药物中文名的笔画顺序，以字典形式编排。这是一种最简单的便于查阅的编排方法。但教材一般不采用这一方法。

（二）按药用部位分类

首先将中药分为植物类、动物类和矿物类。植物类药再依不同的药用部位分为根类、根茎类、茎木类、皮类、叶类、花类、果实类、种子类和全草类等。这种分类方法便于学习研究中药的外形和内部构造，掌握各类药物的外形和显微特征及鉴定方法，也便于比较同类不同种中药间外形和显微特征上的异同点。其缺点是同类中药不同种间化学成分缺少联系，不利于学习和研究理化鉴定及品质优良度鉴定。

（三）按化学成分分类

根据中药所含的有效成分或活性成分的类别来分类。如生物碱类、苷类、挥发油类、有机酸类、鞣质类、糖类等。这种分类方法便于学习、研究有效成分和进行理化分析，也有利于研究有效成分与疗效和中药科属来源之间的关系。

（四）按功能分类

按中药的中医用途分为解表药、清热药、活血化瘀药、理气药等；按中药的药理作用分为中枢神经兴奋药、镇痛药、抗菌药、抗疟药或作用于胃肠道药等。这种分类方法有利于学生学习和研究中药的作用和效用，从而指导临床用药。

（五）按自然分类系统分类

根据中药的原植（动）物在分类学中的位置和亲缘关系，按照门、纲、目、科分类排列，如毛茛科、伞形科、唇形科、菊科、百合科等。这种分类便于学生学习和研究其共同点，比较其不同点，找出其特异点，以揭示其规律性，也有利于从同科属植（动）物中寻找代用品，扩大药物资源。

二、中药的命名

（一）中药中文名的命名

中药的命名方法，归纳起来主要有以下几个方面。

1. **根据产地命名**　如河南产"四大怀药"（怀地黄、怀牛膝、怀山药、怀菊花）。
2. **根据功能命名**　如郁金是治气血淤滞的良药；伸筋草可以祛风湿，舒筋活络。

3. 根据性状或其原植物形态命名　如紫草、红花、黄连因色泽而得名；鱼腥草因新鲜时具鱼腥气而得名；败酱草、甘草因其气味而得名；七叶一枝花、雪莲根据植物形态特征而得名。

4. 根据生长特性或药用部位命名　如冬虫夏草是染病幼虫钻入土中，冬季形成菌核（虫体），夏季前端生出棒状子座（草）；玫瑰花、牡丹皮、牛黄是根据入药部位命名。

5. 根据历史典故或人物传说命名　如何首乌、杜仲、车前草等。

（二）中药拉丁名的命名

中药的拉丁名是国际上通用的名称，具有国际意义。它不仅有利于统一中药的名称，防止混乱，同时也有利于进行国际间的交流与合作研究。

中药拉丁名的组成与中药的原植（动）物学名不同，通常为：

药物名（第一格）＋药用部分名（第二格）。中药名为原植（动）物的属名或种名或属种名，如黄连 Coptidis Rhizoma；人参 Ginseng Radix；秦艽 Gentianae Macrophyllae Radix 等，中药拉丁名中的名词和形容词的第一个字母必须大写，连词和前置词一般小写。

中药拉丁名的命名，有以下几种情况。

1. 对于一属中只有一个品种作药用，或一属中有几个种作同一中药使用时，一般采用属名命名；少数按照习惯以种名命名。如杜仲 Eucommiae Cortex（一属中只有一种植物作药用）、麻黄 Ephedrae Herba（一属中有几种植物作同一中药使用）、颠茄根 Belladonnae Radix（种名命名）。

2. 药用部分如果包括两个不同器官时，则把主要的或多数地区习用的放在前，用 et（和）或 seu（或）相连接。如大黄 Rhei Radix Et Rhizoma。

3. 同属中有几种植物分别作不同中药使用的，则以属种名命名。如当归 Angelicae Sinensis Radix 等。如果某一中药习惯上已采用属名命名时，则一般不再改动，而是把同属其他种中药采用属种名命名，以便区分。

4. 少数中药的拉丁名不加药用部分，直接用属名或种名，或俗名命名，如茯苓 *Poria*（属名）、麝香 Moschus（属名）、五倍子 Galla（俗名）。对于采用全体入药的动物药，一般只写药物名，如斑蝥 Mylabris。矿物药拉丁名一般也只取原矿物的名称，如朱砂 Cinnabaris，雄黄 Realgar。

5. 拉丁名中如有形容词用于修饰前面药用部分名词时，则放在最后。如苦杏仁 Armeniacae Amarum Semen 中的 Amarum。

第四节　中药鉴定的目的、意义和一般程序

一、中药鉴定的目的、意义

中药的鉴定是在继承中医药学理论和实践的基础上，应用现代科学技术研究生药的来源、性状、显微特征、理化特性等方面的一项重要基础工作，可以为中药品种的确定和质量标准的制订提供科学依据，以保证中药品种的真实性和用药的安全有效，同时在发掘利用新药源等方面，也具有十分重要的意义。中药鉴定的目的和意义可归纳为以下三个方面。

（一）发掘中医药学遗产，整理中药品种

我国幅员辽阔，中药品种繁多。由于历代本草记载，地区用药名称和使用习惯不尽相同，类同品、代用品和民间用药的不断出现，中药材中同名异物、同物异名等品种混乱现

象普遍存在，直接影响到药材质量，影响到化学成分、药理作用等研究的科学性和制剂生产的正确性以及临床应用的有效性和安全性。例如商品"白头翁"多达20种以上，分属于毛茛科、蔷薇科、石竹科、菊科、唇形科、玄参科等不同的植物来源。又如"贯众"，全国曾作"贯众"用的原植物有11科18属58种，均属于蕨类植物，其中各地习用的商品和混用的药材有26种，另外的32种均为民间草医用药。其他如山慈姑、透骨草、王不留行、鸡血藤、金钱草、石斛的同名异物也很多。在同名异物的中药材中，有的是同科属植物，临床上习惯使用，功效尚相似；有的是同科不同属或者不同科，其化学成分、药理作用和临床疗效不尽一致，有的甚至没有疗效或者作用完全不同。中药材的同物异名现象也有不少，例如玄参科的阴行草 *Siphonostegia chinensis* Benth，在北方主要作刘寄奴使用，而在南方则作土茵陈或铃茵陈使用。

因此，为了保证中药品种的真实性和用药的安全与有效，有必要对同名异物或同物异名的中药，通过调查研究，加以科学鉴定，澄清品名，尽量作到一药一名，互不混淆。只有这样才能把中药的成分、药理、制剂生产等一系列研究工作建立在可靠的科学基础上，确保用药的安全与有效。

（二）制订生药质量标准，促进生药标准化

中药在商品流通与临床应用中以假充真或掺伪的情况时有发生，特别是贵重药材中发现较多，如牛黄、麝香、羚羊角、冬虫夏草、西红花、三七、天麻、沉香等。另外由于中药产地、栽培条件、采收加工及贮藏等的不同，也影响着中药的质量。因此开展中药的鉴定研究，制订中药质量标准，使中药标准化、规范化，对保证和提高中药品质，具有十分重要的意义。

（三）寻找和利用新药资源，发展中药事业

随着我国医药事业的蓬勃发展，全国中药资源普查的不断开展，以及中药品种整理和质量研究工作的不断深入，一些疗效确切，资源丰富的新品种不断被发现，如满山红、长春花、绞股蓝、红豆杉等。发掘国内对过去长期依赖进口的药材资源，在国内已发现其亲缘植物或其代用品，并已投入生产，改变了单独依靠进口药材的局面，如血竭、沉香、天然冰片（右旋龙脑）等。

二、中药鉴定的依据

《中华人民共和国药品管理法》第三十二条规定：药品必须符合国家标准。国务院药品监督部门颁布的《中华人民共和国药典》和药品标准为国家标准。因此中药鉴定的法定依据是国家药典和国家食品药品监督管理总局药品标准（简称局颁药品标准）。

《中华人民共和国药典》（以下简称《中国药典》），是国家的药品法典。它规定了药品的来源、质量要求和检验方法。全国的药品生产、经营、使用、检验和管理部门等单位都必须遵照执行。新中国成立以来，先后颁布了十版药典，现行版为《中国药典》（2015年版）。自1963年版起，开始分一、二部，一部收载药材和成方制剂，二部收载化学药品、抗生素、生物制品和各类制剂。《中国药典》（2005年版）开始分为三部，一部收载药材及饮片、植物油脂和提取物、成方制剂和单味制剂等；二部收载化学药品、抗生素、生化药品、放射性药品及药用辅料等；三部收载生物制品，首次将《中国生物制品规程》并入药典。《中国药典》（2015年版）一部收载药材和饮片、植物油脂和提取物、成方制剂和单味制剂等，品种共计2598种。其中新增440种、修订517种、不收载7种。药材和饮片并列于标准中（饮片除须要单列的外，一般并列于药材标准中，先列药材的项目，后列饮片的项目，中间用"饮片"分开，与药材相同的内容只列出项目名称和要求，不同于药材的内容逐项列出，并规定相应的指标）。

局颁药品标准是现行药典内容的补充，也是国家标准，各有关单位也必须遵照执行，如国家食品药品监督管理局（2013年3月新组建为国家食品药品监督管理总局）2004年颁布的《儿茶等43种进口药材质量标准》。1998年以前，药典委员会隶属于卫生部，当时此级标准由卫生部批准颁发执行，称为部颁标准，如《中华人民共和国卫生部药品标准·中药材·第一册》（1991）。

值得指出的是，我国的天然药物资源极其丰富，品种繁多，对于国家药品标准没有收载的天然药物，在本地区可依据各省、市、自治区关于药材的地方药品标准进行鉴别。

上述标准，以国家药典为准，局（部）颁标准为补充，凡是在全国经销的药材或生产中成药的药材必须符合国家药典和局（部）颁标准，凡不符合以上两个标准或使用其他地方标准的药材可鉴定为伪品，地方标准只能在相应制定地区使用。

三、中药鉴定的一般程序

中药的鉴定是依据国家药品标准及有关专著和资料，对中药进行真实性、纯度、品质优良度的评价，以确保中药的真实性、安全性和有效性。

《中国药典》通则部分收载的药材和饮片取样法，药材和饮片检定通则，显微鉴别法，杂质检查法，水分测定法，灰分测定法，浸出物测定法，挥发油测定法，重金属检查法，砷盐检查法，农药残留量测定法，二氧化硫残留量测定法，黄曲霉毒素测定法以及各种分光光度法、色谱法等，都是中药鉴定方法的依据。

（一）取样

中药的取样是指选取供鉴定用中药样品的方法。取样的代表性直接影响到鉴定结果的正确性。因此必须重视取样的各个环节。

（1）取样前，应注意品名、产地、规格等级及包件式样是否一致，检查包装的完整性、清洁程度以及有无水迹、霉变或其他物质污染等，作详细记录。凡有异常情况的包件，应单独检验。

（2）从同批中药包件中抽取检定用样品的原则：总包件数不足5件的，逐件取样；5~99件的，随机取样5件；100~1000件，按5%比例取样；超过1000件的，超过部分按1%比例取样；对于贵重中药，不论包件多少均逐件取样。

（3）每一包件至少在2~3个不同部位各取样品1份；包件大的应从10cm以下的深处在不同部位抽取；对破碎的、粉末状的或大小在1cm以下的中药，可用采样器（探子）抽取样品；对包件较大或个体较大的药材，可根据实际情况抽取有代表性的样品。每一包件的取样量：一般中药抽取100~500g；粉末状中药抽取25~50g；贵重中药抽取5~10g。

（4）将所取样品混合均匀，即为总样品。若抽取样品总量超过检验用量数倍时，可按四分法再取样，即将所有样品摊成正方形，依对角线划"×"，使分为四等份，取用对角两份；再如上操作，反复数次至最后剩余的量足够完成必要的检验以及留样量为止。

（5）最终抽取的供检验用样品量，一般不少于检验所需用量的3倍，即1/3供实验室分析用，另1/3供复核用，其余1/3则为留样保存，保存期至少一年。

（二）中药的真实性鉴定

中药真实性鉴定，包括来源鉴定、性状鉴定、显微鉴定、理化鉴定及生物检定等项目。对于供鉴定的样品中药，应先进行来源鉴定、性状鉴定，尤以性状鉴定最为常用，然后根据实际需要，进行显微鉴定及理化鉴定。对于不能确定原植（动）物来源的样品，则须从中药的商品流通渠道深入到产地作进一步的调查研究。

（三）中药的纯度鉴定

中药纯度鉴定是检查样品中有无杂质及其数量是否超过规定的限度。中药中混杂的杂质，系指来源与规定相同，但其性状或部位与规定不符；来源与规定不同的物质；无机杂质如砂石、泥块、尘土等。检查方法可取规定量的供试品，摊开，用肉眼或放大镜（5～10倍）观察，将杂质拣出；如其中有可以筛分的杂质，则通过适当的筛，将杂质分出。然后将各类杂质分别称重，计算其在供试品中的含量（%）。如中药中混存的杂质与正品相似，难以从外观鉴别时，可称取适量，进行显微、理化鉴别实验，证明其为杂质后，计入杂质重量中。对个体大的中药，必要时可破开，检查有无虫蛀、霉烂或变质情况。无机杂质的含量还可用总灰分测定、酸不溶性灰分测定的方法来检查。杂质检查所用的供试品，除另有规定外，按药材取样法称取。水分虽然不是杂质，但水分超过一定限度可引起中药生霉、变质和腐烂，故也列入杂质检查范畴。

（四）中药品质的优良度鉴定

中药品质优良度鉴定，包括浸出物、有效成分或挥发油的含量测定和生物检定，以确定检品的质量是否合乎规定的要求。对于有效成分（或主要成分）明确的中药，《中国药典》一般都规定了含量测定方法和品质标志；对于有效成分不明确或其成分明确但无适宜、成熟含量测定方法的中药，多规定测定浸出物含量；对于含挥发油的中药则规定挥发油的含量测定。

（五）结论

即根据实验结果，对检品的真实性、纯度或品质优良度做出"是否合格""是否符合规定"及"能否药用"的结论。上述各项检定项目都须有完整的、真实的和原始的检验记录，以备审核。结论报告书须经部门主管审核后签发，并做好检品留样工作。药品检验机构签发的报告书具有法律效力。如果送检单位对检验结果有异议，应向检验单位申请复验或向上一级药品检验机构申请仲裁检验。

📎 岗位对接

依据 2015 版《中华人民共和国职业分类大典》，中药学专业对应岗位的工种主要是中药调剂员、中药质检员、中药炮制与配制工三种职业工种。其要求是：①熟练掌握中药鉴定技术的基本概念，中药鉴定的程序。②具有中药品种真伪鉴定、品质优劣鉴定的技能。③会依据《中国药典》等国家药品标准对中药进行鉴别。

目标检测

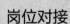

一、最佳选择题

1. 具有治疗、诊断、预防或保健作用的物质称为（　　　）。
   A. 生药　　　　B. 中药　　　　C. 草药　　　　D. 药物　　　　E. 民族药

2. 我国也是世界上最早的药典是（　　　）。
   A.《神农本草经》　　　　B.《证类本草》　　　　C.《唐本草》
   D.《中华本草》　　　　E.《本草经集注》

3. 我国古代收载药物的书籍是（　　　）。
   A. 新修本草　　　B. 唐本草　　　C. 本草　　　D. 草药　　　E. 证类本草

4. 我国最早的本草著作是（　　　）。

A.《本草纲目》　　　　　　　B.《神农本草经》　　　　C.《证类本草》

D.《中华本草》　　　　　　　E.《新修本草》

5. 首次全面系统整理、补充《神农本草经》的本草著作是（　　）。

A.《本草经集注》　　　　　　B.《神农本草经》　　　　C.《证类本草》

D.《本草纲目拾遗》　　　　　E.《本草纲目》

6. 人参是根据什么来命名（　　）。

A. 产地　　　　B. 性状　　　　C. 功能　　　　D. 入药部位　　　　E. 气味

7. 首创按药物自然属性进行分类的本草著作是（　　）。

A.《神农本草经》　　　　　　B.《本草经集注》　　　　C.《新修本草》

D.《本草纲目拾遗》　　　　　E.《本草纲目》

8. 李时珍所著的《本草纲目》，收载药物（　　）。

A. 740 种　　　B. 1083 种　　　C. 1892 种　　　D. 13092 种　　　E. 716

9.《新修本草》收载药物（　　）。

A. 744 种　　　B. 850 种　　　C. 365 种　　　D. 364 种

10. 开创图文对照编写的药典性本草著作是（　　）。

A.《神农本草经》　　　　　　B.《证类本草》　　　　　C.《新修本草》

D.《本草经集注》　　　　　　E.《本草纲目》

二、多项选择题

1. 中药包括（　　）。

A. 中药材　　　B. 草药　　　C. 中成药　　　D. 中药饮片　　　E. 人工合成药品

2. 中药鉴定的法定依据有（　　）。

A. 药典　　　　　　　　　　　B. 国家食品药品监督管理总局药品标准

C. 中华本草　　　　　　　　　D. 中药大辞典　　　　　　E. 药学教材

3.《神农本草经》学术价值涉及的内容有（　　）。

A. 三品分类　　　　　　　　　B. 图文对照　　　　　　　C. 载药 365 种

D. 第一部药学专著　　　　　　E. 记载四气五味毒性

4. 以生长特性命名的生药有（　　）。

A. 夏枯草　　　B. 忍冬藤　　　C. 细辛　　　D. 桑寄生　　　E. 冬虫夏草

5.《本草经集注》的学术价值是（　　）。

A. 首创三品分类　　　　　　　B. 整理补充《神农本草经》

C. 首创自然属性分类　　　　　D. 第一部药学专著

E. 初步确立综合性本草的编写模式

6. 中药的真实性鉴定有（　　）。

A. 来源鉴定　　　B. 性状鉴定　　　C. 显微鉴定　　　D. 理化鉴定　　　E. 生物检定

7. 现行版《中国药典》规定水分测定方法有（　　）。

A. 红外线干燥法　　　　　　　B. 减压干燥法　　　　　　C. 烘干法

D. 甲苯法　　　　　　　　　　E. 气相色谱法

8. 中药品质的优良度鉴定是（　　）。

A. 杂质检查　　　　　　　　　B. 荧光分析　　　　　　　C. 浸出物测定

D. 挥发油测定　　　　　　　　E. 有效成分含量测定

（姚荣林）

第二章

影响中药质量的主要因素

学习目标

知识要求　**1. 掌握**　影响中药质量的主要因素及其与中药质量的关系；道地药材的概念及常用道地药材；中药采收的一般规律；常用中药加工的方法；《中国药典》（2015 年版）凡例贮藏项下各名词术语的规定。

　　　　　2. 熟悉　中药适宜采收期确定的方法；中药贮藏过程中常见的变质现象。

　　　　　3. 了解　中药变质现象的防治措施。

技能要求　1. 了解当地常用药材的采收、加工、炮制、包装、贮藏等工作。

　　　　　2. 调查常见的中药材质量不合格问题并进行分析，寻找解决问题的方法。

案例导入

案例：某省各级药品监督管理部门和药品检验机构对全省药品生产企业、经营企业和使用单位的药品质量进行了抽查检验。抽查检验结果显示，该省在 2016 年第一季度药品监督抽验中，出现了 14 批次不合格中药饮片，其中，乌梢蛇、地龙、炒酸枣仁、党参片、僵蚕、五加皮、半夏、红参等 13 个批次的中药饮片与《中国药典》（2015 年版）一部中"性状"项规定不符，另有 1 批次白芍则与《中国药典》（2015 年版）一部中"含量测定"项规定不符。专家表示，"性状"不合格，主要是状态和功能发生了变化，部分中药饮片为了防止发霉往往会用硫黄熏蒸，但依照国家药典的标准，有的中药饮片是不允许硫黄熏蒸的。

讨论：1. 出现以上中药材质量问题存在多方面原因，那么影响中药质量的常见因素有哪些？

　　　2. 中药质量的可靠是临床疗效的保障，可以采取哪些措施提高中药材的质量？

　　　现代科学研究证明，中药治病之所以有效，是因为它含有某些有治疗作用的活性物质，习称"有效成分"，有效成分含量越高，疗效就越好，即中药质量越好。影响中药有效成分的种类和含量的因素主要有中药品种、产地、采收、加工、炮制、制剂、包装和贮藏等。

第一节　品种

　　　中药中所含化学物质是其治病的物质基础。一般来说，亲缘关系相近的植物，常含有相似的化学成分，因此，可以从近缘植物中寻找和发现新的药用植物资源。但值得注意的是，中药的品种不同，其所含的化学成分也不相同，生理活性和医疗作用也不同。《中国药典》（2015 年版）一部中收载的中药，一药多基原情况普遍存在，来源于同一科属，品种不同其质量也有差异，例如厚朴与凹叶厚朴均来源于木兰科木兰属，而两者厚朴酚与和厚朴酚的含量可相差 5 倍以上。我国有柴胡属（*Bupleurum*）植物 40 种 17 变种和 7 变型，其中 10 多种含有相似的成分和药效；但大叶柴胡 *Bupleurum longiradiatum* Turcz. 虽然皂苷含量高，却含有挥发性毒性成分而不可供药用。麻黄属（*Ephedra*）植物我国有 13 种 3 变种，其中有的几乎不含生物碱，如膜果麻黄 *Ephedra przewalskii* Stapf 和斑子麻黄 *Elepidosperma* C. Y. Cheng。有的马钱属（*Strychnos*）植物的种子也不含生物碱。因此，不能简单地认为，同属植物均含有相似的化学成分和具有类似的医疗作用。

如果药材来源属或者科不同，其有效成分的种类、含量差别可能更大。临床上应用白头翁治疗阿米巴痢疾，发现有时有效，而有时则无效。经研究发现是由于所用的中药品种不同。全国各地用作"白头翁"的原植物多达 4 科 21 种，其中只有毛茛科植物白头翁 *Pulsatilla chinensis*（Bge.）Rgl. 含抑制阿米巴原虫的皂苷类成分，其余的均不含有，因此，在临床上出现了上述问题。败酱草的原植物也多达 3 科 15 种，经考证，败酱科植物黄花败酱 *Patrinia scabiosaefolia* Fisch. 或白花败酱 *P. vilosa* Juss. 均含有皂苷和挥发油，应为败酱之正品；而十字花科植物菥蓂 *Thlaspi arvense* L. 与菊科多种植物所含成分与败酱明显不同，所以与败酱并非一物。

种质（germplasm）是指决定生物遗传性状，并将丰富的遗传信息从亲代传递给后代的遗传物质总体。种质是造成不同种间化学成分差异的主要原因，是决定中药材品质的内在因素。不同品质的药材，含有的活性成分不同，性味与功效不同，都与其具有不相同的种质有关。因此，中药材在栽培选种时，选择符合国家药品标准规定的品种，是保障和提高药材质量的重要措施。

第二节　产地

自然环境不仅与植物的生长发育有极其密切的关系，而且对植物体内化学物质的生物合成、代谢和积累过程也有显著的影响，从而影响中药中有效成分的种类和数量，影响中药的品质。我国幅员辽阔，自然条件复杂多样，在长期的历史过程中，不同地区逐渐形成了自己的"道地药材"。道地药材是指具有特定的种质、特定的产区、特有的生产技术或加工方法而生产的质量、疗效优良的药材。生产道地药材的产区称为"道地产区"。据统计，我国现在比较公认的道地药材约有 200 多种。常用的道地药材有河南的"四大怀药"（怀地黄、怀牛膝、怀山药、怀菊花）、浙江的"浙八味"（浙贝母、浙玄参、杭菊花、杭白芍、浙麦冬、温郁金、浙元胡、于白术）、东北的"东北三宝"（人参、鹿茸、五味子）、广东的"十大广药"（广藿香、广陈皮、广佛手、广地龙、化橘红、阳春砂、沉香、益智仁、金钱白花蛇、高良姜）、四川的"川药"（川芎、黄连、川贝母、附子、川乌、丹参、天麻、黄柏、花椒、川牛膝、厚朴、川楝子等）、西北的"四大西北药材"（当归、红芪、党参、大黄）等。"道地药材"这一概念源自于数千年的生产经验和中医临床实践，有着丰富的科学内涵。作为一个约定俗成的古代药物标准化的概念，道地药材是古代的一项辨别优质中药材和控制药材质量的独具特色的综合标准。道地药材的形成，优质品种的遗传基因是其内在因素，优质的栽培加工方法是其技术保障，特定的生长环境是其外在条件。

因此，道地药材的栽培，要求自然生长环境（包括气候、土壤和海拔，气候又包括光照、温度、降水量）与其原产地尽可能相近，栽培条件尽可能的促进植物生长和有效成分的积累。

现代研究表明，中药的产地不同，其中所含化学成分的种类和数量均可能存在显著的差异，尤其对挥发油成分的影响最为显著。例如，薄荷 *Mentha haplocalyx* Briq.，安徽合肥产的挥发油主要含薄荷醇（80.10%），而新疆塔城和阿勒泰产的主要含氧化胡椒酮（分别为68.47%和76.34%），吐鲁番产的则主要含胡薄荷酮和薄荷酮（50.06%和26.05%）；金银花 *Lonicera japonica* Thunb. 中绿原酸的含量，山东产的含量高达5.87%，而四川天全县产的仅含0.125%，相差近50倍；乌拉尔甘草 *Glycyrrhiza uralensis* Fisch. ex DC. 中甘草酸含量，山西产的含量为6.58%~8.17%，而甘肃产的仅含2.57%~3.14%，相差一倍以上。这些差异直接影响中药质量的可控性，也会导致临床疗效的差异。以上研究成果为道地药材提供了科学证据，表明中药行业研究"道地"的传统是有必要的。

为进一步从药材产地因素方面控制中药材的质量，《药品管理法》第十九条规定："药品经营企业销售中药材，必须标明产地"。

第三节 采收加工

一、采收

中药质量，取决于有效成分的种类与含量，中药有效成分的种类和含量的高低与其采收的季节、时间、方法等有着密切的关系。合理采收对保证药材质量，保护和充分利用药源有着重要意义。这方面早已被历代医家所重视。孙思邈在《千金翼方》中谓："夫药采取不知时节，不以阴干暴干，虽有药名，终无药实，故不依时采收，与朽木不殊，虚费人工，卒无裨益"。李东垣的《用药法象》亦云："凡诸草、木、昆虫，产之有地，根、叶、花、实，采之有时。失其地，则性味少异；失其时，则气味不全"。民间也有"当季是药，过季是草"的采药谚语，并总结了各类药材的最佳采收期。利用传统的采药经验，根据各种药用部位的生长特点，分别掌握各类中药的一般采收原则十分必要。

（一）根及根茎类

一般在秋、冬季植物地上部分将枯萎时及春初发芽前或刚露苗时采收，此时根或根茎中贮藏的营养物质最为丰富，通常含有效成分也比较高，如党参、怀牛膝、黄连、大黄等。有些中药由于植株枯萎时间较早，则在夏季采收，如半夏、浙贝母、延胡索等。但也有例外，如明党参则在春天采收较好。

（二）茎木类

一般在秋、冬两季采收，如大血藤、首乌藤、忍冬藤等。木类药材全年可采收，如沉香、苏木等。

（三）皮类

皮类一般在春末夏初采收，此时树皮养分及液汁增多，形成层细胞分裂较快，皮部和木部容易剥离，伤口较易愈合，如黄柏、厚朴等。但少数皮类药材在秋、冬两季采收的有效成分含量较高，如川楝皮、肉桂等。根皮通常在挖根后剥取，或趁鲜抽去木心，如牡丹皮、五加皮。采皮时可用环状、半环状、条状剥取或砍树剥皮等方法，如杜仲、黄柏等采用环剥技术，树木可再生新皮。

（四）叶类

多在植物生长最旺盛期，开花前或果实未成熟前采收，如艾叶等。但桑叶需在秋、冬时节经霜后采收。

（五）花类

一般在花蕾含苞待放时或者花初开时采收。在花蕾期采收的中药如金银花、辛夷、丁香、槐米等；在花初开放时采收的中药有洋金花；在花盛开时采收的中药如菊花、西红花；红花则要求花冠由黄变红时采摘。对花期较长，花朵陆续开放的植物，应分批采摘，以保证质量。

（六）果实种子类

一般果实多在自然成熟时采收，如山楂、枸杞、瓜蒌等；有的在成熟经霜后采摘，如山茱萸经霜变红，川楝子经霜变黄；有的采收将近成熟的果实，如急性子、乌梅等；有的采收未成熟的幼果，如枳实、青皮等。种子类药材须在果实成熟时采收，如决明子、牵牛子、芥子等。

（七）全草类

多在植物充分生长，茎叶茂盛时采割，如淡竹叶、青蒿、穿心莲等；有些在开花时采收，如香薷、益母草、荆芥等。全草类中药采收时大多割取地上部分，少数连根挖取全株入药，如蒲公英、金钱草等。茵陈有春、秋两个采收时间，春季采的习称"绵茵陈"，秋季采的习称"茵陈蒿"。

（八）藻、菌、地衣类

药用部位不同，采收情况不同。如冬虫夏草在夏初子座出土孢子未发散时采收；茯苓立秋后采收质量较佳；马勃宜在子实体刚成熟时采收，过迟则孢子散落；海藻在夏、秋两季采捞；松萝全年均可采收。

（九）动物类

需根据不同动物生长和活动季节情况选择合适的采收期。大多数全年均可采收，如龟甲、鳖甲、穿山甲、五灵脂、海马、海龙等。有些品种必须在固定的季节采收，如桑螵蛸应在3月中旬前采集，过时虫卵孵化成虫影响药效；鹿茸须在清明后45～60天（5月中旬至7月下旬）锯取，过时则骨化为角。以成虫入药的，均应在活动期捕捉，如土鳖虫等；有翅昆虫宜在清晨露水未干时捕捉，以防逃飞，如青娘子、斑蝥等。两栖动物类、爬行类宜在春、秋两季捕捉，如蟾酥、各种蛇类药材。以内脏、结石入药的则在屠宰时采收，如牛黄、鸡内金等。

（十）矿物类

没有季节限制，全年可采收，大多结合开矿采掘，如滑石、雄黄、石膏等。有的在开山掘地或水利工程中获得，如动物化石类中药龙骨、龙齿等。有些矿物药材是经人工冶炼或升华方法制得，如红粉等。

现代科学实验证明，采收时间不同，有效成分的含量将有较大差异。如薄荷在生长初期，挥发油中薄荷脑的含量甚微，但在盛花时期则急剧增加；槐米（花蕾）中芦丁的含量可达28%，槐花中芦丁的含量则急剧下降；甘草中有效成分甘草酸的含量在生长初期为6.5%，开花前期为10.5%，生长末期为3.4%；益母草中水苏碱含量在幼苗期和花期最高。因此，适时采收可以提高中药的质量。中药最佳采收期的确定需要综合考虑有效成分含量与中药材产量，是长期实践经验的总结。

二、产地加工

中药产地加工也是中药生产中的关键技术之一，直接影响中药材的产量和质量。药材采收后，由采收者在产地进行的初步加工，称为"产地加工"或"采收加工"。中药材采收后，除生姜、鲜石斛、鲜芦根等少数药材要求鲜用外，绝大多数需进行产地加工，以促使干燥，符合商品规格，保证药材质量，便于包装储运。中药的品种繁多，不同的中药材的产地加工要求也不同。一般来说，都应达到形体完整、水分含量适度、色泽好、香气散失少、不变味（生地、玄参、黄精等必须经加工改变味的例外）、有效物质破坏少等要求，才能确保药材质量。下面介绍一些常见的产地加工方法。

（一）拣

将采收的新鲜药材中的杂物及非药用部分拣去。如牛膝去芦头、须根；白芍、山药除去外皮等。细小杂物可用筛或簸箕除去。药材中的细小部分或杂物可用筛子筛除；杂物或轻重不同之物，可用簸箕或竹匾簸去。

（二）洗

新鲜采挖的药材，表面多少附有泥沙，要洗净后才能供药用。有些质地疏松或黏性大的质地较软的药材，在水中洗的时间不宜长，否则不利于切制，如瓜蒌皮等；具有芳香气味的药材一般不用水洗，如薄荷、细辛等；有些种子类药材含有多量的黏液质，下水即结成团块，不易散开，如葶苈子、车前子，不能水洗，而是采用簸、筛等方法除去附着的泥沙。有的药材用水漂洗，可溶去部分有毒成分，如天南星、半夏、附子等。

（三）切片

较大的根及根茎类、坚硬的藤木类和肉质的果实类药材大多趁鲜切成块、片，以利干燥。如大黄、土茯苓、乌药、鸡血藤、山楂、木瓜等。但对某些含挥发性成分或有效成分易氧化的药材，则不宜提早切成薄片干燥或长期贮存，否则会降低药材质量，如当归、川芎、槟榔、常山等。

（四）去壳

种子类药材，一般把果实采收后，晒干去壳，取出种子，如车前子、菟丝子等；或先去壳取出种子后晒干，如苦杏仁、白果、桃仁。但某些种子类药材有效成分易散失的，则不去壳，如豆蔻、草果等。

（五）蒸、煮、烫

含黏液质、淀粉或糖分多的药材，用一般方法不易干燥，须先经蒸、煮、烫的处理，则易干燥，同时可使一些药材中的酶失去活力，不致分解药材的有效成分。加热时间的长短及加热方法，应视药材的性质而定。如天麻、红参蒸透；白芍、明党参煮至透心；太子参置沸水中略烫；桑螵蛸、五倍子稍蒸或煮至杀死虫卵为止；菊花蒸后不易散瓣；黄精、玉竹等熟制后能起滋润作用。

（六）熏硫

有些药材为使色泽洁白，防止霉烂，常在干燥前后用硫黄熏制，如山药、白芷、天麻、川贝母、牛膝、党参等。这是一种传统的中药加工方法，但通过该法处理的药材会有不同程度二氧化硫残留。《中国药典》（2015 年版）一部中制定了二氧化硫残留量检测方法，并规定了山药等药材二氧化硫残留量不能超过 400mg/kg。

（七）发汗

有些药材在加工过程中用微火烘至半干或微煮、蒸后，堆置起来发热，使其内部水分往外溢，变软，变色，增强香味或减少刺激性，有利于干燥。这种晒、焖交替的特殊干燥方法，习称"发汗"。常用这种方法加工的药材有厚朴、杜仲、玄参、续断等。

（八）干燥

干燥的目的是及时除去药材中的大量水分，避免发霉、变色、虫蛀以及有效成分的分解和破坏，利于贮藏，保证药材质量。常用的方法有晒干法、烘干法、阴干法等，应根据不同的药材选择合适的干燥方法。

1. 晒干法 利用阳光直接晒干，是最简便、最经济的干燥方法，适用于多数药材，此法缺点是易受天气变化的影响。但需注意：①含挥发油的药材不宜选用此法，如薄荷、当归等；②晒后易变色、变质的药材不宜采用此法，如红花及一些有色花类药材、部分全草类药材等；③晒后易爆裂的药材不宜用此法，如厚朴、郁金、白芍等；④药材晒干后，要凉透才能包装贮藏。

2. 烘干法 利用人工加温的方法使药材干燥，可在通风的烘房或焙炕上进行，一般温度以 55～60℃ 为宜。对富含维生素的多汁果实可用较高的温度（70～90℃）以利迅速干燥；对含挥发油、多量脂肪油的或须保留酶活性的药材，如苦杏仁、芥子等，不宜用此法。此法不受天气变化影响，可保药材固有色泽，但设备费用较高。

3. 阴干法 将药材放置或悬挂在通风的室内或荫棚下，避免阳光直射，利用水分在空气中的自然蒸发而干燥。主要适用于含挥发油成分的花类、草类、叶类药材，如薄荷、荆芥、紫苏叶等。但此方法温度低，干燥速度慢，需要经常翻动，防止霉烂。

4. 特殊干燥法 许多新技术也不断运用到药材的干燥方面，如低温冷冻干燥法、远红外加热干燥法、微波干燥法等；另外，石灰缸干燥法可用于麝香、熊胆等药材的干燥。

第四节　炮制

中药炮制是我国独特的传统制药技术。由于中药材大多是生药，其中不少的药材必须经过一定的炮制处理，才能符合临床用药的需要，如制首乌、熟地黄、酒蒸黄精等。按照不同的药性和治疗需求，炮制方法有多种，如炒法、炙法、煅法、蒸法、煮法、燀法等，有些药材的炮制还要加用适宜的辅料，并且注意操作技术和掌握火候。中药材中有许多有毒药材如半夏、附子、马钱子等，必须经过炮制减毒后才能确保用药安全。现代研究发现，川乌、附子生品中含有剧毒的双酯型乌头碱，通过炮制高温处理后，双酯型乌头碱水解成毒性较小的次乌头碱和乌头原碱，从而大大降低了药材的毒性而可供内服。如果炮制不得当，内服了未能恰当减毒的川乌、附子，严重者会危及生命。《本草蒙筌》谓："凡药制造，贵在适中，不及则功效难求，太过则气味反失。"因此，炮制是否得当对保证药效、用药安全有十分重要的意义。

为保证饮片质量，国家食品药品监督管理总局（简称 CFDA）要求，中药饮片必须在符合《药品生产质量管理规范》（简称 GMP）质量管理的条件下进行生产，未通过 GMP 认证的企业一律不得生产饮片；对制剂原料均应依法炮制，检验合格后方可投料。《中国药典》（2015 年版，一部）的饮片标准基本覆盖了中医临床常用饮片，促进中药饮片质量的不断提高，以保障临床用药和中成药的质量。

拓展阅读

《药品生产质量管理规范》简介

《药品生产质量管理规范》（简称 GMP）是药品生产和质量管理的基本准则，适用于药品制剂生产的全过程和原料药生产中影响成品质量的关键工序，是为了最大限度地避免药品生产过程中的污染和交叉污染，降低各种差错的发生，是提高药品质量的重要措施。我国自 1988 年第一次颁布 GMP 至今已有 20 余年。《药品生产质量管理规范》（2010 年修订）由原卫生部发布，于 2011 年 3 月 1 日起施行。自发布之日起，凡新建药品生产企业、药品生产企业新建（改、扩建）车间均应符合《药品生产质量管理规范》（2010 年修订）的要求；现有药品生产企业将给予不超过 5 年的过渡期，并根据产品风险程度，按类别分阶段达到《药品生产质量管理规范》（2010 年修订）的要求。

第五节　制剂与包装

一、制剂

中成药包含在中药范围内，与中药饮片均具有药性特征，与饮片相比，其质量的影响因素还包括若干制剂因素，如制剂工艺、制剂辅料的运用、成型工艺等。选择合适的制剂因素，才能够提高中成药的药性发挥程度，并增强最终治疗效果。如银杏叶制剂主要活性成分为黄酮类化合物和银杏总内酯，具有活血化瘀、通络舒脉的功效，在防治心脑血管疾病的中成药中占有较大市场份额，市售品种多样，患者反映不同厂家银杏叶制剂效果不一。药品检验检测中心对 8 个厂家不同剂型银杏叶制剂的游离槲皮素、山奈素、异鼠李素进行限量检查，发现其中有两厂的产品限量检查不合格，其余厂家产品的成分含量差异较大。因此，出现临床上不同厂家不同剂型银杏叶制剂疗效不稳定的现象。

二、包装

药材经加工干燥以后，要及时包装，以利运输和贮藏。药材包装不好，在运输和贮藏过程中容易发生药材散落，还会引起虫蛀、霉变、泛油（走油）、变色、有效成分挥发、污染等变质现象，不仅造成中药数量的损失，还会影响中药的质量，甚至完全失去药用价值。如贯众的驱虫作用仅在采收 1 年内有效，因为 1 年后绵马酚类将分解而失效；荆芥的挥发油含量随贮藏时间的延长而减少。因此，《药品管理法》规定："药品包装必须适合药品质量的要求，方便储存、运输和医疗使用。发运中药材必须有包装。在每件包装上，必须注明品名、产地、日期、调出单位，并附有质量合格的标志。"我国于 1986 年颁布了《中药材运输包装国家标准》，具体制定了 300 多种常用中药材的包装材料和包装方法，对包装材料的规格、包装技术要求、包装件重量、体积、标志均作了详细而明确的规定。主要包装材料有瓦楞纸箱、麻袋、塑料编织袋等，不用纸袋、塑料薄膜袋、草席包、枝条筐等物品。因此，中药须采用合格的包装材料、正确的包装方法，确保中药质量。

第六节 贮藏保管

一、中药常见变质现象

中药品质的好坏，与药材的贮藏保管是否得当有着密切的联系。如果药材贮藏不当，就会产生各种不同程度地变异现象，降低质量和疗效。中药在贮藏期间，因受保护条件和自然环境的影响，常会发生霉变、虫蛀、变色、泛油、跑味等现象。

（一）霉变

大气中存在着大量的霉菌孢子，如散落在药材的表面上，在适当的温度（25℃左右）、湿度（空气相对湿度在85%以上）、药材含水量（超过15%）、适宜的环境（如阴暗不通风的场所）及足够的营养条件下，即萌发为菌丝，分泌酵素，溶蚀药材的内部组织，引起药材化学成分的分解，从而失去药效。此外，有的霉菌能产生毒素，如黄曲霉菌分泌的黄曲霉毒素是致癌物质。

（二）虫蛀

药材因含有淀粉、蛋白质、脂肪和糖类等，成为害虫的良好滋生地。适宜的温度（通常16~35℃）、湿度（空气相对湿度70%以上）、药材含水量（13%以上），能促进害虫的繁殖。中药经虫蛀后，形成蛀洞，产生虫粉，不仅破坏了药材外形，同时使药效成分降低，甚至完全失去药用价值。

（三）变色

色泽是药材品质的标志之一，每种药材都有固定的色泽。如药材贮存不当，可使色泽改变，导致变质。引起药材变色的原因有：①药材自身原因：药材所含成分本身不稳定或在酶的作用下，发生氧化、聚合、分解，从而药材出现变色；②外界因素：如温度、湿度、日光、氧气、杀虫剂等也与药材变色有关。

（四）泛油

泛油又称"走油"。指含油质的药材出现油质泛出药材表面，或含糖类成分的药材，在受潮、变色、变质后表面呈现油样物质的变化。易出现走油变质现象的药材有含脂肪油的柏子仁、杏仁、桃仁等；含挥发油的当归、肉桂等；含糖类的天冬、麦冬、枸杞子等。药材的走油与贮藏温度高、贮藏时间久有关。药材走油，除油质成分损失外，常与药材的变质现象有关。

（五）自燃

主要指富含油脂的药材，层层堆置重压，在夏天，中央产生的热量散不出去，局部温度增高，先焦化至燃烧，如紫苏子、海金沙、柏子仁等。有的药材因吸湿回潮或水分含量过高，大量成垛堆置，产生的内热扩散不出，使中央局部高热至炭化而自燃，如菊花、红花等。

此外，某些药材在贮藏过程中所含有效成分容易挥散、自然分解或发生化学变化而降低疗效，如樟脑、绵马贯众、薄荷、荆芥等；有的矿物药容易风化失水，使药材外形改变，成分流失，如明矾、芒硝等。

二、中药的贮藏保管方法

为避免贮藏过程中造成的中药变质问题，《药品经营质量管理规范》（GSP）及实施细则中要求，应建立严格的日常管理制度，经常检查，保证库房干燥、清洁、通风，堆垛层不能太高；要注意外界温度、湿度的变化，及时采取有效措施调节室内温度和湿度；药材入库前应详细检查有无虫蛀、发霉等情况。《药品管理法》第二十条规定，"药品经营企业必须制定和执行药品保管制度，采取必要的冷藏、防冻、防潮、防虫、防鼠等措施，保证药品质量。药品入库和出库必须执行检查制度。"药材的贮藏方法和条件可根据药材本身的特性进行分类保管：①容易吸湿霉变的药材应特别注意通风干燥，必要时可翻晒或烘烤。②含淀粉、蛋白质、糖类等易虫蛀的药材，应贮存在容器中，放置干燥通风处，并经常检查，必要时进行灭虫处理。③含糖分及黏液质较多的药材，应贮藏于通风干燥处，防霉、防虫蛀，必要时冷藏。④易挥发的药材应密闭；有效成分不稳定的不能长久贮存。⑤贵重药材如天然牛黄、羚羊角、麝香、鹿茸、西红花等应与一般药材分开，专人管理，有的应密闭贮存，勤于检查，防霉、防蛀。⑥剧毒药生乌头、马钱子、生半夏等必须与非有毒药材分开，专人、专柜保管。⑦经炒制后的种子类药材，香气增加，应采用坚固的包装封闭保管，防虫蛀、鼠咬。⑧盐炙或蜜炙的饮片应贮藏于密闭容器内，置通风干燥处。⑨酒制的饮片，应贮藏于密闭容器中，置阴凉处。⑩易风化的矿物药，应贮藏于密封容器内，置阴凉处，防止风化。中成药的贮藏应根据剂型的不同分别进行保管和养护。如胶剂应置阴凉干燥处，夏季或空气湿热时，可贮于石灰缸或置于干燥稻糠内贮藏；片剂应贮于遮光、干燥、通风、阴凉处；注射剂应贮藏于室温处，并注意阴凉、遮光、防止冻结等。

《中国药典》（2015年版）凡例对中药的贮藏条件做了具体的规定，分为遮光、密闭、密封、熔封或严封、阴凉处、凉暗处、冷处、常温8种。遮光系指用不透光的容器包装，例如棕色容器或黑色包装材料包裹的无色透明、半透明容器；密闭系指将容器密闭，以防止尘土及异物进入；密封系指将容器密封，以防止风化、吸潮、挥发或异物进入；熔封或严封系指将容器熔封或用适宜的材料严封，以防止空气与水分的侵入并防止污染；阴凉处系指无阳光直射，温度不超过20℃；凉暗处系指避光并不超过20℃；冷处系指2~10℃；常温系指10~30℃。除另有规定外，[贮藏]项未规定贮存温度的一般系指常温。

岗位对接

依据2015年版《中华人民共和国职业分类大典》，中药学专业对应岗位的工种主要是中药调剂员、中药质检员、中药炮制与配制工三种职业工种。其要求是：①具备分析中药材的质量问题与导致不合格的原因，并找到解决问题的办法的能力。②具备针对不同药材确定适宜采收期的能力。③具备为不同特性药材选择适合的贮藏保管方法的能力。

目标检测

一、最佳选择题

1. 根及根茎类药材一般采收时期通常是（　　）。

　A. 春末夏初　　　　　　　　B. 秋冬两季

　C. 花开放至凋谢时期　　　　D. 果实成熟期　　　　　　E. 种子成熟期

2. "四大怀药"包括（　　）。
    A. 怀牛膝、地黄、山药、菊花
    B. 怀牛膝、地黄、山药、红花
    C. 怀牛膝、地黄、山药、芫花
    D. 怀牛膝、地黄、山药、金银花
    E. 怀牛膝、玄参、天花粉、菊花
3. 人参的道地产区是（　　）。
    A. 四川　　　　B. 云南　　　　C. 浙江　　　　D. 湖南　　　　E. 东北
4. 下列除哪项外，产地加工时均需经过"发汗"处理（　　）。
    A. 厚朴　　　　B. 杜仲　　　　C. 玄参　　　　D. 白芷　　　　E. 续断
5. 因易泛油而需置阴凉干燥处贮存的饮片是（　　）。
    A. 山药　　　　B. 苦参　　　　C. 半夏　　　　D. 当归　　　　E. 黄柏
6. 在中药饮片贮藏中，水分一般宜控制在（　　）。
    A. 5%以下　　B. 5%～8%　　C. 9%～13%　　D. 14%～20%　　E. 21%～25%
7. 在冷藏养护技术中采用的低温范围为（　　）。
    A. －15℃～－10℃　　　　　B. －10℃～－5℃　　　　　C. －5℃～0℃
    D. 2℃～10℃　　　　　　　E. 10℃～15℃

二、多项选择题

1. 以下花类药材，一般宜在花蕾期采收的有（　　）。
    A. 金银花　　B. 红花　　　C. 辛夷　　　　D. 丁香　　　　E. 菊花
2. "浙八味"中包括下列哪些药材（　　）。
    A. 白术　　　B. 玄参　　　C. 延胡索　　　D. 浙贝母　　　E. 杭白芍
3. 中药材的产地加工方法主要有（　　）。
    A. 拣、洗　　B. 蒸、煮、烫　C. 发汗　　　　D. 干燥　　　　E. 切片
4. 中药材贮藏过程中常见的变异现象有（　　）。
    A. 虫蛀　　　B. 霉变　　　C. 变色　　　　D. 走油　　　　E. 自燃

（丑　安）

第三章
中药资源

学习目标

知识要求　**1. 掌握**　《野生药材资源保护管理条例》内容要点。
　　　　　2. 熟悉　我国中药资源现状；中药资源合理开发与保护措施。
技能要求　1. 调查当地中药资源概况，选择适合当地生产的药材物种。
　　　　　2. 根据当地中药资源概况，制定开发与保护天然药用资源、发展中药生产的措施。

一、中药的资源

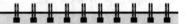

案例导入

案例：20 世纪 60 年代，我国估计有野生麝 250 万头左右，年产麝香约 2000kg。至 20 世纪 80 年代中期，由于过度捕猎，野生麝下降至 60 万头以下，年麝香产量降至 500kg 左右。20 世纪 90 年代初，全国野生麝较乐观的估计数量是 20 万～30 万头，仅相当于 20 世纪 60 年代的 10%；1995 年的调查表明，我国野生麝数量仅有 10 万余头，仅 20 世纪 60 年代的 4%。麝资源锐减，濒临枯竭。

讨论：1. 为什么野生资源会濒临枯竭？
　　　　2. 资源锐减濒临枯竭的野生药材资源很多，可以采取什么方法保护这些野生药材资源的同时又满足医疗保健的需要？

中药资源包括植物药资源、动物药资源、矿物药资源。根据种植或养殖环境不同，又分为天然中药资源和人工栽培或饲养的药用植物、动物资源。

（一）我国丰富的天然药用资源

我国幅员辽阔，地跨寒、温、热三带，地形错综复杂，气候条件多种多样，蕴藏着极为丰富的天然药物资源，其种类之多，藏量之大，为世界之冠。丰富的天然资源是中药材的主要来源之一。许多著名的药材，如甘草、大黄、麻黄、冬虫夏草等都是采自野生的药用植物；麝香、羚羊角、蟾蜍、蜈蚣、斑蝥、蝉蜕等都是来自野生药用动物；石膏、芒硝等都是采自天然矿物。我国分别于 1960 年～1962 年、1969 年～1973 年、1983 年～1987 年组织开展了三次中药资源普查，根据全国中药资源普查结果表明，我国现有中药材达 12807 中，其中植物药 11146 种，占 87%；动物药 1581 种，占 12%；矿物药 80 种，占 0.7%。通过全国中药资源普查，初步揭示了中药资源的地域分布规律：在我国，四川省所产的常用中药最多，居全国第一位，约 500 余种；浙江、河南两省均产 400 余种，居全国第二、三位。此外，还发现了很多以往并未利用而依靠进口的野生药材资源，如沉香、降香、胡黄连、马钱子、安息香、诃子、阿魏等。有的中药发现了不少类同品或具有相似有效成分的资源植物,如发现柴胡属植物我国有 10 余种,其根都可作为柴胡入药(大叶柴胡除外),有的品种挥发油组成也与北柴胡十分相似,这为柴胡优质品种的寻找提供了条件。同样发现类似品种的还有丹参、大黄、细辛、乌头、五味子、石斛、五加皮等,这些新的资源都已积极开发利用。

临床常用中药的产区遍及全国,现将各省区部分主产中药材介绍如下。

黑龙江:人参、细辛、五味子、鹿茸、龙胆、赤芍、关黄柏、熊胆等。

吉林:人参、细辛、五味子、鹿茸、龙胆、桔梗、防风、甘草等。

辽宁:人参、细辛、五味子、鹿茸、龙胆、关黄柏、防风、远志、黄芩、苍术等。

内蒙古:甘草、麻黄、黄芪、肉苁蓉、赤芍、苍术、知母、银柴胡等。

北京:黄芩、知母、苍术、酸枣仁、益母草、玉竹、瞿麦、柴胡、地黄、远志、五灵脂等。

河北:白芷、知母、酸枣仁、连翘、黄芩、紫菀、玉竹、板蓝根、远志等。

山西:党参、黄芪、远志、秦艽、猪苓、麻黄、黄芩、玉竹、柴胡、款冬花等。

陕西:款冬花、天麻、牡丹皮、附子、猪苓、山茱萸、杜仲、秦艽等。

宁夏:枸杞、银柴胡、肉苁蓉、锁阳、秦艽、羌活、款冬花等。

甘肃:当归、大黄、党参、银柴胡、冬虫夏草、川贝母、羌活、甘松等。

新疆:羚羊角、阿魏、伊贝母、甘草、锁阳、肉苁蓉、红花、鹿茸等。

青海:冬虫夏草、川贝母、大黄、羌活、秦艽、锁阳、肉苁蓉、麝香等。

西藏:川贝母、冬虫夏草、雪莲花、甘松、大黄、党参、麝香、鹿茸等。

山东:阿胶、北沙参、金银花、瓜蒌、全蝎、太子参、山楂等。

上海:地龙、丹参、菊花、延胡索、白芍、瓜蒌、玄参、地黄、板蓝根、穿心莲、鸡内金、西红花、墨旱莲等。

江苏:薄荷、桔梗、太子参、苍术、百合、延胡索、土鳖虫、珍珠、蜈蚣等。

浙江:浙贝母、玄参、白芍、山茱萸、麦冬、白术、延胡索、郁金、厚朴、乌药、辛夷、蜈蚣、海马、海藻等。

福建:泽泻、佛手、青黛、姜黄、莲子、乌梅、海马、石决明、昆布、海藻、金钱白花蛇、穿山甲等。

江西:枳实、枳壳、金钱白花蛇、栀子、三棱、钩藤等。

安徽:菊花、白芍、木瓜、茯苓、石斛、白术、龟甲、鳖甲、厚朴、辛夷等。

河南:地黄、牛膝、山药、菊花、红花、金银花、全蝎、天花粉、知母等。

湖南:莲子、杜仲、硫黄、雄黄、朱砂、砒石、栀子、钩藤、吴茱萸等。

湖北:木瓜、茯苓、厚朴、蜈蚣、龟甲、石膏、黄精、天冬、五倍子等。

广东:砂仁、莪术、郁金、陈皮、佛手、肉桂、地龙、广藿香、金钱白花蛇等。

广西:三七、蛤蚧、八角茴香、龙眼肉、肉桂、郁金、石斛、穿山甲等。

云南:三七、木香、茯苓、砂仁、石斛、苏木、黄连、熊胆粉等。

贵州:杜仲、天麻、吴茱萸、五倍子、朱砂、水银、雄黄等。

四川:川芎、川贝母、川乌、附子、川牛膝、川木通、黄柏、枳壳、黄连、郁金、丹参、白芍、麦冬、干姜、陈皮、冬虫夏草、大黄、羌活、杜仲、厚朴、天麻等。

海南:砂仁、沉香、广藿香、槟榔、益智、草豆蔻、高良姜等。

台湾:槟榔、胡椒、高良姜、樟脑、姜黄、通草、海马、石决明、穿山甲等。

(二)中药的生产

随着我国中医药事业的发展,中药材临床用量成倍增长,国外的需求量也逐日加大,许多品种单靠野生药用资源远不能满足临床需求。因此,必须发展中药材的生产,即人工培育药用植物、动物资源，从根本上解决药源紧张的问题。

1. 药材生产基地 许多著名道地药材产区扩大了栽培面积，如吉林抚松县的人参、四川江油市的附子、四川石柱县的黄连、甘肃岷县的当归、广东阳春市的砂仁、江苏太仓市的薄荷、河南沁阳市的地黄等。目前，全国已栽培药用植物 400 余种，大面积栽培的有三七、人参、黄连、金银花、地黄、白芍、当归等。

2. 野生药材的引种栽培和驯化饲养 野生变家种的植物药材有天麻、地黄、川贝母、龙胆、柴胡、黄芩、五味子、肉苁蓉、延胡索、甘草、丹参、太子参、茯苓、石斛、细辛等 100 种；野生动物驯化成果的有麝、梅花鹿、熊、全蝎、蜈蚣、金钱白花蛇、三角帆蚌、海马等。

3. 进口药材的引种栽培 原产地在加拿大、美国的西洋参，在北京、陕西、吉林、山东、河北等省开展引种试验后，目前已大面积种植，并有大量商品投入市场；同样引种成功的药材有马钱子、豆蔻、儿茶、西红花、肉豆蔻、胖大海等。

拓展阅读

中药材专业市场

我国共有 17 个中药材专业市场，包括安徽亳州中药材市场；河北安国中药材市场；河南禹州中药材市场；江西樟树中药材市场；重庆解放路中药材市场；山东鄄城县舜王城药材市场；广州清平中药材市场；甘肃陇西中药材市场；广西玉林中药材市场；湖北省蕲州中药材专业市场；湖南岳阳花板桥中药材市场；湖南省邵东县药材专业市场；广东省普宁中药材专业市场；昆明菊花园中药材专业市场；成都市荷花池药材专业市场；西安万寿路中药材专业市场；兰州市黄河中药材专业市场。其中安徽亳州中药材市场、河北安国中药材市场、河南禹州中药材市场、江西樟树中药材市场有着悠久的历史，被称为"四大药都"。

二、中药资源的开发与保护

中药材资源是开发最早的自然资源之一。由于长时间的采集开发，资源消耗很大，而且随着人们对天然药物需求量的日益增加，许多资源的采集开发速度和数量已超过天然药物资源自身更新复苏的能力，加之环境质量下降减弱了中药资源的再生，造成了许多中药资源面临灭绝的危险境地。如 20 世纪 80 年代后期，甘草资源比 50 年代减少了 60%，麝香资源比 50 年代减少 70%；我国特有的中药材明党参 *Changium smyrnioides* Wolff 由于连年过度采挖，野生资源逐年减少，已成为稀有物种。其他如杜仲、黄柏、麻黄、肉苁蓉、黄连、当归、牛膝、冬虫夏草、蛤蚧、羚羊角等野生资源的破坏也十分严重。因此，必须合理开发并保护野生药物资源，以达到中药资源的可持续利用。

（一）中药资源的合理开发策略

保护自然，保存种质，维持生态平衡，已经成为全人类的重要任务，为了保护药材资源，应注意以下几点。

1. 建立资源保护区 在普查药源的基础上，结合国家自然资源利用与保护规则，根据中药资源特点，制定相应的规划，并建立具有代表性和着重针对珍稀濒危药材的资源保护区，是保护药源的一项根本性的长远措施。为合理开发野生药用资源，各省、市、自治区大多都拟订了实施计划，其中仅黑龙江、广西两省区就建立了 500 余种中药材的保护区。

2. 保存种质 种质保存的形式，可以是带有遗传物质的植株、种子、花粉、器官、组织、细胞甚至是染色体。种质保存分为就地保存和迁地保存两种方法。所谓就地保存是利用自然保护区或原产地自然生态的环境监护，如封山育林、草地围栏等，使物种就地存活，并自然繁殖。迁地保存有两种形式，第一种形式是将物种迁出原产地，在种植场、饲养场、动植物园或新的生产区栽培或饲养；第二种形式是通过建立种质基因库（包括种子库和组织库）人为地控制适宜的环境条件，保存各种物种基因。

3. 合理采挖　在采收中药时，结合传统的采药经验，根据各种药用部位的生长特点，注意保护野生药源和合理采挖是十分必要的。应有计划地采药、收购，防止盲目过度采集，造成积压浪费，有些中药材久贮易失效，如铃兰；凡用地上部分者要留根，凡用地下部分者要采大留小；采密留稀，合理轮采；轮采地要分区封山育药，维持其自然再生能力，以便持续利用自然资源。

（二）野生药物资源的保护

为了合理利用野生药物资源，适应人民医疗保健事业的需要，国务院于 1987 年颁布了《野生药材资源保护管理条例》。该条例共 26 条，自 1987 年 12 月 1 日起施行。条例规定：国家重点保护的野生药材物种分为三级。一级：濒临灭绝状态的稀有珍贵野生药材物种；二级：分布区域缩小、资源处于衰竭状态的重要野生药材物种；三级：资源严重减少的主要常用野生药材物种。一级保护野生药材物种禁止采猎；二级和三级保护野生药材物种的采猎与收购，必须按照县以上医药管理部门会同同级野生动物、植物管理部门制定的计划，报上一级医药管理部门批准后执行。根据条例规定，我国制定了第一批《国家重点保护野生药材物种名录》，共 76 种，药材 42 种，其物种的中文名简录如下。

一级保护物种（4 种）：虎、豹、赛加羚羊、梅花鹿。

二级保护物种（27 种）：马鹿、林麝、马麝、原麝、黑熊、棕熊、穿山甲、中华大蟾蜍、黑眶蟾蜍、中国林蛙、银环蛇、乌梢蛇、五步蛇、蛤蚧、甘草、胀果甘草、光果甘草、黄连、三角叶黄连、云连、人参、杜仲、厚朴、凹叶厚朴、黄皮树、黄檗、剑叶龙血树。

三级保护物种（45 种）：川贝母、暗紫贝母、甘肃贝母、梭砂贝母、新疆贝母、伊犁贝母、刺五加、黄芩、天冬、猪苓、条叶龙胆、龙胆、三花龙胆、坚龙胆、防风、远志、卵叶远志、胡黄连、肉苁蓉、秦艽、麻花秦艽、粗茎秦艽、小秦艽、北细辛、汉城细辛、细辛、新疆紫草、紫草、五味子、华中五味子、蔓荆、单叶蔓荆、诃子、绒毛诃子、山茱萸、环草石斛、马鞭石斛、黄草石斛、铁皮石斛、金钗石斛、新疆阿魏、阜康阿魏、连翘、羌活、宽叶羌活。

岗位对接

　　依据 2015 版《中华人民共和国职业分类大典》，中药学专业对应岗位的工种主要是中药调剂员、中药质检员、中药炮制与配制工三种职业工种。其要求是：①具备中药资源规划调查的能力。②具备初步寻找与开发中药新资源的能力。

目标检测

一、最佳选择题

1. 我国现有中药材多少种（　　）。

    A. 11146 种   B. 11807 种   C. 12807 种   D. 13807 种   E. 12146 种

2. 黄芩、天冬、猪苓、龙胆野生药材物种属于（　　　）。

    A. 二、三级保护野生药材物种   B. 一、二级保护野生药材物种

    C. 一级保护野生药材物种   D. 三级保护野生药材物种

    E. 二级保护野生药材物种

3. 下列哪项属于一级保护野生药材物种中药材（　　　）。

    A. 杜仲   B. 黄柏   C. 羚羊角   D. 厚朴   E. 马鹿茸

4. 下列关于一级保护野生药材物种的描述正确的是（　　　）。

    A. 禁止采猎

    B. 包括乌梢蛇、蕲蛇、蛤蚧等药材

    C. 指资源严重减少的主要常用野生药材物种

    D. 采猎者持有采药证方可进行采猎

    E. 指分布区域缩小，资源处于衰竭状态的重要野生药材物种

二、多项选择题

1. 属于二级保护野生药材物种的中药材有（　　　）。

    A. 熊胆   B. 穿山甲   C. 胡黄连   D. 黄连   E. 麝香

2. 资源严重减少的主要常用野生药材物种中药材是（　　　）。

    A. 甘草   B. 杜仲   C. 川贝母   D. 天冬   E. 黄芩

3. 属于一级保护野生药材物种的中药材是（　　　）。

    A. 蛤蚧   B. 豹骨   C. 羚羊角   D. 花鹿茸   E. 川贝母

（丑　安）

第四章

来源鉴定

学习目标

知识要求　**1. 掌握**　中药来源鉴定的内容、步骤和知识点。

　　　　　2. 熟悉　中药来源鉴定的方法。

　　　　　3. 了解　相关的参考书籍，电子在线参考资料等。

技能要求　1. 熟练掌握常用中药来源鉴别技能，掌握重点中药的特征描述，能初步判别药材原植物科属。

　　　　　2. 学会植物分类检索表的使用，会应用工具书鉴别中药原植物，解决中药的来源、真伪和质量优劣的问题。

　　中药来源的鉴定是应用植（动，矿）物分类学的基本知识进行的。追溯到中药来源进行准确鉴定，确定其学名，以确保药材来源的准确无误。这是中药鉴定、中药饮片生产、资源开发及新药研究工作的基础。因植物药占中药总数的87%，故本章以原植物鉴定为例进行介绍。

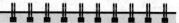

案例导入

案例：2011 年，一个课题组承担某省习用药材《黑柴胡质量标准的制定》，该课题需要解决的问题就是找到黑柴胡。据记载柴胡属有 25 种、8 变种和 3 变型可供药用，药材主要有北柴胡类、红柴胡类和竹叶柴胡类，《中国药典》收载了北柴胡和狭叶柴胡 2 个来源，其余在各地区作为地方习用药材，该省记载柴胡有 10 种，那么在该省所产的 10 种柴胡中确定各柴胡的基源成为该课题研究的关键，所以就采集到的不同种柴胡进行鉴别，找到黑柴胡的药源，为地方标准的制定提供保障。

讨论：1. 来源鉴定程序和所需的知识技能有哪些？

　　　2. 此任务发生的主要意义是什么？

一、观察植物标本

　　对于有较完整植物体的检品，首先利用植物形态学部分知识，注意对其根、茎、叶、花、果实和种子的部位进行观察，尤其应注意对植物花、果实、种子或者孢子囊、子实体等的观察。在观察细微的特征如短毛、腺点、花纹、斑点及小花等时，需要借助放大镜或者解剖镜。同时注意重点观察植物药用部位的形态特征。在实际工作中如果遇到检品不完整的，一般都要追踪其原植物，包括深入到产地调查，采集带花、果的完整植株，进行对照鉴定。

二、核对文献

　　根据已观察到的植物形态特征和检品的产地、别名、效用等线索，结合鉴定人的分类学知识和经验，能初步确定科属的，可以直接查阅科属资料，若对科属尚不能确定的，就必须查阅植物分类检索表来鉴定；如果遇到鉴定特征与查阅文献资料不符或者缺少有关资料的情况，可以从产地、别名、效用等线索查阅全国性或者地方性的相关植物志、中药图鉴和书籍，并加以分析对照，提供基本科属信息。这里提供一些文献资料，首先应查阅植物分类学方面的著作，如《中国高等植物科属检索表》《中国高等植物图鉴》《中国植物志》《中药鉴别手册》和《新华本草纲要等》。一般要同时查阅多个资料来下结论（除个别专著和原文献等外）。如果所查文献不完善和在主要鉴别特征上存在分歧，还需要进一步核对原始文献，根据该植物的原始文献记载和特征描述确定植物的种。

三、核对标本

当初步鉴定出检品的科、属、种后，就可以去相关植物标本室核对已正确鉴定学名的该科属植物标本。但在标本室，定名的标本也难免有误。仅仅依靠于标本核对的办法来鉴定植物的种也有局限性，还需要与文献核对。对于一些难以鉴别定名的标本可与模式标本（发表新种时所描述的植物标本）核对，或请有关植物分类专家协助鉴定，以保证鉴定结果更为准确、可靠。

拓展阅读

中药来源的其他鉴定方法

除经典的分类学方法外，近几十年来，随着植物化学、分子遗传学和分子生物学的发展，许多新的分类学如化学分类学、细胞分类学、数量分类学、DNA分析遗传标记技术等现代分类方法和技术均可用于中药的来源鉴定。

岗位对接

依据2015年版《中华人民共和国职业分类大典》，中药学专业对应岗位的工种主要是中药调剂员、中药质检员、中药炮制与配制工三种职业工种。其要求是：①具备植物形态学方面基本知识；②具备使用植物分类检索表能力；③具备查阅文献资料的能力。

目标检测

一、最佳选择题

1. 中药鉴定的依据是（　　）。
   A. 《中国药典》
   B. 《中国药典》和《部颁药品标准》
   C. 《中国药典》、《部颁药品标准》、《地方药品标准》
   D. 药厂、医院制定的标准
   E. 《中华人民共和国药品管理法》

2. 正品紫花地丁的来源是（　　）。

A. 堇菜科植物东北堇菜的全草

B. 堇菜科植物紫花地丁的全草

C. 堇菜科植物紫花地丁的根

D. 豆科植物米口袋的全草

E. 豆科植物米口袋的的根

3. 某药材来源于一种药用植物的地下部分，该植物地下部分呈圆柱形，节间明显，节上有退化的鳞片，断面有环纹和散在的筋脉点，该药材是（　　）。

A. 单子叶植物根　　　　　B. 单子叶植物根茎　　　　　C. 双子叶植物根

D. 双子叶植物根茎　　　　E. 蕨类植物根茎

4. 头状花序顶生的是（　　）。

A. 蒲公英　　　B. 穿心莲　　　C. 石斛　　　D. 薄荷　　　E. 车前草

二、多项选择题

1. 下列各组中药其原植物相同的有（　　）。

A. 马兜铃与青木香　　　　　B. 瓜蒌与天花粉　　　　　C. 大青叶与板蓝根

D. 枸杞子与地骨皮　　　　　E. 桑椹与桑白皮

2. 下列中药来源于单子叶植物的有（　　）。

A. 麻黄　　　B. 石斛　　　C. 淡竹叶　　　D. 薄荷　　　E. 荆芥

（徐丽霞）

第五章

性状鉴定

学习目标

知识要求　**1. 掌握**　性状鉴定法中中药材和饮片的形状、大小、颜色、表面特征、质地、断面特征、气味、水试火试等检测项目要求。

　　　　　2. 熟悉　常用药材和饮片的断面特征及性状鉴别名词术语。

　　　　　3. 了解　常用药材的水试和火试结果。

技能要求　按照性状鉴定顺序独立完成所备药材的性状鉴定，并用专业术语记录。

案例导入

案例： 看到学中药学专业的儿子小华放暑假回家，妈妈非常兴奋的前段时间拿出旅游时买到的"人形何首乌"给儿子炫耀，小华拿过这根"人形何首乌"，比对着上课时所学到的何首乌的鉴别要点，发现这根"人形何首乌"就是普通的红薯刻意造模得到伪品，断面没有何首乌的云锦花纹，根本就没有何首乌的药效。

讨论： 1. 为什么小华可以如此肯定的判别药材的真假？

　　　　 2. 性状鉴定在中药鉴定中的作用？

　　性状鉴定法也叫"直观鉴定法"，是用感观来鉴定中药性状是否与规定的标准或对照品相符合的一种方法。中药性状鉴定是由传统鉴别方法与现代生物和矿物形态学相结合而形成的。具体地说，就是用眼看、手摸、鼻嗅、口尝、感试等十分简便的方法来鉴别中药的真伪、纯度或粗略估计品质的优劣。它包括看、量、嗅、尝、试5种主要的传统经验鉴别法，具有简单、易行、迅速的特点。熟练掌握性状鉴定技术对于中药鉴定工作者是非常重要的，也是必备的基本功之一，也是行之有效的方法。迄今为止，它仍是最基本、最常用的鉴定方法，对于一些中药难以通过性状准确鉴定，则需要配合显微鉴定、理化鉴定进一步确定。

　　性状特征的描述方法通常采用两种方法进行：一是使用生物学或矿物学的形态、组织学等名词；二是采用广大医药工作者在长期实践中积累起来的生动、形象的经验鉴别术语。前一种描述方法便于掌握药材鉴定的规律性，容易分类和推广，并可使带有地区性的经验鉴别术语能更准确和趋于统一；后一种方法语言简单，好记易懂，针对性强，但不易掌握其规律性。中药材性状鉴定观察的主要内容：形状、大小、颜色、表面特征、质地、断面特征、气味、水试和火试。入药部位为单一器官的植物类、动物类、矿物类药材时，一般按照该顺序进行描述；对于多个器官入药的药材如全草类、根及根茎类、含种子的果实类、动物的全体等，可将各个器官性状分别描述，每个器官的描述同上述顺序。

一、形状

　　药材的形状与药用部分也有关，每种药材的形状一般比较固定。

　　药材的形状比较典型的用"形"，包括卵形、圆柱形、纺锤形（中间粗两头尖的形状）

等, 如黄芪、甘草呈圆柱形, 麦冬、百部呈纺锤形; 类似的用 "状", 如木鳖子呈 "扁平圆板状"; 必要时可用 "某形某状" 或 "某状某形", 如五倍子呈 "长圆形或纺锤形囊状"; 形状极不规则的用 "块", 前面加修饰词, 如川芎呈 "不规则结节状拳状团块"。形容词一般用 "长" "宽" "狭" 等, 如长圆形、宽卵形、狭披针形等。

根类药材呈圆柱形、圆锥形、纺锤形等, 如人参、白芍; 根茎类药材的形状因来源不同而异, 根状茎与根类相同, 块茎常呈长圆形或不规则形, 球茎和鳞茎常呈球形、类球形或扁球形, 鳞茎由鳞片构成且顶端常尖等; 皮类药材呈卷筒状、凹槽形或扁片状等, 如牡丹皮、厚朴; 果实、种子类药材呈类圆球形、扁圆形等, 如五味子呈类圆球形, 酸枣仁呈扁圆形, 苦杏仁呈心形。

药材的形状特征可用形象的语言加以概况, 生动且易懂易记, 如川贝母 "怀中抱月", 防风根茎部分称为 "蚯蚓头", 野生人参则为 "芦长碗密枣核丁, 紧皮细纹珍珠须", 三七则为 "铜皮铁骨", 党参根头部膨大呈疙状则为 "狮子盘头", 海马的外形为 "马头蛇尾瓦楞身"。有些叶和花类药材很皱缩, 须先用热水浸泡, 展平后观察。

二、大小

药材的大小指长短、粗细、厚薄等, 即对其进行测量。测量的工具一般用毫米刻度尺, 单位多样 "cm", 特殊的用 "m" 或 "mm"。要得出比较正确的大小数值, 应观察并测量较多的样品, 表示药材的大小, 一般有一定的幅度, 写 "长 (或直径) ××cm ~ ××cm", 不足 1cm 的一般用 "mm"。但当所测药材的大小很不一致时, 要注意测量几个最大的或最小的, 即其最大值和最小值。

对于有些很小的种子或果实类药材不便测量时, 如车前子、菟丝子等, 可将其放在印有毫米方格线的纸上 (或坐标纸), 每十个排成一行, 测量其总长度, 然后计算其平均值, 亦可在放大镜下测量。药典和相关文献中记载的药材大小, 是指常见的大小, 如测量的大小与规定有出入时, 应测量较多的供试品, 允许少量药材的大小略高于或略低于规定的数值。

三、颜色

常指药材的色泽, 一般较为固定。有些药材以颜色命名, 极易识别, 如黄芩、紫草等。药材的色泽可作为其质量的标志, 如玄参要黑、茜草要红、黄连要黄。色泽的变化与药材的质量有关。某些药材因品种不同、加工条件变化、贮藏方法不同或杀虫不当等, 就会改变其固有的色泽。药材的颜色是否符合要求, 是衡量药材质量好坏的重要因素。如绵马贯众久贮, 根茎和叶柄基部断面变为棕黑色而不能药用; 枸杞子和牛膝变黑后, 就说明其已变质。

药材颜色的观察应采用干燥的药材在白昼光下进行, 才能得出比较准确的结论, 必要时可用日光灯, 但不得用其他灯光。同种药材的不同个体颜色有别, 常用 "某色或某色" 描述, 将常见的、质地好的放在前面, 如黄芪的表面 "淡黄棕色或淡棕褐色"; 同一个体颜色有别, 写 "某色至某色", 一般把浅色放在前面, 如当归表面 "黄棕色至棕褐色"; 很多药材的色调不是单一的, 而是复合的色调。在描述药材颜色时, 如果用两种以上的复合色调描述时, 则应以后一种色调为主, 如黄棕色, 即以棕色为主, 但比标准的棕色略微带点黄。

饮片的颜色描述常用 "外皮某色" "切面某色", 以免与 "表面" "断面" 等术语混淆。

四、表面特征

表面特征指药材表面是光滑还是粗糙，有无皱纹、皮孔或毛茸等，是药材最具特征的地方，因表面特征不尽相同，如白芷表面具纵皱纹、木香表面具网状皱纹、白花前胡根的头部有叶鞘残存的纤维毛状物，是区别紫花前胡根的重要特征；果实类药材常带有残留果柄或柄痕，香橼未成熟果实或幼果作枳壳或枳实时，果顶俗称"金钱环"。

双子叶植物的根类药材顶部有的带有根茎；单子叶植物根茎有的具膜质鳞叶，外表无木栓层，外表面较光滑，如麦冬。观察横断面时应注意区分双子叶植物、单子叶植物及蕨类植物，一般说来，双子叶植物根及根茎的横断面形成层成环，自中心向外有射线形成的放射状纹理，根茎及茎中央有髓部。单子叶植物根横断面内皮层环纹明显，中央有髓部，中柱一般较皮部小，如麦冬等；根茎皮层及中柱均有维管束小点散布，如白及。蕨类植物的根茎常带有叶柄残基和鳞片，根茎、叶柄残基的中柱有一定形状或中柱环列，如狗脊根茎切面中柱呈圆形环，紫萁贯众切面叶柄基部中柱"U"字形，绵马贯众叶柄基部分体中柱环列等。如枇杷叶的毛、苍耳子的刺、黄连的鳞叶、黄柏的栓皮、厚朴的皮孔、乌梅的皱纹纹理、苏子的网纹、大黄的星点、何首乌的云锦花纹，还有天麻的鹦哥嘴、圆脐眼、点状环，白芷突起的皮孔和疙瘩状根痕。

五、质地

质地指药材的软硬、坚韧、疏松、致密、黏性或粉性等特征。描述质量的用"体轻""体重"；描述机械程度一般用"质脆""质韧"或"软""硬"等；较厚而韧的叶常用"革质""近革质"等术语。

在经验鉴别中，用于形容药材质地的术语很多，如"松泡"表示质轻而松、断面多裂隙，如南沙参泡而松、灯心草、松花粉质轻；"粉性"表示含有一定量的淀粉，折断时常有粉尘散落，如山药、天花粉；"油润"表示质地柔软，含油而润泽，如当归、熟地黄；"黏性"表示含有黏液质，如石斛嚼之则显黏性；"角质"表示质地坚硬，断面呈半透明状或有光泽（常因含大量淀粉，蒸煮时致使糊化而成），如法半夏、郁金、天麻；"纤维性"表示富含纤维，折断时露出很多纤维；"柴性"表示纤维性强，木质成分较多，折之如柴，敲之作响，如桑白皮。其他的如十黄九糠的大黄、糟皮粉茬的牡丹皮、心枯朽的黄芩等。

有些药材因加工方法不同，质地也不一样，如盐附子易吸潮变软，黑顺片则质硬而脆。含淀粉多的药材，如经蒸煮加工，则因淀粉糊化，干燥后而质地坚实。

六、断面

包括自然折断面和用刀横切（或削）的平面。

（一）折断面

折断面指药材折断时的现象，如易折断或不易折断，折断时的声响，有无粉尘散落、折断时的断面特征即新鲜药材有无汁液流出等。应注意观察自然折断的断面是否平坦，或显纤维性、颗粒性或裂片状，断面有无胶丝，是否可以层层剥离等。对于根及根茎类、茎和皮类药材的鉴别，折断面的观察是很重要的。

如茅苍术易折断，断面放置能"起霜"（析出白毛状结晶）；白术不易折断，断面放置不"起霜"；甘草折断时有粉尘散落（淀粉）；鸡血藤（老茎）断面红褐色的韧皮部与淡红色的木质部呈半圆形相间排列；大血藤断面红棕色的韧皮部有数处嵌入黄白色的木质部中；杜仲折断时有胶丝相连；黄柏折断面显纤维性，裂片状分层；苦楝皮的折断面可分为多层薄片，层层黄白相间；牡丹皮折断面较平坦，显粉性。

（二）横切面

对于不易折断或折断面不平坦的药材，为描述断面的形态特征，可用刀切成横切面，以便观察皮部与木部的比例、维管束的排列形状、射线的分布等，有些药材肉眼还可察见黄棕色小点（分泌组织）等。如大黄根茎可见星点，何首乌可见云锦状花纹，均为异常维管束。对于横切面特征的描述，经验鉴别也有很多术语，如黄芪有"菊花心"；粉防己有"车轮纹"；茅苍术有"朱砂点"；商陆有"罗盘纹"；大黄根茎的星点；何首乌的云锦状花纹等。

七、气味

（一）气

用鼻嗅到的气味统称为"香气"或"臭（xiù）"。浓郁者称为"气浓香"，微弱者称为"气微香"；用鼻嗅不到的称为"气无"或"无臭"；令人舒适的称为"清香""芳香"；令人厌恶的称为"浊香"或"浊"，有时也用"臭"，如鱼腥草有腥气；肉桂具香辣气；冰片气清香，味清凉；阿魏具强烈而持久的蒜样特异臭气；白鲜皮具有羊膻气，徐长卿具有臊气等。

有些药材有特殊的香气或臭气，这是由于药材中含有挥发性物质的缘故，也成为鉴别该药材主要依据之一，如檀香、阿魏、麝香、肉桂、丁香等。对气味不明显的药材，可切碎后或用热水浸泡一下再闻。

（二）味

即用味觉来识别药材，又称尝法。口尝味道的描述一般用酸、苦、甘、辛、咸等术语。强弱明显的分别用"微""极"修饰，如"味极酸""味极苦"等。用两个以上术语修饰复合味时，一般按味觉出现的先后顺序描述，如山茱萸"味酸、涩、微苦"。

每种药材的味感是比较固定的，有的药材味感亦是衡量品质的标准之一，如乌梅、木瓜、山楂以味酸为好；黄连、黄柏以味越苦越好；甘草、党参以味甜为好等，这都是与其所含成分及含量有密切关系。若药材的味感改变，就要考虑其品种和质量问题。尝药时要注意取样的代表性，因为药材的各部分味感可能不同，如果实的果皮与种子，树皮的外侧和内侧，根的皮部和木部等。注意对有强烈刺激性和剧毒的药材，口尝时要特别小心，取样要少，尝后应立即吐出，漱口，洗手，以免中毒，如草乌、雪上一枝蒿、半夏、白附子等。

通过尝味，可感知一些药材的特征，如当归和独活饮片较难区分，尝其味即可鉴别，当归先苦辛而后微甜，独活先苦辛而后麻辣。此外，也可用于鉴别某些药材是否符合炮制的要求，如半夏、乌头。

八、水试火试

（一）水试

有些药材在水中或遇水能产生特殊的现象，作为鉴别特征之一。如西红花加水泡后，水液染成黄色；苏木投入热水中，呈鲜艳的桃红色透明液体；秦皮加水浸泡，浸出液在日光下显碧蓝色荧光；葶苈子、车前子等加水浸泡，则种子黏滑，且体积膨胀；小通草（旌节花属植物）遇水表面显黏性。这些用水试产生的现象常与药材中所含有的化学成分或组织构造有关。

采用水试法，亦可用于鉴别药材的优劣，如取少许熊胆放入盛满清水的杯内，可逐渐溶解而盘旋，并有黄线下垂至杯底而不扩散，其他动物的胆质无盘旋状；将三七粉撒入少量猪血内，即可发现猪血化为水状，此真三七，原因是三七中所含皂苷有溶血功能；而假三七，放入动物血中则血不能化水。水试所用的水一般指清水，描述时主要注意药材入水后所产生的现象，如沉浮、溶解与否、透明度、膨胀度、颜色变化、有无黏性、旋转与否等。

（二）火试

有些药材用火烧之，能产生特殊的气味、颜色、烟雾、闪光和响声等现象，作为鉴别特征之一。如降香微有香气，点燃则香气浓烈，有油流出，烧完后留有白灰；麝香少许用火烧时有轻微爆鸣声，起油点如珠，似烧毛发但无臭气，灰为白色；血竭粉末放在白纸上，下面用火烤即熔化，无扩散的油迹，对光透视呈鲜艳的血红色；海金沙易点燃而发爆鸣声及闪光，而松花粉及蒲黄无此现象，可作鉴别。

以上所述，是药材性状鉴定的基本顺序和内容，在描述中药的性状或制订质量标准时，都要全面而仔细地观察这几个方面。但对具体药材的各项取舍可以不同。

拓展阅读
中药经验鉴定常用语

中药鉴别的方法有很多种，其中性状鉴别是很重要的环节，也是中药鉴定工作者必备的基本功之一，它具有简便易行、方便、迅速的特点，不受复杂的仪器、化学试剂等条件的限制，尤其是老药工在长期的鉴别工作中积累的经验鉴别术语，生动形象、切合实用，常用的经验鉴别术语如：①三七：铜皮铁骨狮子头；②天麻：鹦哥嘴，肚脐眼，点状横环纹，断面玻璃渣；③蕲蛇：翘鼻头，方胜纹，念珠斑，佛指甲；④海马：马头蛇尾瓦楞身；⑤银柴胡：珍珠盘，砂眼；⑥知母：金包头；⑦何首乌：云锦花纹；⑧党参：狮子盘头；⑨羚羊角：合把，通天眼。

岗位对接

依据2015年版《中华人民共和国职业分类大典》，中药学专业对应岗位的工种主要是中药调剂员、中药质检员、中药炮制与配制工三种职业工种。其要求是：①熟练掌握中药性状鉴别的基本概念及相关内容。②会依据《中国药典》等国家药品标准对中药进行性状鉴别。

目标检测

一、最佳选择题

1. 防己的横断面显（   ）。
  A. 菊花心   B. 车轮纹   C. 朱砂点   D. 大理石样花纹   E. 云锦花纹

2. 茅苍术的横断面显（   ）。
  A. 菊花心   B. 车轮纹   C. 朱砂点   D. 大理石样花纹   E. 云锦花纹

3. 黄芪的横断面显（   ）。
  A. 菊花心   B. 车轮纹   C. 朱砂点   D. 大理石样花纹   E. 云锦花纹

4. 何首乌的横断面显（　　　）。

   A. 菊花心   B. 车轮纹   C. 朱砂点   D. 大理石样花纹   E. 云锦花纹

二、多项选择题

1. 横切面可见异常构造的药材有（　　　）。

   A. 大黄   B. 何首乌   C. 牛膝   D. 沉香   E. 鸡血藤

2. 属于性状鉴定的有（　　　）。

   A. 大小   B. 质地   C. 断面特征   D. 表面特征   E. 气味

（尚朝利）

第六章

显微鉴定

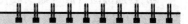

案例导入

案例：某实验室粉碎了两种药材大黄和黄连，小刘拿着两种颜色相近粉末犯难了，同学就笑他当局者迷，说直接用显微镜观察两种粉末制片就可以，通过观察，小刘最终分别确定了两种粉末的名称并贴上了标签。

讨论：1. 显微鉴别在中药鉴定中的作用如何？

　　　　2. 如何运用显微鉴别法鉴别中药？

显微鉴定法又称微观鉴别法，主要是通过显微镜对药材（饮片）的切片、粉末、解离组织或表面制片及含药材粉末的制剂中药材的组织构造、细胞形状、内含物的特征及矿物的光学特性进行鉴别的一种技术。包括组织鉴定和粉末鉴定。

显微鉴定法适用于：①性状不能识别的药材或性状相似、组织有较大差别的药材（真伪鉴别）；②药材破碎或呈粉末状时；③粉末药材制备的中成药。组织鉴定适用于完整的药材或粉末特征相似的同属药材的鉴别；粉末鉴定适用于破碎、粉末状或中成药的鉴别。

显微鉴定法的理论依据是药材的内部组织、细胞、内含物及矿物的光学特性等特征，这些特征不容易受环境的影响而发生变异，因此，鉴定结果相对比较可靠。显微鉴定法是《中国药典》（2015 年版）质量控制的指标之一。

一、仪器、用具和试剂

（一）仪器

生物光学显微镜（应配有目镜测微尺和载物台测微尺，最好有 2.5 × 或 4 × 物镜头和偏光装置）、显微摄影装置或显微描绘器、电脑联机装置及其图像处理软件、小型粉碎机、滑走切片机、台式离心机、医用超声仪等。

（二）用具

放大镜、解剖刀、刀片、解剖针、剪刀、镊子、载玻片、盖玻片、酒精灯、吸湿器（由玻璃干燥器改装成底部盛放适量蒸馏水，并加入微量苯酚防止发霉，上面瓷板上放置药材样品，利用潮气润湿药材样品）、培养皿或小烧杯（切片时及切片后的处理均可使用）、铁三角架、石棉网、试管、试管架、滴管、滴瓶、玻璃棒、研钵、量筒等。

毛笔（将切片从刀上取下时使用）、铅笔（HB、2H、3H 或 6H 绘图铅笔）、带盖搪瓷盘（用于装切片标本）、纱布、滤纸、火柴等。

（三）试剂

1. 水合氯醛试液 取水合氯醛 50g，加甘油 10ml、水 15ml 使之溶解，即得溶液。此溶液为化学性透化剂。主要作用为可迅速渗入组织细胞中，使失水皱缩的细胞膨胀而增强透光度便于观察，并且能溶解脂肪、淀粉粒、树脂、叶绿素及挥发油等，加热后透化效果更为明显，但结晶体不溶解而残留。

2. 稀甘油试液 取甘油 33ml，加蒸馏水稀释至 100ml，再加入少量樟脑块或液化苯酚 1 滴，即得溶液。稀甘油试液为常用封藏液。主要作用为避免水合氯醛透化放冷后析出结晶，并增加细胞的清晰度便于观察。

3. 苏丹Ⅲ试液 取苏丹Ⅲ 0.01g，加 90% 乙醇 5ml 溶解后，加甘油 5ml，摇匀，即得溶液。该溶液应保存在棕色的玻璃瓶中，并在 2 个月内使用。主要作用为可使脂肪油、挥发油、树脂及木栓化、角质化细胞壁等染成橘红色、红色或紫红色。

4. 甘油醋酸试液（斯氏液） 取甘油、50% 醋酸及水各 1 份混合均匀，即得溶液。该溶液为常用封藏液。主要作用为可使淀粉粒保持原形，便于观察淀粉粒形态及测量其长度和宽度。

5. 钌红试液 取 10% 醋酸钠溶液 1ml，加钌红适量使之显酒红色，即得溶液。该溶液应现配现用。主要作用为使黏液染成红色，含果胶质的细胞壁、酸性黏朊及糖原加钌红溶液均可染成红色。

6. 间苯三酚试液 取间苯三酚 0.5g，加乙醇溶解至 25ml，即得溶液。该溶液应保存在棕色玻璃具塞瓶中，并置于阴暗处。间苯三酚溶液与浓盐酸合用可使石细胞、纤维和导管等具木质化细胞壁的染成红色或紫红色。红色的深度可反映木质化的程度。

7. 碘 - 碘化钾试液 取碘化钾 1.5g 溶于 25ml 蒸馏水中，待全部溶解后再加 0.5g 碘，振荡溶解，即得溶液。该溶液应保存在棕色玻璃具塞瓶中，使用时通常加水再稀释成淡棕色或淡黄色溶液。主要作用为可使淀粉粒染成蓝色或紫色；蛋白质或糊粉粒染成黄色或黄棕色（浓度较大使效果较好）。

8. 硝酸汞试液（米隆试液） 取黄色氧化汞 40g，加硝酸 32ml 与蒸馏水 15ml 溶解，即得溶液。该溶液应保存在棕色玻璃具塞瓶中，并置于阴暗处。主要作用为可使糊粉粒染成砖红色。

9. α - 萘酚试液 取 15% 的 α - 萘酚乙醇溶液 10.5ml，缓慢加入浓硫酸 6.5ml，待混合均匀后再加入乙醇 40.5ml 及蒸馏水 4ml，混匀，即得溶液。主要作用为可使菊糖染成紫红色，并快速溶解。

10. 氯化锌碘试液 取氯化锌 20g，加蒸馏水 10ml 使溶解，加碘化钾 2g 溶解后，再加碘使饱和，即得溶液。该溶液应保存在棕色玻璃具塞瓶中。主要作用为检查木质化与纤维素细胞壁，前者显黄棕色，后者显蓝色或紫色。

11. 硝铬酸试液 取硝酸 10ml，加入 100ml 蒸馏水中，混匀。另取三氧化铬 10g，加蒸馏水 100ml 溶解。使用时将两种溶液等体积混合，即得溶液。该溶液为常用"植物木化组织解离液"。解离浸泡时间因样品质地的不同而存在差异。

12. 甘油乙醇试液 取甘油、50% 乙醇各一份，混合均匀，即得溶液。该溶液为封液，也是软化剂。主要作用为保存植物性材料及临时切片，并具有软化组织的作用。

13. 氢氧化钠试液 取氢氧化钠 4.3g，加蒸馏水使溶解至 100ml，即得溶液。该溶液为植物薄壁组织解离液。

14. 氢氧化钾试液 取氢氧化钾 6.5g，加蒸馏水使溶解至 100ml，即得溶液。该溶液为植物薄壁组织解离液。

15. 氯酸钾试液 该溶液为氯酸钾的饱和硝酸溶液，为植物薄壁组织解离液。

16. 稀盐酸 取盐酸 234ml，加蒸馏水稀释至 1000ml，即得溶液。该溶液含 HCl 应为 9.5% ~ 10.5%。

17. 稀硝酸 取硝酸 105ml，加蒸馏水稀释至 1000ml，即得溶液。该溶液含 HNO_3 应为 9.5% ~ 10.5%。

18. 稀醋酸 取冰醋酸 60ml，加蒸馏水稀释至 1000ml，即得溶液。

二、制片

在进行显微鉴别时，首先应将样品制成适合于镜检的标本。对于完整的药材可制成各种切面的切片；对于粉末药材（包括丸、散等成方制剂）可直接装片或作适当处理后制片。

药材组织切片标本的制作方法较多。在药材鉴定的研究工作中往往将其制成石蜡切片（永久切片），因制成的石蜡切片外形较完整，厚薄均匀，且可制得连续切片，既便于观察，又能长期保存。但由于制片技术较复杂，费时太多，不适用于日常检验。所以在中药鉴定工作中通常采用徒手切片或滑走切片法制片。非组织切片法常用的有粉末制片、表面装片、整体制片、花粉粒与孢子制片、解离组织制片、磨片制片等。这些镜检标本片一般都是在观察前临时制备，故统称为"临时制片技术"。

（一）组织横切片或级切制片

1. 药材的预处理 将需要观察的部位，切成适当大小的块或段，一般以宽 1cm、长 3cm 为宜，切面削平整。①质地软硬适中的样品可直接进行切片。②质地坚硬的则须先使其软化后再切片。软化方法可采用放在吸湿器中闷润，或在水中浸软或煮软。经软化处理的材料，检查软化是否合适，可用刀片切割材料，若较容易切下薄片，则表示软化适宜。有些根、根茎、茎及木类药材，质地较坚实，可将削平的切面浸于水中片刻，待表面润湿时取出，直接切片也能切成较完整的薄片。③过于柔软的样品，可将其浸入 70% ~ 95% 乙醇中约 20min，待样品变硬些，再切片。④对于细小、柔软而薄的药材，如种子或叶片，不便直接手持切片，可用胡萝卜、土豆、软木塞或橡皮等夹持物。将夹持物一侧切一窄缝，使样品嵌入其中，叶类药材也可用质地松软的通草或向日葵的茎髓作夹持物。⑤新样品则直接切片或浸入石蜡中，使样品外面包上一层石蜡，再切片。

药材预处理时，应注意不能影响要观察的显微鉴别特征，如观察菊糖、黏液等，在软化、切片、装片等过程中，均不可与水接触，以免特征溶解消失；观察挥发油、树脂等，则不可与高浓度乙醇或其他有机溶剂接触。

2. 切片

（1）徒手切片法 即手执剃刀或保安刀片（也可利用手用切片机）将植物材料切成薄片的一种方法。切片时，一手拇指和食指夹持样品，中指托着样品的底部，使样品略高出食、拇二指，肘关节应固定，使样品的切面保持水平，另一手持刀片，刀口向内并使刀刃自左前向右后切削，即可切得薄片（10 ~ 20μm）。注意要用整个手臂向后拉（手腕不必用力），切片时动作要敏捷，材料要一次切下。操作时，样品的切面和刀刃须经常加水或稀乙醇保持湿润，防止切片粘在刀片上。切好的切片用毛笔蘸水轻轻从刀片上推入盛有水或稀乙醇的培养皿中。在检验工作中，此法最常用，设备简单，操作方便，省时省料，尤其是多数情况下材料未经任何化学药品处理，使组织和细胞保持活体状态，便于进行各种显微化学反应观察，这是其他切片所难以达到的，适用于临时急需观察的材料，可及时解决问题，如玉竹、牛膝。但该方法难以切得很薄，易产生厚薄不匀的现象，较难获得完整的切片，对过大过小或水分过多的材料不适用。

（2）滑走切片法（或称木材切片法）　借助于滑走切片机，可切较坚硬的木材或树皮等植物材料，材料可用石蜡、炭蜡或火棉胶包埋，也可不经包埋直接切片。切片前，应检查切片机是否稳固，并调试刀具。将切片刀夹持在夹刀器上夹紧，调整刀的角度（0°～15°）；调整厚度调节器至所需厚度。把制备好的样品用两块软木夹住或直接放在切片机的材料固定器上夹紧夹正，使样品露出软木块或固定器上端 0.5cm，调整好样品高度，使刀刃靠近样品的切面且平行并略高于刀刃 0.5～1mm。切片时，用右手握夹刀器柄，往操作者方向迅速拉动，切下的切片附着于刀的表面上，用毛笔蘸水把切片取下放于盛水的培养皿中。将刀推回原处，转动厚度推进器，用毛笔蘸水润湿样品切面及刀刃，再拉刀柄，往返推拉，可得到厚度均匀且完整的切片。若切片不成功，应检查切片刀是否锋锐，否则应磨刀或换锋锐的切片刀；若切得太薄而破碎，则应逐渐增加厚度至能切得完整的薄片为度。注意：夹持在材料固定器上的样品切面接近于固定器上端时，必须注意防止切片刀刃碰撞固定器而损毁切片刀。

此法不需要较高的技巧，只要了解掌握操作方法，短时间内即可学会并切出较薄的切片，适用于质地坚实、形状较大的药材样品，如木材、树皮等，切片较均匀完整；但对于体积太小、过于柔软、肥厚多肉多汁或坚柔相差悬殊的材料不宜直接应用此法，柔软的样品经冷冻处理才可切成较薄的切片。

3. 装片　选取薄而平整的切片置载玻片上，根据所要观察的内容要求，滴加适宜的试液 1～2 滴，盖好盖玻片，即可在显微镜下观察。为防止面积较大的切片弯卷，可选取理想的切片，用两张载玻片夹住，放置水中浸 4h 左右将切片压平，取出，置乙醇中固定，再以稀甘油装片观察。如需透化，可在载玻片上放有切片处滴加水合氯醛试液 1～2 滴，将载玻片于酒精灯火焰上方 1～2cm 处往返摆动加热，可补充试液后再加热，直至切片透化完全为止。加热温度不宜过高，以防水合氯醛试液沸腾，使组织内带入气泡；加热时应将载玻片不断移动，以免受热不匀而炸裂。透化后放冷，滴加稀甘油试液 1～2 滴，盖上盖玻片，贴上标签。冬季室温较低时，透化后可不待放冷立即滴加稀甘油试液，以防水合氯醛结晶析出而妨碍观察。

（二）粉末制片

主要用于粉末状的药材及含药材粉末的制剂的观察。

1. 药材粉末制备　取干燥药材，磨或锉成细粉（四号筛）装瓶，贴上标签。制备粉末时，注意取样的代表性。例如：根类药材要切取根头、根中段及根尾等部位，并全都磨粉，不得丢弃渣子，过四号筛，混合均匀。干燥时，一般温度不能超过 60℃，以免淀粉粒糊化。

2. 粉末制片法　用解剖针挑取样品粉末少许，置载玻片中央，加适宜的试液 1 滴，用针搅匀（如为酸或碱时应用细玻璃棒代替针），待液体渗入粉末后，用左手食指与拇指夹持盖玻片的边缘，使其左侧与药液层左侧接触，再用右手持镊子或解剖针托住盖玻片的右侧，缓缓放下，使液体逐渐蔓延充满盖玻片下方。如液体未充满盖玻片，应从空隙相对边缘滴加液体，以防产生气泡；若液体过多，用滤纸片吸去溢出的液体，最后在载玻片的左端贴上标签或写上标记。

3. 成方制剂粉末制片　一般与单味粉末药材的制片相同。按剂型不同，分别处理样品，再按粉末制片法装片观察。

4. 粉末制片的注意事项　①粉末药材制片时，每片取用量宜少不宜多，为使观察全面，可多做些制片。如取量过多，易导致显微特征重叠轮廓不清，费时且不易得出准确结论。

②粉末样品如用水或稀甘油装片时，可先加少量乙醇使其润湿，以避免或减少气泡的形成，或反复将盖玻片沿一侧轻抬，亦可使多数气泡排出去。搅拌时产生的气泡可随时用针将其移除。③装片时使用的液体如易挥发，装片后应立即观察。用蒸馏水装片也易蒸发，故可以滴加少许甘油而延长保存时间。

（三）表面制片

主要用于叶类、花类（主要是萼片、花瓣）、果实类、草质茎及鳞茎类等药材的表面特征如表皮细胞的形状、毛茸的类型、气孔的轴式、角质层的增厚特征等的观察。质地菲薄的药材可以整体装片；较厚的药材则须表面撕离装片。

1. 表面撕离装片　凡较厚的或新鲜样品不便于整体装片，多采用表面撕离装片。将软化或新鲜样品固定住，然后用镊子夹住要剥取撕离的部分，小心地撕离，或用解剖刀轻轻割（刮）去多余的各层组织，只保留表皮层（上层或下层），将欲观察的表皮表面观朝上，置于载玻片上，加水合氯醛试液加热透化后，再滴加封藏液，盖上盖玻片，即可得制片。

2. 整体装片　适用于较薄的叶片、萼片和花瓣。剪取约 $4mm^2$ 的两片欲观察部位，一正一反置于载玻片上，加水合氯醛试液，加热透化至透明为止，再滴加封藏液，盖上盖玻片，即可得制片。

（四）解离组织制片

适用于厚壁组织或输导组织等单个细胞的显微观察。将样品切成段（长约 5mm，直径约 2mm）或片（厚约 1mm），观察纤维或导管等最好切成纵长的小段。根据细胞壁的性质，选取一种下列方法进行处理：若样品中薄壁组织占大部分，木化组织比例少或分散存在，宜采用氢氧化钾法；若样品质地坚硬，木化组织较多或集成较大群束，宜采用硝铬酸法或氯酸钾法。

1. 氢氧化钾法　将样品置于试管中，加 5% 氢氧化钾溶液适量，加热至用玻璃棒挤压即能离散为止，倾去碱液，加蒸馏水洗涤后，取出少量置载玻片上，用解剖针撕开，滴加稀甘油，盖上该盖玻片，即可得制片。

2. 硝铬酸法　将样品置于试管中，加硝铬酸试液适量，使之浸没样品，静置 30～60min。坚硬的样品时间需要适当长些，也可在水浴上微温，至用玻璃棒挤压能离散为止，倾去酸液，加水洗涤后，其余操作参照氢氧化钾法进行装片。注意用硝铬酸法解离也可在载玻片上进行。即取一块厚度适当的切片，置载玻片上，滴加硝铬酸试液使之浸没，盖上盖玻片，静置约 20min 后，轻轻挤压或移动盖玻片使之分离，其余操作同前。

3. 氯酸钾法　将样品置于试管中，加硝酸溶液（1→2）及氯酸钾少量，缓缓加热，待产生的气泡渐少时，再及时加入氯酸钾少量，以维持气泡稳定地发生，至用玻璃棒挤压能离散为止，倾去酸液，加水洗涤后，参照氢氧化钾法进行装片。使用氯酸钾法制片应注意，每次加入的氯酸钾量不宜过多，加热温度也不宜过高，否则易发生突沸而使液体逸出试管。加热时间的长短可根据样品的硬度和木质化程度而决定，通常在 5～15min。操作过程中会产生氯气，因其有毒，故操作时应注意通风。采用该方法解离的细胞，可清晰观察到其分离的组织部位。

（五）花粉粒和孢子制片

取花粉、花药（或小的花朵）孢子或孢子囊群（干燥样品浸于冰醋酸中软化），用玻璃棒捣碎，纱布滤过，滤液置离心管中，离心，取沉淀加新鲜配制的醋酐与硫酸（9:1）的混合液 1～3ml，置水浴上加热 2～3min，离心，取沉淀，用水洗涤 2 次，取沉淀物少量置载玻片上，可直接用水合氯醛试液装片观察，具体操作同粉末制片法。或加 50% 甘油与 1% 苯酚 3～4 滴，用品红甘油胶［制法：取明胶 1g，加水 6ml，浸泡至溶化，再加甘油 7ml，加热并轻轻搅拌至完全混匀，用纱布滤于培养皿中，加碱性品红溶液（碱性品红 0.1g，加无水乙醇 600ml 及樟油 80ml，溶解）适量，混匀，凝固后即可得〕封藏观察。

（六）磨片法制片

对于一些需要观察断面，而一般切片法又无法制作的质地坚硬的动物类、矿物类药材标本，如石决明、珍珠等贝壳类中药及羚羊角等角类中药、矿石等可采用磨片法制片。选取合适的样品，一般以 1～2mm 为度。先置粗磨石（或磨砂玻璃板）上，加适量水，用食指、中指夹住或压住样品，在磨石上往返磨砺，待两面磨平，厚度约数百微米时，移至细磨石上，加水，用软木塞压在上面，往返磨砺至透明，用水冲洗，乙醇处理后再用甘油乙醇试液装片。磨片的厚度一般为 20μm。

三、观察记录

观察记录要同步进行，要边观察边记录，记录包括图形记录（即绘图）和文字记录（显微特征描述），记录要求详细、清晰、明确、真实。

（一）组织切片

1. 观察 应以从外至内的顺序进行，观察组织排列次序、细胞特点、内含物类型及分布状况，然后重点观察保护组织和维管束类型，由此判断该药材切片是单子叶植物或双子叶植物，还是蕨类植物；是地下部分或地上部分，还是根或根茎。

2. 绘图 分为组织详图和组织简图。组织详图是对照显微镜中物像的形状，逐一将结构绘出，得到的图即为详图。组织简图是用线或点代表植物的组织或特殊的细胞，这样得到的图即为简图。绘图时可绘制整个图或图的 1/2 或 1/4，并按要求标明图注。一般在绘制简图的时候，要求保留图的整体性及全面性，将各个部位的轮廓均体现出来；但在绘制详图的时候，应该选取最具代表性的显微结构特征，并且这些特征应占据图的主要位置。

绘图同观察一致，均应从外至内的次序进行，一般的特征绘制简图即可，对于具有鉴别性意义的特征应绘制详图。必要时，应利用显微描绘器绘制详图，或显微摄影装置提供显微照片，并标注放大的倍数或配以相应的比例尺。

3. 显微描述 应以从外至内的顺序进行，层层描述组织类型、细胞特点、内含物类型及分布状况。对于有鉴别意义的显微特征需要详细的描述，如单子叶植物根的组织排列分为表皮、皮层和维管柱三部分，皮层占横切面大部分，有明显的内皮层，维管柱较小，维管束呈放射型排列。

（二）粉末制片

1. 观察 观察每张粉末制片时，应自左上至右下，呈 "Z" 字形扫描，逐渐移动粉末制片观察目标物，注意观察的全面性。显微鉴别实验时，一般用甘油醋酸试液装片观察淀粉粒，用稀甘油装片观察糊粉粒、淀粉粒、油滴、树脂等，然后用水合氯醛试液装片不加热观察菊糖，后加热透化或滴加其他试液进行观察。先观察后测试，包括显微化学反应和显微测量。每一步均应做好相应的观察结果记录。另外可借助偏光装置寻找和观察，尤其是淀粉粒、结晶、纤维、石细胞、导管等显微特征的观察。

2. 绘图 要求布局合理，线条流畅，绘点均匀，并按要求加图注。

（1）绘图的步骤：①绘图前认真地观察标本制片，确定实物标本的结构特点，切忌盲目抄袭课本或凭空想象。②用 HB 铅笔轻轻将图的轮廓画出，作为草图要注意控制好比例和位置。③在草图的基础上绘制详图，此时改用 2H 和 3H 铅笔，线条要流畅，绘点要匀称，点线不要重复描绘。④按照要求添加图注。

（2）绘图的要求：①图形具有高度的科学性，不得有科学性错误。形态结构要准确，比例要正确，要求有真实感、立体感和美感。②图面要求整洁，铅笔要保持尖锐，尽量少用橡皮。③绘制的图形要求大小适宜，位置略偏左，右边留着标注。④绘图的线条要求光滑、匀称，绘点要大小一致。⑤绘图要完善，字体用正楷，大小要均匀，不能潦草。图注线用直尺画出，间隔尽量要均匀，且一般多向右边引出，图注部分接近上可用折线，但图注线之间不能交叉，图注要尽量排列整齐。⑥绘图完成后在绘图纸上方要注明实训名称、班级、姓名、时间等，并在图的下方标注图名及放大倍数。

3. 显微特征描述 先记录原药材粉末的色泽、气味，然后边观察边记录。粉末制片在镜下观察时，多种组织碎片、细胞或内含物等杂乱无章地呈现在眼前，不像组织构造那样层次分明。因此，在进行特征描述时，首先需决定描述这些显微特征的顺序，也就是说，先描述什么，后描述什么。一般可遵循三条原则"先多数后少数，先特殊后一般，先感观后测试"。这三条原则不论是对于单纯粉末、混合粉末、粉末性中成药的显微特征描述，都是适用的。描述其特征，测量其长度，并注意统计最小量值、最大量值、多见量值，一一记录。

先多数后少数：粉末制片镜检时，总是数量较多的特征物容易被察见，数量较少的特征物难于察见，有些特征物极为稀少，甚至在一张标本制片中只能找到 1 ~ 2 处，所以在特征描述时应先描述多见的、易见的，后描述少见的、偶见的，并分别注明多见、少见、偶见等修饰词，以供参考。

先特殊后一般：各类药材粉末都具有一些为本类药材粉末所具有的组织和细胞等特征。共性特征，对于大多数情况来说，对于具体药材的鉴定没有多大用处。所以在描述时应先重点描述比较特殊的组织、细胞以及内含物等，因其具有显著的鉴别实际意义，而且在描述时应力求详尽。对于一般特征即各类药材均具有的一些基本组织，如叶类药材的栅栏组织、海绵组织、细小导管等，就大多数情况来说，只在最后简要介绍可不作重点描述。此外，如果某类药材粉末应具有的组织细胞在检品中未被查出，则亦应注明，因为这是一种特殊情况，有助于鉴定结果的推断。

先感观后测试：在对每一种细胞或细胞内含物进行描述时，应当先从感观入手，然后再对最易检出的特点来进行描述。

四、显微测量

显微鉴定时用于测量细胞及细胞内含物等大小的方法最多的是长度测量。常用的测量工具是目镜测微尺和载物台测微尺。

（一）目镜测微尺

目镜测微尺又称目镜量尺或目微尺，是放在目镜筒内的一种标尺，为一个直径 18 ~ 20mm 的圆形玻璃片，中央可有精确等距离的平行线刻度，常为 50 格或 100 格。

目镜测微尺是用以直接测量物体用的，但其刻度所代表的长度是根据显微镜放大倍数不同而改变的，故使用前必须用载物台测微尺来标定。

（二）载物台测微尺

载物台测微尺又称镜台测微尺或台微尺。为一种特制的载玻片，中央粘贴有一个刻有精细尺度的圆形玻璃片，通常将长 1mm（或 2mm）精确等分为 100（或 200）小格，每一小格长为 10μm，用以标定目镜测微尺。

（三）目镜测微尺的标定

用以确定使用同一显微镜及特定倍数的物镜、目镜和镜筒长度时，目镜测微尺每一小格所代表的长度。

1. 标定方法 将载物台测微尺置显微镜载物台上，对光调焦，并将测微尺刻度物像移至视野中央。从镜筒中取下目镜，旋下接目镜的目镜盖，将目镜测微尺（正面向上）放入目镜筒中部的光栏上，旋上目镜盖后反置镜筒上。此时在视野中，除载物台测微尺的物像外，还同时可观察到目镜测微尺的分度小格，移动载物台测微尺和旋转目镜，将两种量尺的刻度平行，并使目镜测微尺左边的"0"刻度线与载物台测微尺的某刻度线相重合，然后再找第二条重合刻度线。根据两条重合线间两种测微尺的小格数，计算出目镜测微尺每一小格在该物镜条件下相当的长度（μm）。

2. 计算公式 10μm×相重合区间载物台测微尺的格数÷相重合区间目镜测微尺的格数。目镜测微尺所代表的长度值随不同目镜与物镜组合而异，因此在实验前，应将专用的目镜测微尺在所用显微镜不同倍数的目镜与物镜组合后，分别测量其相当的长度值，并将目镜与物镜各组合条件下的目镜测微尺每格相当的长度值（μm）贴在显微镜镜座上，备用。

（四）细胞及内含物的测量方法

将欲测目标物的显微制片置显微镜载物台上，对光，调焦，移动载玻片，将需要测量的目标物置于目镜量尺范围内，调清物像，用目镜测微尺测量目标物的小格数乘以每一小格相当的长度（μm），即得。

例如：测量淀粉粒长径为 20 小格，每小格长 3.9μm，3.9μm×20＝78μm，淀粉粒的长径为 78μm。

（五）注意事项

1. 测量时通常在高倍镜下进行，因目镜测微尺的每一小格的长度值较小，高倍镜下结果较为准确。但要测量较长的目标物如纤维、导管、非腺毛等，在低倍镜下测量较为方便。

2. 应记录每次测量数据，并分析数据的最小量值、最大量值和多见量值（μm）。如浙贝母淀粉粒直径为 6～56μm，表示最小量值和最大量值；如为 6μm～40μm～56μm，中间的数值表示多见量值。允许有少量数值略高或略低于规定。测量直径时，应以物体中部为准。

五、显微化学反应

显微鉴别时，可利用适当的化学试剂进行显微化学反应，鉴定细胞壁和细胞内含物的性质，还可对中药中主要化学成分进行定性，并确定其存在部位及含量的多少。

（一）细胞壁性质的鉴定

1. 木质化细胞壁 加间苯三酚试液 1～2 滴，放置片刻，加盐酸 1 滴，因木质化程度不同，显红色或紫红色。

2. 木栓化或角质化细胞壁 加苏丹Ⅲ试液，放置片刻或微热，显橘红色至红色。

3. 纤维素细胞壁 加氯化锌碘试液，或先加碘试液湿润，放置片刻，再加硫酸溶液（33→50），显蓝色或紫色。

4. 硅质化细胞壁 加硫酸无变化。加氢氟酸则溶解。

（二）细胞内含物性质的鉴别

1. 淀粉粒 ①加碘试液，显蓝色或紫色；②用甘油醋酸试液装片，置偏光显微镜下观察，未糊化的淀粉粒显偏光性；已糊化的则无偏光现象。

2. 糊粉粒 ①加碘试液，显棕色或黄棕色；②加硝酸汞试液，显砖红色。如样品中含有大量脂肪油，宜先用乙醚或石油醚脱脂后进行试验。

3. 脂肪油、挥发油或树脂 ①加苏丹Ⅲ试液显橘红色、红色或紫红色；②加 90% 乙醇，脂肪油和树脂不溶解（蓖麻油及巴豆油例外），挥发油则溶解。

4. 菊糖　加 10% α‐萘酚乙醇溶液，再加硫酸，显紫红色并很快溶解。

5. 黏液　加钌红试液，显红色。

6. 草酸钙结晶　①加稀醋酸不溶解，加稀盐酸溶解而无气泡发生；②加硫酸溶液（1→2），逐渐溶解，片刻后析出针状硫酸钙结晶。

7. 碳酸钙结晶（钟乳体）　加稀盐酸或醋酸溶解，同时有 CO_2 气泡产生。

8. 硅质　加硫酸不溶解。

拓展阅读

显微鉴定新技术

中药显微鉴定技术发展迅速，目前透射式电子显微镜、扫描电子显微镜、扫描电子显微镜与 X 射线能谱分析联用等都有了显著的发展。其中应用最多的是扫描电子显微镜，现已应用在植物学、动物学、医学等多学科，尤其对同属不同种中药表面细微特征的鉴别方面效果显著，在种与变种间都存在着稳定的区别，为近缘植物分类提供了新的证据。其与光学显微镜及透射电镜相比，主要有以下特点：①能够直接观察标本表面的结构；②标本制备过程简单，不需要切成超薄片；③标本可以在样品室中作三维空间的平移和旋转；④图像放大范围广，分辨率也比较高；⑤电子束对标本的损伤与污染程度较小。

岗位对接

依据 2015 年版《中华人民共和国职业分类大典》，中药学专业对应岗位的工种主要是中药调剂员、中药质检员、中药炮制与配制工三种职业工种。其要求是：①熟练掌握中药显微鉴别的基本概念及相关内容。②会依据《中国药典》等国家药品标准对中药进行显微鉴别。

目标检测

一、最佳选择题

1. 显微鉴别时确认淀粉粒应加（　　）。
   - A. 间苯三酚试液
   - B. 水合氯醛试液
   - C. 稀甘油
   - D. 盐酸
   - E. 碘试液

2. 解离组织制片的氢氧化钾法适用于观察（　　）。
   - A. 薄壁组织占大部分，木化组织少或分散存在的样品
   - B. 质地坚硬的样品
   - C. 木化组织较多的样品
   - D. 木化组合群集成束的样品
   - E. 叶类药材

3. 加间苯三酚试液 1~2 滴，再加盐酸 1 滴，显红色或紫红色的是（　　）。

A. 木栓化细胞壁　　　　　　　B. 纤维素细胞壁　　　　　　　C. 角质化细胞壁

D. 木质化细胞壁　　　　　　　E. 硅质化细胞壁

二、多项选择题

1. 制备解离组织片常用的解离试剂有（　　　）。

　　A. 水合氯醛试液　　　　　　B. 5% 氢氧化钾试液　　　　　　C. 甘油 – 醋酸试液

　　D. 硝铬酸试液　　　　　　　E. 硝酸溶液剂氯酸钾

2. 加苏丹Ⅲ试液显橘红色、红色或紫红色的有（　　　）。

　　A. 淀粉粒　　　B. 糊粉粒　　　C. 脂肪油　　　D. 挥发油　　　E. 树脂

3. 中药粉末显微制片时常用的封藏试液有（　　　）。

　　A. 蒸馏水　　　B. 稀甘油　　　C. 甘油醋酸试液　　　D. 碘试液　　　E. 水合氯醛试液

（尚朝利）

第七章

理化鉴定

中药理化鉴定技术是利用某些物理的、化学的或仪器分析的方法，对中药及其制剂中所含主要化学成分或有效成分进行定性和定量分析，来鉴定中药真伪优劣程度的方法。一般应用于含不同化学成分的中药的鉴定，及中药同名异物，或性状相似又无明显显微特征的中药鉴别。同时，用理化鉴定方法检查中药样品中所含化学成分的性质和类型，也有助于发现新药源和寻找代用品。

理化鉴定分为定性分析和定量分析两类：定性分析确定中药的真实性；定量分析说明中药有效成分的含量，确定中药的品质优良度。理化鉴定的实验方法，一般用少量干粉、切片或粗提物，选择理化反应速度快、灵敏度高的方法进行。当前，随着中药有效成分研究的深入和现代仪器分析技术的提高，中药的鉴定从宏观和微观的形态学鉴定向有效成分和药效鉴定及临床应用方向发展，理化鉴定的方法和手段正在不断更新和进步。

案例导入

案例：某省对该省不同地区市售的青黛进行监督抽样检验，考察青黛质量。按照《中国药典》（2015 年版）一部方法，对从 13 个地州市抽样的 41 批青黛进行性状、理化鉴别，水溶性色素检查，靛蓝、靛玉红含量检验，并增加了水溶液的酸碱性、脂溶性色素的检查。结果显示：监督抽检的 41 批青黛样品中 21 批不符合规定，其中 11 批属于劣质品，10 批属于伪制品。

讨论：1. 从检验青黛的实际过程看，造假者制假的手段更加隐蔽，技术更加先进，《中国药典》规定色素的检查方法仅能检查水溶性色素，而且已经为造假者所熟知，检查效果有限。那么，如何提高检测手段来防止造假？

2. 讨论影响青黛质量的主要因素有哪些？

一、物理常数测定

物理常数包括相对密度、旋光度、折光率、凝点、熔点等。对于油脂类、挥发油及树脂类药材的真实性和纯度的鉴别具有特别重要的意义。

（一）相对密度

相对密度系指在相同的温度、压力条件下，某物质的密度和水的密度之比。某些中药具有一定的相对密度。纯度变化，相对密度也随之变化。测定一些中药的相对密度，可以区别和检查其纯度或掺杂程度。测定方法见《中国药典》（2015 年版）。

（二）旋光度

平面偏振光通过含有某些化学活性的化合物或液体时，能引起旋光现象，使偏振光的平面向左或向右旋转，旋转的度数在一定条件下是一定的，称为旋光度。偏振光透过长 1dm，每 1ml 中含有旋光性物质 1g 的液体，在一定波长与温度下测得的旋光度称为比旋度。测定比旋度（或旋光度）可以区别或检查某些中药的纯净程度，亦可用于测定含量。测定方法见《中国药典》（2015 年版）。

（三）折光率

光线自一种透明介质进入另一种透明介质时，由于光线在两种介质中传播的速度不同，使光线在两种介质的平滑界面上发生折射。常用的折光率系指光线在真空中传播的速度与在供试品中传播速度的比值。折光率因物质的温度与光线的波长不同而改变，透光物质的温度升高，折光率变小；光线的波长越短，折光率就越大。折光率测定的方法可用于不同油类区别或纯净程度的检查。测定方法见《中国药典》（2015 年版）。

（四）凝点

凝点系指一种物质由液体凝结为固体时，在短时期内停留不变的最高温度。某些中药具有一定的凝点，纯度变化，凝点也随之改变。测定凝点可以区别或检查中药的纯净程度，也可用于测定含量。测定方法详见《中国药典》（2015 年版）。

（五）熔点

熔点系指一种物质由固体熔化成液体时的温度，熔融同时分解的温度，或在熔化时自初熔至全熔的一段温度。某些中药具有一定的熔点，测定熔点可以区别或检查中药的纯净程度。测定方法见《中国药典》（2015 年版）。

二、定性鉴别

1. 显色反应　是利用中药的某些化学成分能与某些试剂产生特殊的颜色反应来鉴别。这种鉴定方法一般在试管中进行，也可以直接在中药饮片或粉末上滴加各种试剂，观察颜色变化来了解某成分所在部位的方法。例如冰片 10mg，加乙醇数滴使溶解，加新制的 1% 香草醛硫酸溶液 1~2 滴，即显紫色；苦参横切片，加氢氧化钠试液数滴，栓皮呈橙红色，渐变为血红色，久置不消失。木质部不显颜色反应。

2. 沉淀反应　是利用中药中的某些化学成分能与某些试剂产生特殊的沉淀反应来鉴别。如取炉甘石粗粉 1g，加稀盐酸 10ml 使之溶解，滤过，滤液加铁氰化钾试液，即生成白色沉淀，或杂有微量蓝色沉淀；芦荟水提取液加饱和溴水，生成黄色沉淀。

3. 泡沫反应和溶血指数的测定　是利用皂苷的水溶液振摇后能产生持久性泡沫和溶解红细胞的性质，可以将测定含皂苷类成分中药的泡沫指数或溶血指数作为质量指标。如《中国药典》（2015 年版）对猪牙皂苷的鉴别就用了泡沫反应。

三、色谱法

色谱法又称层析法，是一种对混合物进行分离或分析的物理化学方法，也是中药化学成分分离和鉴别的重要方法之一。具体分离方法有：纸色谱法、薄层色谱法、柱色谱法、气相色谱法、高效液相色谱法、蛋白电泳色谱法等。现就常用的方法介绍如下。

（一）薄层色谱法

薄层色谱法是将适宜的吸附剂或载体涂布于玻璃板塑料或铝基片上，形成均匀薄层。待点样、展开后，与适宜的对照物（对照品或对照药材）按同法在同板上所得的色谱图对比，用以进行药品的定性鉴别、杂质检查，并可用薄层扫描仪扫描，进行含量测定。

（二）高效液相色谱法

高效液相色谱法是用高压输液泵将具有不同极性的单一溶剂或不同比例的混合溶剂、缓冲液等流动相泵入装有固定相的色谱柱，经进样阀注入供试品，由流动相带入柱内，在柱内各成分被分离后，依次进入检测器，色谱信号由记录仪或积分仪记录，用以进行药品的鉴别、杂质检查或含量测定的方法。该方法不受样品挥发性的影响，对挥发性低，热稳定性差，高分子化合物和离子型化合物均较适合，现已广泛用于药材和中成药的质量分析。

（三）气相色谱法

气相色谱法的流动相为气体，称为载气。注入进样口的供试品被加热气化，并被载气带入色谱柱，各成分在柱内被分解后，先后进入检测器，色谱信号用记录仪或数据处理器记录。气相色谱法最适合用于含挥发油及其他挥发性成分的药材及中成药的分析，用于进行药品的鉴别、杂质检查或含量测定。

（四）蛋白电泳色谱法

利用中药含有蛋白质、氨基酸等带电荷的成分，在同一电场作用下，各成分由于所带电荷的性质、数目及分子量不同，而泳动的方向和速度不同，在一定时间内，各成分移动距离不同，出现谱带的条数不同而分离，从而达到鉴定的目的。药材中的动物类、果实种子类、根及根茎类等含蛋白质及氨基酸，已用该法成功进行了真伪鉴别。例如蛇类药材及其伪品，人参、西洋参及其伪品，山药及其伪品的鉴别等。

四、分光光度法

分光光度法是通过测定被测物质在某些特定波长处或一定波长范围内的吸光或发光强度，对该物质进行定性和定量分析的方法。

（一）紫外分光光度法

利用物质的紫外吸收光谱进行物质的定性或定量分析方法。对主要成分或有效成分在200～400nm处有最大吸收波长的中药，可选用此法。该方法不仅能测定有色物质，对有共轭双键等结构的无色物质也能够精确测定，具有灵敏、准确、简便，既可做定性分析又可做含量测定等优点。所用仪器为紫外分光光度计。

在紫外光区，灵敏度和精密度较高，一般每1ml溶液中含有数毫克的物质即可测定；在此区域内，物质对光的吸收主要系分子中电子的能级跃迁所致，同时伴随着分子震动和转动级的变化；电子吸收光谱一般简单平缓，选择性不如红外光区，故主要用于中药定量分析及作为物理常数的测定。

（二）比色法

供试品溶液中加入适量显色剂后测定吸光度以测定其含量的方法为比色法。在可见光区（400～760nm），有些物质对光有吸收，有些物质本身并没有吸收，但在一定条件下加入显色试剂或经过处理使其显色，可用此法测定。由于显色时影响显色深浅的因素较多，所以测定时需用标准品和对照品同时操作。常使用的仪器为可见分光光度计和比色计。比色法多用于中药的定量分析及物理常数的测定。

（三）红外分光光度

一般用 2.5 ~ 15μm（或按波数计为 4000 ~ 667cm⁻¹）红外区的吸收光谱进行物质的定性、定量分析方法。所用仪器为红外分光光度计。

红外光区的灵敏度和精密度较低，一般需数百毫克的供试品进行测定。在红外光区域内，物质对光的吸收系分子中振动和转动能级的跃迁所引起；红外光谱（或称振动光谱）的特征性很强，特别是在 7 ~ 15μm 一段称为"指纹区"，吸收峰很多，而且尖锐，故主要用于物质的鉴别和分析结构。本法在牛黄、血竭、熊胆的鉴别上，效果良好。

（四）原子吸收分光光度法

原子吸收分光光度法是基于从光源辐射出的待测元素特征光波通过样品蒸气时，被蒸气中该待测元素的基态原子所吸收，测定辐射光强度减弱的程度，以求出供试样品中待测元素含量的一种方法。原子吸收遵循一般分光光度法的吸收定律。比较标准品和供试品的吸收度，即可求得样品中待测元素的含量。本法的特点是专属性强，检测灵敏度和精确度均高，测定速度快，所用仪器为原子吸收分光光度计。近年来用于测定中药中微量金属元素的含量。

五、品质优良度鉴定

（一）有效成分含量测定

对中药的有效成分，或主要成分，或指示性成分，以及有毒成分的含量测定，是中药品质评价的重要量化指标之一。含量测定的方法很多，既有经典分析方法（容量法、重量法等），又有现代仪器分析法（如分光光度法、气相色谱法、薄层扫描法、高效液相色谱法等），可根据具体情况选用适当的方法进行。

（二）挥发油的测定

利用中药中所含挥发性成分能与水蒸气同时蒸馏出来的性质，在挥发油测定器中进行测定。《中国药典》（2015 年版）规定：挥发油含量测定方法分甲法和乙法，甲法适用于测定相对密度在 1.0 以下的挥发油，乙法适用于测定相对密度在 1.0 以上的挥发油。

（三）浸出物的测定

对有效成分尚不明确或尚无精确定量方法的中药，一般可根据已知成分的溶解性质，选用水、乙醇或其他溶剂对中药中可溶性物质进行测定，用以控制中药的质量。通常选用水、一定浓度的乙醇（或甲醇）、乙醚作溶剂进行测定，分冷浸法和热浸法。测定用的供试品需粉碎，使能通过二号筛，并混合均匀，按《中国药典》（2015 年版）规定的方法进行测定。

六、常规检查

（一）灰分测定

1. 中药中灰分的来源　包括中药本身经过灰化后遗留的不挥发性无机盐，以及中药表面附着的不挥发性无机盐类，即总灰分。同一种中药，在无外来掺杂物时，一般都有一定的总灰分含量范围。规定中药的总灰分限度，对保证中药的品质和纯净程度有一定意义。如果所测总灰分数值高于正常范围时，有可能在加工和储运等环节中有其他无机物污染或掺杂。中药中常见的无机物质为泥土、砂石等，测定中药灰分的目的是限制药材中的泥沙等杂质。

2. 灰分测定　《中国药典》(2015 年版)规定了中药总灰分的最高限量,如阿胶不得过 4.0%,安息香不得过 0.5%,西红花不得过 7.5% 等,这对保证中药的纯度具有重要意义。有些中药的总灰分本身差异较大,特别是组织中含草酸钙结晶较多的品种,如大黄,测定总灰分有时不足以说明外来无机物的存在,还需测定"酸不溶性灰分",即不溶于 10% 盐酸中的灰分。因中药所含的无机盐类(包括钙盐)大多可溶于稀盐酸中而除去,而泥土、砂石等主要是硅酸盐类则不溶解而残留,这样就能较精确地反映中药的质量。

(二)水分测定

1. 水分测定　中药中水分含量过高,不仅易霉烂变质,有效成分易于分解,而且相对地减少了实际用量而达不到治疗目的。因此控制中药水分的含量对保证中药质量有重要意义。《中国药典》(2015 年版)规定水分的含量限度,如牛黄不得过 9.0%,甘草不得过 12.0%,马钱子不得过 13.0% 等。

2. 测定中药中含水量的方法　《中国药典》(2015 年版)规定有四种,即烘干法、甲苯法、减压干燥法和气相色谱法。烘干法适用于不含或少含挥发性成分的中药;甲苯法适用于含挥发性成分的中药;减压干燥法适用于含有挥发性成分的贵重中药。也可应用红外干燥法和导电法测定水分含量,迅速而简便。

七、有害物质检查

中药中有害物质包括农药残留、霉菌和霉菌毒素、重金属及砷盐等。中药如果被污染了有害物质就会影响患者健康。近年来,中药的安全性评价越来越受到关注。药物的有效性和安全性是同样重要的,对中药中有害物质的检查是一项重要内容。

(一)农药残留量检查

1. 有机氯农药残留的检测　农药的种类很多,其中有机氯农药中六六六(BHC)和滴滴涕(DDT)是使用最久,数量最大的农药,虽然我国及世界大多数国家已于 20 世纪 70、80 年代开始禁用有机氯农药,但由于它们可在土壤或生物体中长期残留和蓄积而危害人体健康,故各国依然都非常重视食品和药物中有机农药残留的检测和限量问题,并对甘草、黄芪两种中药,规定了最高允许量。中药中有机氯类农药残留方法见《中国药典》(2015 年版)。

2. 有机磷农药残留的检测　是利用某些有机磷农药,如敌百虫、敌敌畏等,对胆碱酯酶具有抑制作用,且酶的基质(β-醋酸萘脂)水解产物能与特定显色剂(固蓝-β盐)结合呈紫色反应原理,在已有农药的薄层板上,其农药斑点部位因酶的活性被抑制,基质不被水解,因而不引起呈色反应,能在紫色薄层板上衬出无色斑点,根据斑点的大小,经扫描检测出农药的残留量,此法称为薄层-酶抑制法。

(二)黄曲霉毒素检查

黄曲霉毒素为黄曲霉的代谢产物,是强烈的致癌物质,因此世界和中国对食品和药品中黄曲霉毒素的限量作了严格的规定。有关检测的方法主要是根据黄曲霉毒素中毒性最大的成分黄曲霉毒素 B_1、B_2 和 G_1、G_2 能溶于三氯甲烷、甲醇,而不溶于己烷、乙醚和石油醚的性质,在紫外光下(365nm)观察,分别呈蓝色和黄绿色荧光,或通过薄层色谱,用黄曲霉素标准品作对照,根据斑点大小定量。

(三)重金属检查

重金属是指在实验条件下能与硫代乙酰胺或硫化钠作用显色的金属杂质,如铅、汞、铜、镉等。目前测定重金属含量使用较多的是原子分光光度法。《中国药典》(2015 年版)收载重金属检查的中药主要是矿物类药,如石膏含重金属不得过百万分之十;少数挥发油，如丁香罗勒油含重金属不得过百万分之十；八角茴香油含重金属不得过百万分之五；个别加工品，如阿胶含重金属不得过百万分之三十。重金属检查见《中国药典》（2015 年版）。

（四）砷盐检查

《中国药典》采用古蔡氏法或二乙基硫代氨基甲酸银法两种方法，见《中国药典》（2015 年版）。《中国药典》（2015 年版）规定，石膏含砷盐不得过百万分之二；阿胶含砷盐不得过百万分之三；芒硝含砷盐不得过百万分之十。

一般中药（或其制剂）多为有机药物，砷在分子中可能以有机状态结合，如果有机结构不加以破坏则砷盐不易检出。有机物分解法有湿法（尤以对含糖量高者为宜），即用硝酸－高氯酸、硫酸加热样品使有机物分解；另有干法（灰化法），用氯化镁、10% 硝酸镁溶液与检品搅匀，蒸干后，550℃灼烧 3～4 小时使完全灰化，再作含砷量检查，可参阅《中国药典》中阿胶砷盐检查。对新药需作有机破坏与不经有机破坏的对比实验，以确定何种处理对砷盐更为正确。砷盐的限度一般不得过百万分之十，一般低于百万分之二不列入检查之中。

（五）其他有害物质检查

此外，《中国药典》（2015 年版）对中药中外源性有害物质，如除虫菊酯类农药、二氧化硫、铅、镉、汞、铜等的检测方法也进行了规定。

八、中药鉴定的新技术和新方法简介

（一）色谱－光谱联用鉴别技术

每一种鉴定技术均有其适用范围和局限性。将单一的鉴定技术联合起来，不仅能获得更多的信息，而且可能产生单一鉴定技术所无法得到的新的信息。因此，联用技术已成为仪器分析发展的一个重要方向。例如气相－质谱（GC－MS）、红外－质谱（IR－MS）、高效液相－质谱（HPLC－MS）、质谱－质谱（MS－MS）等。如气相色谱－质谱与计算机联用，充分发挥了气相色谱的高分离效能和质谱的高鉴别能力的特点，在含有挥发性成分的中药分析中已得到广泛的应用。质谱－质谱联用技术也称"串联质谱"，鉴定时不需要对中药提取分离，可直接以粉末进样，对粉末药材的鉴定非常适用。

（二）DNA 分子遗传标记技术

DNA 分子是由 G、A、C、T 四种碱基构成，为双螺旋结构的长链状分子，生物体的特定遗传信息包含在特定碱基排列顺序之中，不同生物遗传上的差异表现在这 4 种碱基排列顺序的变化，这就是生物的遗传多样性。比较不同生物间 DNA 分子的遗传多样性的差异来鉴别物种就是 DNA 分子遗传标记鉴别。通过选择适当的 DNA 遗传标记，能在属、种、亚种、居群或个体水平上对研究对象进行准确鉴别。

DNA 分子遗传标记技术的方法有：限制性内切酶酶切片段长度多态性（Restriction Fragment Length Polymorphism，RFLP），该方法实验步骤繁琐，所需样品量大。聚合酶链式反应（Polymerase Chain Reaction，PCR），该技术需要知道物种的遗传信息，从而设计扩增引物，因此在中药鉴别中具有一定的局限性。随机扩增片段长度多态性（Random Amplified Polymorphic DNA，RAPD）和任意引物 PCR（AP－PCR）优点是适用于未知序列的基因组 DNA 的检测，已应用于种质资源的鉴定和分类、遗传图谱的快速构建等，是在中药鉴定领域用得最多的。扩增片段长度多态性标记（Amplified Fragment length Polymorphism，AFLP），结合了 RFLP 的可靠性和 PCR 高效性的优点，近年来已广泛应用于遗传图谱构建、中药基因定位、遗传多样性分析、分子标记辅助育种及生物系统分类等方面的研究。ISSR 标记技术简单序列重复区间（Inter-Simple Sequence Repeat，ISSR）技术又称为锚定简单序列重复技术（Anchored Simple Sequence Repeat，ASSR），该技术耗资少，模板 DNA 用量也少，可以作为不同产地药材鉴别的有效分子标记。DNA 测序方法（DNA sequencing），是基于 PCR 的 DNA 直接测序技术，可以分析特定 DNA 片段的碱基序列，从而达到物种鉴定的目的。该方法在中药鉴定中有重要意义。

DNA 分子遗传标记技术已经成功应用到中药鉴定中。如将 RFLP，RAPD，AP – PCR，ITS 等方法用于人参、西洋参和三七及伪品，牛蒡子及其混淆品，乌梢蛇及其混淆品，金钱白花蛇及其伪品等进行鉴别；使用 RAPD 和 AFLP 的方法对药材的野生类型与栽培品种的研究；用 DNA 测序对鹿鞭及其伪品及牛鞭和鹿鞭进行了鉴别，并成功区分了鸡内金和鸭内金。

（三）中药指纹图谱鉴定技术

中药指纹图谱是指某种（或某产地）中药材或中成药中所共有的、具有特征性的某类或几类化学成分的色谱或光谱的图谱。因为这些图谱很像人的指纹具有特征性，故而得名。

中药指纹图谱是指中药经适当处理后，采用一定的分析手段，得到的能够标示该中药特征的共有峰的图谱。中药指纹图谱能客观地揭示和反应中药内在质量的整体性和特征性，能从源头进行质量控制。其特点是：通过中药指纹图谱的特征性，能有效鉴别中药样品的真伪及产地。通过中药指纹图谱主要特征峰的面积或比例的制定，能有效控制中药样品的质量、确保样品质量的相对稳定。

目前，我国进行研究和采用的中药指纹图谱主要有色谱指纹图谱、光谱指纹图谱和 DNA 指纹图谱等。对于指纹图谱的测定方法，应根据中药所含化学成分的理化性质进行选择，现在多采用色谱的方法，因为色谱法提供的信息较多，容易达到中药"指纹鉴别"的要求。对于化学成分复杂的中药，必要时可以考虑采用多种测定方法，建立多张指纹图谱。

中药指纹图谱的建立和相关规范标准的制定，应该结合中药栽培产地的条件、药用部位、采收期和饮片加工方法等因素进行综合考虑，进行大范围的系统研究。为了使中药指纹图谱具有代表性、实用性和可操作性，应首先固定中药的品种、药用部位、产地、采收期产地加工和炮制方法。其检测标准包含中药的名称、汉语拼音、来源、供试品和参照物的制备、检测方法、指纹图谱及技术参数等内容。目前，国家中药标准要求制定指纹图谱的主要有中药注射剂，包括制定中药注射剂组成处方中的中药材、有效部位或中间体及注射剂的指纹图谱。

（四）高效毛细管电泳技术

高效毛细管电泳技术（High Performance Capillary Electrophoresis，HPCE）是近几年分析化学中发展最为迅速的领域之一，它兼有高压电泳的高速、高分辨率及高效液相色谱（HPLC）的高效率等优点，广泛应用于离子型生物大分子，如蛋白质、氨基酸、多肽及核酸等的快速分析，手性化合物等生物活性物质的分离，DNA 序列和 DNA 合成中产物纯度的测定以及单个细胞和病毒的分离等。高效毛细管电泳技术在中药鉴定、生物的分析及生命科学的领域中有着极为广阔的应用前景。如对 12 种海马和海龙类药材采用 HPCE 进行鉴别研究，结果表明种间区别比较明显。

此外，生物测定法、生物活性测定法、差热分析法、X 射线衍射分析法、模式识别法、计算机图像分析法等先进技术和方法也已经应用于中药鉴定，将会对中药的现代化起到推动作用。

拓展阅读

中药生物活性测定法

生物活性测定法是以药物的生物效应为基础，以生物统计为工具运用特定实验设计，测定药物有效性的一种方法。包括生物效价测定法和生物活性限制测定法。

生物效价测定法是在严格控制的试验条件下，通过比较标准品和供试品对离体器官与组织的特定生物效应（效价），来控制和评价供试品质量或活性的一种方法。适用于结构复杂或理化方法不能测定其含量、反映其临床生物学活性的药物。如《中国药典》（2015年版）中水蛭的质量控制。

近年来药学工作者建立了基于生物热力学表达的生物热活性检测技术，具普适性好、实时在线、客观灵敏、定性定量、经济高效等特点，符合中药药效与质量评价的客观现实和发展方向，利于中药质量控制和药效评价，在理论上比中药指标性成分定量分析有明显的优越性。

生物活性检测与化学成分关联并用，定性、定量的刻画中药的内在质量，从生物学和化学两方面对中药原料药、半成品和成品进行质量控制与评价，保证了中药质量稳定可控和安全有效；为阐明中药谱效关系、药效物质基础、复方配伍规律等提供了新的技术平台和研究方法。

岗位对接

依据2015年版《中华人民共和国职业分类大典》，中药学专业对应岗位的工种主要是中药调剂员、中药质检员、中药炮制与配制工三种职业工种。其要求是：①具备分析中药材的质量问题与导致不合格的原因，并具备解决问题的能力；②具备针对不同理化鉴定方法进行实验操作的能力。

目标检测

一、最佳选择题

1. 从（   ）年版开始，《中国药典》分为中药、化学药品和生物制品三部。
   A. 1953   　 B. 1963   　 C. 1977   　 D. 2005   　 E. 2010
2. 下列除哪项外均属理化鉴定方法（   ）。
   A. 微量升华   　B. 水试   　 C. 荧光分析   　D. 色度检查   　E. 灰分测定
3. 药材的总灰分是指（   ）。
   A. 药材表面附着的不挥发性无机盐类
   B. 生理灰分和外来杂质
   C. 酸不溶灰分
   D. 药材本身经过灰化后遗留的不挥发性无机盐类

E. 不能溶于 10% 盐酸的灰分

4. 目前，中药定性鉴别使用最多的色谱法（　　　）。

    A. 高效液相色谱法   B. 气相色谱法   C. 薄层色谱法

    D. 纸色谱法   E. 柱色谱法

二、多项选择题

1. 中药鉴定的法定依据有（　　　）。

    A. 《中药大辞典》

    B. 《中华人民共和国药典》

    C. 《国家食品药品监督管理局药品标准》

    D. 《中华本草》

    E. 《中药鉴定学》

2. 常用的中药鉴定方法有（　　　）。

    A. 来源鉴定   B. 性状鉴定   C. 显微鉴定

    D. 理化鉴定   E. 生物检定

3. 中药质量（优、劣）的鉴定包括（　　　）。

    A. 中药纯度的检查   B. 性状鉴定   C. 显微鉴定

    D. 荧光分析   E. 含量测定

4. 显微制片方法中常用的显微标本片有（　　　）。

    A. 纵切片   B. 表面制片   C. 粉末制片

    D. 解离组织片   E. 磨片制片

5. 测定中药中含水量的方法，《中国药典》（2015 年版）规定有（　　　）。

    A. 液相色谱法   B. 烘干法   C. 甲苯法

    D. 减压干燥法   E. 气相色谱法

（徐丽霞）

下篇 各 论

第八章

根及根茎类中药鉴定

学习目标

知识要求　**1. 掌握**　根及根茎类中药的来源、主要性状鉴别特征，重点中药的显微、理化鉴别特征。
　　　　　2. 熟悉　根及根茎类中药化学成分、主产地。
　　　　　3. 了解　根及根茎类中药采收加工、功效应用。

技能要求　1. 熟练掌握常用根及根茎类中药的识别技能和性状鉴别技能，熟练掌握重点中药显微、理化鉴别技能，能准确鉴别常用根及根茎类药材真伪。
　　　　　2. 学会常用根及根茎类中药的性状、显微、理化鉴别操作技术，会应用工具、书籍鉴别根及根茎类中药，解决中药真伪和质量优劣的问题。

第一节　概述

　　根及根茎是两种不同的器官，两者的形态和组织构造也是不同的。由于根及根茎都生长在地下，其外形有些近似，彼此相连，并且有些中药，如甘草、大黄、丹参等，根及根茎共同入药。因此，习惯上将这两类中药统称为根及根茎类中药。在常用中药中，根及根茎的种类最多。

一、性状鉴别

　　根及根茎类中药的性状鉴定均按下列顺序进行：形状→大小→颜色→表面特征→质地→断面→气味。其中断面特征和气味特征一般比较稳定，是鉴别的重要依据。

　　根及根茎类中药横断面的观察，首先应注意区分双子叶植物和单子叶植物。

　　双子叶植物的根有一圈形成层环纹，环内的木部一般较环外的皮部大，中央无髓，由中心向外有放射状的纹理，木部尤为明显。单子叶植物根有一圈内皮层环纹，皮部宽广，中柱一般较小，中央有髓部，由中心向外无放射状纹理。双子叶植物根茎维管束环状排列，中央有明显的髓部。

　　单子叶植物根茎通常可见内皮层环纹，皮层和中柱均有维管束小点分布，髓部不明显。其次，应注意有无分泌组织散布，如人参断面有树脂道小点，苍术断面有朱砂点（油室）。还应注意少数中药具有的异常构造，如何首乌的云锦花纹、大黄的星点等。

二、显微鉴别

根及根茎类中药的显微鉴定，首先要区别药材是双子叶植物、单子叶植物还是蕨类植物，然后再区别是根还是根茎。

双子叶植物的根和根茎一般具次生构造，最外层大多为周皮，由木栓层、木栓形成层和栓内层组成，根和多数根茎的木栓形成层通常发生于中柱鞘，形成周皮后，原有的表皮和皮层细胞均已死亡脱落，栓内层通常为数列细胞，有的比较发达又名"次生皮层"。根茎的木栓形成层如发生在皮层外方，则初生皮层仍然存在，如黄连等，皮层中有根迹维管束或叶迹维管束斜向通过。维管束一般为无限外韧型，由初生韧皮部、次生韧皮部、形成层、次生木质部或初生木质部组成。初生韧皮部细胞大多颓废，次生韧皮部有筛管、伴胞、韧皮薄壁细胞、韧皮纤维等，并有韧皮射线；形成层连续成环，或束间形成层不明显；次生木质部占根的大部分，由导管、管胞、木薄壁细胞或木纤维构成，射线较明显；初生木质部位于中央，其原生木质部束呈星角状，星角的数目随科属种类而不同，有鉴定意义。双子叶植物根一般无髓，而根茎有髓。双子叶植物根和根茎还可以形成异常构造。如牛膝、川牛膝等的多环性同心环状排列的维管束，何首乌的附加维管束（云锦花纹），大黄的髓维管束等。

单子叶植物的根和根茎一般均具初生构造，最外层通常为表皮细胞，无木栓层。少数根的表皮细胞分裂为多层细胞，细胞壁木栓化，形成根被，如麦冬、百部等；少数根茎皮层外部细胞木栓化，形成后生皮层，代替表皮起保护作用，如藜芦等。皮层宽广，内皮层通常明显。维管束没有形成层，根通常具辐射型维管束，有髓；根茎维管束大多为有限外韧型，也有周木型，髓不明显。

蕨类植物根茎均具初生构造。外表通常为一列表皮。一般具网状中柱，网状中柱的一个维管束又称分体中柱，分体中柱的形状、数目和排列方式是鉴定品种的重要依据。蕨类植物根茎的木质部无导管而有管胞，管胞大多为梯纹。在基本组织的细胞间隙中，有的具间隙腺毛，如绵马贯众。

根及根茎类中药的显微鉴定，应注意是否有分泌组织存在，如当归、苍术等有油室；人参、三七等有树脂道；党参、桔梗等有乳汁管；石菖蒲、干姜等有油细胞。是否有草酸钙结晶，如人参、大黄有簇晶，麦冬、半夏有针晶（存在于黏液细胞中），甘草有方晶，牛膝有砂晶。有的含有多量淀粉粒，如天花粉、山药；有的含菊糖，不含淀粉粒，如桔梗、苍术等；个别中药既含淀粉粒又含菊糖，如党参。厚壁组织的有无也应注意，通常根及根茎类中药可以见到韧皮纤维或木纤维、石细胞。

第二节　根及根茎类中药鉴定

案例导入

案例：某地亲朋好友聚会，主人用狗肉煮附子招待客人，煎煮中，某人发现汤已煮干，顺手加了一瓢冷水，饭后有几个人出现口唇、舌及肢体麻木，胸闷，呼吸困难，头晕，心慌、咽喉、食管、胃部烧灼感、恶心呕吐、休克、心律失常、昏迷等症状。

讨论：1. 食用附子为什么会出现以上症状？
2. 附子应该怎样正确煎煮和服用？

细辛 Asari Radix Et Rhizoma

【来源】马兜铃科植物北细辛 *Asarum heteotropoides* Fr. Schmidt var. *mandshuricum* (Maxim.) Kitag.、汉城细辛 *Asarum sieboldii* Miq. var. *seoulense* Nakai. 或华细辛 *Asarum sieboldii* Miq. 的干燥根和根茎。前二种习称"辽细辛"。后一种习称"华细辛"。

【产地】北细辛与汉城细辛主产于东北地区；华细辛主产于陕西、河南、山东、浙江等省。

【采收加工】夏季果熟期或初秋采挖，除净地上部分和泥沙，阴干。

【性状鉴别】

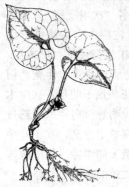

1. 北细辛 常卷曲成团。根茎横生呈不规则圆柱状，具短分枝，长1～10cm，直径0.2～0.4cm；表面灰棕色，粗糙，有环形的节，节间长0.2～0.3cm，分枝顶端有碗状的茎痕。根细长，密生节上，长10～20cm，直径0.1cm；表面灰黄色，平滑或具纵皱纹，有须根和须根痕；质脆，易折断，断面平坦，黄白色或白色。气辛香，味辛辣、麻舌。如图8-1所示。

图8-1 北细辛

2. 汉城细辛 根茎直径0.1～0.5cm，节间长0.1～1cm。

3. 华细辛 根茎长5～20cm，直径0.1～0.2cm，节间长0.2～1cm。气味较弱。

【显微鉴别】根横切面：表皮细胞1列，部分残存。皮层宽，有众多油细胞散在；外皮层细胞1列，类长方形，木栓化并微木化；内皮层明显，可见凯氏点。中柱鞘细胞1～2层，初生木质部2～4原型。韧皮部束中央可见1～3个明显较其周围韧皮部细胞大的薄壁细胞，但其长径显著小于最大导管直径，或者韧皮部中无明显的大型薄壁细胞。薄壁细胞含淀粉粒。如图8-2所示。

【化学成分】三种细辛全草均含挥发油，挥发油主要成分有甲基丁香酚、黄樟醚、优香芹酮、细辛醚等。

【性味功效】辛，温。解表散寒，祛风止痛，通窍，温肺化饮。用量1～3g。散剂每次服0.5～1g。外用适量。不宜与藜芦同用。

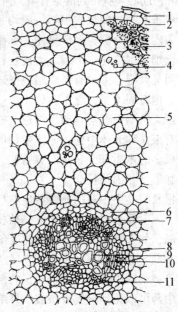

图8-2 北细辛根横切面详图
1. 表皮 2. 后生表皮 3. 油细胞 4. 淀粉粒 5. 皮层 6. 内皮层 7. 中柱鞘 8. 韧皮部 9. 后生木质部 10. 形成层 11. 初生木质部

何首乌 Polygoni Multiflori Radix

【来源】蓼科植物何首乌 *Polygonum multiflorum* Thumb. 的干燥块根。

【产地】主产于河南、湖北、广西、广东、贵州、四川、江苏等省区。

【采收加工】秋、冬二季叶枯萎时采挖，削去两端，洗净，个大的切成块，干燥。

【性状鉴别】呈团块状或不规则纺锤形，长6～15cm，直径4～12cm。表面红棕色或红褐色，皱缩不平，有浅沟，并有横长皮孔样突起和细根痕。体重，质坚实，不易折断，断面浅黄棕色或浅红棕色，显粉性，皮部有4～11个类圆形异型维管束环列，形成"云锦状花纹"，中央木部较大，有的呈木心。气微，味微苦而甘涩。如图8-3所示。

以体重、质坚实、粉性足者为佳。

【显微鉴别】

1. 块根横切面 木栓层为数列木栓细胞组成，充满红棕色物质。韧皮部较宽，散有类圆形异型维管束4~11个，为外韧型，导管稀少。根的中央形成层成环。木质部导管较少，导管周围为管胞及少数木纤维所环绕。薄壁细胞含淀粉粒及草酸钙簇晶。如图8-4所示。

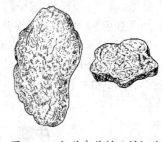

图8-3 何首乌药材及横切片

2. 粉末 黄棕色。淀粉粒单粒类圆形，直径4~50μm，脐点人字形、星状或三叉状，大粒者隐约可见层纹；复粒由2~9分粒组成。草酸钙簇晶直径10~80（160）μm，偶见簇晶与较大的方形结晶合生。导管大多为具缘纹孔导管，直径17~178μm。棕色块散在，形状、大小及颜色深浅不一。棕色细胞类圆形或椭圆形，壁稍厚，胞腔内充满淡黄棕色、棕色或红棕色物质，并含淀粉粒。如图8-5所示。

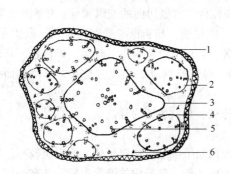

图8-4 何首乌横切面简图

1. 木栓层 2. 异型维管束 3. 形成层
4. 韧皮部 5. 木质部 6. 簇晶

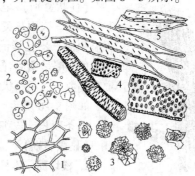

图8-5 何首乌粉末

1. 木栓细胞 2. 淀粉粒 3. 草酸钙簇晶
4. 导管 5. 木纤维

【化学成分】含蒽醌类化合物，主要为大黄酚、大黄素、大黄素甲醚以及大黄酚蒽酮。还含有没食子酸、卵磷脂等。

【理化鉴别】

1. 粉末微量升华得黄色柱状或针簇状结晶，遇碱液显红色。

2. 取粉末约0.5g，加氢氧化钠溶液（1→10）10ml，煮沸3分钟，冷后过滤。取滤液加盐酸使成酸性，再加等量乙醚，振摇，醚层应显黄色。分取醚层4ml，加氨试液2ml，振摇，氨液层显红色。（检查蒽醌衍生物）

3. 取粉末0.2g，加乙醇5mg，温浸3分钟，时时振摇，趁热滤过，放冷。取滤液2滴，置蒸发器中蒸干，趁热加三氯化铁的三氯甲烷饱和溶液1滴，显紫红色。

【性味功效】苦、甘、涩，微温。生用解毒，消痈，截疟，润肠通便。用量3~6g。

拓展阅读

1. 首乌藤 又名夜交藤，为蓼科植物何首乌的干燥藤茎。药材呈细长圆柱形，稍扭曲；表面紫红色至紫褐色，有皮孔，栓皮易成片脱落，节略膨大；质脆，断面木部黄白色或淡棕色，具多数导管小孔。具养血安神，祛风通络功能。

2. 伪品　为蓼科植物翼蓼的块根，习称"红药子"。外皮棕褐色，有多数小疙瘩和须根，断面红色，粉性，无云锦花纹，味涩微苦。

3. 人形"何首乌"　用芭蕉科植物芭蕉的根茎雕刻成男、女形状，并在其表面涂以锅烟墨或红棕色泥土，在头顶插入何首乌藤，或将其埋入地下，待外表颜色变深后挖出，伪充何首乌，以高价销售。

牛膝　Achyranthis Bidentatae Radix

【来源】苋科植物牛膝 *Achyranthes bidentata* Bl. 的干燥根。

【产地】主产于河南，河北、山西、山东、江苏等省也有生产。

【采收加工】冬季茎叶枯萎时采挖，除去须根和泥沙，捆成小把，晒至干皱后，将顶端切齐，晒干。

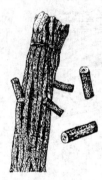

图 8-6　牛膝药材

【性状鉴别】呈细长圆柱形，挺直或稍弯曲，长 15~70cm，直径 0.4~1cm。表面灰黄色或淡棕色，有微扭曲的细纵皱纹、排列稀疏的侧根痕和横长皮孔样的突起。质硬脆，易折断，受潮后变软，断面平坦，淡棕色，略呈角质样而油润，中心维管束木质部较大，黄白色，其外周散有多数黄白色点状维管束，断续排列成 2~4 轮。气微，味微甜而稍苦涩。如图 8-6 所示。

以条粗长、皮细、无分枝、黄白色者为佳。

【显微鉴别】

1. 横切面　木栓层为数列扁平细胞，切向延伸。栓内层较窄。异型维管束外韧型，断续排列成 2~4 轮，最外轮的维管束较小，有的仅 1 至数个导管，束间形成层几连接成环，向内维管束较大；木质部主要由导管及小的木纤维组成，根中心木质部集成 2~3 群。薄壁细胞含有草酸钙砂晶。如图 8-7 所示。

2. 粉末　土黄色。木纤维较长，壁微木化，胞腔大，具斜形单孔纹。导管为网纹导管、具缘纹孔导管。薄壁细胞含草酸钙砂晶。如图 8-8 所示。

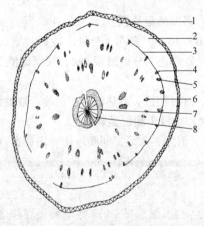

图 8-7　牛膝根横切面简图
1. 木栓层　2. 皮层　3. 形成层　4. 韧皮部
5. 木质部　6. 维管束　7. 韧皮部　8. 木质部

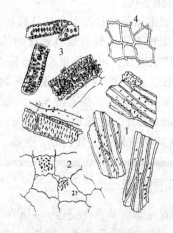

图 8-8　牛膝粉末
1. 木纤维　2. 草酸钙砂晶　3. 导管
4. 木栓细胞

【化学成分】含三萜皂苷类，多糖类，蜕皮甾酮，氨基酸类，生物碱及香豆素等。

【理化鉴别】取药材断面，置紫外光灯下观察，显黄色荧光；滴加 1% NH_4OH 后，显淡黄绿色荧光。

【性味功效】苦、甘、酸，平。逐瘀通经，补肝肾，强筋骨，利尿通淋，引血下行。用量 5~12g。孕妇慎用。

川牛膝 Cyathulae Radix

【来源】苋科植物川牛膝 *Cyathula officinalis* Kuan 的干燥根。

【产地】主产于四川、云南、贵州、湖北等地也产。

【采收加工】秋、冬二季采挖，除去芦头、须根和泥沙，烘或晒至半干，堆放回润，再烘干或晒干。

【性状鉴别】呈近圆柱形，微扭曲，向下略细或有少数分枝，长 30~60cm，直径 0.5~3cm。表面黄棕色或灰褐色，具纵皱纹、支根痕和多数横长的皮孔样突起。质韧，不易折断，断面浅黄色或棕黄色，维管束点状，排列成数轮同心环。气微，味甜。如图 8-9 所示。

以条粗壮、质柔韧、分枝少、断面色浅黄、纤维少者为佳。

【显微鉴别】

1. 横切面 木栓细胞数列。栓内层窄。中柱大，三生维管束外韧型，断续排列成 4~11 轮，内侧维管束的束内形成层可见；木质部导管多单个，常径向排列，木化；木纤维较发达，有的切向延伸或断续连接成环。中央次生构造维管系统常分成 2~9 股，有的根中心可见导管稀疏分布。薄壁细胞含草酸钙砂晶、方晶。如图 8-10 所示。

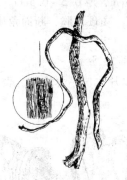

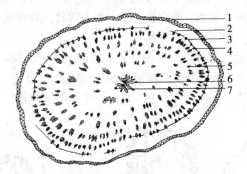

图 8-9 川牛膝药材

图 8-10 川牛膝横切面简图
1. 木栓层 2. 韧皮部 3. 形成层 4. 木质部
5. 异型维管束 6. 韧皮部 7. 木质部

2. 粉末 棕色。草酸钙砂晶、方晶散在，或充塞于薄壁细胞中。具缘纹孔导管直径 10~80μm，纹孔圆形或横向延长呈长圆形，互列，排列紧密，有的导管分子末端呈梭形。纤维长条形，弯曲，末端渐尖，直径 8~25μm，壁厚 3~5μm，纹孔呈单斜纹孔或人字形，也可见具缘纹孔，纹孔口交叉成十字形，孔沟明显，疏密不一。

【化学成分】含有甾醇类化合物：杯苋甾酮、异杯苋甾酮及羟基杯苋甾酮等。

【理化鉴别】

1. 根的断面置紫外光灯下观察，显淡蓝色荧光。

2. 取粉末，滴加冰醋酸及浓硫酸，显紫红色。

【性味功效】 甘、微苦，平。逐瘀通经，通利关节，利尿通淋。用量 5~10g。孕妇慎用。

附子　Aconiti Lateralis Radix Praeparata

【来源】 毛莨科植物乌头 *Aconitum carmichaelii* Debx. 子根的加工品。

【产地】 四川、陕西省为主要栽培产区，湖北、湖南、云南、河南等省亦有种植。

【采收加工】 6 月下旬至 8 月上旬采挖，除去母根、须根及泥沙，习称"泥附子"，加工成下列品种。

1. 选择个大、均匀的泥附子，洗净，浸入胆巴的水溶液中过夜，再加食盐，继续浸泡，每日取出晒晾，并逐渐延长晒晾时间，直至附子表面出现大量结晶盐粒（盐霜）、体质变硬为止，习称"盐附子"。

2. 取泥附子，按大小分别洗净，浸入胆巴的水溶液中数日，连同浸液煮至透心，捞出，水漂，纵切成厚约 0.5cm 的片，再用水浸漂，用调色液使附片染成浓茶色，取出，蒸至出现油面、光泽后，烘至半干，再晒干或继续烘干，习称"黑顺片"。

3. 选择大小均匀的泥附子，洗净，浸入胆巴的水溶液中数日，连同浸液煮至透心，捞出，剥去外皮，纵切成厚约 0.3cm 的片，用水浸漂，取出，蒸透，晒干，习称"白附片"。

【性状鉴定】

1. 盐附子 呈圆锥形，长 4~7cm，直径 3~5cm。表面灰黑色，被盐霜，顶端有凹陷的芽痕，周围有瘤状突起的支根或支根痕。体重，横切面灰褐色，可见充满盐霜的小空隙及多角形形成层环纹，环纹内侧导管束排列不整齐。气微，味咸而麻，刺舌。如图 8-11 所示。

2. 黑顺片 为纵切片，上宽下窄，长 1.7~5cm，宽 0.9~3cm，厚 0.2~0.5cm。外皮黑褐色，切面暗黄色，油润具光泽，半透明状，并有纵向导管束。质硬而脆，断面角质样。气微，味淡。如图 8-12 所示。

3. 白附片 无外皮，黄白色，半透明，厚约 0.3cm。如图 8-13 所示。

盐附子以个大、坚实、灰黑色、表面起盐者为佳。黑顺片以片大、厚薄均匀、表面油润光泽者为佳。白附片以片大、色白、半透明者为佳。

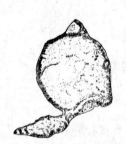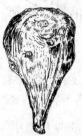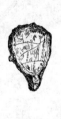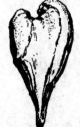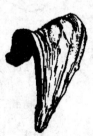

图 8-11　盐附子　　　　图 8-12　黑顺片　　　　图 8-13　白附片

【显微鉴别】 盐附子横切面后生皮层为数列淡黄色木栓细胞，皮层散有单个或 2~3 成群的石细胞，内皮层明显。韧皮部宽广，有小筛管群散在，形成层环多角形，木质部导管呈"V"字形排列。中央有髓，薄壁细胞中含淀粉粒。如图 8-14 所示。

【化学成分】 含有乌头碱、次乌头碱、和乌胺等多种生物碱。

【理化鉴别】 取本品粉末 2g，加氨试液 3ml 润湿，加乙醚 25ml，超声处理 30 分钟，滤

过，滤液挥干，残渣加二氯甲烷0.5ml 使溶解，作为
供试品溶液。另取苯甲酰新乌头原碱对照品、苯甲
酰乌头原碱对照品、苯甲酰次乌头原碱对照品，加
异丙醇 – 二氯甲烷（1:1）混合溶液制成每1ml 各含
1mg 的混合溶液，作为对照品溶液（单酯型生物
碱）。再取新乌头碱对照品、次乌头碱对照品、乌头
碱对照品，加异丙醇 – 二氯甲烷（1:1）混合溶液制
成每1ml 各含 1mg 的混合溶液，作为对照品溶液
（双酯型生物碱）。照薄层色谱法试验，吸取供试品
溶液和对照品溶液各 5 ~ 10μl，分别点于同一硅胶 G
薄层板上，以正己烷 – 乙酸乙酯 – 甲醇（6.4:3.6:1）
为展开剂，置氨蒸气饱和20 分钟的展开缸内，展开，
取出，晾干，喷以稀碘化铋钾试液。供试品色谱中，

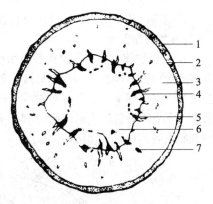

图 8 – 14　附子横切面简图
1. 后生皮层　2. 内皮层　3. 韧皮部　4. 形
成层　5. 木质部　6. 髓　7. 筛管群

盐附子在与新乌头碱对照品、次乌头碱对照品和乌头碱对照品色谱相应的位置上，显相同
颜色的斑点；黑顺片或白附片在与苯甲酰新乌头原碱对照品、苯甲酰乌头原碱对照品、苯
甲酰次乌头原碱对照品色谱相应的位置上，显相同颜色的斑点。

【性味功效】辛、甘，大热；有毒。回阳救逆，补火助阳，散寒止痛。用量3 ~ 15g，先
煎，久煎。孕妇慎用；不宜与半夏、瓜蒌、瓜蒌子、瓜蒌皮、天花粉、川贝母、浙贝母、
平贝母、伊贝母、湖北贝母、白蔹、白及同用。

拓展阅读

附子炮制品

　　附子因系加工品，原来生品中所含毒性很强的双酯类生物碱，在加工炮制的过
程中易水解，失去一分子醋酸，生成毒性较小的单酯类碱苯甲酰乌头胺、苯甲酰中乌
头胺和苯甲酰次乌头胺。如继续水解，则又失去一分子苯甲酸，生成毒性更小的不
带酯键的胺醇类碱乌头胺、中乌头胺和次乌头胺。因此炮制品的附子、川乌及草
乌的毒性均较其生品为小。盐附子的毒性则较蒸煮过的黑顺片、白附片为大。

川乌　Aconiti Radix

【来源】毛茛科植物乌头 *Aconitum carmichaeli* Debx. 的干燥母根。

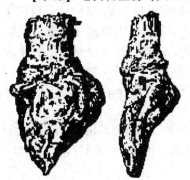

图 8 – 15　川乌药材

【产地】四川、陕西省为主要栽培产区，湖北、湖南、
云南、河南等省亦有种植。

【采收加工】6 月下旬至 8 月上旬采挖，除去子根、
须根及泥土，晒干。

【性状鉴别】呈不规则的圆锥形，稍弯曲，中部多向
一侧膨大，顶端有残存的茎基，长 2 ~ 7.5cm，直径 1.2 ~
2.5cm。表面棕褐色或灰棕色，皱缩，有小瘤状侧根及除
去子根脱离后的痕迹。质坚实，不易折断，横断面粉白色
或浅灰黄色，可见多角形的环纹（形成层）。气微，味辛
辣、麻舌。如图 8 – 15 所示。

以饱满、质坚实、断面色白有粉性者为佳。

【显微鉴别】

1. 根横切面 后生皮层为黄色木栓化细胞，皮层细胞切向延长，偶有石细胞，单个散在或数个成群，类长方形、方形或长椭圆形，胞腔较大；有时可见根迹维管束；内皮层不甚明显。韧皮部宽广，散有筛管群。形成层常呈多角形环。其内外侧偶有1至数个异型维管束。木质部导管位于形成层内侧，多列，呈径向或略呈"V"字形排列。髓部明显。薄壁细胞充满淀粉粒。如图8－16所示。

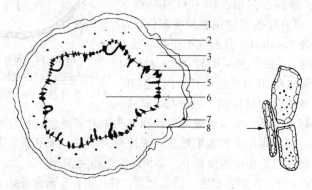

图8－16 川乌横切面简图
1. 后生皮层 2. 内皮层 3. 韧皮部 4. 形成层 5. 木质部 6. 髓 7. 石细胞 8. 筛管群

2. 粉末 灰黄色。淀粉粒单粒球形、长圆形或肾形，直径3～22μm；复粒由2～15分粒组成。石细胞近无色或淡黄绿色，呈类长方形、类方形、多角形或一边斜尖，直径49～117μm，长113～280μm，壁厚4～13μm，壁厚者层纹明显，纹孔较稀疏。后生皮层细胞棕色，有的壁呈瘤状增厚突入细胞腔。导管淡黄色，主为具缘纹孔，直径29～70μm，末端平截或短尖，穿孔位于端壁或侧壁，有的导管分子粗短拐曲或纵横连接。如图8－17所示。

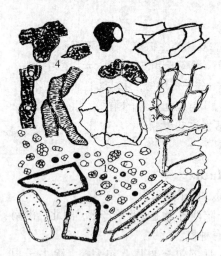

图8－17 川乌粉末
1. 淀粉粒 2. 石细胞 3. 后生皮层细胞 4. 导管 5. 纤维

【化学成分】含多种生物碱，如乌头碱、次乌头碱、中乌头碱、脂乌头碱、附子宁碱及乌头多糖等。

【理化鉴别】

1. 取本品粉末约0.1g，加乙醇5ml，浸渍1小时，时时振摇，滤过，滤液置水浴上蒸干，加2%醋酸1ml，搅拌，滤过，滤液中加碘化汞钾试液2滴，产生黄色沉淀。（检查生物碱）

2. 生物碱提取液在231nm波长处，有最大吸收。

【性味功效】辛、苦，热；有大毒。祛风除湿，温经止痛。一般炮制后用。生品内服宜慎；孕妇禁用；不宜与半夏、瓜蒌、瓜蒌子、瓜蒌皮、天花粉、川贝母、浙贝母、平贝母、伊贝母、湖北贝母、白蔹、白及同用。

川乌的毒性

本药有毒性，其中主要为剧毒的双酯类生物碱。乌头生物碱类局部应用有镇痛作用，但毒性很强，人的致死量为 3 ~4mg，但如水解为苯甲酰乌头胺，毒性即降低约仅为乌头碱的 1/200，而乌头胺的毒性更小，仅为乌头碱的 1/2000 左右。制川乌含生物碱以乌头碱计算，不得少于 0.20%。

草乌 Aconiti Kusnezoffii Radix

【来源】毛莨科植物北乌头 *Aconitum kusnezoffii* Reichb. 的干燥块根。

【产地】主产于东北、华北各省。

【采收加工】秋季茎叶枯萎时采挖，除去须根及泥沙，干燥。

【性状鉴定】呈不规则长圆锥形，略弯曲，长 2 ~7cm，直径 0.6 ~1.8cm。顶端常有残茎和少数不定根残基，有的顶端一侧有一枯萎的芽，一侧有一圆形或扁圆形不定根残基。表面灰褐色或黑棕褐色，皱缩，有纵皱纹、点状须根痕和数个瘤状侧根。质硬，断面灰白色或暗灰色，有裂隙，形成层环纹多角形或类圆形。髓部较大或中空。气微，味辛辣、麻舌。如图 8 – 18 所示。

以个大、质坚实、断面色白、有粉性、残茎及须根少者为佳。

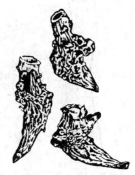

图 8 – 18　草乌药材

【显微鉴别】

1. 根横切面　后生皮层为 7 ~8 列棕黄色栓化细胞；皮层有石细胞，单个散在或 2 ~5 个成群，类长方形、方形或长圆形，胞腔大；内皮层明显。韧皮部宽广，常有不规则裂隙，筛管群随处可见。形成层环呈不规则多角形或类圆形。木质部导管 1 ~4 列或数个相聚，位于形成层角隅的内侧，有的内含棕黄色物。髓部较大。薄壁细胞充满淀粉粒。

2. 粉末　灰棕色。淀粉粒单粒类圆形，直径 2 ~23μm；复粒由 2 ~16 分粒组成。石细胞无色，与后生皮层细胞连结的显棕色，呈类方形、类长方形、类圆形、梭形或长条形，直径20 ~133（234）μm，长至465μm，壁厚薄不一，壁厚者层纹明显，纹孔细，有的含棕色物。后生皮层细胞棕色，表面观呈类方形或长多角形，壁不均匀增厚，有的呈瘤状突入细胞腔。

【化学成分】北乌头根含中乌头碱、次乌头碱、乌头碱等。

【性味功效】辛、苦，热；有大毒。祛风除湿，温经止痛。一般炮制后用。生品内服宜慎；孕妇禁用；不宜与半夏、瓜蒌、瓜蒌子、瓜蒌皮、天花粉、川贝母、浙贝母、平贝母、伊贝母、湖北贝母、白蔹、白及同用。

全国草乌的药用植物

全国各地区有同属 21 种植物的块根作草乌用，主要如下。

1. 乌头 *Aconitum carmichaeli* Debx.　主产于中南、西南各地。根纺锤形至倒卵形。表面灰褐色，有皱纹及突起的须根痕，上部有茎残基。

2. 黄草乌 *Aconitum vilmorinianum* Kom. 产于云南、贵州等地。根呈长圆锥形，长 5～15cm，直径 1～2.5cm。表面黑褐色，有多数纵皱纹，顶端有茎基残痕，末端细尖而稍弯曲。

3. 多根乌头 *Aconitum karakolitum* Rap. 产于新疆。块根 3～4 个或更多，呈链状合生，长 4～8cm，直径 0.5～1.5cm，下端渐细，表面棕褐色，有纵皱纹。

4. 瓜叶乌头 *Aconitum hemsleyanum* Pritz. 四川、湖北部分地区药用。块根呈圆锥形，长约 5cm，直径约 1cm，表面深棕色。

白芍 Paeoniae Radix Alba

【来源】毛茛科物芍药 *Paeonia lactiflora* Pall 的干燥根。

【产地】主产于安徽、浙江、四川、贵州、山东等省。

【采收加工】春、秋二季采挖，洗净，除去头尾和细根，置沸水中煮后除去外皮或去皮后再煮，晒干。

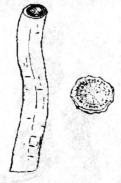

图 8－19 白芍药材及饮片

【性状鉴别】呈圆柱形，平直或稍弯曲，两端平截，长 5～18cm，直径 1～2.5cm。表面类白色或淡红棕色，光洁或有纵皱纹及细根痕，偶有残存的棕褐色外皮。质坚实，不易折断，断面较平坦，类白色或微带棕红色，形成层环明显，射线放射状。气微，味微苦、酸。如图 8－19 所示。

以条粗、质坚实、无白心或裂隙者为佳。杭白芍、亳白芍质优。

【显微鉴别】粉末：黄白色。糊化淀粉团块甚多。草酸钙簇晶直径 11～35μm，存在于薄壁细胞中，常排列成行，或一个细胞中含数个簇晶。具缘纹孔导管及网纹导管，直径 20～65μm。纤维长梭形，直径 15～40μm，壁厚，微木化，具大的圆形纹孔。如图 8－20 所示。

【化学成分】含白芍苷、芍药苷、芍药新苷，还含右旋儿茶精及挥发油等。

【理化鉴别】取本品粉末 0.5g，加乙醇 10ml，振摇 5 分钟，滤过，滤液蒸干，残渣加乙醇 1ml 使溶解，作为供试品溶液。另取芍药苷对照品，加乙醇制成每 1ml 含 1mg 溶液，作为对照品溶液。照薄层色谱法试验，吸取上述 2 种溶液各 10μl，分别点于同一硅胶 G 薄层板上，以三氯甲烷 - 乙酸乙酯 - 甲醇 - 甲酸（40：5：10：0.2）为展开剂，展开，取出，晾干，喷以 5%香草醛硫酸溶液，加热至斑点显色清晰。供试品色谱中，在与对照品色谱相应的位置上，显相同的蓝紫色斑点。

【性味功效】苦、酸，微寒。养血调经，敛阴止汗，柔肝止痛，平抑肝阳。用量 6～15g。不宜与藜芦同用。

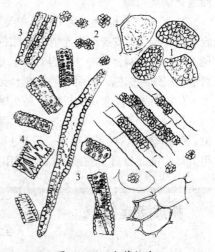

图 8－20 白芍粉末
1. 含糊化淀粉粒薄壁细胞 2. 草酸钙簇晶 3. 木纤维 4. 导管

赤芍　Paeoniae Radix Rubra

【来源】毛茛科植物芍药 *Paeonia lactiflora* Pall 或川赤芍 *Paeonia veitchii* Lynch 的干燥根。

【产地】芍药主产于内蒙古、河北及东北等地；川赤芍主产于四川。

【采收加工】春、秋二季采挖，除去根茎、须根和泥沙，晒干。

【性状鉴别】呈圆柱形，稍弯曲，长 5 ~ 40cm，直径 0.5 ~ 3cm。表面棕褐色，粗糙，有纵沟及皱纹，并有须根痕及横长的皮孔样突起，有的外皮易脱落。质硬而脆，易折断，断面粉白色或粉红色，皮部窄，木部放射状纹理明显，有的有裂隙。气微香，味微苦、酸涩。如图 8 - 21 所示。

以条粗长、断面粉白色、粉性大者为佳。

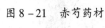

图 8 - 21　赤芍药材

【显微鉴别】横切面：木栓层为数列棕色细胞。栓内层薄壁细胞切向延长。韧皮部较窄。形成层成环。木质部射线较宽，导管群作放射状排列，导管旁有木纤维。薄壁细胞含草酸钙簇晶，并含淀粉粒。

【化学成分】芍药见白芍；川赤芍含芍药苷、微量的苯甲酰芍药苷。

【性味功效】苦，微寒。清热凉血，散瘀止痛。用量 6 ~ 12g。不宜与藜芦同用。

白头翁　Pulsatillae Radix

【来源】毛茛科植物白头翁 *Pulsatilla chinensis*（Bge.）Regel 的干燥根。

【产地】主产于东北、华北等地区。

【采收加工】春、秋二季采挖，除去泥沙，干燥。

【性状鉴别】呈类圆柱形或圆锥形，稍扭曲，长 6 ~ 20cm，直径 0.5 ~ 2cm。表面黄棕色或棕褐色，具不规则纵皱纹或纵沟，皮部易脱落，露出黄色的木部，有的有网状皱纹或裂隙，近根头处常有朽状凹洞。根头部稍膨大，有白色绒毛，有的可见鞘状叶柄残基。质硬而脆，断面皮部黄白色或淡黄棕色，木部淡黄色。气微，味微苦涩。如图 8 - 22 所示。

【显微鉴别】粉末：灰棕色。韧皮纤维梭形或纺锤形，长 100 ~ 390μm，直径 16 ~ 42μm，壁木化。非腺毛单细胞，直径 13 ~ 33μm，基部稍膨大，壁大多木化，有的可见螺状或双螺状纹理。具缘纹孔导管、网纹导管及螺纹导管，直径 10 ~ 72μm。如图 8 - 23 所示。

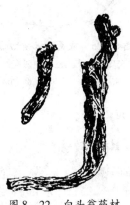

图 8 - 22　白头翁药材

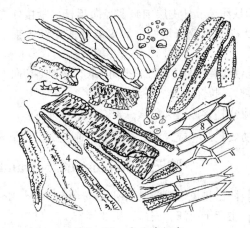

图 8 - 23　白头翁粉末
1. 非腺毛　2. 石细胞　3. 导管　4. 韧皮纤维　5. 淀粉粒　6. 管胞　7. 木纤维　8. 木栓化细胞

【化学成分】含白头翁皂苷 A、B、C、D，白头翁素，原白头翁素等。

【性味功效】苦，寒。清热解毒，凉血止痢。用量 9～15g。

威灵仙 Clematidis Radix Et Rhizoma

【来源】毛茛科植物威灵仙 *Clematis chinensis* Osbeck.、棉团铁线莲 *Clematis hexapetala* Pall. 或东北铁线莲 *Clematis manshurica* Rupr. 的干燥根和根茎。

【产地】威灵仙主产于江苏、浙江、江西、安徽等地。棉团铁线莲主产于东北及山东等地。东北铁线莲主产于东北地区。

【采收加工】秋季采挖，除去泥沙，晒干。

【性状鉴别】

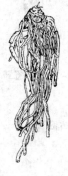

图 8－24 威灵仙药材

1. **威灵仙** 根茎呈柱状，长 1.5～10cm，直径 0.3～1.5cm；表面淡棕黄色；顶端残留茎基；质较坚韧，断面纤维性；下侧着生多数细根。根呈细长圆柱形，稍弯曲，长 7～15cm，直径 0.1～0.3cm；表面黑褐色，有细纵纹，有的皮部脱落，露出黄白色木部；质硬脆，易折断，断面皮部较广，木部淡黄色，略呈方形，皮部与木部间常有裂隙。气微，味淡。如图 8－24 所示。

2. **棉团铁线莲** 根茎呈短柱状，长 1～4cm，直径 0.5～1cm。根长 4～20cm，直径 0.1～0.2cm；表面棕褐色至棕黑色；断面木部圆形。味咸。

3. **东北铁线莲** 根茎呈柱状，长 1～11cm，直径 0.5～2.5cm。根较密集，长 5～23cm，直径 0.1～0.4cm；表面棕黑色；断面木部近圆形。味辛辣。

均以根粗大、条匀、断面色浅、质坚实者为佳。

【显微鉴别】

1. **威灵仙** 根横切面：表皮细胞外壁增厚，棕黑色。皮层宽，均为薄壁细胞，外皮层细胞切向延长；内皮层明显。韧皮部外侧常有纤维束和石细胞，纤维直径 18～43μm。形成层明显。木质部全部木化。薄壁细胞含淀粉粒。如图 8－25 所示。

2. **棉团铁线莲** 外皮层细胞多径向延长，紧接外皮层的 1～2 列细胞壁稍增厚。韧皮部外侧无纤维束和石细胞。

3. **东北铁线莲** 外皮层细胞径向延长，老根略切向延长。韧皮部外侧偶有纤维和石细胞。

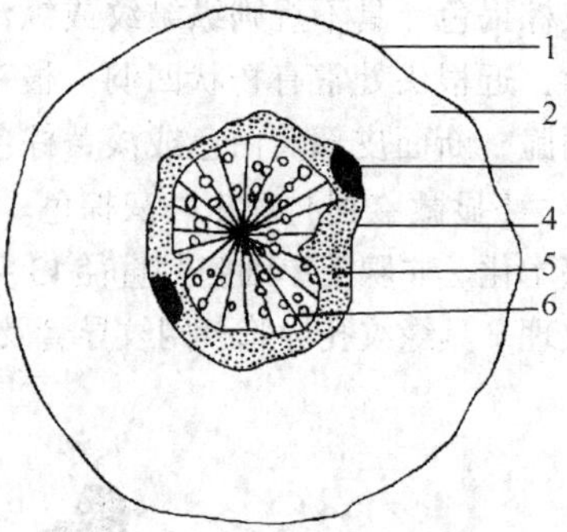

图 8－25 威灵仙根横切面简图
1. 表皮 2. 皮层 3. 韧皮纤维及石细胞 4. 内皮层 5. 韧皮部 6. 木质部

【化学成分】含原白头翁素、常春藤皂苷元等。

【性味功效】辛、咸，温。祛风湿，通经络。用量 6～10g。

防己 Stephaniae Tetrandrae Radix

【来源】防己科植物粉防己 *Stephania tetrandra* S. Moore 的干燥根。

【产地】主产于浙江、安徽、湖北等省。

【采收加工】秋季采挖，洗净，除去粗皮，晒至半干，切段，个大者再纵切，干燥。

【性状鉴别】呈不规则圆柱形、半圆柱形或块状，多弯曲，长 5～10cm，直径 1～5cm。表面淡灰黄色，在弯曲处常有深陷横沟而成结节状的瘤块样。体重，质坚实，断面平坦，灰白色，富粉性，有排列较稀疏的放射状纹理。气微，味苦。

以质坚实、粉性足、味苦者为佳。如图 8 – 26 所示。

【显微鉴别】横切面：木栓层有时残存。栓内层散有石细胞群，常切向排列。韧皮部较宽。形成层成环。木质部占大部分，射线较宽，导管稀少，呈放射状排列；导管旁有木纤维。薄壁细胞充满淀粉粒，并可见细小杆状草酸钙结晶。如图 8 – 27 所示。

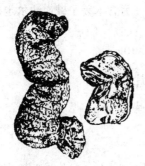 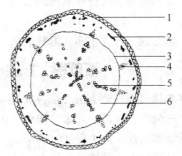

图 8 – 26　防己药材　　　　图 8 – 27　防己横切面简图

1. 木栓层　2. 石细胞　3. 形成层　4. 韧皮部　5. 木质部　6. 射线

【化学成分】含粉防己碱、防己诺林碱、轮环藤酚碱等。并含黄酮苷、酚类、有机酸、挥发油、糖类等。

【性味功效】苦，寒。利水消肿，祛风止痛。用量 5 ~ 10g。

木防己　Cocculi Trilobi Radix

【来源】防己科植物木防己 *Cocculus trilobus*（Thunb.）DC. 的干燥根。

【产地】主产华东、中南、西南地区。

【采收加工】全年可采挖根，洗净，切片，晒干。

【性状鉴别】根呈不规则的圆柱形，直径约 1.5cm。表面黄褐色或灰棕色，略凹凸不平，有明显的纵沟及少数横皱纹。质坚硬，断面黄白色，有放射状纹理。味苦。

【化学成分】含木防己碱、异木防己碱、木兰碱、木防己里定及防己宁碱等。

【性味功效】苦，辛，寒。祛风止痛，行水消肿，解毒，降血压。

乌药　Linderae Radix

【来源】樟科植物乌药 *Lindera aggregata*（Sims）Kosterm. 的干燥块根。

【产地】主产于安徽、浙江、湖南、广东、广西等省区。

【采收加工】全年均可采挖，除去细根，洗净，趁鲜切片，晒干，或直接晒干。

【性状鉴别】多呈纺锤状，略弯曲，有的中部收缩成连珠状，长 6 ~ 15cm，直径 1 ~ 3cm；表面黄棕色或黄褐色，有纵皱纹及稀疏的细根痕。质坚硬。切片厚 0.2 ~ 2mm，切面黄白色或淡黄棕色，射线放射状。可见年轮环纹，中心颜色较深。气香，味微苦、辛，有清凉感。如图 8 – 28 所示。

以个大、质嫩、折断后香气浓郁者为佳；切片以色红微白、无黑色斑点者为佳。质老、不呈纺锤状的根，不可供药用。

【显微鉴别】粉末：黄白色。淀粉粒甚多，单粒类球形、长

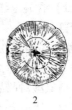

图 8 – 28　乌药药材及饮片

圆形或卵圆形，直径 4 ~ 39μm，脐点叉状、人字状或裂缝状；复粒由 2 ~ 4 分粒组成。木纤维淡黄色，多成束，直径 20 ~ 30μm，壁厚约 5μm，有单纹孔，胞腔含淀粉粒。韧皮纤维近无色，长梭形，多单个散在，直径 15 ~ 17μm，壁极厚，孔沟不明显。具缘纹孔导管直径约至 68μm，具缘纹孔排列紧密。木射线细胞壁稍增厚，纹孔较密。油细胞长圆形，含棕色分泌物。

【化学成分】含乌药醇、乌药环氧内酯、乌药内酯等。另含木姜子碱、波尔定碱、网叶番荔枝碱。

【性味功效】辛，温。行气止痛，温肾散寒。用量 6 ~ 10g。

板蓝根　Isatidis Radix

【来源】十字花科植物松蓝 *Isatis indigotica* Fort. 的干燥根。

【产地】主产于河北、江苏、安徽、河南、山西等地。

【采收加工】秋季采挖，除去泥沙，晒干。

【性状鉴别】呈圆柱形，稍扭曲，长 10 ~ 20cm，直径 0.5 ~ 1cm。表面淡灰黄色或淡棕黄色，有纵皱纹、横长皮孔样突起及支根痕。根头略膨大，可见暗绿色或暗棕色轮状排列的叶柄残基和密集的疣状突起。体坚实，质略软，断面皮部黄白色，木部黄色。气微，味微甜后苦涩。如图 8 - 29 所示。

以条长、粗大、质坚实者为佳。

【显微鉴别】横切面：木栓层为数列细胞。栓内层狭。韧皮部宽广，射线明显。形成层成环。木质部导管黄色，类圆形，直径约至 80μm；有木纤维束。薄壁细胞含淀粉粒。如图 8 - 30 所示。

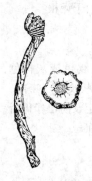
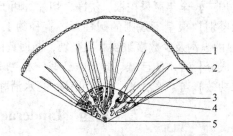

图 8 - 29　板蓝根药材及饮片　　　　图 8 - 30　板蓝根横切面简图
1. 木栓层　2. 皮层　3. 形成层　4. 纤维束　5. 导管

【化学成分】含靛玉红、靛蓝以及多种氨基酸。还含靛苷、黑芥子苷和含有 12% 氨基酸的蛋白多糖等。

【理化鉴别】取本品粉末 0.5g，加稀乙醇 20ml，超声处理 20 分钟，滤过，滤液蒸干，残渣加稀乙醇 1ml 使溶解，作为供试品溶液。另取板蓝根对照药材 0.5g，同法制成对照药材溶液。再取精氨酸对照品，加稀乙醇制成每 1ml 含 0.5mg 的溶液，作为对照品溶液。照薄层色谱法试验，吸取上述三种溶液各 1 ~ 2μl，分别点于同一硅胶 G 薄层板上，以正丁醇 - 冰醋酸 - 水（19:5:5）为展开剂，展开，取出，热风吹干，喷以茚三酮试液，在 105℃ 加热至斑点显色清晰。供试品色谱中，在与对照药材色谱和对照品色谱相应的位置上，显相同颜色的斑点。

【性味功效】苦，寒。清热解毒，凉血利咽。用量9～15g。

南板蓝根　Baphicacanthis Cusiae Rhizoma Et Radix

【来源】爵床科植物马蓝 *Baphicacanthus cusia*（Nees）Bremek. 的干燥根茎和根。

【产地】主产于福建、四川。此外，湖南、江西、广东、广西、云南等省区亦产。

【采收加工】夏、秋二季采挖，除去地上茎，洗净，晒干。

【性状鉴别】根茎呈类圆形，多弯曲，有分枝，长10～30cm，直径0.1～1cm。表面灰棕色，具细纵纹，节膨大，节上长有细根或茎残基；外皮易剥落，呈蓝灰色。质硬而脆，易折断，断面不平坦，皮部蓝灰色，木部灰蓝色至淡黄褐色，中央有髓。根粗细不一，弯曲有分枝，细根细长而柔韧。气微，味淡。

【显微鉴别】根茎横切面：木栓层为数列细胞，内含棕色物。皮层宽广，外侧为数列厚角细胞；内皮层明显；可见石细胞。韧皮部较窄，韧皮纤维众多。木质部宽广，细胞均木化；导管单个或2～4个径向排列；木射线宽广。髓部细胞类圆形或多角形，偶见石细胞。薄壁细胞中含有椭圆形的钟乳体。

【化学成分】含有靛蓝、靛玉红等成分。

【性味功效】苦，寒。清热解毒，凉血消斑。用量9～15g。

青黛　Indigo Naturalis

【来源】爵床科植物马蓝 *Baphicacanthus cusia*（Nees）Bremek.、蓼科植物蓼蓝 *Polygonum tinctorium* Ait. 或十字花科植物菘蓝 *Isatis indigotica* Fort. 的叶或茎叶，经加工制得的干燥粉末、团块或颗粒。

【产地】主产于福建、河北、云南、江苏和安徽等地。

【采收加工】经加工制成干燥的粉末、团块或颗粒。

【性状鉴别】呈深蓝色的粉末，体轻，易飞扬；或呈不规则多孔性的团块、颗粒，用手搓捻即成细末。微有草腥气，味淡。

以蓝色均匀、体轻、能浮于水面、火烧时产生紫红色烟雾的时间较长者为佳。

【化学成分】含有靛蓝、靛玉红、靛黄、靛棕、色胺酮等。

【理化鉴别】

1. 取本品少量，用微火灼烧，有紫红色的烟雾产生。

2. 取本品少量，滴加硝酸，产生气泡并显棕红色或黄棕色。

【性味功效】咸，寒。清热解毒，凉血消斑，泻火定惊。用量1～3g，宜入丸散用。外用适量。

红景天　Rhodiolae Crenulatae Radix Et Rhizoma

【来源】景天科植物大花红景天 *Rhodiola crenulata*（Hook. f. et Thoms.）H. Ohba 的干燥根和根茎。

【产地】主产于西藏。

【采收加工】秋季花茎凋枯后采挖，除去粗皮，洗净，晒干。

【性状鉴别】根茎呈圆柱形，粗短，略弯曲，少数有分枝，长5～20cm，直径2.9～4.5cm。表面棕色或褐色，粗糙有褶皱，剥开外表皮有一层膜质黄色表皮且具粉红色花纹；宿存部分老花茎，花茎基部被三角形或卵形膜质鳞片；节间不规则，断面粉红色至紫红色，有一环纹，质轻，疏松。主根呈圆柱形，粗短，长约20cm，上部直径约1.5cm，侧根长10～

30cm；断面橙红色或紫红色，有时具裂隙。气芳香，味微苦涩，后甜。

【显微鉴别】

1. 根横切面 木栓层5~8列细胞，栓内层细胞椭圆形、类圆形。中柱占极大部分，有多数维管束排列成2~4轮环，外轮维管束较大，为外韧型；侧2~3轮维管束渐小，为周木型。

2. 根茎横切面 老根茎有2~3条木栓层带，嫩根茎无木栓层带。木栓层为数列细胞，栓内层不明显。皮层窄。中柱维管束为大型的周韧型维管束，放射状环列；维管束中内侧和外侧的维管组织发达呈对列状，中间为薄壁组织，韧皮部和木质部近等长，被次生射线分隔成细长条形，形成层明显。髓部宽广，由薄壁细胞组成，散生周韧型的髓维管束。薄壁细胞含有棕色分泌物。

【化学成分】主要含苯乙醇苷类成分：红景天苷。黄酮类成分：山柰酚。挥发性成分：正辛醇，芳香醇，月桂醇等。

【性味功效】甘、苦，平。益气活血，通脉平喘。用量3~6g。

地榆 Sanguisorbae Radix

【来源】蔷薇科植物地榆 *Sanguisorba officinalis* L. 或长叶地榆 *Sanguisorba officinalis* L. var. longifolia（Bert.）Yü et Li 的干燥根。后者习称"绵地榆"。

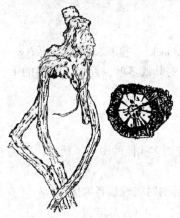

图 8-31 地榆药材及饮片

【产地】地榆主产于东北、华北；长叶地榆主产于华东。

【采收加工】春季将发芽时或秋季植株枯萎后采挖，除去须根，洗净，干燥，或趁鲜切片，干燥。

【性状鉴别】

1. 地榆 呈不规则纺锤形或圆柱形，稍弯曲，长5~25cm，直径0.5~2.0cm。表面灰褐色至暗棕色，粗糙，有纵纹。质硬，断面较平坦，粉红色或淡黄色，木部略呈放射状排列。气微，味微苦涩。如图8-31所示。

2. 绵地榆 呈长圆柱形，稍弯曲，着生于短粗的根茎上；表面红棕色或棕紫色，有细纵纹。质坚韧，断面黄棕色或红棕色，皮部有多数黄白色或黄棕色棉状纤维。气微，味微苦涩。

以条粗、质硬、断面色红、苦涩味重者为佳。

【显微鉴别】

1. 根横切面 地榆木栓层为数列棕色细胞。栓内层细胞长圆形。韧皮部有裂隙。形成层环明显。木质部导管径向排列，纤维非木化，初生木质部明显。薄壁细胞内含多数草酸钙簇晶、细小方晶及淀粉粒。绵地榆栓内层内侧与韧皮部有众多的单个或成束的纤维，韧皮射线明显；木质部纤维少。如图8-32所示。

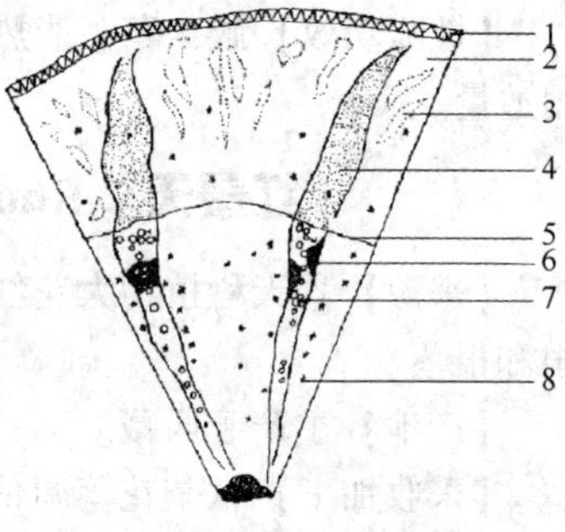

2. 地榆粉末 灰黄色至土黄色。草酸钙簇晶众多，棱角较钝，直径18~65μm。淀粉粒众多，多单粒，长11~25μm，直径3~9μm，类圆形、广卵形或不规则形，脐点多为裂缝状，层纹不明显。木栓细胞黄棕色，长方形，有的胞腔内含黄棕色块状物或油滴状物。导管多为网纹导管

图 8-32 地榆横切面简图
1. 木栓层　2. 栓内层　3. 裂隙
4. 韧皮部　5. 形成层　6. 木纤维束
7. 导管　8. 草酸钙簇晶

和具缘纹孔导管，直径 13～60μm。纤维较少，单个散在或成束，细长，直径 5～9μm，非木化，孔沟不明显。草酸钙方晶直径 5～20μm。

3. 绵地榆粉末 红棕色。韧皮纤维众多，单个散在或成束，壁厚，直径 7～26μm，较长，非木化。

【化学成分】含有多种鞣质成分，地榆酸双内酯。还含有 2 种没食子酰金缕梅糖衍生物等。

【性味功效】苦、酸、涩，微寒。凉血止血，解毒敛疮。用量 3～6g。

苦参 Sophorae Flavescentis Radix

【来源】豆科植物苦参 *Sophora flavenscens* Ait. 的干燥根。

【产地】主产于山西、河南、河北等省。

【采收加工】春、秋二季采挖，除去根头和小支根，洗净，干燥，或趁鲜切片，干燥。

【性状鉴别】呈长圆柱形，下部常有分枝，长 10～30cm，直径 1～6.5cm。表面灰棕或棕黄色，具纵皱纹及横长皮孔，外皮薄，多破裂反卷，易剥落，剥落处显黄色，光滑。质硬不易折断，断面纤维性；切片厚 3～6mm；切面黄白色，具放射状纹理及裂隙，有的具异型维管束呈同心性环列或不规则散在。气微，味极苦。如图 8－33 所示。

【显微鉴别】

1. 根横切面 木栓层 8～12 列细胞，有时栓皮剥落。韧皮部有多数纤维束。木质部有木纤维束，射线宽 5～15 列细胞。薄壁细胞含众多淀粉粒及草酸钙方晶。如图 8－34 所示。

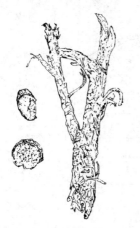

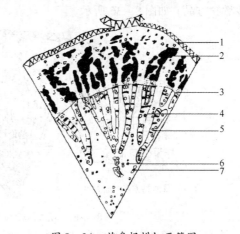

图 8－33 苦参药材及饮片　　　　图 8－34 苦参根横切面简图
1. 木栓层　2. 韧皮纤维　3. 韧皮部　4. 射线
5. 木纤维　6. 草酸钙方晶　7. 导管

2. 粉末 淡黄色。木栓细胞淡棕色，横断面观呈扁长方形，壁微弯曲；表面观呈类多角形，平周壁表面有不规则细裂纹，垂周壁有纹孔呈断续状。纤维和晶纤维，多成束；纤维细长，直径 11～27μm，壁厚，非木化；纤维束周围的细胞含草酸钙方晶，形成晶纤维，含晶细胞的壁不均匀增厚。草酸钙方晶，呈类双锥形、菱形或多面形，直径约至 237μm。淀粉粒，单粒类圆形或长圆形，直径 2～20μm，脐点裂缝状，大粒层纹隐约可见；复粒较多，由 2～12 分粒组成。

【化学成分】含苦参碱、氧化苦参碱、槐定碱等生物碱类。还含有多种黄酮类成分、三萜皂苷类以及醌类生物碱等。

【理化鉴别】取本品横切片，加氢氧化钠试液数滴，栓皮即呈橙红色，渐变为血红色，久置不消失。木质部不呈现颜色反应。

【性味功效】苦，寒。清热燥湿，杀虫，利尿。用量4.5～9g。外用适量，煎汤洗患处。不宜与藜芦同用。

山豆根 Sophorae Tonkinensis Radix Et Rhizoma

【来源】豆科植物越南槐 *Sophora tonkinensis* Gagnep. 的干燥根和根茎。

【产地】主产于广西、广东。

【采收加工】秋季采挖，除去杂质，洗净，干燥。

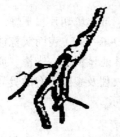

【性状鉴别】根茎呈不规则的结节状，顶端常残存茎基，其下着生根数条。根呈长圆柱形，常有分枝，长短不等，直径0.7～1.5cm。表面棕色至棕褐色，有不规则的纵皱纹及横长皮孔样突起。质坚硬，难折断，断面皮部浅棕色，木部淡黄色。有豆腥气，味极苦。如图8-35所示。

以条粗、质坚、无须根、苦味浓者为佳。

【显微鉴别】根横切面：木栓层为数列至10数列细胞。栓内层外侧的1～2列细胞含草酸钙方晶，断续形成含晶细胞环，含晶细胞的壁木化增厚。栓内层与韧皮部均散有纤维束。形成层成环。木质部发达，射线宽1～8列细胞；导管类圆形，大多单个散在，或2至数个相聚，有的含黄棕色物；木纤维成束散在。薄壁细胞含

图8-35 山豆根药材

淀粉粒，少数含方晶。如图8-36所示。

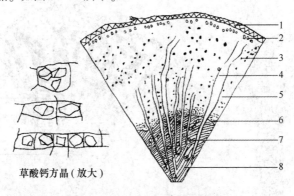

草酸钙方晶（放大）

图8-36 山豆根横切面简图

1. 木栓层；2. 草酸钙方晶；3. 纤维；4. 射线；5. 韧皮部；6. 形成层；7. 导管；8. 木质部

【化学成分】含生物碱，如苦参碱、氧化苦参碱等；黄酮类化合物如山豆根酮、山豆根查尔酮等；三萜类化合物如山豆根皂苷、大豆皂苷等；还含β-谷甾醇、多糖等。

【性味功效】苦，寒；有毒。清热解毒，消肿利咽。用量3～6g。

黄芪 Astragali Radix

【来源】豆科植物蒙古黄芪 *Astragalus Membranaceus* （Fisch.）Bge. var. *mongholicus* （Bge.）Hsiao 或膜荚黄芪 *Astragalus membranaceus* （Fisch.）Bge. 的干燥根。

【产地】主产于山西、内蒙古、陕西、河北、黑龙江等地。

【采收加工】春、秋二季采挖，除去须根和根头，晒干。

【性状鉴别】呈圆柱形，有的有分枝，上端较粗，长30～90cm，直径1～3.5cm。表面

淡棕黄色或淡棕褐色，有不整齐的纵皱纹或纵沟。质硬而韧，不易折断，断面纤维性强，并显粉性，皮部黄白色，木部淡黄色，有放射状纹理及裂隙，老根中心偶呈枯朽状，黑褐色或呈空洞。气微，味微甜，嚼之微有豆腥味。如图 8-37 所示。

以条粗长、质韧、断面色黄白、无黑心及空心、味甜、粉性足者为佳。

【显微鉴别】

1. 横切面 木栓细胞多列。栓内层为 3~5 列厚角细胞。韧皮部射线外侧常弯曲，有裂隙；纤维成束，壁厚，木化或微木化，与筛管群交互排列；近栓内层处有时可见石细胞。形成层成环。木质部导管单个散在或 2~3 个相聚；导管间有木纤维；射线中有时可见单个或 2~4 个成群的石细胞。薄壁细胞含淀粉粒。如图 8-38 所示。

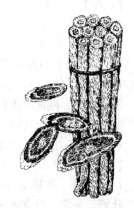

图 8-37 黄芪药材及饮片

2. 粉末 黄白色。纤维成束或散离，直径 8~30μm，壁厚，表面有纵裂纹，初生壁常与次生壁分离，两端常断裂成须状，或较平截。具缘纹孔导管无色或橙黄色，具缘纹孔排列紧密。石细胞少见，圆形、长圆形或形状不规则，壁较厚。如图 8-39 所示。

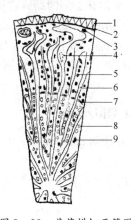

图 8-38 黄芪横切面简图

1. 木栓层 2. 栓内层（厚角细胞）
3. 石细胞 4. 裂隙 5. 韧皮纤维
6. 射线 7. 形成层 8. 导管 9. 木纤维

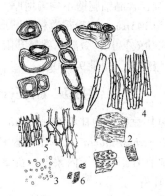

图 8-39 黄芪粉末

1. 石细胞 2. 导管 3. 淀粉粒 4. 纤维
5. 木栓细胞 6. 棕色块

【化学成分】含有黄芪苷类，毛蕊异黄酮苷类，多糖及微量元素等。

【理化鉴别】取本品粉末 3g，加甲醇 20ml，加热回流 1 小时，滤过，滤液加于中性氢化铝柱（100~120 目，5g，内径 10~15mm）上，用 40% 甲醇 100ml 洗脱，收集洗脱液，蒸干，残渣加水 30ml 使溶解，用水饱和的正丁醇振摇提取 2 次，每次 20ml，合并正丁醇液；用水洗涤 2 次，每次 20ml；弃去水液，正丁醇液蒸干，残渣加甲醇 0.5ml 使溶解，作为供试品溶液。另取黄芪甲苷对照品，加甲醇制成每 1ml 含 1mg 的溶液，作为对照品溶液。照薄层色谱法试验，吸取上述 3 种溶液各 2μl，分别点于同一硅胶 G 薄层板上，以三氯甲烷-甲醇-水（13:7:2）的下层溶液为展开剂，展开，取出，晾干，喷以 10% 硫酸乙醇溶液，在 105℃ 加热至斑点显色清晰。供试品色谱中，在与对照品色谱相应的位置上，日光下显相同的棕褐色斑点；紫外光灯（365nm）下显相同的橙黄色荧光斑点。

【性味功效】甘，微温。补气升阳，固表止汗，利水消肿，生津养血，行滞通痹，托毒排脓，敛疮生肌。用量 9～30g。

红芪　Hedysari Radix

【来源】豆科植物多序岩黄芪 *Hedysarum polybotrys* Hand. – Mazz. 的干燥根。

【产地】主产于甘肃。

【采收加工】春、秋二季采挖，除去须根和根头，晒干。

【性状鉴别】呈圆柱形，少有分枝，上端略粗，长 10～50cm，直径 0.6～2cm。表面灰红棕色，有纵皱纹、横长皮孔样突起及少数支根痕，外皮易脱落，剥落处淡黄色。质硬而韧，不易折断，断面纤维性，并显粉性，皮部黄白色，木部淡黄棕色，射线放射状，形成层环浅棕色。气微，味微甜，嚼之有豆腥味。

以条粗长、质韧、味甜者为佳。

【显微鉴别】

1. 横切面　木栓层为 6～8 列细胞。栓内层狭窄，外侧有 2～4 列厚角细胞。韧皮部较宽，外侧有裂隙，纤维成束散在，纤维壁厚，微木化；韧皮射线外侧常弯曲。形成层成环。木质部导管单个散在或 2～3 个相聚，其周围有木纤维。纤维束周围的薄壁细胞含草酸钙方晶。

2. 粉末　黄棕色。纤维成束，直径 5～22μm，壁厚，微木化，周围细胞含草酸钙方晶，形成晶纤维，含晶细胞壁不均匀增厚。草酸钙方晶直径 7～14μm，长约至 22μm。具缘纹孔导管直径至 145μm。淀粉粒单粒类圆形或卵圆形，直径 2～9μm，复粒由 2～8 分粒组成。

【性味功效】甘，微温。补气升阳，固表止汗，利水消肿，生津养血，行滞通痹，托毒排脓，敛疮生肌。用量 9～30g。

甘草　Glycyrrhizae Radix Et Rhizoma

【来源】豆科植物甘草 *Glycyrrhiza uralensis* Fisch. 、胀果甘草 *Glycyrrhiza inflate* Bat. 或光果甘草 *Glycyrrhiza glabra* L. 的干燥根和根茎。

【产地】甘草主产于内蒙古、新疆、宁夏、甘肃及东北等地；光果甘草与胀果甘草主产于新疆、甘肃。

【采收加工】春、秋二季采挖，除去须根，晒干。

【性状鉴别】

1. 甘草　根呈圆柱形，长 25～100cm，直径 0.6～3.5cm。外皮松紧不一。表面红棕色或灰棕色，具显著的纵皱纹、沟纹、皮孔及稀疏的细根痕。质坚实，断面略显纤维性，黄白色，粉性，形成层环明显，射线放射状，有的有裂隙。根茎呈圆柱形，表面有芽痕，断面中部有髓。气微，味甜而特殊。如图 8-40 所示。

2. 胀果甘草　根及根茎木质粗壮，有的有分枝，外皮粗糙，多灰棕色或灰褐色。质坚硬，木质纤维多，粉性小。根茎不定芽多而粗大。

3. 光果甘草　根及根茎质地较坚实，有的分枝，外皮不粗糙，多灰棕色，皮孔细而不明显。

以条粗、皮细而紧、红棕色、质坚、体重、粉性大、甜味浓者为佳。

【显微鉴别】

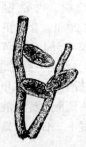

图 8-40　甘草药材及饮片

1. 横切面　木栓层为数列棕色细胞。栓内层较窄。韧皮部射线宽广，多弯曲，常现裂隙；纤维多成束，非木化或微木化，周围薄壁细胞常含草酸钙方晶；筛管群常因压缩而变形。束内形成层明显。木质部射线宽 3~5 列细胞；导管较多，直径约至 160μm；木纤维成束，周围薄壁细胞亦含草酸钙方晶。根中心无髓；根茎中心有髓。如图 8-41 所示。

2. 粉末 淡棕黄色。纤维成束，直径 8~14μm，壁厚，微木化，周围薄壁细胞含草酸钙方晶，形成晶纤维。草酸钙方晶多见。具缘纹孔导管较大，稀有网纹导管。木栓细胞红棕色，多角形，微木化。如图 8-42 所示。

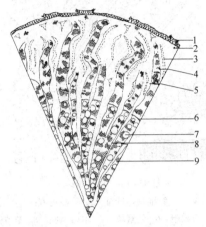

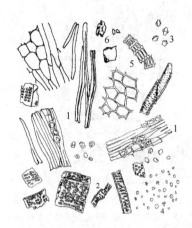

图 8-41 甘草根横切面简图

1. 木栓层　2. 方晶　3. 裂隙　4. 韧皮纤维束　5. 韧皮射线　6. 形成层　7. 导管　8. 木射线　9. 木纤维束

图 8-42 甘草粉末

1. 纤维及晶纤维　2. 导管　3. 草酸钙方晶　4. 淀粉粒　5. 木栓细胞　6. 棕色块　7. 射线细胞

【化学成分】含三萜皂苷类，如甘草甜素、乌拉尔甘草皂苷等；又含黄酮类化合物，如甘草苷及其苷元、异甘草苷及其苷元；还含有香豆素类化合物等。

【理化鉴别】取甘草粉末适量于白瓷板，加 80% 硫酸数滴显黄色、渐变橙黄色。

【性味功效】甘，平。补脾益气，清热解毒，祛痰止咳，缓急止痛，调和诸药。用量 2~10g。不宜与海藻、京大戟、红大戟、甘遂、芫花同用。

葛根　Puerariae Lobatae Radix

【来源】豆科植物野葛 *Pueraria lobata*（Willd.）Ohwi 的干燥根，习称"野葛"。

【产地】主产于湖南、河南、广东、浙江、四川等地。

【采收加工】秋、冬二季采挖，趁鲜切成厚片或小块，干燥。

【性状鉴别】呈纵切的长方形厚片或小方块，长 5~35cm，厚 0.5~1cm。外皮淡棕色至棕色，有纵皱纹，粗糙。切面黄白色至淡黄棕色，有的纹理明显。质韧，纤维性强。气微，味微甜。如图 8-43 所示。

以块大、质坚实、色白、粉性足、纤维少者为佳。

【显微鉴别】

1. 野葛根横切面 皮部已除去，若有残留，皮层有石细胞。木部导管群与木纤维束相间排列，导管直径可达 300μm，纤维束周围的薄壁细胞含草酸钙方晶（晶纤维）。射线宽 3~8 列细胞。薄壁细胞含少量淀粉粒。如图 8-44 所示。

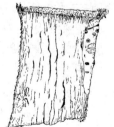

图 8-43 葛根药材

2. 粉末 淡棕色。淀粉粒单粒球形，直径 3～37μm，脐点点状、裂缝状或星状；复粒由 2～10 分粒组成。纤维多成束，壁厚，木化，周围细胞大多含草酸钙方晶，形成晶纤维，含晶细胞壁木化增厚。石细胞少见，类圆形或多角形，直径 38～70μm。具缘纹孔导管较大，具缘纹孔六角形或椭圆形，排列极为紧密。如图 8－45 所示。

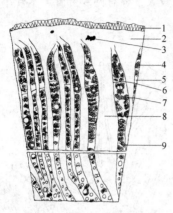

图 8－44 葛根横切面简图

1. 木栓层 2. 皮层 3. 石细胞 4. 韧皮纤维 5. 韧皮部 6. 形成层 7. 木纤维 8. 木射线 9. 草酸钙方晶

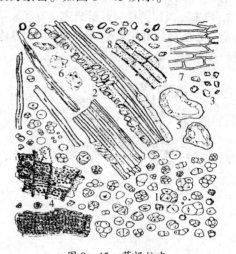

图 8－45 葛根粉末

1. 淀粉粒 2. 纤维及晶纤维 3. 草酸钙方晶 4. 导管 5. 石细胞 6. 色素块 7. 木栓细胞 8. 木薄壁细胞

【化学成分】含黄酮类化合物，其中主要为：黄豆苷、黄豆苷元及葛根素等。其他尚有尿囊素、β－谷甾醇、6，7－二甲氧基香豆素、胡萝卜苷、5－甲基海因、氨基酸等。

【理化鉴别】取本品粉末 10g，加入 70ml 甲醇，在水浴上回流 10 分钟，趁热过滤，滤液供检查：①取滤液 1ml，加入浓盐酸 4～5 滴及镁粉少量，在沸水浴上加热 3 分钟，显橙色。（检查黄酮）②取上述滤液滴在滤纸上，喷洒 1% 三氯化铝乙醇溶液，干燥后，置紫外光灯下观察，显鲜黄绿色荧光。（检查黄酮及其苷类）

【性味功效】甘、辛，凉。解肌退热，生津止渴，透疹，升阳止泻，通经活络，解酒毒。用量 10～15g。

拓展阅读

葛花

葛花：为野葛和甘葛藤的干燥花。呈不规则扁长圆形或略呈扁肾形。基部有二片钻形小苞片。萼片灰绿色，基部连合，先端 5 齿裂，裂片披针形，其中 2 齿合生，表面密被黄白色毛茸；花瓣淡蓝紫色，突出于萼片外或被花萼包被；雄蕊 10 枚，9 枚连合，雌蕊细长，微弯曲，被毛。气微弱，味淡。功效为解酒毒，醒脾。

远志 Polygalae Radix

【来源】远志科植物远志 *Polygala tenuifolia* Willd. 或卵叶远志 *Polygala sibirica* L. 干燥根。

【产地】主产于山西、陕西、吉林、河南等省。

【采收加工】春、秋二季采挖，除去须根和泥沙，晒干。

【性状鉴别】呈圆柱形，略弯曲，长 3～15cm，直径 0.3～0.8cm。表面灰黄色至灰棕色，有较密并深陷的横皱纹、纵皱纹及裂纹，老根的横皱纹较密更深陷，略呈结节状。质硬而脆，易折断，断面皮部棕黄色，木部黄白色，皮部易与木部剥离。气微，味苦、微辛，嚼之有刺喉感。如图 8-46 所示。

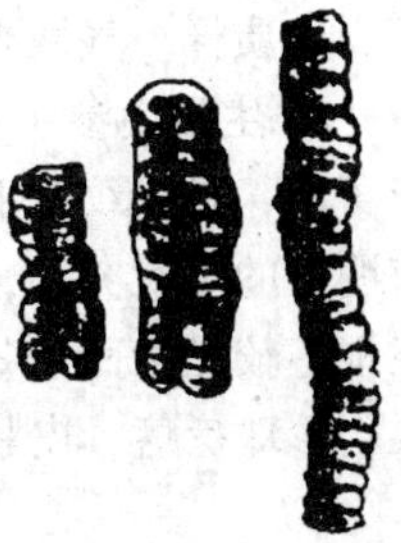

以条粗、色黄、肉厚、木心小者为佳。抽去木心的远志筒质量最好。

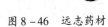

图 8-46　远志药材

【显微鉴别】横切面：木栓细胞 10 余列。栓内层为 20 余列薄壁细胞，有切向裂隙。韧皮部较宽广，常现径向裂隙。形成层成环。木质部发达，均木化，射线宽 1～3 列细胞。薄壁细胞大多含脂肪油滴；有的含草酸钙簇晶和方晶。

【化学成分】含皂苷类化合物，三萜皂苷类及远志醇、细叶远志定碱等。

【性味功效】苦、辛，温。安神益智，交通心肾，祛痰，消肿。用量 3～10g。

人参　Ginseng Radix

【来源】五加科植物人参 *Panax ginseng* C. A. Mey. 的干燥的根及根茎。

【产地】主产于辽宁、吉林和黑龙江，现吉林、辽宁栽培的多，栽培品称为"园参"。播种在山林野生状态下自然生长的又称"林下参"，习称"籽海"。野生品产量甚少，习称山参。此外，山东、河北、山西、湖北等省亦有种植。俄罗斯、朝鲜也有分布；朝鲜和日本也多栽培。

【采收加工】园参，栽种 5～6 年后，于白露至秋分采挖，除去茎叶及泥土，分别加工成不同规格的商品。

1. 生晒参　取洗净的鲜参，除去支根，晒干。如带有须根晒干的则称"全须生晒参"。

2. 红参　取洗净的鲜参，除去根茎部的不定根及支根，蒸 3 小时左右，取出晒干或烘干，剪下的支根及须根，也如上加工，则称"红直须"。

3. 白参（亦称糖参）　取洗净的鲜参，置沸水中浸烫 3～7 分钟，取出，用针将参体扎刺小孔，再浸于浓糖液中 2～3 次，每次 1～12 小时，取出干燥。味甜。

野山参 7 月下旬至 9 月间果熟变红时容易发现时，采挖。挖取时不使支根及须根受伤，保持完整，加工成全须生晒参。

活性参近来研究用真空冷冻干燥法加工人参，可防止有效化学成分总皂苷的损失，提高产品质量。

【性状鉴别】

1. 园参　主根呈纺锤形或圆柱形，长 3～15cm，直径 1～2cm。表面灰黄色，上部或全体有疏浅断续的粗横纹及明显的纵皱纹，下部有支根 2～3 条，并着生多数细长的须根，须根上常有不明显的细小疣状突起。根茎（芦头）长 1～4cm，直径 0.3～1.0cm，多拘挛而弯曲，具不定根（艼）和稀疏的凹窝状茎痕（芦碗）。质较硬，断面淡黄白色，显粉性，形成层环纹棕黄色，皮部有黄棕色的点状树脂道及放射状裂隙。香气特异，味微苦、甘。

2. 白参　主根长 3～11cm，直径 0.7～3cm，表面淡黄白色，上端有较多断续的环纹，下部有 2～3 条支根，全体可见加工时的点状针刺痕，味较甜。

3. 红参　主根呈纺锤形或圆柱形，长 3～10cm，直径 1～2cm。表面半透明，红棕色，偶有不透明的暗褐色斑块，具纵沟、皱纹及细根痕；上部有断续的不明显环纹；下部有2~3条扭曲交叉的支根，并带弯曲的须根或仅具须根残迹。根茎（芦头）长1~2cm，上有数个凹窝状茎痕（芦碗），有的带有1~2条完整或折断的不定根（芋）。质硬而脆，断面平坦，角质样。气微香而特异，味甘、微苦。

4. 生晒山参　主根与根茎等长或较短，呈人字形、菱形或圆柱形，长2~10cm。表面灰黄色，具纵纹，上端有紧密而深陷的环状横纹，支根多为2条，须根细长，清晰不乱，有明显的疣状突起，习称"珍珠疙瘩"。根茎细长，上部具密集的茎痕，有的靠近主根的一段根茎较光滑而无茎痕（习称圆芦）。不定根较粗，形似枣核，习称雁脖芦，枣核芋，铁线纹，珍珠疙瘩，皮紧，有圆芦。如图8－47所示。

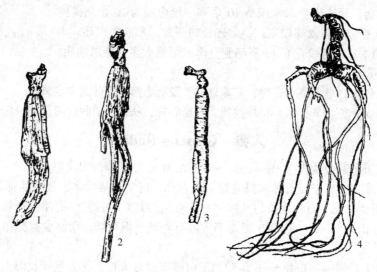

图8－47　人参药材

1. 生晒参（去须根）　2. 红参　3. 白参　4. 生晒山参

【显微鉴别】

1. 主根横切面　木栓层为数列细胞，栓内层窄。韧皮部外侧有裂隙，内侧薄壁细胞排列较紧密，有树脂道散在，内含黄色分泌物。形成层成环。木质部射线宽广，导管单个散在或数个相聚，断续排列成放射状，导管旁偶有非木化的纤维。薄壁细胞含草酸钙簇晶。如图8－48所示。

2. 粉末　淡黄白色树脂道碎片易见，内含黄色块状分泌物。导管多网纹或梯纹，稀有螺纹，直径10~56μm。草酸钙簇晶直径20~68μm，棱角锐尖。木栓细胞类方形或多角形，壁细波状弯曲。淀粉粒众多，单粒类球形，复粒由2~6个分粒组成。如图8－49所示。

【理化鉴别】取本品和红参粉末各1g，加三氯甲烷40ml，加热回流1小时，弃去三氯甲烷液，药渣挥干溶剂，加水0.5ml拌匀湿润，加水饱和的正丁醇10ml，超声处理30分钟，吸取上清液，加3倍量氨试液，摇匀，放置分层，取上层液蒸干，残渣加甲醇1ml使溶解，作为供试品溶液。另取人参对照药材1g，同法制成对照药材溶液。再取人参皂苷R_b、人参皂苷R_e、人参皂苷R_f及人参皂苷R_g对照品，加甲醇制成每1ml各含2mg的混合溶液，作为对照品溶液。吸取上述三种溶液各1~2μl，分别点于同一硅胶G薄层板（厚500μm）上，以三氯甲烷－醋酸乙酯－甲醇－水（15:40:22:10）以下放置的下层溶液为展开剂，展开，取出，晾干，喷以10%硫酸乙醇溶液，在105℃加热至斑点显色清晰，分别置日光及紫外光灯（365nm）下检视。供试品色谱中，在与对照药材和对照品色谱相应的位置上，分别显相同颜色的斑点或荧光斑点。

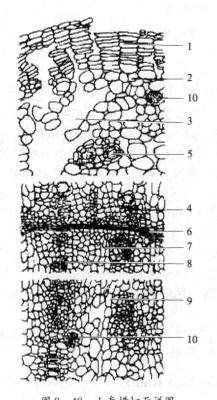

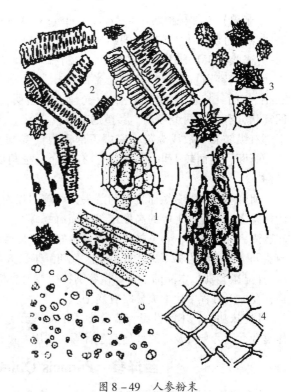

图 8-48 人参横切面详图	图 8-49 人参粉末
1. 木栓层 2. 皮层 3. 裂隙 4. 韧皮部	1. 树脂道 2. 导管 3. 草酸钙簇晶 4. 木栓化细胞
5 树脂道 6. 形成层 7. 木质部 8. 导管	5. 淀粉粒
9. 射线 10. 草酸钙簇晶	

【性味功效】性温，味甘、微苦。大补元气，强心固脱，安神，生津。用量 3~9g。

拓展阅读

人参总皂苷

　　人参总皂苷的含量因药用部位、加工方法、产地不同而异，参须、参皮、参叶、花蕾含量较主根高。从人参地上部分分离出多种人参皂苷，在茎叶中以原人参三醇皂苷较多，茎有 7 种皂苷；芦头有 4 种皂苷；果实含 10 种皂苷；花蕾含 7 种皂苷。人参的组织培养物中含有与栽培人参根中相似的人参皂苷化学成分。商品药材人参中的生晒参多去掉须根，不去须根的称全须生晒参。园参还可加工为"糖参"和"活性参"，糖参加工时将洗净的鲜园参置沸水中浸烫 3~7 分钟，取出，用针将参体扎刺小孔，再浸于浓糖液中 2~3 次，每次 10~12 小时，取出干燥。野山参是 7 月下旬至 9 月间果熟变红时易于发现，采挖。挖取时不使支根及须根受伤，保持完整。加工成全须生晒参或白参。"活性参"加工是用真空冷冻干燥法，可防止有效化学成分总皂苷的损失，提高产品质量。鲜园参加工成"红参"时，多除去细支根及须根，蒸 3 小时左右，取出晒干或烘干。

朝鲜参　Panax Ginseng

【来源】 五加科植物人参 *Pandx ginseng* C. A. Mey. 带根茎的根，经加工蒸制而成。别名高丽参、别直参（一般特指朝鲜半岛产的红参）。

【采收加工】 秋季采挖，洗净，蒸制后，干燥。

【性状鉴别】 呈长柱状，上半部均压制成不规则的方柱形，长 7～16cm，直径 1～2cm；表面红棕色至深红棕色，有光泽，略透明，皮细腻显油润；根茎（参芦）短而粗凹窝状，有的具两个参芦，参芦的茎痕（芦碗）大，略似碗状；根的上部有横环纹。中下部有纵皱和少数浅纵沟，底端下部支根（参腿）1～3 支，稀有 4 支，较粗；质坚重，不易折断，断面较平坦，红棕色，有光泽，呈角质，形成层色淡；气香特异，味微苦后甘甜。

朝鲜参的顶端有短而且粗的芦头，芦碗明显而且大，双芦称蝴蝶芦，这是上等朝鲜参的标志之一。此外上等的高丽红参表面有蟋蟀纹、质硬，断面呈镜面光泽、有菊花芯，气味香浓，甘苦味浓，参条越粗的质量越好。表皮颜色呈黄色，称之为黄马褂，身段上部与芦头同宽，也称为将军肩，这也是区分朝鲜半岛人参和国产人参的重要标志。

【显微鉴别】 本品的主要显微鉴别特征与人参相同。化学化学成分与人参化学成分极相似，在加工过程中化学成分略有变化。

【性味功效】 本品性温，味微苦。有大补元气、生津安神等作用，适用于惊悸失眠者，体虚者，心力衰竭及心源性休克患者等。内服：煎汤，用量 3～6g。

西洋参　Panacis Quinquefolii Radix

【来源】 五加科植物西洋参 *Panax quinquefolium* L. 的干燥根。均系栽培品。

【产地】 原产加拿大和美国。我国东北、华北、西北等地引种栽培成功。

【采收加工】 秋季采挖，洗净，晒干或低温干燥。

【性状鉴别】 呈纺锤形、圆柱形或圆锥形，长 3～12cm，直径 0.8～2cm。表面浅黄褐色或黄白色，可见横向环纹及线状皮孔，并有细密浅纵皱纹及须根痕。主根中下部有一至数条侧根，多已折断。有的上端有根茎（芦头）。体重，质坚实，不易折断，断面平坦，浅黄白色，略显粉性，皮部可见红棕色或黄棕色点状树脂道，形成层环纹棕黄色，木部略呈放射状纹理。气微而特异，味微苦、甘。如图 8-50 所示。

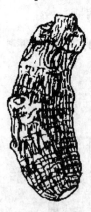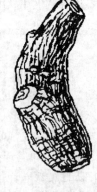

图 8-50　西洋参药材

【显微鉴别】 横切面：木栓层由 4～6 层木栓细胞组成。皮层细胞排列疏松，在皮层外部有树脂道 6～14 个呈环状排列。韧皮部占根半径的 1/2～1/3，射线宽 2～3 列细胞，树脂道在韧皮部呈数层环状排列。形成层明显。次生木质部发达。初生木质部五原型。

粉末：黄白色。导管多为网纹，亦有梯纹及螺纹导管。导管直径约 23～40μm。树脂道内含棕色树脂。草酸钙簇晶直径 23～39（～63）μm，棱角较长而尖。淀粉粒单粒，类圆形，脐点点状、星状、裂缝状。如图 8-51 所示。

【化学成分】 含人参皂苷类化学成分

【性味功效】 性凉，味甘、微苦。补肺阴，清火，养胃生津。

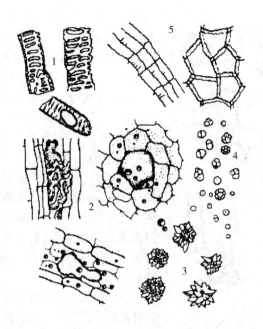

图 8 - 51　西洋参粉末
1. 导管　2. 树脂道　3. 簇晶　4. 淀粉粒　5. 木栓细胞

三七　Notoginseng Radix Et Rhizoma

【来源】五加科植物三七 *Panax notoginseng*（*Burk.*）F. H. Chen 的干燥根和根茎。

【产地】主产于广西田阳、靖西、百色及云南文山等地。多系栽培。

【采收加工】秋季开花前采挖，洗净，分开主根、支根及根茎，干燥。支根习称"筋条"，根茎习称"剪口"。

【性状鉴别】

1. 主根　呈类圆锥形或圆柱形，长 1～6cm，直径 1～4cm。表面灰褐色或灰黄色，有断续的纵皱纹、支根痕及少数皮孔，顶端有茎痕，周围有瘤状突起。体重，质坚实，击碎后皮部与木部常分离。断面灰绿、黄绿或灰白色，皮部有细小棕色树脂道斑点。木部微呈放射状排列。气微，味苦回甜。

2. 筋条　呈圆柱形，长 2～6cm，上端直径约 0.8cm，下端直径约 0.3cm。剪口呈不规则的皱缩块状及条状，表面有数个明显的茎痕及环纹，断面中心灰白色，边缘灰色。

以个大、体重、质坚、表面光滑、断面灰绿色或黄绿色者为佳。如图 8 - 52 所示。

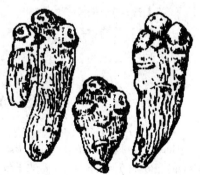

图 8 - 52　三七药材

【显微鉴别】

1. 横切面　木栓层为数列细胞，栓内层不明显。韧皮部有树脂道散在。形成层成环。木质部导管 1～2 列径向排列。射线宽广。薄壁细胞含淀粉粒。草酸钙簇晶稀少。

2. 粉末　灰黄色。树脂道碎片内含黄色分泌物。草酸钙簇晶稀少。其棱角较钝。导管

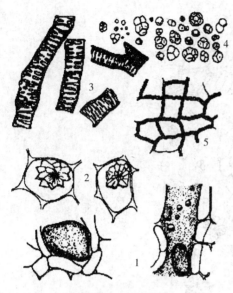

图 8 – 53 三七粉末

1. 树脂道 2. 草酸钙簇晶 3. 导管 4. 淀粉粒 5. 木栓细胞

有网纹、梯纹及螺纹导管。淀粉粒众多，单粒呈类圆形、半圆形、多角形或不规则形。脐点点状或裂缝状；复粒由 2～10 分粒组成。木栓细胞呈长方形或多角形，壁薄，棕色。如图 8 – 53 所示。

【化学成分】含多种皂苷，总量 9.75% ～ 14.90%，和人参所含皂苷类似，但主要为达玛脂烷系皂苷，有人参皂苷 Rb、Rb_2、Rc、Rd、Re、Rg、Rg_2、Rh 及三七皂苷 R_1、R_2、R_3、R_4、R_6、Fa、K。此外，含止血活性化学成分田七氨酸（dencichine），三七黄酮 B 及槲皮素等少量黄酮类化学成分。挥发油中鉴定出 34 种化合物。尚含无机微量元素和 16 种氨基酸，广西产品含微量铜，氨基酸中有 7 种为人体所必需的氨基酸。

【性味功效】性温，味甘、微苦。散瘀止血，消肿定痛。用量 3～9g。研末吞服，每次 1～3g。外用适量。

拓展阅读

三七一般种后第 3～4 年采收，分开主根、支根及茎基，主根曝晒至半干，反复搓揉，以后每日边晒边搓，待至全干放入麻袋内撞至表面光滑即得。须根习称"绒根"。三七的"剪口"、"筋条"与"绒根"的醇浸出物含量较主根为高。三七根据每斤能称多少个数，习称多少"头"。

三七的混淆品及伪品有：菊科植物菊三七仰 *Nura segetum*（Lour.）Merr.的根茎，民间习称"土三七"。呈拳形块状，表面灰棕色或棕黄色，鲜品常带紫红色，全体有瘤状突起。质坚实，切断面淡黄色，中心有髓部。韧皮部有分泌道，薄壁细胞含菊糖。落葵科植物落葵薯 *Anredera cordifolia*（Tenore）Van Stee ni. 的块茎，习称"藤三七"。类圆柱形，珠芽呈不规则的块状。断面粉性，经水煮后干燥者角质样。味微甜，嚼之有翁性；近年来市场上出现的伪品以加工的薯术为常见。药材微有香气，表面有环节及根痕，其断面具单子叶植物根茎的构造特点。

白芷　Angelicae Dahuricae Radix

【来源】伞形科（*Umbelliferae*）植物白芷 *Angelica dahurica*（Fisch. ex Hoffm.）Benth. et Hook. f. 或杭白芷 Angelica dahurica（Fisch. ex Hoffm.）Benth. et Hook. f. var. formosana（Boiss.）Shan et Yuan 的干燥根。

【产地】白芷产于河南长葛、禹县者习称"禹白芷"，产于河北安国者习称"祁白芷"。此外陕西和东北亦产。杭白芷产于浙江、福建、四川等省，习称"杭白芷"和"川白芷"。

【采收加工】夏、秋间叶黄时，挖取根部，除去地上部分及须根，洗净泥土，晒干或烘干。杭州地区将处理干净的白芷放入缸内，加石灰拌匀，放置，一周后，取出，晒干或烘干。

【性状鉴别】

1. 白芷根 呈圆锥形，长 7 ~ 24cm，直径 1.5 ~ 5cm，顶端有凹陷的茎痕，具同心性环状纹理。表面灰黄色至黄棕色，有多数纵皱纹，可见皮孔样横向突起散生，习称"疙瘩丁"，有支根痕。质硬，断面灰白色，显粉性，皮部散有多数棕色油点（分泌腔），形成层环圆形，木质部约占断面的 1/3。气香浓烈，味香、微苦。

2. 杭白芷与白芷相似，主要不同点为杭白芷横向皮孔样突起多四纵行排列，使全根呈类圆锥形而具四纵棱；形成层环略呈方形，木质部约占断面的 1/20。

均以条粗壮、体重、粉性足、香气浓郁者为佳。如图 8 - 54 所示。

【显微鉴别】

1. 白芷根横切面 木栓层由 5 ~ 10 多列细胞组成。皮层和韧皮部散有分泌腔，薄壁细胞内含有淀粉粒。射线明显。木质部略呈圆形，导管放射状排列。

杭白芷横切面与上种相似，但木质部略呈方形，射线较多，导管稀疏排列。

2. 粉末 黄白色。油管多破碎，黄色。分泌细胞中含淡黄棕色分泌物；油管碎片旁的细胞中淀粉粒溶化后留有网格样痕迹。草酸钙簇晶圆簇状或类圆形。导管多为网纹，少螺纹及具缘纹孔。木栓细胞淡黄棕色，呈类多角形，壁薄、木化。淀粉粒极多，单粒圆球形、椭圆形或圆多角形。脐点十字状、裂缝状、点状、三叉状或星状，大粒层纹隐约可见；复粒由 2 ~ 8 分粒组成，少数可至 12 分粒。如图 8 - 55 所示。

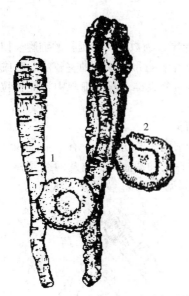

图 8 - 54　白芷（杭白芷）药材及饮片
1. 白芷　2. 杭白芷

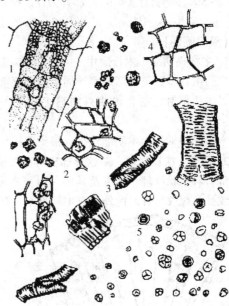

图 8 - 55　杭白芷（白芷）粉末
1. 油管　2. 草酸钙簇晶　3. 导管　4. 木栓细胞
5. 淀粉粒

【化学成分】杭白芷含多种香豆精衍生物：主要有欧前胡素、异欧前胡素、别欧前胡素、珊瑚菜素、花椒毒素等。白芷含挥发油及多种香豆精衍生物。

【理化鉴别】取粉末 0.5g，加乙醚适量冷浸，振摇后过滤，取滤液 2 滴，滴于滤纸上，置紫外光灯下观察，显蓝色荧光。（检查香豆素类）

【性味功效】性温，味辛。散风除湿，通窍止痛，消肿排脓。白芷素对冠状血管有扩张作用。用量 3 ~ 10g。

当归 Angelicae Sinensis Radix

【来源】 伞形科植物当归 *Angelica sinensis* (*Oliv.*) Diel。的干燥根。

【产地】 主产于甘肃岷县、武都、漳县、成县、文县等地。主为栽培。

【采收加工】 当归一般栽培至第二年秋后采挖，除去茎叶、须根及泥土，放置，待水分稍蒸发后根变软时，捆成小把，上棚，以烟火慢慢熏干。

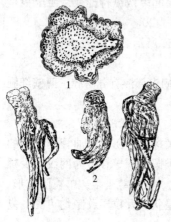

图 8 - 56 当归药材及饮片
1. 饮片 2. 药材

【性状鉴别】 根略呈圆柱形，根上端称"归头"，主根称"归身"，支根称"归尾"，全体称"全归"。全归长15～25cm，外皮黄棕色至棕褐色，有纵皱纹及横长皮孔样突起；根上端膨大，直径1.5～4cm，钝圆，有残留的叶鞘及茎基；主根粗短，长1～3cm，直径1.5～3cm；下部有支根3～5条或更多，上粗下细，多扭曲，有少数须根痕。质柔韧，断面黄白色或淡黄棕色，皮部厚，有裂隙及多数棕色油点，形成层呈黄棕色环状，木质部色较淡，具放射状纹理，似菊花心；根头部断面中心通常有髓和空腔。香气浓郁，味甘、辛、微苦。

以主根粗长、油润、外皮色黄棕、断面色黄白、气味浓郁者为佳。柴性大、干枯无油或断面呈绿褐色者不可供药用。如图 8 - 56 所示。

【显微鉴别】

1. 主根横切面 木栓层由4～7列细胞组成。皮层窄，为数列切向延长的细胞。韧皮部较宽广，散在多数类圆形油室，周围的分泌细胞6～9个，近形成层处油室较小。形成层呈环状。木质部射线宽至10多列细胞，导管单个或2～3个成群。薄壁细胞中含淀粉粒。如图 8 - 57 所示。

本品侧根横切面木质部较小；根头部横切面有髓部。

2. 粉末 淡黄棕色。纺锤形韧皮薄壁细胞，单个细胞呈长纺锤形，有1～2个薄分隔，壁上常有斜格状纹理。油室及其碎片时可察见，内含挥发油油滴。梯纹及网纹导管，亦有具缘纹孔及螺纹导管。此外，有木栓细胞、淀粉粒，偶见木纤维。如图 8 - 58 所示。

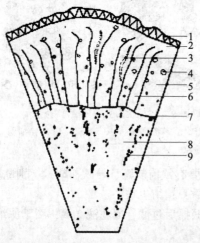

图 8 - 57 当归（主根）横切面简图
1. 木栓层 2. 皮层 3. 裂隙 4. 油室 5. 韧皮部
6. 韧皮射线 7. 形成层 8. 木射线 9. 导管

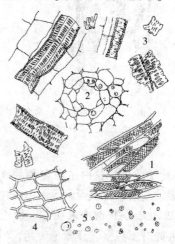

图 8 - 58 当归粉末
1. 纺锤形韧皮薄壁细胞 2. 油室
3. 导管 4. 木栓细胞 5. 淀粉粒

【化学成分】 含挥发油及水溶性化学成分。通过检验，当归的归头中含微量元素铜和锌的量较归身、归尾为高，而归尾中铁的含量较归头、归身为高。

【功效】 性温，味甘、辛。补血活血，调经止痛，润肠通便。用量 6~12g。

拓展阅读

东当归

同属植物东当归 *Angelica acutiloba* (Sieb. et Zucc.) Kitag.，吉林省延边地区有栽培。东北地区以其根作当归入药。主根粗短，有多数支根，主要化学成分有革本内酯、正丁烯基酞内醋和挥发油等，功效与当归类似。同科植物欧当归 *Levisticura offcinale* Koch. 华北地区曾引种栽培。主根粗长，顶端常有数个根茎痕。

防风 Saposhnikoviae Radix

【来源】 伞形科植物防风 *Saposhnikovia divaricata* (Turcz.) Schischk. 的干燥根。药材习称"关防风"。

【产地】 主产于东北及内蒙古东部。现有栽培。

【采收加工】 春、秋二季挖根，除去茎基、须根及泥沙，晒至八九成干，捆成小把，再晒干。

【性状鉴别】 根呈长圆柱形，下部渐细，有的略弯曲，长15~30cm，直径0.5~2cm。根头部有明显密集的环纹，习称"蚯蚓头"，环纹上有的有棕褐色毛状残存叶基。表面灰棕色，粗糙，有纵皱纹、多数横长皮孔及点状突起的细根痕。体轻，质松，易折断，断面不平坦，皮部浅棕色，有裂隙，木质部浅黄色。气特异，味微甘。如图8-59所示。

以条粗壮，断面皮部色浅棕，木部浅黄色者为佳。

【显微鉴别】

1. 横切面 木栓层为5~30列细胞。皮层窄，有较大的椭圆形油管。韧皮部较宽广，有多数类圆形油管，周围分泌细胞4~8个，管内可见金黄色分泌物；射线弯曲，外侧常成裂隙。形成层明显。木质部导管甚多，呈放射状排列。薄壁组织中散有少数石细胞。根头横切面中心有髓。如图8-60所示。

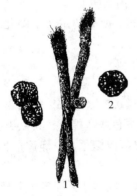

图8-59 防风药材及饮片
1. 药材 2. 饮片

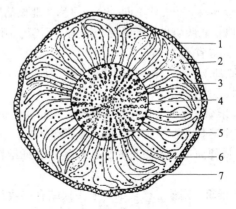

图8-60 防风横切面简图
1. 木栓层 2. 裂隙 3. 韧皮部 4. 形成层
5. 导管 6. 油管 7. 射线

2. 粉末 淡棕色。油管直径 17～60μm，充满金黄色分泌物。叶基纤维多成束，壁极厚。导管多为网纹，少螺纹及具缘纹孔。木栓细胞表面观呈多角形或类方形；断面观呈长方形，微波状弯曲，有的呈短条状增厚。石细胞少见，黄绿色，长圆形或类长方形，壁较厚。此外，尚有韧皮薄壁细胞。如图 8－61 所示。

【化学成分】本品含挥发油、甘露醇、苦味苷等。

【功效】性温，味辛、甘。解表祛风，胜湿，止痉。用量 5～10g。

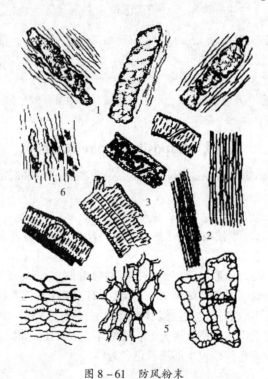

图 8－61　防风粉末

1. 油管碎片　2. 叶基纤维　3. 导管　4. 木栓细胞　5. 石细胞　6. 韧皮薄壁细胞

柴胡　Bupleuri Radix

【来源】伞形科植物柴胡 *Bupleurum chinense* DC. 或狭叶柴胡 *Bupleurum scononerifolium* Willd. 的干燥根。按性状不同，分别习称"北柴胡"和"南柴胡"。

【产地】北柴胡主产于河北、河南、辽宁、湖北等省。南柴胡主产于湖北、四川、安徽、黑龙江等省。

【采收加工】春、秋两季采挖，除去茎叶及泥土，晒干。

【性状鉴别】

1. 北柴胡 呈圆柱形或长圆锥形，长 6～15cm，直径 0.3～0.8cm。根头膨大，顶端残留 3～15 个茎基或短纤维状叶基，下部常分枝。表面黑褐色或浅棕色，具纵皱纹、支根痕及皮孔。质硬而韧，不易折断，断面呈片状纤维性，皮部浅棕色，木部黄白色。气微香，味微苦。

2. 南柴胡 圆锥形，较细。根头顶端有多数纤维状叶残基，下部多不分枝或稍分枝。表面红棕色或黑棕色，靠近根头处多具细密环纹。质稍软，易折断，断面略平坦，不显纤维性。具败油气。均以条粗长、须根少者为佳。如图 8－62 所示。

【显微鉴别】

1. 北柴胡横切面 木栓层为数列细胞，其下栓内层细胞。皮层散有油管及裂隙。韧皮部有油管，射线宽，筛管不明显。形成层成环。木质部导管稀疏而分散，在其中间部位木纤维束排列成断续的环状，纤维多角形壁厚、木化。如图 8 – 63 所示。

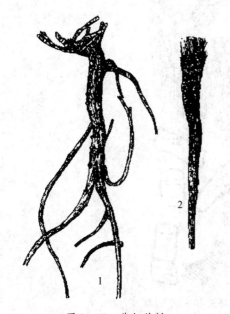

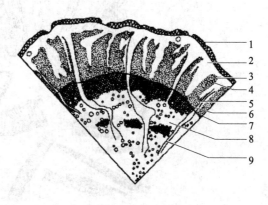

图 8 – 62　柴胡药材
1. 北柴胡　2. 南柴胡

图 8 – 63　北柴胡横切面简图
1. 木栓层　2. 皮层　3. 韧皮部　4. 油管　5. 韧皮射线
6. 木纤维群　7. 形成层　8. 木质部　9. 木射线

南柴胡与北柴胡主要区别：木栓层由 6 ~ 10 列左右的木栓细胞排列成整齐的帽顶状。皮层油管较多而大。木质部导管多径向排列，木纤维少而散列，多位于木质部外侧。

2. 北柴胡粉末 灰棕色。木纤维成束或散在，无色或淡黄色。呈长梭形，直径 8 ~ 17μm，初生壁碎裂成短须状，纹孔稀疏，孔沟隐约可见。油管多碎断，管道中含黄棕色或绿黄色条状分泌物。周围薄壁细胞大多皱缩，细胞界线不明显。导管多为网纹、双螺纹，直径 7 ~ 43μm。木栓细胞黄棕色，常数层重叠。表面观呈类多角形，壁稍厚，有的微弯曲。此外，尚有茎髓薄壁细胞及茎、叶表皮细胞。

3. 南柴胡粉末 黄棕色。木纤维直径 8 ~ 26μm，有的初生壁碎裂，并有稀疏螺纹裂缝；油管含淡黄色条状分泌物；双螺纹导管较多见；叶基部纤维直径约至 51μm，有紧密螺状交错裂缝。如图 8 – 64 所示。

【化学成分】柴胡除含挥发油、皂苷外，尚含多元醇、植物甾醇、香豆素、脂肪酸等化学成分。地上部分含有黄酮。

【理化鉴别】

1. 取粉末 0.5g，加水 10ml，用力振摇，产生持久性泡沫。（检查皂苷）

2. 取根用水湿润，使软，作横切面，滴加 99% 乙醇和浓硫酸等量混合液 1 滴，封片后在显微镜下观察，初呈黄绿色至绿色，5 ~ 10 分钟后由蓝绿色变为蓝色，持续 1 小时以上，然后变为浊蓝色而消失，北柴胡的显色部位是在木栓层以内到达次生韧皮部之间（检查柴胡皂苷）。

【功效】性微寒，味苦。和解表里，疏肝，升阳。用量 3 ~ 10g。

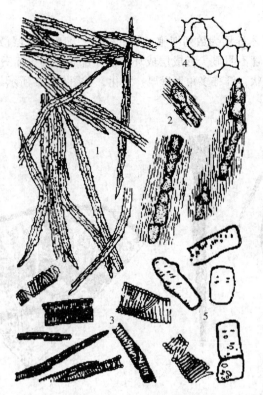

图 8 - 64　北柴胡粉末

1. 木纤维　2. 抽管碎片　3. 导管　4. 木栓细胞　5. 薄壁细胞（茎位）

拓展阅读

柴胡的分布

柴胡属植物在我国约有 30 多个种。如东北和华北地区用兴安柴胡 *Bupleurum sibiricum* Veat，西南地区用竹叶柴胡（膜缘柴胡）*B. marginatum* Wall. ex DC.，陕西、甘肃、宁夏、内蒙古等省区用银州柴胡 *B. yinchowense* Shan et Y. Li，考证认为，古代本草记载的品质最佳的"银州柴胡"，即为此种。

大叶柴胡 *B. dongiradiatum* Turcz.，分布于东北地区和河南、陕西、甘肃、安徽、江西、湖南等省。根茎密生环节。有毒，不可当柴胡使用。

柴胡地上部分或带根的全草，商品称"竹叶柴胡"，茎叶中含芸香苷、皂苷和挥发油等。

北沙参　Glehnise Radix

【来源】伞形科植物珊瑚菜 *Glehnid littoralis* Fr. Schmidt ex Miq. 的干燥根。

【产地】主产于江苏、山东等省。

【采收加工】夏、秋二季挖取根部，除去地上部分及须根，洗净，稍晾，置沸水中烫后，去外皮，晒干或烘干。或洗净直接干燥。

【性状鉴别】呈细长圆柱形，偶有分枝，长 15 ~ 45cm，直径 0.4 ~ 1.2cm。上端稍细，常留有黄棕色根茎残基，中部略粗，尾部渐细。表面淡黄白色，略粗糙，全体有细纵皱纹及纵沟，并有棕黄色点状皮孔和须根痕。质脆，易折断，断面皮部浅黄白色，木质部黄色。气特异，味微甜。

【显微鉴别】

1. 横切面 外皮已除去，韧皮部宽广，射线明显，外侧为筛管群颓废成条状，有分泌道散列，直径 20～65μm，内含黄色分泌物，周围分泌细胞 5～8 个。形成层成环状。木质部射线宽 2～5 列细胞，木质部束多呈"V"字形。薄壁细胞中含糊化淀粉粒。如图 8－65 所示。

2. 粉末 黄白色。网纹导管直径 17～86μm，网孔长而宽。分泌道多碎断，分泌细胞及分泌道中含黄色分泌物，有的可见节条状金黄色分泌物，直径约至 69μm。含糊化淀粉粒细胞呈不规则块状；未加工的可见淀粉粒单粒圆形或类圆形，直径 2～22μm，脐点明显，点状。此外，有木栓细胞、射线细胞等。

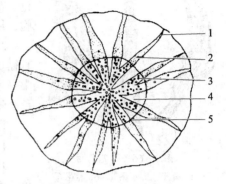

图 8－65　北沙参横切面简图
1. 韧皮部　2. 分泌道　3. 木质部
4. 射线　5. 形成层

【化学成分】含欧前胡素、佛手柑内酯、补骨脂内酯、圆当归内酯、花椒毒酚、花椒毒素等多种香豆精类化合物，生物碱及微量挥发油。

【性味功效】性微寒，味甘、微苦。养阴润肺，益胃生津。用量 5～12g。

明党参　Changium Smymioides

【来源】伞形科植物明党参 *Changium smymioides* Wolff 的干燥根。

【产地】主产江苏、浙江、安徽等地。

【采收加工】4～5 月采挖，除去须根，洗净，置沸水中煮至无白心，取出，刮去外皮，漂洗，干燥。

【性状鉴别】主根呈纺锤形或长梭形，茎直立，圆柱形，长 6～20cm，直径 0.5～1cm。表面黄白色或淡棕色，光滑或有纵沟纹及须根痕，有的具红棕色斑点。质硬而脆，断面角质样，皮部较薄，黄白色，有的易与木部剥落，木部类白色。气微，味淡。

【化学成分】含有机酸、糖，淀粉和微量挥发油。

【性味功效】甘、微苦，微寒。润肺化痰，养阴和胃，平肝，解毒。用量 6～12g。

秦艽　Gentianae Macrophyllae Radix

【来源】龙胆科植物秦艽 *Gentians macrophylla* Pall、麻花秦艽 *Gentians straminea* Maxim、粗茎秦艽 *Gentians crassicaulis* Duthie ex Burk. 或小秦艽 *Gentians dahurica* Fisch. 的干燥根。前三种按性状不同分别习称"秦艽"和"麻花艽"，后一种习称"小秦艽"。

【产地】秦艽主产于甘肃、山西、陕西。以甘肃产量最大，质量最好。粗茎秦艽主产于西南地区。麻花秦艽主产于四川、甘肃、青海、西藏等地。小秦艽主产于河北、内蒙古及陕西等省区。

【采收加工】春、秋两季采挖，除去茎叶及泥沙，秦艽及麻花艽晒软时，堆放"发汗"至表面为红黄色或灰黄色后，再晒干或不经发汗直接晒干。小秦艽趁鲜搓去黑皮，晒干。

【性状鉴别】

1. 秦艽 略呈圆锥形，扭曲不直，长 10～30cm，直径 13cm。表面灰黄色或棕黄色，有纵向或扭曲的纵沟。根头部常膨大，多由数个根茎合着，顶端有残存的茎基及纤维状叶鞘。质硬脆，易折断，断面不整齐，皮部黄色或棕黄色，木部黄色。根茎中央有髓，髓部有时呈枯朽状。气特异，味苦微涩。

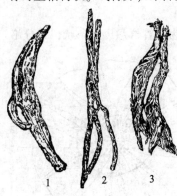

图 8 - 66　秦艽药材

1. 秦艽　2. 小秦艽　3. 麻花艽

2. 麻花艽　呈类圆锥形，下部多由数个小根互相交错纠聚，呈麻花状，长 8 ~ 30cm，直径可达 7cm。表面棕褐色，粗糙，有多数旋转扭曲的纹理及网眼状裂隙。质松脆，易折断，断面多呈枯朽状。

3. 小秦艽　略呈长纺锤形或类圆柱形，长 8 ~ 15cm，直径 0.2 ~ 1cm。表面棕黄色，有纵向扭曲的沟纹。主根通常一个，下部多分枝。残存茎基有纤维状叶鞘，断面黄白色。气弱，味苦涩。如图 8 - 66 所示。

以质实、色棕黄、气味浓厚者为佳。

【显微鉴别】

1. 秦艽粉末　黄棕色。栓化细胞成片，淡黄棕色或无色，表面观呈类多角形、类长方形或不规则形，平周壁有横向微细纹理，每个细胞被不规则分隔成 3 ~ 12 个子细胞。细小草酸钙针晶较多，散在于薄壁细胞中；另有少数结晶呈细梭状、颗粒状、杆状或片状。导管主为网纹及螺纹。内皮层细胞偶见（根须），巨大，多破碎，每个大细胞被纵隔壁分隔成 2 ~ 10 个栅状子细胞，子细胞又被横隔壁分隔成 2 ~ 5 个小细胞。

2. 小秦艽粉末　有厚壁网纹细胞，呈类梭形、类纺锤形、类长方形或类圆形，壁螺状或网状增厚，木化，有的螺状增厚壁斜向交错扭结，网孔形状大小不一。

3. 麻花艽粉末　亦有厚壁网纹细胞。如图 8 - 67 所示。

【性味功效】性平，味苦、辛。祛风湿，清湿热，止痹痛。用量 3 ~ 10g。

龙胆属还有数种植物的根在少数地区亦作秦艽入药。

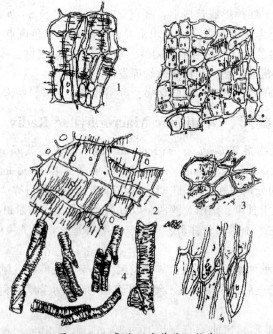

图 8 - 67　秦艽（麻花艽）粉末

1. 栓化细胞　2. 内皮层细胞（根须）　3. 草酸钙针晶　4. 导管

紫草 Amebiae Radix， Lithospermi Radix

【来源】紫草科植物新疆紫草 *Amebia euchroma*（*Royle*）*Johnat.* 或内蒙紫草 *Amebia guttata* Bunge 的干燥根。

【产地】新疆紫草主产于新疆、西藏等自治区。内蒙紫草主产于内蒙古、甘肃。

【采收加工】春、秋两季采挖根部，除去泥土，晒干。

【性状鉴别】

1. 新疆紫草（软紫草） 呈不规则的长圆柱形，多扭曲，长 7～20cm，直径 1～2.5cm，顶端有时可见分枝的茎残基，表面紫红色或紫褐色。皮部疏松，呈条形片状，常十余层重叠，易剥落。体轻，质松软，易折断，断面呈同心环层，中心木质部较小，黄白色或黄色。气特异，味微苦、涩。

2. 内蒙紫草 呈圆锥形或圆柱形，扭曲，长 6～20cm，直径 0.5～4cm。根头部略粗大，顶端有残茎 1 个或多个，被短硬毛。表面紫红色或暗紫色，皮部略薄，常数层相叠，易剥离。质硬而脆，易折断，断面较整齐，皮部紫红色，木部较小，黄白色。气特异，味涩。如图 8－68 所示。

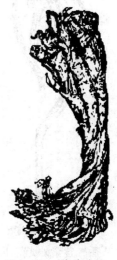

图 8－68 紫草药材

均以条粗大、色紫、皮厚者为佳。

【性味功效】性寒，味甘、咸。清热凉血，化斑解毒，透疹。用量 5～10g。

📎 **拓展阅读**

滇紫草

滇紫草为同科植物滇紫草 *Onosma paniculata* Bur.et Fr.的根。主产于四川、云南、贵州等省，为非正品。

丹参 Salviae Miltiorrhizae Radix

【来源】唇形科 *Labiatae* 植物丹参 *Salvia miltiorrhiza* Bge. 的干燥根及根茎。

【产地】主产于安徽、江苏、山东、四川等省。栽培或野生。

【采收加工】秋季采挖，除去茎叶、泥沙、须根，晒干。

【性状鉴别】根茎粗短，顶端有时残留茎基；根数条，长圆柱形，略弯曲，有的分枝并具须状细根，长 10～20cm，直径 0.3～1cm。表面棕红色或暗红色，粗糙，具纵皱纹，老根外皮疏松，多显紫棕色，常呈鳞片状剥落。质硬而脆，易折断，断面疏松，有裂隙或略平整而致密，皮部棕红色，木部灰黄色或紫褐色，可见黄白色导管束放射状排列。气微，味微苦涩。如图 8－69 所示。

栽培品较粗壮，直径 0.5～1.5cm。表面红棕色，具纵皱，外皮紧贴不易剥落。质坚实，断面较平整，略呈角质样。以条粗壮、紫红色者为佳。

【显微鉴别】

1. 根横切面 木栓层 4～6 列细胞，有时可见落皮层组织存在。皮层宽广。韧皮部狭窄，呈半月形。形成层成环，束间形成层不甚明显。木质部 8～10 多束，呈放射状，导管

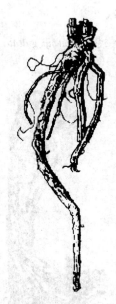

图 8-69　丹参药材

在形成层处较多，呈切向排列，渐至中央导管呈单列。木质部射线宽，纤维常成束存在于中央的初生木质部。如图 8-70 所示。

2. 粉末　红棕色。石细胞呈类圆形、类长方形或不规则形，直径 20~60μm，长至 2~7μm，壁厚 8~16μm，有的含棕色物。导管为网纹和具缘纹孔，网纹导管分子长梭形，网孔狭细，穿孔多位于侧壁。木纤维长梭形，多成束存在，纹孔斜裂缝状或十字状。木栓细胞黄棕色，表面类方形或多角形，壁稍厚。如图 8-71 所示。

【化学成分】含结晶性菲醌类化合物：丹参酮Ⅰ、丹参酮Ⅱ$_A$、丹参酮Ⅱ$_B$、隐丹参酮等及其异构体，其中隐丹参酮是抗菌的主要有效化学成分。其水溶性化学成分中分得原儿茶醛、丹参酸甲、乙、丙等。

【理化鉴别】取粉末 5g，加水 50ml，煮沸 1~20 分钟，放冷，滤过，滤液置水浴上浓缩至黏稠状，放冷后，加乙醇使溶解，滤过，滤液如下试验：①取滤液数滴，点于滤纸条上，干后，置紫外光灯下观察，显亮蓝灰色荧光。将此纸条悬挂在氨水瓶中（不接液面），20 分钟后取出，置紫外光灯下观察，显淡亮蓝绿色荧光。②取滤液 0.5ml，加三氯化铁试液 1~2 滴，显污绿色。

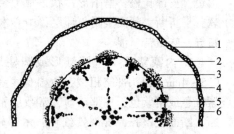

图 8-70　丹参（根）横切面简图
1. 木栓层　2. 皮层　3. 韧皮部
4. 形成层　5. 木质部　6. 射线

【性味功效】性微寒，味苦。祛瘀止痛，活血调经，养心除烦。对心绞痛和心肌梗死有一定疗效。用量 10~15g。

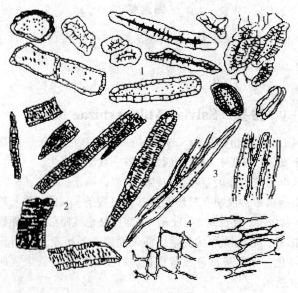

图 8-71　丹参粉末
1. 石细胞　2. 导管　3. 木纤维　4. 木栓细胞

黄芩　Scutellariae Radix

【来源】唇形科植物黄芩 *Scutelldria baicalensts* Georgi 的干燥根。

【产地】主产于河北、山西、内蒙古、辽宁等省区。以山西产量较大，河北承德质量较好。野生为主，已开始栽培。

【采收加工】春、秋两季采挖，除去地上部分、须根及泥沙，晒至半干，撞去外皮，晒干。

【性状鉴别】呈圆锥形，扭曲，长 8~25cm，直径 1~3cm。表面棕黄色或深黄色，有稀疏的疣状细根痕，顶端有茎痕或残留的茎基，上部较粗糙，有扭曲的纵皱或不规则的网纹，下部有顺纹和细皱。质硬而脆，易折断，断面黄色，中间红棕色。老根中间呈暗棕色或棕黑色，枯朽状或已成空洞者称为"枯芩"。新根称"子芩"或"条芩"。气弱，味苦。如图 8-72 所示。

以条长、质坚实、色黄者为佳。

【显微鉴别】

1. 横切面 木栓层外部多破裂，木栓细胞中有石细胞散在。皮层与韧皮部界限不明显，有多数石细胞与韧皮纤维，单个或成群散在，石细胞多分布于外侧，韧皮纤维多分布于内侧。形成层成环。木质部在老根中央，有栓化细胞环形成，栓化细胞有单环的，有成数个同心环的。薄壁细胞中含有淀粉粒。如图 8-73 所示。

2. 粉末 黄色。韧皮纤维甚多，呈梭形，长 50~250μm，直径 10~40μm，壁甚厚，孔沟明显。木纤维较细长，两端尖，壁不甚厚。石细胞较多，呈类圆形、长圆形、类方形或不规则形，长 60~160μm，壁厚可至 24μm。网纹导管多见，具缘纹孔及环纹导管较少。木栓细胞多角形，棕黄色。木薄壁细胞及韧皮薄壁细胞纺锤形，有的中部具横隔。淀粉粒单粒类球形，直径 4~10μm，复粒由 2~3 分粒组成，少见。如图 8-74 所示。

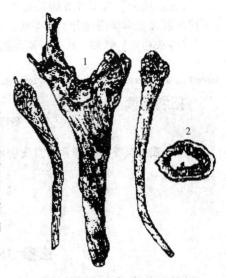

图 8-72 黄芩药材及饮片
1. 药材 2 饮片

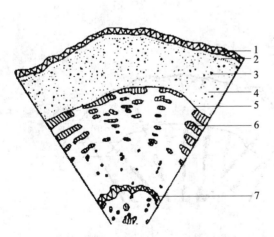

图 8-73 黄芩横切面简图
1. 木栓层 2. 皮层 3. 石细胞及纤维 4. 韧皮部
5. 形成层 6. 木质部导管束 7. 木栓化细胞环

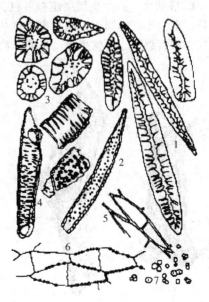

图 8-74 黄芩粉末
1. 韧皮纤维 2. 木纤维 3. 石细胞 4. 导管
5. 木薄壁细胞 6. 韧皮薄壁细胞 7. 淀粉粒

【化学成分】含多种黄酮类衍生物，其中主要有黄芩苷（4.0%～5.2%）、汉黄芩苷、千层纸素 A 葡萄糖醛酸苷、黄芩素，汉黄芩素。

【性味功效】性寒，味苦。清湿热，泻火，解毒，安胎。用量 3～10g。

拓展阅读

黄芩点黄酮含量与年限

栽培黄芩总黄酮含量因栽培年限不同而不同，如：栽培三年的含量7.92%，栽培二年的5.24%。野生黄芩总黄酮含量8.95%。黄芩栽培三年以上采收为宜。

玄参　Scrophulariae Radix

【来源】玄参科植物玄参 *Scrophula. ningpoensis* Hemsl. 的干燥根。

【产地】主产于浙江、湖北、江苏、江西等省。主为栽培品；野生品纤维性强，商品少。

【采收加工】冬季挖取根部，除去芦头、须根、子芽（供留种栽培用）及泥沙，晒至半干，堆放发汗至内部变黑色，再晒干或烘干。

【性状鉴别】呈圆锥形，中部略粗，或上粗下细，有的微弯似羊角状，长6～20cm，直径1～3cm。表面灰黄色或棕褐色，有明显的纵沟和横向皮孔。质坚硬，不易折断，断面略平坦，乌黑色，微有光泽。具焦糖气，味甘、微苦。以水浸泡，水呈墨黑色。如图8-75所示。

以条粗壮、坚实、断面乌黑色者为佳。

【显微鉴别】

1. 横切面　后生皮层细胞棕黄色，微木栓化。皮层较宽，石细胞单个散在，或2～5成群、多角形、类圆形或类方形，壁较厚。韧皮射线多裂隙。形成层成环。木质部射线宽广，亦有裂隙，导管少数，呈断续放射状排列，伴有木纤维。如图8-76所示。

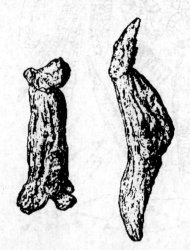

图8-75　玄参药材

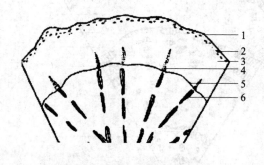

图8-76　玄参横切面简图
1. 后生皮层　2. 石细胞　3. 皮层
4. 韧皮部　5. 形成层　6. 木质部

2. 粉末 灰棕色。石细胞散在或 2~5 成群，多角形、类圆形或类方形，壁较厚，胞腔较大，层纹明显。薄壁细胞含棕色核状物。木纤维细长，壁微木化。木薄壁细胞壁薄，纹孔较明显。网纹与孔纹导管均可见。后生皮层细胞可见。如图 8-77 所示。

【化学成分】含环烯醚萜苷类化学成分哈帕普、哈巴俄苷等。环烯醚萜苷类化学成分是使药材加工后内部能变乌黑色的化学成分。此外，玄参中含微量挥发油、氨基酸、油酸、亚麻酸、硬脂酸、L-天冬酰胺、生物碱、糖类、脂肪油等。

【性味功效】性微寒，味甘、苦、咸。滋阴降火，凉血解毒。用量 9~15g。不能与藜芦同用。

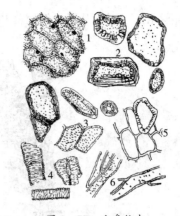

图 8-77 玄参粉末

1. 薄壁细胞 2. 石细胞 3. 木薄壁细胞
4. 导管 5. 后生皮层细胞 6. 木纤维

地黄 Rehmanniae Radix

【来源】玄参科植物地黄 *Rehmannia glutinosa* Libosch. 的新鲜或干燥块根。

【产地】主产于河南省温县、博爱、武涉、孟县等地，产量大，质量佳。

【产采收加】秋季采挖，除去芦头及须根，洗净，鲜用者习称"鲜地黄"。将鲜生地徐徐烘焙，至内部变黑，约八成干，捏成团块，习称"生地黄"。

【性状鉴别】

1. 鲜地黄 呈纺锤形或条状，长 9~15cm，直径 1~6cm。外皮薄，表面浅红黄色，具弯曲的皱纹、横长皮孔以及不规则疤痕。肉质、断面淡黄色，可见橘红色油点，中部有放射状纹理。气微，味微甜、微苦。

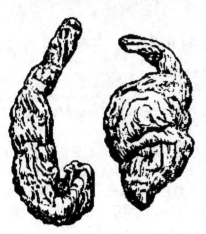

图 8-78 生地黄药材

2. 生地黄 多呈不规则的团块或长圆形，中间膨大，两端稍细，长 6~12cm，直径 3~6cm，有的细小，长条形，稍扁而扭曲。表面灰黑色或灰棕色，极皱缩，具不规则横曲纹。体重，质较软而韧，不易折断，断面棕黑色或乌黑色，有光泽，具黏性。无臭，味微甜。如图 8-78 所示。

鲜生地以粗壮、色红黄者为佳。生地黄以块大、体重、断面乌黑色者为佳。

【显微鉴别】

1. 横切面 木栓细胞数列。皮层薄壁细胞排列疏松，散有多数分泌细胞，含橘黄色油滴，偶有石细胞。韧皮部较宽，有少数分泌细胞。形成层成环。木质部射线较宽，导管稀疏，排列成放射状。

2. 粉末 深棕色。薄壁细胞类圆形，含有类圆形细胞核。分泌细胞与一般薄壁细胞相似，内含橙黄色或橙红色油滴状物。有网纹及具缘纹孔导管。木栓细胞淡棕色，断面观类长方形。草酸钙方晶细小，在薄壁细胞中有时可见。如图 8-79 所示。

【化学成分】含多种苷类化学成分，以环烯醚萜苷类为主。

【性味功效】鲜生地性寒，味甘、苦。清热生津，凉血，止血。生地黄性寒，味甘。清热凉血，养阴，生津。用量：鲜地黄 12～30g，生地黄、熟地黄 10～15g。

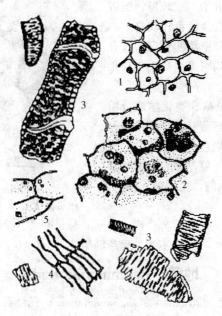

图 8-79　地黄粉末

1. 薄壁细胞　2. 分泌细胞　3. 导管　4. 木栓细胞　5. 草酸钙方晶

拓展阅读

熟地黄

熟地黄为本品生地黄的炮制加工品。性微温，味甘。滋阴补血，益精填髓。

巴戟天　Morindae Officinalis Radix

【来源】茜草科植物巴戟天 *Morinda officinalis* How 的干燥根。

【产地】主产于广东、广西、福建等省区。

【采收加工】全年均可采挖，去净泥土，除去须根，晒至六七成干，轻轻捶扁，切成 9～13cm 长段，晒干。

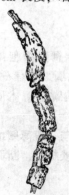

图 8-80　巴戟天药材

【性状鉴别】呈扁圆柱形，略弯曲，长短不等，直径 0.5～2cm。表面灰黄色，粗糙，具纵纹和横裂纹，有的皮部横向断裂而露出木部，形似连珠。质韧，断面皮部厚，紫色或淡紫色，易与木部剥离，木部坚硬，黄棕色或黄白色，直径 1～5mm。无臭，气微，味甘、微涩。如图 8-80 所示。

【显微鉴别】

1. 横切面　木栓层细胞数列。皮层外侧石细胞单个或数个成群，断续排列成环，石细胞多呈类方形；薄壁细胞含有草酸钙针晶束。韧皮部宽广，近形成层处草酸钙针晶束较多。形成层环明显。木质部导管单个散在或 2～3 个相聚，呈放射状排列；木纤维（纤维管胞）发达；木射线宽 1～3 列细胞。如图 8-81 所示。

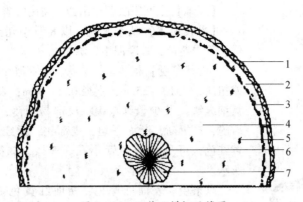

图 8-81 巴戟天横切面简图
1. 木栓层　2. 皮层　3. 石细胞带　4. 韧皮部　5. 草酸钙针晶束　6. 形成层　7. 木质部

2. 粉末　淡紫色或紫褐色。石细胞淡黄色,类圆形、类方形、类长方形、长条形或不规则形,有的一端尖,直径 21~96μm,壁厚至 39μm,层纹明显,纹孔及孔沟明显,有的石细胞形大,壁稍厚。草酸钙针晶多成束存在于薄壁细胞中,针晶长至 184μm,具缘纹孔导管淡黄色,直径至 105μm,具缘纹孔细密。木纤维主为纤维管胞,纤维管胞长梭形,具缘纹孔较大,纹孔口斜缝状或相交成人字形、十字形。木栓细胞淡棕色,表面观呈类方形或多角形,壁较薄。如图 8-82 所示。

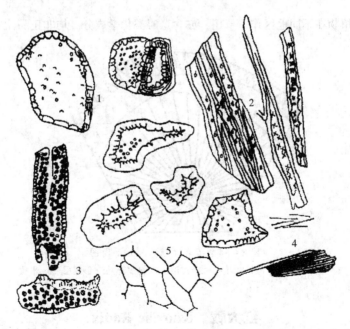

图 8-82 巴戟天粉末
1. 石细胞　2. 木纤维　3. 导管　4. 草酸钙针晶束　5. 木栓细胞

【性味功效】性微温,味甘、辛。补肾壮阳,强筋健骨,祛风湿。用量 3~10g。

茜草　Rubiae Radix

【来源】茜草科植物茜草 *Rubia cordifolia* L. 的干燥根及根茎。

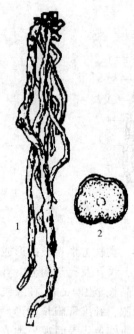

图 8 - 83　茜草药材及饮片
1. 药材　2. 饮片

【产地】主产于陕西、山西、河南等省。

【采收加工】秋季采挖，以 8 月中旬至 9 月中旬采者质优，除去茎苗，去净泥土，晒干。

【性状鉴别】根茎呈结节状，下部着生数条根。根常弯曲或扭曲，长 10 ~ 25cm，直径 0.2 ~ 1cm；表面红棕色或棕色，具细纵皱纹及少数细根痕；皮部易剥落，露出黄红色木部。质脆，易折断，断面平坦，皮部狭，紫红色，木部宽广，浅黄红色，可见多数导管小孔。气微，味微苦。如图 8 - 83 所示。

以条粗、表面红棕色、断面红黄色、无茎基及泥土者为佳。

【显微鉴别】根横切面：木栓细胞 6 ~ 12 列，含棕色物。皮层薄壁细胞有的含红棕色颗粒。韧皮部细胞较小。形成层不甚明显。木质部占根的主要部分，全部木化，射线不明显。薄壁细胞含草酸钙针晶束。如图 8 - 84 所示。

【理化鉴别】取粉末 0.2g，加乙醚 5ml，振摇数分钟，滤过。滤液加氢氧化钠试液 1ml，振摇静置，水层显红色；醚层无色，置紫外光灯（365nm）下观察，显天蓝色荧光。

【性味功效】性寒，味苦。凉血止血，活血祛瘀。用量 12 ~ 30g。

同属多种植物在不同地区作茜草用，亦含蒽醌类化学成分。均非正品茜草。

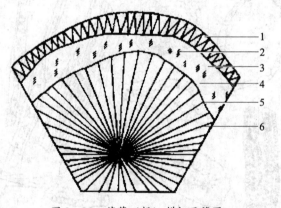

图 8 - 84　茜草（根）横切面简图
1. 木栓层　2. 草酸钙针晶束　3. 皮层　4. 韧皮部　5. 形成层　6. 木质部

红大戟　Knoxiae Radix

【来源】茜草科植物红大戟 *Knoxid vdleraanoides* Thorel et Pitard 的干燥块根。

【产地】主产于福建、广东、广西、云南等省区。

【性状鉴别】略呈纺锤形或长圆锥形，多不分枝，稍弯曲，长 3 ~ 12cm，直径 0.6 ~ 1.2cm。表面棕红色或灰棕色，有扭曲的纵皱纹；顶端可见茎痕。质坚实而易折断。断面皮部红棕色，木质部棕黄色。无臭，味甘，微辛。以水湿润显黏性。

以个大、红褐色、质坚实无须根者为佳。

【显微鉴别】根横切面木质部导管束断续径向排列，近形成层处由数列导管组成，渐向内呈单列或单个散在。薄壁组织中散有含红棕色物的分泌细胞及含草酸钙针晶束的黏液细胞。

【化学成分】主要含蒽醌类化合物，如 3 – 羟基巴戟醌、虎刺醛、甲基异茜草素、1，3，5 – 三羟基 –2 – 甲基 –6 – 甲氧基蒽醌（红大戟素 knoxiadin）、丁香酸（syringic acid）及一些未定结构有机酸等。

【理化鉴别】取粉末 1g，加水 10ml，煮沸 10 分钟，滤过，滤液加氢氧化钠试液 1 滴，显樱红色，再滴加盐酸酸化后，变为橙红色。

【性味功效】性寒，味苦。有小毒。泻水逐饮，消肿散结。

京大戟　Euphorbia Pekinensis Rupr

【来源】为大戟科多年生草本植物大戟 *Euphorbia pekinensis* Rupr. 的根。

【产地】主产于江苏、四川、江西、广西等地。

【性状鉴别】根长圆锥形或圆柱形，稍弯曲，常有分枝，长 10～20cm，直径 1.5～4cm。表面灰棕色或棕褐色，有扭曲纵沟纹及横长皮孔，根头膨大，有多数圆形茎痕。质坚硬，折断面纤维性。气微，味微苦涩。

【显微鉴别】

1. 本品粉末淡黄色。淀粉粒单粒类圆形或卵圆形，直径 3～15μm，脐点点状或裂缝状；复粒由 2～3 分粒组成。草酸钙簇晶直径 19～40μm。具缘纹孔及网纹导管较多见，直径 26～50μm。纤维单个或成束，壁较厚，非木化。无乳管多碎断，内含黄色微细颗粒状乳汁。

2. 取本品手切薄片 2 片，一片加冰醋酸与硫酸各 1 滴，置显微镜下观察，在韧皮部乳管群处呈现红色，5 分钟后渐褪去；另一片加氢氧化钾试液，呈棕黄色。

【化学成分】根含大戟酊（Euphomin），由大戟苷元（Euphometin）与 D – 葡萄糖、L – 阿刺伯糖缩合而成。又含有机酸、鞣质、树脂胶、糖、多糖，并分离得到大戟酸与三萜醇。

【性味功效】泻水逐饮、消肿散结。孕妇禁用；不宜与甘草同用。

甘遂　Kansui Radix

【来源】大戟科植物甘遂 *Euphorbia kansui* T. N. Liou ex T. P. Wang 的干燥块根。

【产地】分布于中国甘肃、山西、陕西、宁夏、河南等地。

【性状鉴别】呈椭圆形、长圆柱形或连珠形，长 1～5μm，直径 0.5～2.5cm。表面类白色或黄白色，凹陷处有棕色外皮残留。质脆，易折断，断面粉性，白色，木部微显放射状纹理；长圆柱状者纤维性较强。气微，味微甘而辣。

【显微鉴别】本品粉末类白色。淀粉粒甚多，单粒球形或半球形，直径 5～34μm，脐点点状、裂缝状或星状；复粒由 2～8 分粒组成。无节乳管含淡黄色微细颗粒状物。厚壁细胞长方形、梭形、类三角形或多角形，壁微木化或非木化。具缘纹孔导管多见，常伴有纤维束。

【化学成分】含 γ – 大戟甾醇、甘遂甾醇、α – 大戟甾醇等。

【性味功效】泻水逐饮，消肿散结。用量 0.5～1.5g。

续断　Dipsacales Radix

【来源】川续断科 Dipsacaceae 植物川续断 Dipsacus asper Wall. ex Henry 的干燥根。

【产地】主产于湖北、四川、云南、贵州等省。一般秋季采挖，除去根头、须根。以微火烘至半干，堆放"发汗"至内部变绿色，再炕干。不宜日晒，否则变硬。

【性状鉴别】呈长圆柱形，略扁，微弯曲，长5～15cm，直径0.5～2cm。外表灰褐色或棕褐色，全体有明显扭曲的纵皱及沟纹，可见皮孔及少数须根痕。质软，久置干燥后变硬易折断，断面不平坦，皮部外缘呈褐色，内呈黑绿色或棕色，木部黄色呈放射状花纹。气微香，味苦、微甜而后涩。药材根横切面木栓细胞数列，皮层较窄，韧皮部筛管群稀疏散在，形成层成环或不甚明显。木质部射线宽广，导管常单个散在或2～4个相聚，近形成层处分布较密。髓部小，细根多无髓。薄壁细胞中含草酸钙簇晶。

【化学成分】主要含龙胆碱及三萜皂苷等。

【性味功效】性微温，味苦、辛、甘。补肝肾，续筋骨，通血脉。止崩漏。用量9～15g。

天花粉　Trichosanthis Radix

【来源】葫芦科 Cucurbitaceae 植物栝楼 Trichosanthes kirilowii Maxim. 或双边栝楼 Trichosanthes rosthomii Harm，的干燥根。

【产地】栝楼：主产于河南、山东、江苏、安徽等省。双边栝楼：主产于四川省。

【采收加工】秋冬二季采挖，洗去泥土，刮去粗皮，切成段、块片或纵剖成瓣，晒干或烘干。

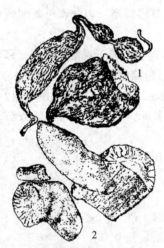

图8－85　天花粉药材
1. 原皮天花粉　2. 刮皮天花粉

【性状鉴别】呈不规则圆柱形、纺锤形或瓣块状，长8～16cm，直径1.5～5.5cm。表面黄白色或淡棕黄色，有纵皱纹、细根痕及略凹陷的横长皮孔，有的有黄棕色外皮残留。质坚实，断面白色或黄白色，富粉性，横切面可见黄色小孔（导管），略呈放射状排列，纵切面可见黄色条纹（木质部）。无臭，味微苦。如图8－85所示。

以色白、质坚实、粉性足者为佳。

【显微鉴别】

1. 栝楼根横切面　木栓层内侧有断续排列的石细胞环。韧皮部狭窄。木质部甚宽广，导管3～5（10）成群，也有单个散在，初生木质部导管附近常有小片内涵韧皮部。薄壁细胞内富含淀粉粒。

2. 粉末　类白色。石细胞黄绿色，长方形、椭圆形、类方形、多角形或纺锤形，直径27～72μm，壁较厚，纹孔细密。具缘纹孔导管大，多破碎，有的具缘纹孔呈六角形或方形，排列紧密。淀粉粒甚多，单粒类球形、半圆形或盔帽形，直径6～48μm，脐点点状、短缝状或人字状，层纹隐约可见；复粒由2～8分粒组成。木纤维多为纤维管胞，较粗，具缘纹孔较稀疏，纹孔口斜裂缝状。如图8－86所示。

【化学成分】栝楼根含皂苷（约1%），天花粉蛋白（trichosanthin），西瓜氨酸、精氨酸、谷氨酸、丙氨酸、γ－氨基丁酸等10多种氨基酸。新鲜天花粉根中的蛋白质制成针剂，用于中期妊娠引产，对于恶性葡萄胎和绒癌有效。

【性味功效】性微寒，味甘、微苦。生津止渴，排脓消肿。用量 10～15g。

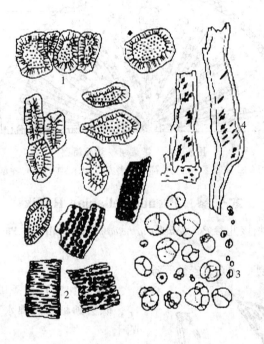

图 8-86　天花粉（栝楼）粉末
1. 石细胞　2. 导管　3. 淀粉粒　4. 木纤维

银柴胡　Stevariae Radix

【来源】石竹科（*Caryophyllacese*）植物银柴胡 *Stellyria dichoto*my L. var. lanceolata Bge. 的干燥根。

【产地】主产于宁夏、甘肃、陕西、内蒙古等省区。有栽培。

【性状鉴别】呈类圆柱形，偶有分枝，长 15～40cm，直径 1～2.5cm，表面浅棕黄色至浅棕色，有扭曲的纵皱纹及支根痕，多具孔穴状或盘状小凹坑，习称"砂眼"、根头部略膨大，有多数密集的疣状突起的芽苞或茎的残基，习称"珍珠盘"。质硬而脆，易折断，断面不平坦，较疏松，有裂隙，皮部甚薄，木质部有黄白相间的放射状纹理。气微，味甘。如图 8-87 所示。

以根长均匀，外皮淡棕黄色，断面黄白色者为佳。

【显微鉴别】横切面：木栓细胞数列至 10 余列。栓内层较窄，细胞切向延长。韧皮部较窄，筛管群明显。形成层成环。木质部发达。射线宽至 10 余列细胞。薄壁细胞含草酸钙砂晶，以射线细胞中为多见。如图 8-88 所示。

【性味功效】性微寒，味甘。清虚热，除疳热。用于阴虚发热，骨蒸劳热，小儿疳热。用量 3～10g。

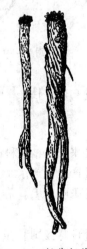

图 8-87　银柴胡药材

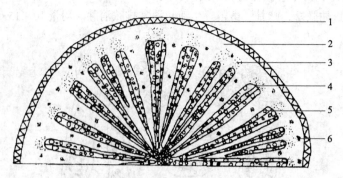

图 8-88　银柴胡横切面简图

1. 木栓层　2. 栓内层　3. 韧皮部　4. 形成层　5. 木质部　6. 草酸钙砂晶

太子参　Pseudostellariae Radix

【来源】石竹科植物孩儿参 *Pseudostellaria heterophylla*（Miq.）Pax ex Pax et Hoffm. 的干燥块根。

【产地】主产于江苏、山东、安徽等省。

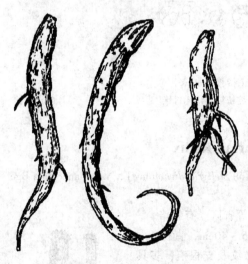

图 8-89　太子参药材

【采收加工】夏季茎叶枯萎时采挖，洗净，除去须根，置沸水中略烫后晒干或直接晒干。

【性状鉴别】呈细长纺锤形或细长条形，稍弯曲，长2~10cm，直径2~6mm。表面黄白色，较光滑，微有纵皱纹，凹陷处有须根痕，顶端有茎痕。质硬而脆，易折断，断面平坦，淡黄白色、角质样；或类白色，显粉性（直接晒干）。气微，味微甘。如图8-89所示。

以条粗、色黄白、无须根者为佳。

【成分】含皂苷、多种氨基酸、棕榈酸、亚油酸、三棕榈酸甘油酯及太子参环肽（heterophyllin）A、B，并含多种菌醇类化合物、胡萝卜苷、果糖、蔗糖、麦芽糖、甘露糖等。

【功效】性平，味甘、微苦。益气健脾，生津润肺。用量9~30g。

桔梗　Platycodonis Radix

【来源】桔梗科植物桔梗 *Platycodon grandiflorum*（Jacq.）A. DC. 的干燥根。

【产地】产东北、华北、华东。

【采收加工】春、秋二季采挖，洗净，除去须根，趁鲜剥去外皮或不去外皮，干燥。

【性状鉴别】呈圆柱形或略呈纺锤形，下部渐细，有的有分枝，略扭曲，长7~20cm，直径0.7~2cm。表面白色或淡黄白色，不去外皮者表面黄棕色至灰棕色，具纵扭皱沟，并有横长的皮孔样斑痕及支根痕，上部有横纹。有的顶端有较短的根茎"芦头"

或不明显，其上有数个半月形茎痕。质脆，断面不平坦，形成层环棕色，皮部类白色，有裂隙，木部淡黄白色，习称"金井玉兰"。气微，味微甜后苦。如图 8 - 90 所示。

以条粗长、色白、质坚实、断面白肉黄心、味苦者为佳。

【显微鉴别】

1. 根横切面 木栓层一般多已除去；韧皮部宽广，乳管成群散在，内含黄棕色微细颗粒状物；形成层成环；木质部导管单个散在或数个相聚，呈放射状排列；薄壁细胞中含菊糖，呈扇形或类圆形结晶。如图 8 - 91 所示。

2. 粉末 黄白色。菊糖众多（稀甘油装片），呈扇形或类圆形结晶；乳管相互连接，管中含棕色油滴样颗粒状物；具梯纹、网纹导管。如图 8 - 92 所示。

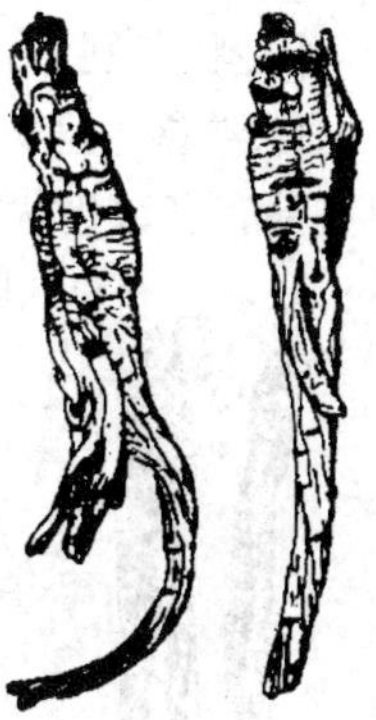

图 8 - 90 桔梗药材

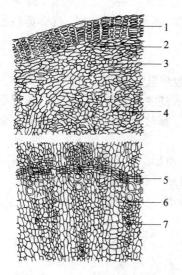

图 8 - 91 桔梗根横切面组织详图
1. 木栓层 2. 皮层 3. 乳管群 4. 韧皮部
5. 形成层 6. 木射线 7. 导管

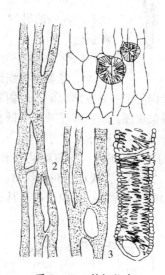

图 8 - 92 桔梗粉末
1. 乳管 2. 导管 3. 菊糖

【理化鉴别】取桔梗药材粉末少量，加入试管中，加 10 倍量水，充分振摇，应产生大量泡沫，久不消失。

【化学成分】含多种皂苷，混合皂苷完全水解产生桔梗皂苷元（platycodigenin）、远志酸（polygalacic acid）及少量桔梗酸（platycogenic acid）A、B、C，并分离出桔梗皂苷（platycodin）A、C、D_1、D_2。此外还含有菊糖、多糖、氨基酸等。

【性味功效】甘，平。宣肺，利咽，祛痰，排脓。用量 3 ~ 10g。

党参 Codonopsis Radix

【来源】桔梗科植物党参 *Codonopsis pilosula*（Franch.）Nannf.、素花党参 *C. pilosula* Nannf. var. *modesta*（Nannf.）L. T. Shen 或川党参 *C. tangshen* Oliv. 的干燥根。

【产地】党参主产山西、陕西、甘肃、四川及东北三省等地；素花党参（西党参）主产甘肃、四川；川党参主产四川、湖北。

【采收加工】秋季采挖，洗净，晒干。

【性状鉴别】

1. 党参 呈长圆柱形，稍弯曲，长 10~35cm，直径 0.4~2cm。表面黄棕色至灰棕色，根头部有多数疣状突起的茎痕及芽，每个茎痕的顶端呈凹下的圆点状，习称"狮子盘头"；

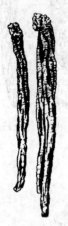

野生品的根头下有致密的环状横纹，向下渐稀疏，有的达全长的一半，栽培品环状横纹少或无；全体有纵皱纹及散在的横长皮孔样突起，支根断落处常有黑褐色胶状物。质稍硬或略带韧性，断面稍平坦，有裂隙或放射状纹理，皮部淡黄白色至淡棕色，木部淡黄色。有特殊香气，味微甜。如图 8-93 所示。

2. 素花党参（西党参） 长 10~35cm，直径 0.5~2.5cm。表面黄白色至灰黄色，根头下致密的环状横纹常达全长的一半以上。断面裂隙较多，皮部灰白色至淡棕色。

3. 川党参 长 10~45cm，直径 0.5~2cm。表面灰黄色至黄棕色，有明显不规则的纵沟。质较软而结实，断面裂隙较少，皮部黄白色，木部淡黄色。

图 8-93 党参药材

【显微鉴别】

1. 党参根横切面 木栓细胞数列至 10 数列，外侧有石细胞，单个或成群；栓内层窄；韧皮部宽广，外侧常现裂隙，散有淡黄色乳管群，并常与筛管群交互排列；形成层成环；木质部导管单个散在或数个相聚，呈放射状排列；薄壁细胞含菊糖及淀粉粒。如图 8-94 所示。

2. 粉末 淡黄色。石细胞呈方形、长方形或多角形，壁不甚厚；节状乳管碎片甚多，直径 16~24μm，含淡黄色颗粒状物；网纹导管易察见；木栓细胞表面观呈多角形，垂周壁薄，微弯曲；有菊糖，团块呈扇形具放射状纹理。如图 8-95 所示。

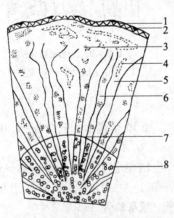

图 8-94 党参根横切面组织简图
1. 木栓层 2. 石细胞 3. 乳管群 4. 裂隙
5. 射线 6. 韧皮部 7. 形成层 8. 木质部

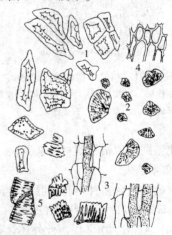

图 8-95 党参粉末
1. 石细胞 2. 菊糖 3. 乳汁管
4. 木栓细胞 5. 导管

【理化鉴别】取党参药材粉末少量，加入试管中，加 10 倍量水，充分振摇，应产生大量泡沫，久不消失。

【化学成分】党参根含三萜类化合物蒲公英萜醇（taraxerol）、蒲公英萜醇乙酸酯、木栓酮（friedelin）、齐墩果酸等；含植物甾醇类 α-菠菜甾醇（α-spinasterol）、$\triangle^7$-豆甾烯醇、豆甾醇及葡萄糖苷等；含有胆碱、正丁基脲基甲酸酯、5－羟基－2－羟甲基吡啶等含氮化合物；含有大量糖类如菊糖、果糖、葡萄糖、鼠李糖、阿拉伯糖、半乳糖等；含有挥发油；含有天冬氨酸等17种氨基酸；此外尚含丁香苷、党参苷Ⅰ，苍术内酯Ⅱ、Ⅲ，党参内酯，丁香醛，5－羟甲基糖醛，5－甲氧基糖醛等。川党参含皂苷、微量生物碱、多糖、挥发油、黄芩素葡萄糖苷等。

【性味功效】甘、平。补中益气，健脾益肺。用量9～30g。

南沙参　Adenophorae Radix

【来源】桔梗科植物轮叶沙参 *Adenophora tetraphylla*（Thunb.）Fisch. 或沙参 *A. stricta* Miq. 的干燥根。

【产地】主产安徽、江苏、浙江等省。

【采收加工】春、秋二季采挖，除去须根，洗后趁鲜刮去粗皮，洗净，干燥。

【性状鉴别】呈圆锥形或圆柱形，略弯曲，长7～27cm，直径0.8～3cm。表面黄白色或淡棕黄色，凹陷处常有残留粗皮，上部多有深陷横纹，呈断续的环状，下部有纵纹及纵沟。顶端具1或2个根茎。体轻，质松泡，易折断，断面不平坦，黄白色，多裂隙。气微，味微甘。如图8－96所示。

【化学成分】主含三萜皂苷类成分，β－谷甾醇、胡萝卜苷、蒲公英萜酮等。

【性味功效】甘，微寒。养阴清肺，化痰，益气。用量9～15g。不宜与藜芦同用。

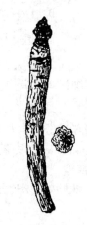

图8－96　南沙参药材及饮片

木香　Aucklandiae Radix

【来源】菊科植物木香 *Aucklandia lappa* Decne. 的干燥根。

【产地】主产云南，又称"云木香"。

【采收加工】秋、冬二季采挖，除去泥沙及须根，切段，大的再纵剖成瓣，干燥后撞去粗皮。

【性状鉴别】呈圆柱形或半圆柱形，长5～10cm，直径0.5～5cm。表面黄棕色至灰褐色，有明显的皱纹、纵沟及侧根痕。质坚，不易折断，断面灰褐色至暗褐色，周边灰黄色或浅棕黄色，形成层环棕色，有放射状纹理及散在的褐色点状油室。气香特异，味微苦。如图8－97所示。

以质坚实，香气浓，油室多者为佳。

【显微鉴别】

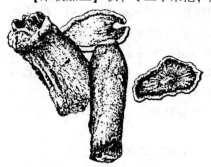

图8－97　木香药材及饮片

1. 横切面　木栓层为多列木栓细胞组成；韧皮部宽广，韧皮纤维束散在；射线明显；形成层成环；木质部导管单向排列；油室散在于薄壁组织中，常含有黄色分泌物。薄壁细胞中含有菊糖。如图8－98所示。

2. 粉末　黄绿色。菊糖结晶多见，表面可见放射状纹理；油室多破碎，含有黄色或棕色分泌物；网纹导管较多，亦有具缘纹孔；薄壁细胞含有小型草酸钙方晶。另有木栓细胞黄棕色，多角形；纤维黄色，梭形，成束。如图8－99所示。

【理化鉴别】取该品粉末 0.5g，加乙醇 10ml，水浴加热约 1min，滤过，取滤液 1ml 置试管中，加浓硫酸 0.5ml，显浓紫色（检查去氢木香内酯）；经 70% 乙醇浸软后的切片，加 15% α-萘酚溶液与硫酸各 1 滴，即显紫色。

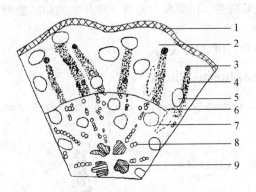

图 8-98　木香根横切面组织简图
1. 木栓细胞　2. 皮层　3. 纤维束　4. 韧皮部　5. 油室
6. 形层层　7. 裂隙　8. 木质部束　9. 初生木质部

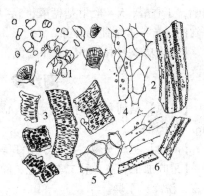

图 8-99　木香粉末
1. 菊糖　2. 油室　3. 导管　4. 方晶
5. 木栓细胞　6. 木纤维

【化学成分】含挥发油，油中主要成分为木香内酯（dehydrocostus lactone），木香烃内酯（costunolide），去氢木香内酯，二氢木香内酯，α-木香酸，α-木香醇等。另含木香碱，菊糖等。

【性味功效】辛、苦，温。行气止痛，健脾消食。用量 3~6g。

川木香　Vladimiriae Radix

【来源】菊科植物川木香 *Vladimiria souliei*（Franch.）Ling 或灰毛川木香 *V. souliei*（Franch.）Ling var. *cinerea* Ling 的干燥根。

【产地】主产四川、西藏。

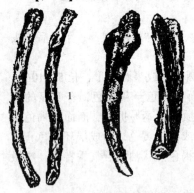

图 8-100　川木香药材

【采收加工】秋季采挖，除去须根、泥沙及根头上的胶状物，干燥。

【性状鉴别】呈圆柱形或有纵槽的半圆柱形，稍弯曲，长 10~30cm，直径 1~3cm。表面黄褐色或棕褐色，具纵皱纹，外皮脱落处可见丝瓜络状细筋脉；根头偶有黑色发黏的胶状物，习称"油头"。体较轻，质硬脆，易折断，断面黄白色或黄色，有深黄色稀疏油点及裂隙，木部宽广，有放射状纹理；有的中心呈枯朽状。气微香，味苦，嚼之粘牙。如图 8-100 所示。

以质坚实，香气浓，油室多者为佳。

【化学成分】含挥发油，油中主要成分为木香内酯（dehydrocostus lactone），木香烃内酯（costunolide），去氢木香内酯，二氢木香内酯，α-木香酸，α-木香醇等。另含木香碱，菊糖等。

【性味功效】辛、苦，温。行气止痛。用量 3~9g。

龙胆　Gentianae Radix Et Rhizoma

【来源】龙胆科植物条叶龙胆 *Gentiana manshurica* Kitag.、龙胆 *G. scabra* Bge.、三花龙

胆 *G. triflora* Pall. 或坚龙胆 *G. rigescens* Franch. 的干燥根及根茎。前三种习称"龙胆"，后一种习称"坚龙胆"。

【产地】条叶龙胆与龙胆主产东北地区；三花龙胆主产东北及内蒙古等省区；坚龙胆主产云南等省。

【采收加工】春、秋二季采挖，洗净，干燥。

【性状鉴别】

1. 龙胆 根茎呈不规则的块状，长 1 ~ 3cm，直径 0.3 ~ 1cm；表面暗灰棕色或深棕色，上端有茎痕或残留茎基，周围和下端着生多数细长的根。根圆柱形，略扭曲，长 10 ~ 20cm，直径 0.2 ~ 0.5cm；表面淡黄色或黄棕色，上部多有显著的横皱纹，下部较细，有纵皱纹及支根痕。质脆，易折断，断面略平坦，皮部黄白色或淡黄棕色，木部色较浅，呈点状环列。气微，味甚苦。如图 8 – 101 所示。

2. 坚龙胆 表面无横皱纹，外皮膜质，易脱落；木部黄白色，易与皮部分离。

以根粗长、色黄或黄棕，质柔，味极苦者为佳。

【显微鉴别】

1. 根横切面 龙胆：表皮有时残存；皮层较窄，有裂隙，外皮层为 1 列类方形或扁圆形细胞；壁木栓化；内皮层明显，细胞切向延长呈条状，有的细胞可见纵隔分成多个小细胞；韧皮部宽厚，外侧有不规则裂隙；木质部束 8 ~ 10 束，导管楔形或呈"V"字形排列；髓部为薄壁细胞；薄壁细胞中含微小草酸钙针晶。

条叶龙胆：木质部束多为 6 个，楔形，薄壁细胞中草酸钙结晶较多。

三花龙胆：木质部束多为 6 ~ 8 个，楔形，髓部可见 2 ~ 6 个髓周维管束，韧皮部内侧薄壁细胞中含有众多草酸钙结晶，内皮层每个细胞的子细胞数偶可达 30 个。

坚龙胆：外皮层及皮层薄壁细胞通常已脱落。韧皮部宽广，筛管群稀疏散在，木质部导管发达，密布于根的中央，无髓。如图 8 – 102 所示。

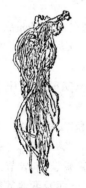

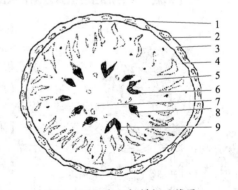

图 8 – 101 坚龙胆根药材　　　　图 8 – 102 龙胆根横切面简图

1. 外皮层　2. 裂隙　3. 皮层　4. 内皮层　5. 韧皮部　6. 筛管群
7. 髓部　8. 形成层　9. 木质部

2. 粉末 淡黄棕色。内皮层细胞表面观类长方形，甚大，平周壁观纤细的横向纹理，每一细胞由纵隔壁分割成数个栅状小细胞，纵隔壁大多连珠状增厚；外皮层细胞表面观呈纺锤形，每一细胞由横壁分割成数个扁方形的小细胞；薄壁细胞含细小草酸钙针晶；可见石细胞、网纹及梯纹导管。如图 8 – 103，图 8 – 104 所示。

【理化鉴别】取本品粉末约 2g，加甲醇 10ml，冷浸过夜，滤过、滤液浓缩，加稀酸稀释后，滴加碘化铋钾试液，有橘红色沉淀产生。（检查生物碱）

【化学成分】含龙胆苦苷（gentinopicroside），当药苦苷（swertiamarin），龙胆酯苷（amarogentin），四乙酰龙胆苦苷（gentiopicroside tetraacetata），龙胆黄碱（gentioflavine），龙胆碱，龙胆三糖等。

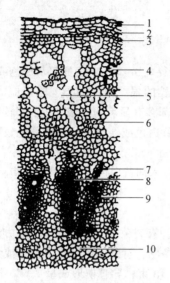

图 8 - 103　龙胆根横切面详图

1. 外皮层　2. 皮层　3. 内皮层　4. 草酸钙针晶
5. 裂隙　6. 韧皮部　7. 筛管群　8. 形成层
9. 木质部　10 髓部

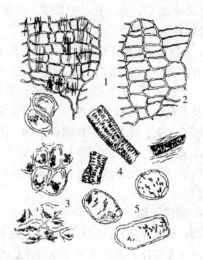

图 8 - 104　龙胆粉末

1. 内皮层碎片　2. 外皮层碎片　3. 草酸钙针晶
4. 导管　5. 石细胞

【性味功效】苦，寒。清热燥湿，泻肝胆火。用量 3 ~ 6g。

白薇　Cynanchi Atrati Radix Et Rhizoma

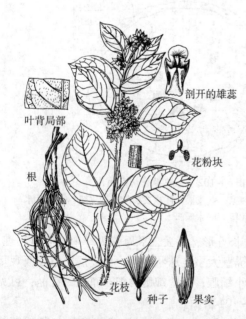

图 8 - 105　白薇

剖开的雄蕊

叶背局部

根

花粉块

花枝

种子　果实

【来源】萝藦科植物白薇 Cynanchum atratum Bge. 或蔓生白薇 C. versicolor Bge. 的干燥根及根茎。

【产地】主产山东、安徽、辽宁、湖北等省。

【采收加工】春、秋二季采挖，洗净，干燥。

【性状鉴别】根茎粗短，有结节，多弯曲。上面有圆形的茎痕，下面及两侧簇生多数细长的根，根长 10 ~ 25cm，直径 0.1 ~ 0.2cm。表面棕黄色。质脆，易折断，断面皮部黄白色，木部黄色。气微，味微苦。如图 8 - 105所示。

【化学成分】主含挥发油、强心苷及白薇醇。

【性味功效】苦、咸，寒。清热凉血，利尿通淋，解毒疗疮。用量 5 ~ 10g。

徐长卿　Cynanchi Paniculati Radix Et Rhizoma

【来源】萝摩科植物徐长卿 *Cynanchum paniculatum*（Bge.）Kitag. 的干燥根及根茎。

【产地】全国各地均产。

【采收加工】秋季采挖，除去杂质，阴干。

【性状鉴别】根茎呈不规则柱状，有盘节，长 0.5 ~ 3.5cm，直径 2 ~ 4mm。有的顶端带有残茎，细圆柱形，长约 2cm，直径 1 ~ 2mm，断面中空；根茎节处周围着生多数根。根呈细长圆柱形，弯曲，长 10 ~ 16cm，直径 1 ~ 1.5mm。表面淡黄白色至淡棕黄色，或棕色；具微细的纵皱纹，并有纤细的须根。质脆，易折断，断面粉性，皮部类白色或黄白色，形成层环淡棕色，木部细小。气香，味微辛凉。如图 8 - 106 所示。

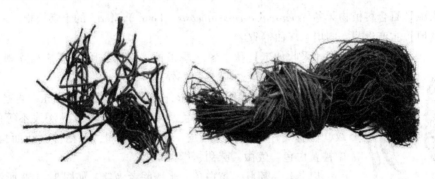

图 8 - 106　徐长卿药材

【化学成分】主含丹皮酚约 2%。另含异丹皮酚、β - 谷甾醇、硬脂酸、蜂花烷、十六烯等。

【性味功效】辛，温。祛风化湿，止痛止痒。

麦冬　Ophiopogonis Radix

【来源】百合科植物麦冬 *Ophiopogon japonicus*（Thunb.）Ker - Gaw L. 的干燥块根。

【产地】主产浙江慈溪、余姚、肖山、杭州及江苏者称杭麦冬；主产四川绵阳地区三台县者称川麦冬。

【采收加工】秋季采挖，洗净，反复晒、堆置，至七八成干，除去须根，干燥。

【性状鉴别】呈纺锤形，两端略尖，长 1.5 ~ 3cm，直径 0.3 ~ 0.6cm。表面黄白色或淡黄色，有细纵纹。质柔韧，断面黄白色，半透明，中柱细小。气微香，味甘、微苦。如图 8 - 107 所示。

以身干、个肥大、色黄白、半透明、质柔、有香气、嚼之发黏者为佳。

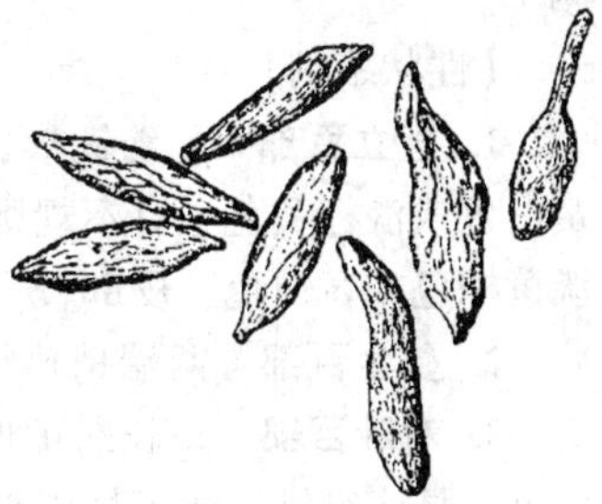

【显微鉴别】

1. 横切面　表皮细胞 1 列，根被为 3 ~ 5 列木化细胞。皮层宽广，散有含草酸钙针晶束的黏液细胞，有的针晶直径至 10μm；内皮层细胞壁均匀增厚，木化，有通道细胞，外

图 8 - 107　麦冬药材

侧为 1 列石细胞，其内壁及侧壁增厚，纹孔细密。中柱较小，韧皮部束 16 ~ 22 个，木质部由导管、管胞、木纤维以及内侧的木化细胞连结成环层。髓小，薄壁细胞类圆形。

2. 粉末　白色或黄白色。草酸钙针晶散在或成束于黏液细胞中，针晶长 25 ~ 50μm；柱状针晶长至 88μm，直径约 8 ~ 13μm。石细胞常与内皮层细胞上下相叠，表面观类方形或多角形，直径 22 ~ 96μm，长至 170μm，壁厚至 16μm，有的一边甚薄，纹孔密，孔沟明显。皮层细胞呈长方形或长条形，壁厚至 7μm，木化，纹孔点状，较稀疏，孔沟明显。木纤维细胞长，末端倾斜，直径 16 ~ 32μm，壁稍厚，微木化，纹孔斜裂缝状，多相交成十字形或人字形。管胞为孔纹及网纹管胞，直径 14 ~ 24μm。另有少数具缘纹孔导管。

【理化鉴别】取本品切片，置于紫外光（365nm）下观察，显浅蓝色荧光。

【化学成分】含麦冬皂苷 A、B、C、D（ophiopogonin A、B、C、D）等多种皂苷，麦冬黄烷酮 A、B 甲基麦冬黄烷酮 A、B（ophiopogonone A、B）及挥发油等成分。

【性味功效】甘、微苦，微寒。养阴生津，润肺清心。用量 6 ~ 12g。

天冬 Asparagi Radix

【来源】百合科植物天冬 *Asparagus cachinchinensis*（Lour.）Merr. 的干燥块根。

【产地】主产贵州、四川、广西等省区。

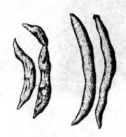

图 8 - 108 天冬药材

【采收加工】秋、冬二季采挖，洗净，除去茎基和须根，置沸水中煮或蒸至透心，趁热除去外皮，洗净，干燥。

【性状鉴别】呈长纺锤形，略弯曲，长 5 ~ 18cm，直径 0.5 ~ 2cm。表面黄白色至淡黄棕色，半透明，光滑或具深浅不等的纵皱纹，偶有残存的灰棕色外皮。质硬或柔润，有粘性，断面角质样，中柱黄白色。气微，味甜、微苦。

以条长，粗壮，黄白色，半透明者为佳。如图 8 - 108 所示。

【化学成分】含天冬酰胺（asparagine）、瓜氨酸、丝氨酸等 19 种氨基酸。

【性味功效】甘、苦，寒。养阴润燥，清肺生津。用量 6 ~ 12g。

百部 Stemonae Radix

【来源】百部科植物直立百部 *Stemona sessilifolia*（Miq.）Miq.、蔓生百部 *S. japonica*（Bl.）Miq. 或对叶百部 *S. tuberosa* Lour. 的干燥块根。

【产地】直立百部和蔓生百部主产安徽、江苏、浙江、湖北等省；对叶百部主产湖北、广东、福建、四川等省。

【采收加工】春、秋二季采挖，除去须根，洗净，置沸水中略烫或蒸至无白心，取出，晒干。

【性状鉴别】

1. 直立百部 呈纺锤形，上端较细长，皱缩弯曲，长 5 ~ 12cm，直径 0.5 ~ 1cm。表面黄白色或淡棕黄色，有不规则深纵沟，间或有横皱纹。质脆，易折断，断面平坦，角质样，淡黄棕色或黄白色，皮部较宽，中柱扁缩。气微，味甘、苦。

2. 蔓生百部 两端稍狭细，表面多不规则皱褶及横皱纹。

3. 对叶百部 呈长纺锤形或长条形，长 8 ~ 24cm，直径 0.8 ~ 2cm，表面浅黄棕色至灰棕色，具浅纵皱纹或不规则纵槽。质坚实，断面黄白色至暗棕色，中柱较大，髓部类白色。如图 8 - 109 所示。

以条粗壮，质坚实，色灰白色为佳。

【化学成分】直立百部块根含直立百部碱（sessilistemonine）、霍多林碱（chordorine）、对叶百部碱（tuberostemonine）、原百部碱（porotosteminine）等。蔓延生百部块根含百部碱、次百部碱、异次百部碱、蔓延生百部碱、异蔓延生百部碱及原百部碱。对叶百部块根

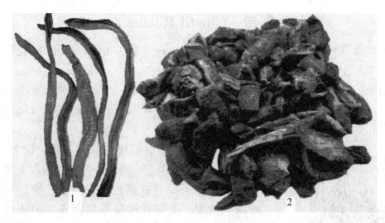

图 8 - 109　百部药材及饮片
1. 药材　2. 饮片

含对叶百部碱、碱叶百部碱、次对叶百部碱、氧化对叶百部碱、斯替明碱等。

【性味功效】甘、苦，微温。润肺下气，止咳，杀虫。用量 3 ~ 9g。

郁金　Curcumae Radix

【来源】姜科植物温郁金 *Curcuma wenyujin* Y. H. Chen et C. Ling. 、姜黄 *C. longa* L. 、广西莪术 *C. kwangsiensis* S. G. Lee et C. F. Liang. 或蓬莪术 *C. phaeocaulis* Val. 的干燥块根。前两者分别习称"温郁金"和"黄丝郁金"，其余按性状不同习称"桂郁金"或"绿丝郁金"。

【产地】温郁金主产浙江；黄丝郁金主产四川；桂郁金主产广西壮族自治区；绿丝郁金主产四川。

【采收加工】冬季茎叶萎后采挖，除去泥沙及细根，蒸或煮至透心，干燥。

【性状鉴别】

1. 温郁金　呈长圆形或卵圆形，稍扁，有的微弯曲，两端渐尖，长 3.5 ~ 7cm，直径 1.2 ~ 2.5cm。表面灰褐色或灰棕色，具不规则的纵皱纹，纵纹隆起处色较浅。质坚实，断面灰棕色，角质样；内皮层环明显。气微香，味微苦。以个大肥满、外层皱纹细、断面色黄者为佳。如图 8 - 110 所示。

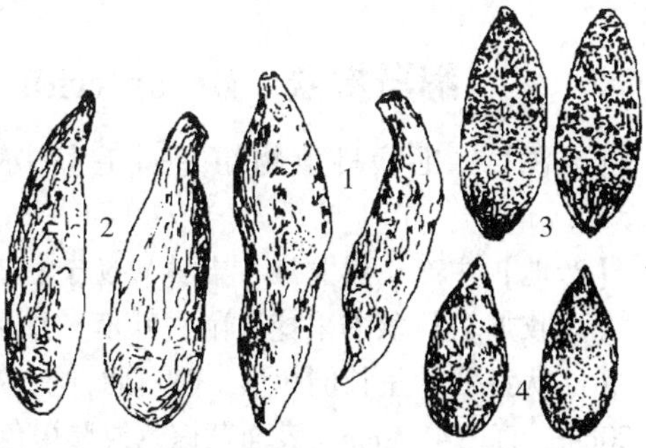

2. 黄丝郁金　呈纺锤形，有的一端细长，长 2.5 ~ 4.5cm，直径 1 ~ 1.5cm。表面棕灰色或灰黄色，具细皱纹。断面橙黄色，外周棕黄色至棕红色。气芳香，味辛辣。

3. 桂郁金　呈长圆锥形或长圆形，长 2 ~ 6.5cm，直径 1 ~ 1.8cm。表面具疏浅纵纹或较粗糙网状皱纹。气微，味微辛苦。

图 8 - 110　郁金药材
1. 温郁金　2. 桂郁金　3. 黄丝郁金　4. 绿丝郁金

4. 绿丝郁金　呈长椭圆形，较粗壮，长 1.5 ~ 3.5cm，直径 1 ~ 1.2cm。气微，味淡。

【化学成分】含挥发油约 6%。油中主要成分为姜黄烯 65.5% 、倍半萜烯醇 22% ，樟脑 2.5% ，莰烯 0.8%。此外，还有姜黄素、香豆素、阿魏酸、二 - 对香豆酰甲烷等。

【性味功效】辛、苦，寒。行气化瘀，清心解郁，利胆退黄。用量 3 ~ 9g。

狗脊 Cibotii Rhizoma

【来源】 蚌壳蕨科植物金毛狗脊 *Cibotium barometz* （L.） J. Sm. 的干燥根茎。

【产地】 主产于福建、四川等地。

【采收加工】 秋、冬二季采挖，除去泥沙，干燥；或去硬根、叶柄及金黄色绒毛，切厚片，干燥，为"生狗脊片"；蒸后晒至六、七成干，切厚片，干燥，为"熟狗脊片"。

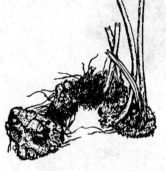

图 8-111 狗脊药材

【性状鉴别】 本品呈不规则的长块状，长 10～30cm，直径 2～10cm。表面深棕色，残留金黄色绒毛；上面有数个红棕色的木质叶柄，下面残存黑色细根。质坚硬，不易折断。无臭，味淡、微涩。生狗脊片呈不规则长条形或圆形，长 5～20cm，直径 2～10cm，厚 1.5～5mm；切面浅棕色，较平滑，近边缘 1～4mm 处有 1 条棕黄色隆起的木质部环纹或条纹，边缘不整齐，偶有金黄色绒毛残留；质脆，易折断，有粉性。熟狗脊片呈黑棕色，质坚硬。以体大、无绒毛、无空心者为佳。如图 8-111 所示。

【化学成分】 含淀粉（30%），绵马酚等，表面的绒毛含鞣质及色素等。

【性味功效】 苦、甘，温。补肝肾，强腰膝，祛风湿。用量 6～12g。

拓展阅读

狗脊代用品

湖南、江西、广西等地有用狗脊蕨 *Woodwardia japonica*(L. f.)Sm. 的根茎作狗脊使用。河南、陕西及山西等省除习用金毛狗脊外，局部地区尚自产自销一类黑狗脊，均为蕨类植物。药材比金毛狗脊瘦小，无金黄色长绒毛。

绵马贯众 Dryopteridis Crassirhizomatis Rhizoma

【来源】 鳞毛蕨科植物粗茎鳞毛蕨 *Dryopteris crassirhizoma* Nakai 的干燥根茎及叶柄残基。

【产地】 主产于黑龙江、吉林、辽宁三省山区。

【采收加工】 秋季采挖，削去叶柄，须根，除去泥沙，晒干。

【性状鉴别】 呈长倒卵形，略弯曲，上端钝圆或截形，下端较尖，有的纵剖面为两半，长 7～20cm，直径 4～8cm。表面黄棕色或黑褐色，密被排列整齐的叶柄残基及鳞片，并有弯曲的须根。叶柄残基呈扁圆形，长 3～5cm，直径 0.5～1.0cm；表面有纵棱线，质硬而脆，断面略平坦，棕色，有黄白色维管束 5～13 个，环列；每个叶柄残基的外侧常有 3 条须根，鳞片条状披针形，全缘，常脱落。气特异，味初淡而微涩，后渐苦、辛。如图8-112 所示。

以个大，质坚实，叶柄残基断面棕绿色者为佳。断面变黑者不可药用。

【显微鉴别】

1. 叶柄基部横切面 表皮为 1 列外壁增厚的小形细胞，常脱落。下皮为 10 列多角形厚壁细胞，棕色至褐色，基本组织细胞排列疏松，细胞间隙中有单细胞的间隙腺毛，头部呈球形或梨形，内含棕色分泌物；周韧维管束 5～13 个，环列，每个维管束周围有 1 列扁小的内皮层细胞，凯氏点明显，有油滴散在，其外有 1 ~ 2 列中柱鞘薄壁细胞，薄壁细胞中含棕色物及淀粉粒。

2. 根茎横切面 外侧为数列厚壁细胞，基本组织中有分体中柱 5 ~ 13 个，其外侧基本组织中，还有多数较小的分体中柱散在（叶迹维管束），亦有细胞间隙腺毛。如图 8 - 113 所示。

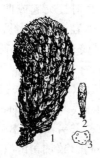
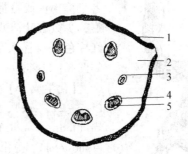

图 8 - 112　绵马贯众药材　　　　图 8 - 113　绵马贯众叶柄基部横切面简图

1. 全形　2. 叶柄残基　3. 根茎横切面　　　　1. 厚壁组织　2. 薄壁组织　3. 内皮层
　　　　　　　　　　　　　　　　　　　　　4. 韧皮部　5. 木质部

【理化鉴别】取叶柄基部或根茎横切面切片，滴加香草醛溶液及盐酸，镜检，间隙腺毛呈红色。

【化学成分】含绵马酸 BBB、PBB、PBP（filicic acid BBB、PBB、PBP），黄绵马酸 AB、BB、PB（flavaspidis acid AB、BB、PB），白绵马素等。

【性味功效】苦，微寒；有小毒。清热解毒，驱虫。用量 6 ~ 9g。

拓展阅读

其化贯众代用品

（1）紫萁贯众　为紫萁科植物紫萁 *Osmunda japonica* Thunb. 的带叶柄残基的根茎。主产于河南、甘肃、山东、江苏、浙江、四川等省。根茎无鳞片，叶柄残基呈扁圆柱形，两边具耳状翅，翅易脱落，折断面多中空，可见一条 "U" 字形中柱。无细胞间隙腺毛。

（2）狗脊贯众　为乌毛蕨科植物单芽狗脊蕨 *Woodwardia unigemmata* Nakai 及狗脊蕨 *W. japonica*（L. f.）Sm. 的带叶柄残基的根茎。主产于湖南、云南、贵州及甘肃等地。药材呈长圆柱形，表面红棕色至黑褐色。叶柄基部横断面半圆形，单芽狗脊蕨有分体中柱 5~8 个，狗脊蕨有分体中柱 2~4 个，无细胞间隙腺毛。

（3）荚果蕨贯众　为球子蕨科植物荚果蕨 *Matteuccia struthiopteris*（L.）Todaro 的带叶柄残基的根茎。主产于东北、河北、河南、陕西等地。叶柄基部横切面有分体中柱 2 个，呈 "八" 字形排列，薄壁细胞内含淀粉粒。

骨碎补　Drynariae Rhizoma

【来源】水龙骨科植物槲蕨 *Drynaria fortunei*（Kunze）J. Sm. 的干燥根茎。全年均可采挖，除去泥沙，干燥，或再燎去茸毛（鳞片）。

【产地】槲蕨主产于湖北、浙江，西南地区亦产。附生于海拔 200 ~ 1800m 的林中岩石或树干上。

【采收加工】全年均可采挖，除去泥沙，干燥，或燎去毛状鳞片。

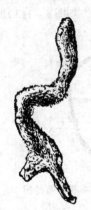

【性状鉴别】呈扁平长条状，多弯曲，有分枝，长5～15cm，宽1～1.5cm，厚0.2～0.5cm。表面密被深棕色至暗棕色的小鳞片，柔软如毛，经火燎者呈棕褐色或暗褐色，两侧及上表面均具突起或凹下的圆形叶痕，少数有叶柄残基和须根残留。体轻，质脆，易折断，断面红棕色，维管束呈黄色点状，排列成环。气微，味淡、微涩。如图8-114所示。

【化学成分】槲蕨根茎含柚皮苷（naringin），21-何帕烯（hop-21-ene），9（11）羊齿烯［fern-9（11）ene］，7-羊齿烯（fern-7-ene），3-雁齿烯（filic-3-ene），β-谷甾醇（β-sitosterol），豆甾醇（sting-masterol），菜油甾醇（campesterol）及四环三萜类化合物：环木菠萝甾醇-乙酸酯（cycloardenyl acetate），环水龙骨甾烯醇乙酸酯（cyclomargenyl acetate），环鸦片甾烯醇乙酸酯（cyclolaudenylacetaet），9，10-环羊毛甾-25-烯醇-3β-乙酸酯（9，10-cycloanost-25-en-3β-yl acetate）。

图8-114 骨碎补药材

【性味功效】苦，温。疗伤止痛，补肾强骨；外用消风祛斑。用量3～9g。

大黄 Rhei Radix Et Rhizoma

【来源】蓼科植物掌叶大黄 *Rheum palmatum* L.、唐古特大黄 *R. tanguticum* Maxim. ex Balf. 或药用大黄 *R. officinale* Baill. 的干燥根及根茎。

【产地】掌叶大黄主产于甘肃、青海、西藏、四川等地，主为栽培品，产量占大部分。唐古特大黄主产于青海、甘肃、西藏及四川等地，野生或栽培。药用大黄主产于四川、贵州、云南、湖北、陕西等省，栽培或野生，产量较少。

【采收加工】通常选择生长3年以上的植物，秋末茎叶枯萎或次春发芽前采挖，除去细根，刮去外皮，切瓣或段，绳穿成串干燥或直接干燥。

【性状鉴别】呈类圆柱形、圆锥形、卵圆形或不规则块状，长3～17cm，直径3～10cm。除尽外皮者表面黄棕色至红棕色，有的可见类白色网状纹理及星点（异型维管束）散在，残留的外皮棕褐色，多具绳孔及粗皱纹。质坚实，有的中心稍松软，断面淡红棕色或黄棕色，显颗粒性；根茎髓部宽广，有环列或散在异常维管束，习称"星点"；根木部发达，具放射状纹理，形成层环明显，无星点。气清香，味苦而微涩，嚼之粘牙，有沙粒感。如图8-115所示。

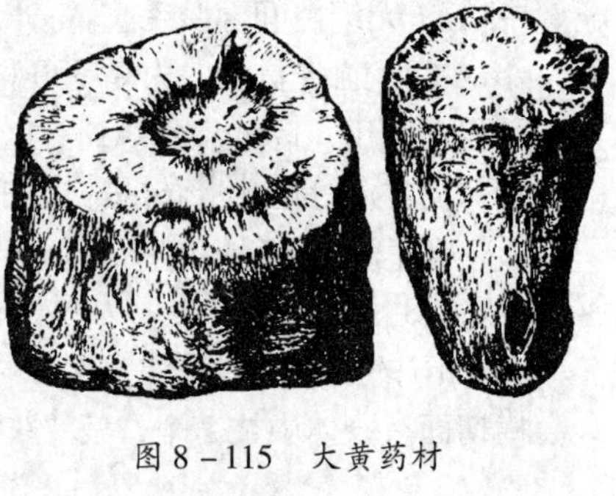

图8-115 大黄药材

【显微鉴别】

1. 横切面 根木栓层及栓内层大多已除去。韧皮部筛管群明显；薄壁组织发达。形成层成环。木质部射线较密，宽2～4列细胞，内含棕色物；导管非木化，常1至数个相聚，稀疏排列。薄壁细胞含草酸钙簇晶，并含多数淀粉粒。

2. 根茎 髓部宽广，其中常见黏液腔，内有红棕色物；异型维管束散在，形成层成环，木质部位于形成层外方，韧皮部位于形成层内方，射线呈星状射出。如图8-116所示。

3. 粉末 淡黄棕色。草酸钙簇晶直径 20～160μm。有的至 190μm。具缘纹孔导管、网纹导管、螺纹导管及环纹导管非木化。淀粉粒甚多，单粒类球形或多角形，直径 3～45μm，脐点星状；复粒由 2～8 分粒组成。如图 8－117 所示。

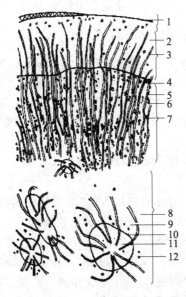

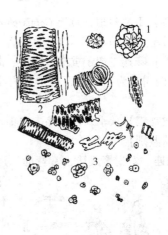

图 8－116 大黄（根茎）横切面简图
1. 木栓层 2. 簇晶 3. 韧皮部 4. 形成层
5. 射线 6. 木质部 7. 导管 8. 簇晶 9. 木
质部 10. 形成层 11. 韧皮部 12. 导管

图 8－117 大黄（根茎）粉末
1. 草酸钙簇晶 2. 导管 3. 淀粉粒

【理化鉴别】

1. 取本品粉末少量，进行微量升华，可见菱状针晶或羽状结晶。

2. 取本品粉末 0.2g，加甲醇 2ml，温浸 10 分钟，放冷，取上清液 10μl，点于滤纸上，以 45% 乙醇展开，取出，晾干，放置 10 分钟，置紫外光灯（365nm）下检视，不得显持久的亮紫色荧光（检查土大黄苷）。

【化学成分】游离蒽醌衍生物有大黄酸、大黄酚、芦荟大黄素、大黄素甲醚等，为大黄的抗菌成分。结合性蒽醌衍生物为游离蒽醌的葡萄糖苷或双蒽酮苷，是大黄的主要泻下成分，其中以双蒽酮苷取最强。双蒽酮苷为：番泻苷 A、B、C、D、E、F 等。

【性味功效】苦，寒。泻热通肠，凉血解毒，逐瘀通经。用量 3～15g。

虎杖 Polygoni Cuspidati Rhizoma Et Radix

【来源】蓼科植物虎杖 *Polygonum cuspidatum* Sieb. et Zucc. 的干燥根茎及根。

【产地】主产江苏、浙江、安徽、广东等省。

【采收加工】春、秋二季采挖，除去须根，洗净，趁鲜切短段或厚片，晒干。

【性状鉴别】呈圆柱形短段或不规则厚片，长 1～7cm，直径 0.5～2.5cm。外皮棕褐色，有纵皱纹及须根痕，切面皮部较薄，木部宽广，棕黄色，射线放射状，皮部与木部较易分离。根茎髓中有隔或呈空洞状。质坚硬。气微，味微苦、涩。如图 8－118

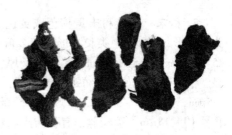

图 8－118 虎杖药材

所示。

【化学成分】根和根茎含游离蒽醌及蒽醌苷，如大黄素、大黄素甲醚、大黄酚、大黄酸、蒽苷 A、蒽苷 B 等。此外，虎杖中尚含有游离氨基酸及铜、铁、锰、锌、钾及钾盐等。

【性味功效】微苦，微寒。祛风利湿，散瘀定痛，止咳化痰。用量 9 ~ 15g。

黄连　Coptidis Rhizoma

【来源】毛茛科植物黄连 *Coptis chinensis* Franch.、三角叶黄连 *C. deltoidea* C. Y. Cheng et Hsiao 或云连 *C. teeta* Wall. 的干燥根茎。以上三种分别习称"味连"、"雅连"、"云连"。

【产地】味连主产于重庆、四川、湖北等地，主为栽培品，为商品黄连的主要来源。雅连主产于四川，为栽培品，有少量野生。云连主产于云南及西藏地区，原系野生，现有栽培。

【采收加工】秋季采挖，除去须根及泥沙，干燥，撞去残留须根。

【性状鉴别】

1. 味连　多集聚成簇，常弯曲，形如鸡爪，习称"鸡爪黄连"，单枝根茎长 3 ~ 6cm，直径 0.3 ~ 0.8cm。表面灰黄色或黄褐色，粗糙，有不规则结节状隆起、须根及须根残基，有的节间表面平滑如茎杆，习称"过桥"。上部多残留褐色鳞叶，顶端常留有残余的茎或叶柄。质硬，断面不整齐，皮部橙红色或暗棕色，木部鲜黄色或橙黄色，呈放射状排列，髓部有的中空。气微，味极苦。均以条粗壮、质坚实、断面橙黄色者为佳。如图 8 - 119 所示。

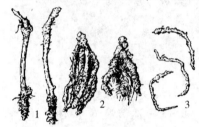

图 8 - 119　黄连药材
1. 雅连　2. 味连　3. 云连

2. 雅连　多为单枝，略呈圆柱形，微弯曲，长 4 ~ 8cm，直径 0.5 ~ 1.0cm。"过桥"较长，习称"棒槌连"。顶端有少许残茎。

3. 云连　弯曲呈钩状，多为单枝，较细小，形如蝎尾，习称"蝎尾连"。

【显微鉴别】

1. 本品横切面

（1）味连　木栓层为数列细胞。皮层较宽，石细胞单个或成群散在。中柱鞘纤维成束，或伴有少数石细胞，均显黄色。维管束外韧型，环列。木质部黄色，均木化，木纤维较发达。髓部均为薄壁细胞，无石细胞。如图 8 - 120 所示。

（2）雅连　髓部有石细胞。

（3）云连　皮层、中柱鞘及髓部均无石细胞。

2. 粉末　味连粉末黄棕色或黄色。石细胞为类方形、类圆形、类长方形或近多角形，直径 25 ~ 64μm，长至 102μm，黄色，壁厚，壁孔明显。中柱鞘纤维黄色，纺锤形或梭形，长 136 ~ 185μm，直径 27 ~ 37μm，壁厚，木纤维较细长，直径 10 ~ 13μm，壁较薄，有稀疏点状纹孔。木薄壁细胞类长方形或不规则形，壁稍厚，有纹

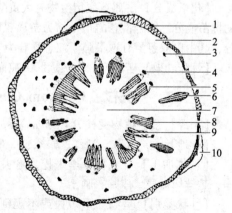

图 8 - 120　味连根茎横切面简图
1. 木栓层　2. 皮层　3. 石细胞　4. 中柱鞘纤维
5. 韧皮部　6. 根迹维管束　7. 髓　8. 形成层
9. 木质部　10. 叶迹组织

孔。鳞叶表皮细胞，黄绿色或黄棕色，细胞长方形或长多角形，壁微波状歪曲，或作连珠状增厚。导管为网纹或孔纹，短节状。淀粉粒多单粒，类圆形，直径 2 ~ 3μm。如图 8 – 121 所示。

雅连与味连相似，但石细胞较多，金黄色，呈不规则条形或长椭圆形，长 120 ~ 140μm。

【理化鉴别】

1. 取根茎折断面在紫外光灯光下观察显金黄色荧光，木质部尤为明显。

2. 取本品粗粉约 1g，加乙醇 10ml，加热至沸腾，放冷，过滤。取滤液 5 滴，加稀盐酸 1ml 与含氯石灰少量，即显樱红色；另取滤液 5 滴，加 5% 没食子酸乙醇溶液 2 ~ 3 滴，蒸干，趁热加硫酸数滴，即显深绿色。

【化学成分】三种黄连均含多种生物碱，主要为小檗碱（berberine），其次为黄连碱（coptisine）、甲基黄连碱、巴马亭、药根碱等。

【性味功效】苦，寒。清热燥湿，泻火解毒。用量 2 ~ 5g。

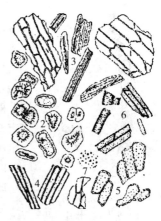

图 8 – 121　黄连（味连）粉末
1. 石细胞　2. 中柱鞘纤维　3. 鳞叶表皮细胞　4. 木纤维　5. 导管　6. 木薄壁细胞　7. 薄壁细胞

拓展阅读

黄连代用品

（1）除味连、雅连、云连外，还有多种同属植物根茎作黄连用，主要有：峨嵋野连 *Coptis omeiensis*(Chen)C. Y. Cheng 野生分布在四川、云南地区，根茎结节密集，无"过桥"，鳞叶较多，常带有部分叶柄。短萼黄连 *C. chinensis* Franch. var. brevisepala W. T. Wang et Hsiao 产于广西、广东、福建、浙江、安徽等地，别名土黄连，主为野生，根茎略呈连珠状圆柱形，多弯曲，无"过桥"。

（2）具有小檗碱成分的植物资源，主要有：毛茛科唐松草属（Thalictrum）多种植物的带根茎的根，根丛生于根茎，形如马尾，习称"马尾黄连"；小檗科小檗属（Berberis）多种植物的根或根茎；小檗科十大功劳属（Mahonia）多种植物的根或茎。

北豆根　Menispermi Rhizoma

【来源】防己科植物蝙蝠葛 *Menispermum dauricum* DC. 的干燥根茎。

【产地】主产东北、华北等地。

【采收加工】春、秋二季采挖，除去须根及泥沙，干燥。

【性状鉴别】本品呈细长圆柱形，弯曲，有分枝，长可达 50cm，直径 0.3 ~ 0.8cm。表面黄棕色至暗棕色，多有弯曲的细根，并可见突起的根痕及纵皱纹，外皮易剥落。质韧，不易折断，断面不整齐，纤维细，木部淡黄色，呈放射状排列，中心有髓。气微，味苦。如图 8 – 122 所示。

【化学成分】蝙蝠葛根茎含山豆根碱（dauricine），去甲山豆根碱（daurinoline），6′ –

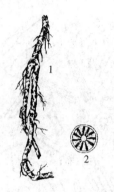

图 8 - 122　北豆根药材及饮片
1. 药材　2. 饮片

去甲山豆根碱（dauricinoline），木兰花碱（magnoflorine），青藤碱（sinomenine），蝙蝠葛任碱（meni - sperine），6，6′ - 二去甲山豆根碱（dauricoline），尖防己碱（acutu - mine），N - 去甲尖防己碱（N - acuturnidine），蝙蝠葛辛（bianfugcine），蝙蝠葛定（bianfugedine），蝙蝠葛宁（bianfugenine），碎叶紫堇碱（cheilanthifoline），光千金藤碱（stepharine），光千金藤定碱（stepholidine），蝙蝠葛波芬碱（menisporphine），7′ - 去甲山豆根碱（daurisoline），7，7′ - 二去申山豆很碱（dauriciline），山豆根波芬诺灵碱（dauriporphinoline）。叶含去羟尖防己碱（acutuminine）。

【性味功效】苦，寒；有小毒。清热解毒，祛风止痛。用量 3 ~ 9g。

羌活　Notopterygii Rhizoma Et Radix

【来源】伞形科植物羌活 *Notopterygium incisum* Ting ex H. J. Chang 或宽叶羌活 *N. forbesii* Boiss. 的干燥根茎及根。

【产地】主产四川、云南、青海、甘肃等省。

【采收加工】春、秋二季采挖，除去须根及泥沙，晒干。

【性状鉴别】

1. 羌活　呈圆柱状略弯曲的根茎，长 4 ~ 13cm，直径 0. 6 ~ 2. 5cm，顶端具茎痕。表面棕褐色至黑褐色，外皮脱落处呈黄色。节间缩短，呈紧密隆起的环状，形似蚕，习称"蚕羌"；节间延长，形如竹节状，习称"竹节羌"。节上有多数点状或瘤状突起的根痕及棕色破碎鳞片。体轻，质脆，易折断，断面不平整，有多数裂隙，皮部黄棕色至暗棕色，油润，有棕色油点，木部黄白色，射线明显，髓部黄色至黄棕色。气香，味微苦而辛。如图 8 - 123 所示。

2. 宽叶羌活　呈根茎及根。根茎类圆柱形，顶端具茎及叶鞘残基，根类圆锥形，有纵皱纹及皮孔；表面棕褐色，近根茎处有较密的环纹，长 8 ~ 15cm，直径 1 ~ 3cm，习称"条羌"。有的根茎粗大，不规则结节状，顶部具数个茎基，根较细，习称"大头羌"。质松脆，易折断，断面略平坦，皮部浅棕色，木部黄白色。气味较淡。

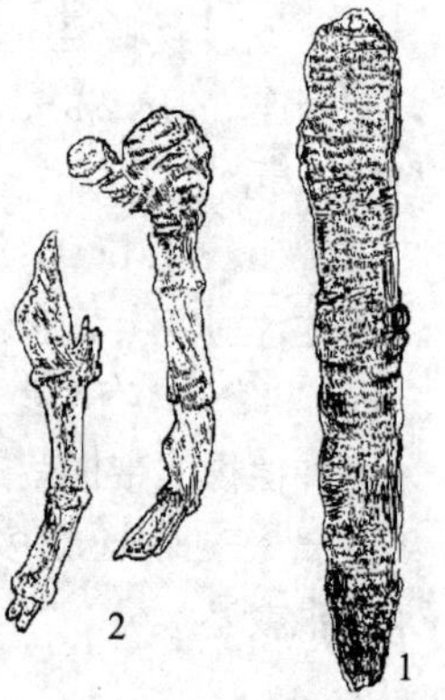

以条粗、表面棕褐色、断面朱砂点多、香气浓者为佳。

图 8 - 123　羌活药材
1. 蚕羌　2. 条羌

【化学成分】羌活含挥发油 23%。含量最高的有 β - 罗勒烯（β - ocimene）、γ - 萜品烯、柠檬烯。宽叶羌活含挥发油，主要有 20 种成分，含量最多的有 α - 蒎烯、β - 蒎烯、柠檬烯等。

【性味功效】辛、苦，温。散寒，祛风，除湿，止痛。用量 3 ~ 10g。

白前　Cynanchi Stauntonii Rhizoma Et Radix

【来源】萝藦科植物柳叶白前 *Cynanchum stauntonii*（Decne.）Schltr. ex Levl. 或芫花叶白前 *C. glaucescens*（Decne.）Hand. - Mazz. 的干燥根茎及根。

【产地】主产浙江、江苏、安徽等省。

【采收加工】秋季采挖，洗净，晒干。

【性状鉴别】

1. 柳叶白前 根茎呈细长圆柱形，有分枝，稍弯曲，长4~15cm，直径1.5~4mm。表面黄白色或黄棕色，节明显，节间长1.5~4.5cm，顶端有残茎。质脆，断面中空，习称"鹅管白前"。节处簇生纤细弯曲的根，长可达10cm，直径不及1mm，有多次分枝呈毛须状，常盘曲成团。气微，味微甜。如图8-124所示。

2. 芫花叶白前 根茎较短小或略呈块状；表面灰绿色或灰黄色，节间长1~2cm。质较硬。根稍弯曲，直径约1mm，分枝少。

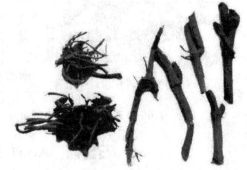

图8-124 白前药材

【化学成分】芫花叶白前主要含有三萜皂苷、海罂粟苷元A、B（glaucogenin A、B）、海罂粟苷A（glaucoside A）及海罂粟苷元C-黄花夹竹桃单糖苷（glaucogenin-C-mono-D-thevetoside）等。

【性味功效】辛、苦，微温。降气，消痰，止咳。用量3~10g。

芦根 Phragmitis Rhizoma

【来源】禾本科植物芦苇 *Phragmites communis* Trin. 的新鲜或干燥根茎。

【产地】全国各地均产。

【采收加工】全年均可采挖，除去芽、须根及膜状叶，鲜用或晒干。

【性状鉴别】

1. 鲜芦根 呈长圆柱形，有的略扁，长短不一，直径1~2cm。表面黄白色，有光泽，外皮疏松可剥离，节呈环状，有残根及芽痕。体轻，质韧，不易折断。切断面黄白色，中空，壁厚1~2mm，有小孔排列成环。气微，味甘。如图8-125所示。

2. 干芦根 呈扁圆柱形。节处较硬，节间有纵皱纹。

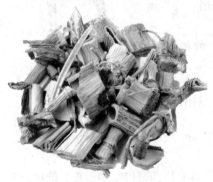

图8-125 芦根药材

【化学成分】含蛋白质、氨基酸、脂肪类、有机酸、糖类、维生素、无机元素、甾酮、天冬酰胺、薏苡素、维生素E以及龙胆酸、咖啡酸、阿魏酸和香草酸等酚酸类化合物。

【性味功效】甘，寒。清热生津，除烦，止呕，利尿。用量15~30g。

白茅根 Imperatae Rhizoma

【来源】禾本科植物白茅 *Imperata cylindrica* Beauv. var. *major* (Nees) C. E. Hubb. 的干燥根茎。

【产地】全国各地均产，以华北地区出产较多。

【采收加工】春、秋二季采挖，洗净，晒干，除去须根及膜质叶鞘，捆成小把。

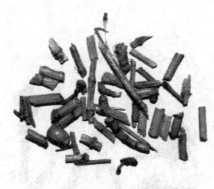

图 8 - 126　白茅根药材

【性状鉴别】呈长圆柱形，长 30 ~ 60cm，直径 0.2 ~ 0.4cm。表面黄白色或淡黄色，微有光泽，具纵皱纹，明显，稍突起，节间长短不等，通常长 1.5 ~ 3cm。体轻，质略脆，断面皮部白色，多有裂隙，放射状排列，中柱淡黄色，易与皮部剥离。气微，味微甜。如图 8 - 126 所示。

【化学成分】含三萜类、苯丙素类、黄酮类/有机酸类及酚类等。

【性味功效】甘，寒。凉血止血，清热利尿。用量 9 ~ 30g。

石菖蒲　Acori Tatarinowii Rhizoma

【来源】天南星科植物石菖蒲 Acorus tatarinowii Schott 的干燥根茎。

【产地】主产四川、江苏、浙江等省。

【采收加工】秋、冬二季采挖，除去须根及泥沙，晒干。

【性状鉴别】呈扁圆柱形，多弯曲，常有分枝，长 3 ~ 20cm，直径 0.3 ~ 1cm。表面棕褐色或灰棕色，粗糙，有疏密不匀的环节，节间长 0.2 ~ 0.8cm，具细纵纹，一面残留须根或圆点状根痕；叶痕呈三角形，左右交互排列，有的其上有毛鳞状的叶基残余。质硬，断面纤维性，类白色或微红色，内皮层环明显，可见多数维管束小点及棕色油细胞。如图 8 - 127 所示。

气芳香，味苦、微辛。以条粗、断面类白色，香气浓者为佳。

【化学成分】含挥发油，内有 α - 细辛醚（α - asarone），β - 细辛醚，γ - 细辛醚，二聚细辛醚，顺 - 甲基异丁香油酚，反 - 甲基异丁香酚等。

【性味功效】辛、苦，温。化湿开胃，开窍豁痰，醒神益智。用量 3 ~ 10g。

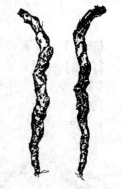

图 8 - 127　石菖蒲药材

千年健　Homalomenae Rhizoma

【来源】天南星科植物千年健 Homalomena occulta（Lour.）Schott 的干燥根茎。

【产地】主产广西、云南。

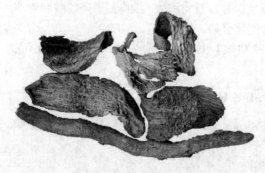

图 8 - 128　千年健药材

【采收加工】春、秋二季采挖，洗净，除去外皮，晒干。

【性状鉴别】呈圆柱形，稍弯曲，有的略扁，长 15 ~ 40cm，直径 0.8 ~ 1.5cm。表面黄棕色至红棕色，粗糙，可见多数扭曲的纵沟纹、圆形根痕及黄色针状纤维束。质硬而脆，断面红褐色，黄色针状纤维束多而明显，相对另一断面呈多数针眼状小孔及有少数黄色针状纤维束，可见深褐色具光泽的油点。气香，味辛、微苦。如图 8 - 128 所示。

【化学成分】含 β－谷甾醇、β－胡萝卜苷及倍半萜类化合物等。

【性味功效】苦、辛，温。祛风湿，健筋骨。用量 5～10g。

拳参　Bistortae Rhizoma

【来源】蓼科植物拳参 *Polygonum bistorta* L. 的干燥根茎。

【产地】主产华北、西北及山东、江苏、湖北等地。

【采收加工】春初发芽时或秋季茎叶将枯萎时采挖，除去泥沙，晒干，去须根。

【性状鉴别】呈扁长条形或扁圆柱形，弯曲，有的对卷弯曲，两端略尖，或一端渐细，长 6～13cm，直径 1～2.5cm。表面紫褐色或紫黑色，粗糙，一面隆起，一面稍平坦或略具凹槽，全体密具粗环纹，有残留须根或根痕。质硬，断面浅棕红色或棕红色，维管束呈黄白色点状，排列成环。气微，味苦、涩。如图 8－129 所示。

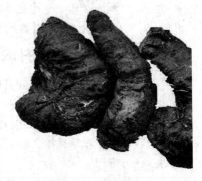

【化学成分】含并没食子酸、没食子酸以及可水解鞣质和缩合鞣质。又含羟基甲基蒽醌、维生素、β－谷甾醇的异构体等。还含右旋儿茶酚，左旋表儿茶酚，6－没食子酰葡萄糖，3，6－二没食子酰葡萄糖和葡萄糖等成分。

图 8－129　拳参药材

【性味功效】苦、涩，微寒。清热解毒，消肿，止血。用量 5～10g。

胡黄连　Picrorhizae Rhizoma

【来源】玄参科植物胡黄连 *Picrorhiza scrophulariiflora* Pennell 的干燥根茎。

【产地】主产西藏。

【采收加工】秋季采挖，除去须根及泥沙，晒干。

【性状鉴别】呈圆柱形，略弯曲，偶有分枝，长 3～12cm，直径 0.3～1cm。表面灰棕色至暗棕色，粗糙，有较密的环状节，具稍隆起的芽痕或根痕，上端密被暗棕色鳞片状的叶柄残基。体轻，质硬而脆，易折断，断面略平坦，淡棕色至暗棕色，木部有 4～10 个类白色点状维管束排列成环。气微，味极苦。以条粗、折断时有粉尘，断面灰黑色，苦味浓者为佳。如图 8－130 所示。

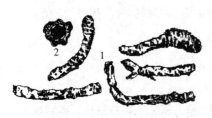

图 8－130　胡黄连药材及饮片
1. 药材　2. 饮片

【化学成分】含胡黄连苷Ⅰ（picroside Ⅰ）、胡黄连苷Ⅱ、胡黄连Ⅲ等。

【性味功效】苦，寒。清湿热，除骨蒸，消疳热。用量 1.5～9g。

金荞麦　Fagopyri Dibotryis Rhizoma

【来源】蓼科植物金荞麦 *Fagopyrum dibotrys*（D. Don）Hara 的干燥根茎。冬季采挖，除去茎和须根，洗净，晒干。

【产地】分布于中河南、江苏、安徽、浙江、江西、湖北、湖南、广东、广西、陕西、甘肃、西藏等省区，产陕西、华东、华中、华南及西南。生山谷湿地、山坡灌丛，海拔 250～3200 米。印度、锡金、尼泊尔、克什米尔地区、越南、泰国也有。

【采收加工】一般在秋冬季节地上茎叶枯萎时采挖，采收时割去茎叶，将根刨出，去

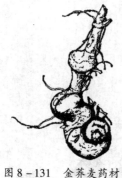

图 8 – 131　金荞麦药材

净泥沙，将部分健壮、无病害的根茎取出作种用，其他干燥加工入药。

【性状鉴别】呈不规则团块或圆柱状，常有瘤状分枝，顶端有的有茎残基，长 3 ~ 15cm，直径 1 ~ 4cm。表面棕褐色，有横向环节和纵皱纹，密布点状皮孔，并有凹陷的圆形根痕和残存须根。质坚硬，不易折断，断面淡黄白色或淡棕红色，有放射状纹理，中央髓部色较深。气微，味微涩。如图 8 – 131 所示。

【化学成分】根茎含香豆酸、阿魏酸等。

【性味功效】微辛、涩，凉。清热解毒，排脓祛瘀。用量 15 ~ 45g。

升麻　Cimicifugae Rhizoma

【来源】毛茛科植物大三叶升麻 *Cimicifuga heracleifolia* Kom.、兴安升麻 *Cimicifuga dahurica*（Turcz.）Maxim. 或升麻 *Cimicifuga foetida* L. 的干燥根茎。

【产地】主产于东北、河北、四川、陕西等地。

【采收加工】秋季采挖，除去泥沙，晒至须根干时，燎去或除去须根，晒干。

【性状鉴别】呈规则的长形块状，多分枝，呈结节状，长 10 ~ 20cm，直径 2 ~ 4cm。表面黑褐色或棕褐色，粗糙不平，有坚硬的细须根残留，上面有数个圆形空洞的茎基痕，洞内壁显网状沟纹；下面凹凸不平，具须根痕。体轻，质坚硬，不易折断，断面不平坦，有裂隙，纤维性，黄绿色或淡黄白色。气微，味微苦而涩。如图 8 – 132 所示。

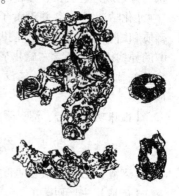

图 8 – 132　升麻药材

【化学成分】含升麻醇、阿魏酸、异阿魏酸、升麻醇木糖苷、北升麻醇、异北升麻醇等。按高效液相色谱法测定，本品含异阿魏酸（$C_{10}H_{10}O_4$）不得少于 0.10%。

【性味功效】性微寒，味辛、微甘。发表透疹，清热解毒，升举阳气。用量 3 ~ 10g。

川芎　Chuanxiong Rhizoma

【来源】伞形科植物川芎 *Ligusticum chuanxiong* Hort. 的干燥根茎。

【产地】主产于四川、江西、湖北等地。

【采收加工】夏季当茎上的节盘显著突出，并略带紫色时采挖，除去泥沙，晒后烘干，再去须根。

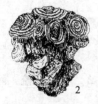

2　　1

图 8 – 133　川芎药材

【性状鉴别】呈不规则结节状拳形团块，直径 2 ~ 7cm。表面灰褐色或褐色，粗糙皱缩，有多数平行隆起的轮节，顶端有凹陷的类圆形茎痕，下侧及轮节上有多数小瘤状根痕。质坚实，不易折断，断面黄白色或灰黄色，散有黄棕色的油室，形成层环呈波状。气浓香，味苦、辛，稍有麻舌感，微回甜。如图 8 – 133 所示。

【显微鉴别】

1. 横切面　木栓层为 10 余列细胞。皮层狭窄，散有根迹维管束，其形成层明显。韧皮部宽广，形成层环波状或不规则多角形。木质部导管多角形或类圆形，大多单列或排成

"V"形，偶有木纤维束。髓部较大。薄壁组织中散有多数油室，类圆形、椭圆形或形状不规则，淡黄棕色，靠近形成层的油室小，向外渐大；薄壁细胞中富含淀粉粒，有的薄壁细胞中含草酸钙晶体，呈类圆形团块或类簇晶状。如图8-134所示。

2. 粉末 淡黄棕色或灰棕色。淀粉粒较多，单粒椭圆形、长圆形、类圆形、卵圆形或肾形，直径5~16μm，长约21μm，脐点点状、长缝状或人字状；偶见复粒，由2~4分粒组成。草酸钙晶体存在于薄壁细胞中，呈类圆形团块或类簇晶状，直径10~25μm。木栓细胞深黄棕色，表面观呈多角形，微波状弯曲。油室多已破碎，偶可见油室碎片，分泌细胞壁薄，含有较多的油滴。导管主为螺纹导管，亦有网纹导管及梯纹导管，直径14~50μm。如图8-135所示。

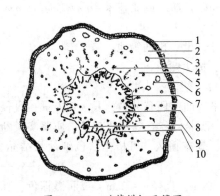

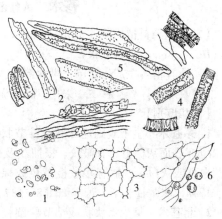

图8-134 川芎横切面简图
1. 木栓层 2. 皮层 3. 油室 4. 筛管群
5. 韧皮部 6. 形成层 7. 木质部
8. 髓部 9. 纤维束 10. 射线

图8-135 川芎粉末
1. 淀粉粒 2. 簇晶 3. 木栓细胞 4. 导管
5. 木纤维 6. 油室碎片

【化学成分】含挥发油、生物碱类、内酯类、酚类及阿魏酸等。按高效液相色谱法测定，本品按干燥品计算，含阿魏酸（$C_{10}H_{10}O_4$）不得少于0.10%。

【理化鉴别】取本品粉末1g，加石油醚（30~60℃）5ml，放置10小时，时时振摇，静置，取上清液1ml，挥干后，残渣加甲醇1ml使溶解，再加2% 3，5-二硝基苯甲酸的甲醇溶液2~3滴与甲醇饱和的氢氧化钾溶液2滴，显红紫色。

【性味功效】辛，温。活血行气，祛风止痛。用量3~10g。

藁本 Ligustici Rhizoma Et Radix

【来源】伞形科植物藁本 *Ligusticum sinense* Oliv. 或辽藁本 *Ligusticum jeholense* Nakai et Kitag. 的干燥根茎和根。

【产地】前者主产于陕西、甘肃、河南等地；后者主产于辽宁吉林、河北等地。

【采收加工】秋季茎叶枯萎或次春出苗时采挖，除去泥沙，晒干或烘干。

【性状鉴别】

1. 藁本 根茎呈不规则结节状圆柱形，稍扭曲，有分枝，长3~10cm，直径1~2cm。表面棕褐色或暗棕色，粗糙，有纵皱纹，上侧残留数个凹陷的圆形茎基，下侧有多数点状突起的根痕和残根。体轻，质较硬，易折断，断面黄色或黄白色，纤维状。气浓香，味辛、苦、微麻。

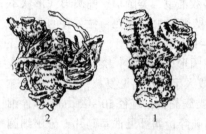

图 8 - 136 藁本药材

1. 藁本 2. 辽藁本

2. 辽藁本 较小，根茎呈不规则的团块状或柱状，长 1～3cm，直径 0.6～2cm。有多数细长弯曲的根。如图 8 - 136 所示。

【化学成分】主含挥发油。油中主成分为 3 - 正丁基酞内酯、川芎内酯、甲基丁香油酚、阿魏酸等。按高效液相色谱法测定，本品按干燥品计算，含阿魏酸（$C_{10}H_{10}O_4$）不得少于 0.050%。

【性味功效】辛，温。祛风，散寒，除湿，止痛。用量 3～10g。

苍术 Atractylodis Rhizoma

【来源】菊科植物茅苍术 *Atractylodes lancea*（*Thunb.*）*DC.* 或北苍术 *Atractylodes chinensis*（*DC.*）*Koidz.* 的干燥根茎。

【产地】前者主产于江苏、湖北等地；后者主产于河北、山西等地。

【采收加工】春、秋二季采挖，除去泥沙，晒干，撞去须根。

【性状鉴别】

1. 茅苍术 呈不规则连珠状或结节状圆柱形，略弯曲，偶有分枝，长 3～10cm，直径 1～2cm。表面灰棕色，有皱纹、横曲纹及残留须根，顶端具茎痕或残留茎基。质坚实，断面黄白色或灰白色，散有多数橙黄色或棕红色油室，暴露稍久，可析出白色细针状结晶。气香特异，味微甘、辛、苦。如图 8 - 137 所示。

2. 北苍术 呈疙瘩块状或结节状圆柱形，长 4～9cm，直径 1～2cm。表面黑棕色，除去外皮者黄棕色。质较疏松，断面散有黄棕色油室。香气较淡，味辛、苦。

【显微鉴别】

1. 茅苍术横切面 木栓层夹有石细胞环带 1 至数条不等，每一石细胞带由 2～3 层类长方形的石细胞组成。皮层宽广，其间散有大型油室。韧皮部狭小。形成层成环状。木质部内侧有纤维束，和导管相间排列。射线和髓部有油室散在。薄壁细胞含有菊糖及细小的草酸钙针晶。如图 8 - 138 所示。

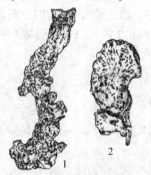

图 8 -137 苍术（茅苍术）药材

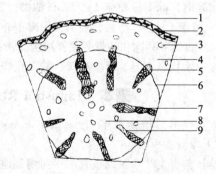

图 8 -138 苍术（茅苍术）根茎横切面组织简图

1. 木栓层 2. 石细胞环带 3. 油室 4. 皮层 5. 韧皮部 6. 形成层 7. 木纤维束 8. 髓 9. 木质部

2. 粉末 棕色。草酸钙针晶细小，长 5～30μm，不规则地充塞于薄壁细胞中。纤维大多成束，长梭形，直径约至 40μm，壁甚厚，木化。石细胞甚多，有时与木栓细胞连结，多角形、类圆形或类长方形，直径 20～80μm；壁极厚。菊糖多见，表面呈放射状纹理。

【化学成分】含挥发油 3% ~ 9%。油中主要成分为苍术素、茅术醇、β - 桉油醇、苍术醇等。按高效液相色谱法测定，含苍术素（$C_{13}H_{10}O$）不得少于 0.30%。

【理化鉴别】茅苍术置紫外光灯光下，横断面不显亮蓝色荧光，北苍术整个横断面显亮蓝色荧光。

【性味功效】辛、苦，温。燥湿健脾，祛风散寒，明目。用量 3 ~ 9g。

白术 **Atractylodis Macrocephalae Rhizoma**

【来源】菊科植物白术 *Atractylodes macrocephala* Koidz. 的干燥根茎。

【产地】主产于浙江、安徽、湖北、湖南等地。

【采收加工】冬季下部叶枯黄、上部叶变脆时采挖，除去泥沙，烘干或晒干，再除去须根。

【性状鉴别】呈不规则的肥厚团块，长 3 ~ 13cm，直径 1.5 ~ 7cm。表面灰黄色或灰棕色，有瘤状突起及断续的纵皱和沟纹，并有须根痕，顶端有残留茎基和芽痕。质坚硬不易折断，断面不平坦，黄白色至淡棕色，有棕黄色的点状油室散在；烘干者断面角质样，色较深或有裂隙。气清香，味甘、微辛，嚼之略带黏性。如图 8 - 139 所示。

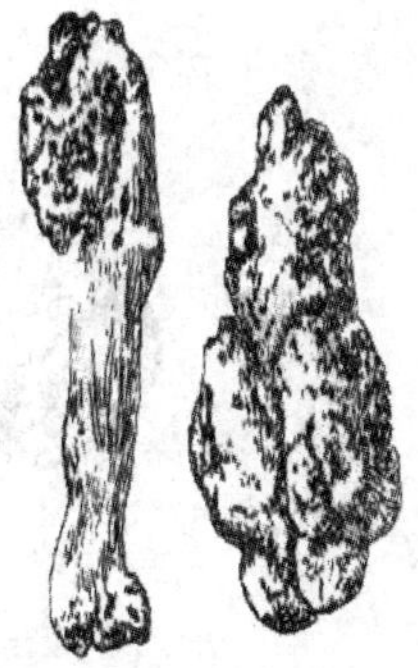

图 8 - 139　白术药材

【显微鉴别】粉末：淡黄棕色。草酸钙针晶细小，长 10 ~ 32μm，存在于薄壁细胞中，少数针晶直径至 4μm。纤维黄色，大多成束，长梭形，直径约至 40μm，壁甚厚，木化，孔沟明显。石细胞淡黄色，类圆形、多角形、长方形或少数纺锤形，直径 37 ~ 64μm。薄壁细胞含菊糖，表面显放射状纹理。导管分子短小，为网纹导管及具缘纹孔导管，直径至 48μm。如图 8 - 140 所示。

【化学成分】主含挥发油。油中主要成分为苍术酮、苍术醇、白术内酯等。

【理化鉴别】取本品粉末 0.5g，加正己烷 2ml，超声处理 15 分钟，滤过，取滤液作为供试品溶液。另取白术对照药材 0.5g，同法制成对照药材溶液。照薄层色谱法（通则 0502）试验，吸取上述新制备的两种溶液各 10μl，分别点于同一硅胶 G 薄层板上，以石油醚（60 ~ 90℃）- 乙酸乙酯（50:1）为展开剂，展开，取出，晾干，喷以 5% 香草醛硫酸溶液，加热至斑点显色清晰。供试品色谱中，在与对照药材色谱相应的位置上，显相同颜色的斑点，并应显有一桃红色主斑点（苍术酮）。

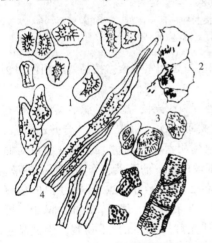

图 8 - 140　白术粉末
1. 石细胞　2. 草酸钙针晶　3. 菊糖　4. 纤维
5. 导管

【性味功效】苦、甘，温。健脾益气，燥湿利水，止汗，安胎。用量 6 ~ 12g。

延胡索 **Corydalis Rhizoma**

【来源】罂粟科植物延胡索 *Corydalis yanhusuo* W. T. Wang 的干燥块茎。

【产地】主产于浙江、江苏等地。

【采收加工】夏初茎叶枯萎时采挖，除去须根，洗净，置沸水中煮至恰无白心时，取出，晒干。

【性状鉴别】呈不规则的扁球形，直径 0.5 ~ 1.5cm。表面黄色或黄褐色，有不规则网状皱纹。顶端有略凹陷的茎痕，底部常有疙瘩状突起。质硬而脆，断面黄色，角质样，有蜡样光泽。气微，味苦。如图 8 - 141 所示。

【显微鉴别】粉末：绿黄色。糊化淀粉粒团块淡黄色或近无色。下皮厚壁细胞绿黄色，细胞多角形、类方形或长条形，壁稍弯曲，木化，有的成连珠状增厚，纹孔细密。螺纹导管直径 16 ~ 32μm。如图 8 - 142 所示。

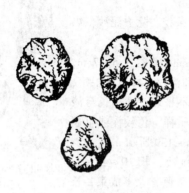

图 8 - 141　延胡索药材

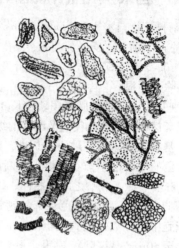

图 8 - 142　延胡索粉末
1. 含糊化淀粉粒的薄壁细胞　2. 皮层厚壁细胞　3. 石细胞　4. 导管

【化学成分】含多种生物碱。主要为延胡索乙素和去氢延胡索甲素。按高效液相色谱法测定，含延胡索乙素（$C_{21}H_{25}NO_4$）不得少于 0.050% 。

【理化鉴别】取本品粉末 1g，加甲醇 50ml，超声处理 30 分钟，滤过，滤液蒸干，残渣加水 10ml 使溶解，加浓氨试液调至碱性，用乙醚振摇提取 3 次，每次 10ml，合并乙醚液，蒸干，残渣加甲醇 1ml 使溶解，作为供试品溶液。另取延胡素对照药材 1g，同法制成对照药材溶液。再取延胡索乙素对照品，加甲醇制成每 1ml 含 0.5mg 的溶液，作为对照品溶液。照薄层色谱法（通则 0502）试验，吸取上述三种溶液各 2 ~ 3μl，分别点于同一用 1% 氢氧化钠溶液制备的硅胶 G 薄层板上，以甲苯 - 丙酮（9:2）为展开剂，展开，取出，晾干，置碘缸中约 3 分钟后取出，挥尽板上吸附的碘后，置紫外光灯（365nm）下检视。供试品色谱中，在与对照药材色谱和对照品色谱相应的位置上，显相同颜色的荧光斑点。

【性味功效】辛、苦，温。活血，行气，止痛。用量 3 ~ 10g；研末吞服，一次 1.5 ~ 3g。

泽泻　Alismatis Rhizoma

【来源】泽泻科植物泽泻 *Alisma orientale*（*Sam.*）Juzep. 的干燥块茎。

【产地】主产于福建、四川等地。

【采收加工】冬季茎叶开始枯萎时采挖，洗净，干燥，除去须根和粗皮。

【性状鉴别】呈类球形、椭圆形或卵圆形，长 2 ~ 7cm，直径 2 ~ 6cm。表面淡黄色至淡黄棕色，有不规则的横向环状浅沟纹和多数细小突起的须根痕，底部有的有瘤状芽痕。质坚实，断面黄白色，粉性，有多数细孔。气微，味微苦。如图 8 - 143 所示。

【显微鉴别】粉末：淡黄棕色。淀粉粒甚多，单粒长卵形、类球形或椭圆形，直径 3 ~

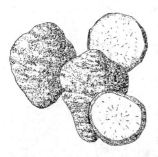

图8－143 泽泻药材及饮片

14μm，脐点人字状、短缝状或三叉状；复粒由2～3分粒组成。薄壁细胞类圆形，具多数椭圆形纹孔，集成纹孔群。内皮层细胞垂周壁波状弯曲，较厚，木化，有稀疏细孔沟。油室大多破碎，完整者类圆形，直径54～110μm，分泌细胞中有时可见油滴。如图8－144所示。

【化学成分】含四环三萜酮醇衍生物、挥发油、胆碱等。按高效液相色谱法测定，含2，3－乙酰泽泻醇B（$C_{32}H_{50}O_5$）不得少于0.050%。

【理化鉴别】取本品粉末2g，加乙酸乙酯20ml，超声处理30分钟，滤过，滤液加于氧化铝柱（200～300目，5g，内径为1cm，干法装柱）上，用乙酸乙酯10ml洗脱，收集洗脱液，蒸干，残渣加乙酸乙酯1ml使溶解，作为供试品溶液。另取23－乙酰泽泻醇B对照品，加乙酸乙酯制成每1ml含2mg的溶液，作为对照品溶液。照薄层色谱法（通则0502）试验，吸取上述两种溶液各5μl，分别点于同一硅胶H薄层板上，以环己烷－乙酸乙酯（1:1）为展开剂，展开，取出，晾干，喷以5%硅钨酸乙醇溶液，在105℃加热至斑点显色清晰。供试品色谱中，在与对照品色谱相应的位置上，显相同颜色的斑点。

【性味功效】甘、淡，寒。利水渗湿，泄热，化浊降脂。用量6～10g。

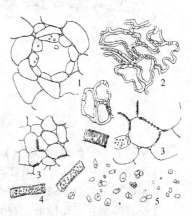

图8－144 泽泻粉末
1. 油室 2. 内皮层细胞 3. 薄壁细胞 4. 导管 5. 淀粉粒

三棱 Sparganii Rhizoma

【来源】黑三棱科植物黑三棱 *Sparganium stoloniferum Buch. – Ham.* 的干燥块茎。

【产地】主产于江苏、河南、山东等地，习称"荆三棱"。

【采收加工】冬季至次年春采挖，洗净，削去外皮，晒干。

【性状鉴别】呈圆锥形，略扁，长2～6cm，直径2～4cm。表面黄白色或灰黄色，有刀削痕，须根痕小点状，略呈横向环状排列。体重，质坚实。气微，味淡，嚼之微有麻辣感。如图8－145所示。

【显微鉴别】

1. 横切面 皮层为通气组织，薄壁细胞不规则形细胞间有大的腔隙；内皮层细胞排列紧密。中柱薄壁细胞类圆形，壁略厚，内含淀粉粒；维管束外韧型及周木型，散在，导管非木化。皮层及中柱均散有分泌细胞，内含棕红色分泌物。如图8－146所示。

2. 粉末 黄白色。淀粉粒甚多，单粒类圆形、类多角形或椭圆形，直径2～10μm，较大粒隐约可见点状或裂缝状脐点，分泌细胞内含红棕色分泌物。纤维多成束，壁较厚，微木化或木化，有稀疏单斜纹孔。木化薄壁细胞呈类长方形、长椭圆形或不规则形，壁呈连珠状，微木化。

【化学成分】含黄酮类、挥发油、刺芒柄花素、豆甾醇等。

【性味功效】辛、苦，平。破血行气，消积止痛。用量5～10g。注意：孕妇禁用；不宜与芒硝、玄明粉同用。

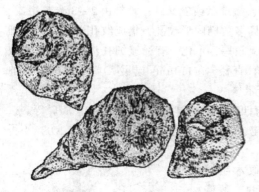

图 8-145　三棱药材

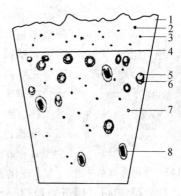

图 8-146　三棱横切面简图
1. 残存的皮层　2. 草酸钙簇晶　3. 分泌细胞
4. 内皮层　5. 韧皮部　6. 木质部　7. 分泌细胞
8. 不规则走向的维管束

香附　Cyperi Rhizoma

【来源】莎草科植物莎草 *Cyperus rotundus* L. 的干燥根茎。

【产地】主产于山东、浙江等地。

【采收加工】秋季采挖，燎去毛须，置沸水中略煮或蒸透后晒干，或燎后直接晒干。

【性状鉴别】呈纺锤形，有的略弯曲，长 2～3.5cm，直径 0.5～1cm。表面棕褐色或黑褐色，有纵皱纹，并有 6～10 个略隆起的环节，节上有未除净的棕色毛须和须根断痕；去净毛须者较光滑，环节不明显。质硬，经蒸煮者断面黄棕色或红棕色，角质样；生晒者断面色白而显粉性，内皮层环纹明显，中柱色较深，点状维管束散在。气香，味微苦。如图 8-147 所示。

【显微鉴别】粉末：浅棕色。分泌细胞类圆形，直径 35～72μm，内含淡黄棕色至红棕色分泌物，其周围 5～8 个细胞作放射状环列。

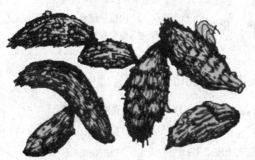

图 8-147　香附药材

表皮细胞多角形，常带有下皮纤维和厚壁细胞。下皮纤维成束，深棕色或红棕色，直径 7～22μm，壁厚。厚壁细胞类方形、类圆形或形状不规则，壁稍厚，纹孔明显。石细胞少数，类方形、类圆形或类多角形，壁较厚。

【化学成分】主含挥发油，油中主成分为 α-香附酮，按照挥发油测定法测定，本品含挥发油不得少于 1.0%（ml/g）。

【理化鉴别】取本品粉末 1g，加乙醚 5ml，放置 1 小时，时时振摇，滤过，滤液挥干，残渣加乙酸乙酯0.5ml 使溶解，作为供试品溶液。另取 α-香附酮对照品，加乙酸乙酯制成每 1ml 含 1mg 的溶液，作为对照品溶液。照薄层色谱法（通则 0502）试验，吸取上述两种溶液各 2μl，分别点于同一硅胶 GF$_{254}$ 薄层板上，以二氯甲烷-乙酸乙酯-冰醋酸（80:1:1）为展开剂，展开，取出，晾干，置紫外光灯（254nm）下检视。供试品色谱中，在与对照品色谱相应的位置上，显相同的深蓝色斑点；喷以二硝基苯肼试液，放置片刻，斑点渐变为橙红色。

【性味功效】辛、微苦、微甘，平。疏肝解郁，理气宽中，调经止痛。用量 6 ~ 10g。

天南星　Arisaematis Rhizoma

【来源】天南星科植物天南星 *Arisaema erubescens*（Wall.）Schott、异叶天南星 *Arisaema heterophyllum* Bl. 或东北天南星 *Arisaema amurense* Maxim. 的干燥块茎。

【产地】天南星和异叶天南星主产于全国大部分地区，东北天南星主产于东北、内蒙、河北等地。

【采收加工】秋、冬二季茎叶枯萎时采挖，除去须根及外皮，干燥。

【性状鉴别】呈扁球形，高 1 ~ 2cm，直径 1.5 ~ 6.5cm。表面类白色或淡棕色，较光滑，顶端有凹陷的茎痕，周围有麻点状根痕，有的块茎周边有小扁球状侧芽。质坚硬，不易破碎，断面不平坦，白色，粉性。气微辛，味麻辣。

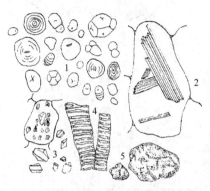

图 8 - 148　天南星粉末
1. 淀粉粒　2. 草酸钙针晶　3. 草酸钙方晶
4. 导管　5. 棕色块

【显微鉴别】粉末：类白色。淀粉粒以单粒为主，圆球形或长圆形，直径 2 ~ 17μm，脐点点状、裂缝状，大粒层纹隐约可见；复粒少数，由 2 ~ 12 分粒组成。草酸钙针晶散在或成束存在于黏液细胞中，长 63 ~ 131μm。草酸钙方晶多见于导管旁的薄壁细胞中，直径 3 ~ 20μm。如图 8 - 148 所示。

【化学成分】含总黄酮、三萜皂苷、原儿茶醛及多种氨基酸等。按高效液相色谱法测定，含总黄酮以芹菜素（$C_{15}H_{10}O_5$）计，不得少于 0.050%。

【性味功效】苦、辛，温；有毒。散结消肿。外用治痈肿，蛇虫咬伤。用量：制南星 3 ~ 9g；外用生品适量，研末以醋或酒调敷患处。

半夏　Pinelliae Rhizoma

【来源】天南星科植物半夏 *Pinellia ternata*（Thunb.）Breit. 的干燥块茎。

【产地】主产于四川、湖北等地。

【采收加工】夏、秋二季采挖，洗净，除去外皮和须根，晒干。

【性状鉴别】呈类球形，有的稍偏斜，直径 1 ~ 1.5cm。表面白色或浅黄色，顶端有凹陷的茎痕，周围密布麻点状根痕；下面钝圆，较光滑。质坚实，断面洁白，富粉性。气微，味辛辣、麻舌而刺喉。如图 8 - 149 所示。

【显微鉴别】粉末：类白色。淀粉粒甚多，单粒类圆形、半圆形或圆多角形，直径 2 ~ 20μm，脐点裂缝状、人字状或星状；复粒由 2 ~ 6 分粒组成。草酸钙针晶束存在于椭圆形黏液细胞中，或随处散在，针晶长 20 ~ 144μm。螺纹导管直径 10 ~ 24μm。如图 8 - 150 所示。

【化学成分】含淀粉、生物碱类、β - 谷甾醇 - D - 葡萄糖苷、黑尿酸、多种氨基酸、半夏蛋白、微量元素、原儿茶醛等。按高效液相色谱法测定，含总酸以琥珀酸（$C_4H_6O_4$）计，不得少于 0.25%。

【理化鉴别】取本品粉末 1g，加甲醇 10ml，加热回流 30 分钟，滤过，滤液挥至 0.5ml，作为供试品溶液。另取精氨酸对照品、丙氨酸对照品、缬氨酸对照品、亮氨酸对照品，加70% 甲醇制成每 1ml 各含 1mg 的混合溶液，作为对照品溶液。照薄层色谱法试验，吸取供试品溶液 5μl、对照品溶液 1μl，分别点于同一硅胶 G 薄层板上，以正丁醇 - 冰醋酸 - 水

(8:3:1) 为展开剂，展开，取出，晾干，喷以茚三酮试液，在105℃加热至斑点显色清晰。供试品色谱中，在与对照品色谱相应的位置上，显相同颜色的斑点。

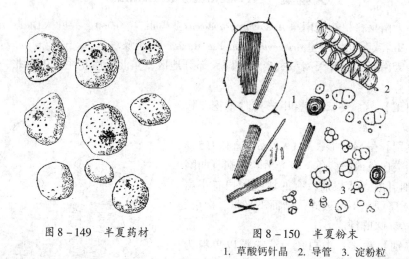

图 8－149　半夏药材

图 8－150　半夏粉末
1. 草酸钙针晶　2. 导管　3. 淀粉粒

【性味功效】辛、温；有毒。燥湿化痰，降逆止呕，消痞散结。用法用量：内服一般炮制后使用，3～9g。外用适量，磨汁涂或研末以酒调敷患处。注意：不宜与川乌、制川乌、草乌、制草乌、附子同用；生品内服宜慎。

拓展阅读

水半夏

为天南星科植物鞭檐犁头尖 *Typhonium flagelliforme*（Lodd.）Blume 的块茎。在广东、广西等地作半夏用。药材呈圆锥形、半圆形，高0.8～3cm，直径0.5～1.5cm；表面类白色或浅黄色，常残留有棕黄色外皮，全体有多数隐约可见的点状根痕；上端类圆形，有凸起的叶痕或芽痕，下端略尖；质坚实，断面白色，粉性；味辛辣、麻舌而刺喉。本品有毒。有燥湿化痰，无降逆止呕作用。

川贝母　Fritillariae Cirrhosae Bulbus

【来源】百合科植物川贝母 *Fritillaria cirrhosa* D. Don、暗紫贝母 *Fritillaria unibracteata* Hsiao et K. C. Hsia、甘肃贝母 *Fritillaria przewalskii* Maxim.、梭砂贝母 *Fritillaria delavayi* Franch.、太白贝母 *Fritillaria taipaiensis* P. Y. Li 或瓦布贝母 *Fritillaria unibracteata* Hsiao et K. C. Hsiavar wabuensis（S. Y. Tang et S. C. Yue）Z. D. Liu, S. Wang et S. C. Chen 的干燥鳞茎。按性状不同分别习称"松贝""青贝""炉贝"和"栽培品"。

【产地】主产于四川、甘肃、青海、西藏等地。

【采收加工】夏、秋二季或积雪融化后采挖，除去须根、粗皮及泥沙，晒干或低温干燥。

【性状鉴别】

1. 松贝　呈类圆锥形或近球形，高0.3～0.8cm，直径0.3～0.9cm。表面类白色。外层鳞叶2瓣，大小悬殊，大瓣紧抱小瓣，未抱部分呈新月形，习称"怀中抱月"；顶部闭合，内有类圆柱形、顶端稍尖的心芽和小鳞叶 1~2 枚；先端钝圆或稍尖，底部平，微凹入，中心有灰褐色的鳞茎盘，偶有残存须根。质硬而脆，断面白色，富粉性。气微，味微苦。

2. 青贝 呈类扁球形，高 0.4~1.4cm，直径 0.4~1.6cm。外层鳞叶 2 瓣，大小相近，相对抱合，顶部开裂，内有心芽和小鳞叶 2~3 枚及细圆柱形的残茎。

3. 炉贝 呈长圆锥形，高 0.7~2.5cm，直径 0.5~2.5cm。表面类白色或浅棕黄色，有的具棕色斑点。外层鳞叶 2 瓣，大小相近，顶部开裂而略尖，基部稍尖或较钝。

栽培品呈类扁球形或短圆柱形，高 0.5~2cm，直径 1~2.5cm。表面类白色或浅棕黄色，稍粗糙，有的具浅黄色斑点。外层鳞叶 2 瓣，大小相近，顶部多开裂而较平。如图 8-151 所示。

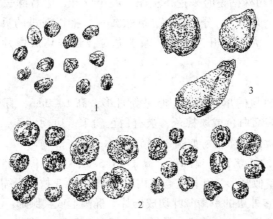

图 8-151 川贝母药材
1. 松贝 2. 青贝 3. 炉贝

【显微鉴别】粉末：类白色或浅黄色。

1. 松贝、青贝及栽培品 淀粉粒甚多，广卵形、长圆形或不规则圆形，有的边缘不平整或略作分枝状，直径 5~64μm，脐点短缝状、点状、人字状或马蹄状，层纹隐约可见。表皮细胞类长方形，垂周壁微波状弯曲，偶见不定式气孔，圆形或扁圆形。螺纹导管直径 5~26μm。

2. 炉贝 淀粉粒广卵形、贝壳形、肾形或椭圆形，直径约至 60μm，脐点人字状、星状或点状，层纹明显。螺纹导管和网纹导管直径可达 64μm。如图 8-152 所示。

【化学成分】主含异甾体和甾体生物碱类成分、如西贝母碱、贝母素甲、贝母素乙、贝母辛等。按高效液相色谱法测定，含总生物碱以西贝母碱（$C_{27}H_{43}NO_3$）计，不得少于 0.050%。

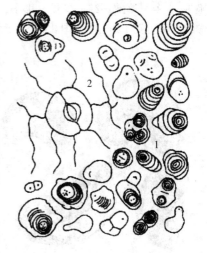

图 8-152 川贝母（暗紫贝母）粉末
1. 淀粉粒 2. 气孔与表皮细胞

【理化鉴别】取本品粉末 10g，加浓氨试液 10ml，密塞，浸泡 1 小时，加二氯甲烷 40ml，超声处理 1 小时，滤过，滤液蒸干，残渣加甲醇 0.5ml 使溶解，作为供试品溶液。另取贝母素乙对照品，加甲醇制成每 1ml 含 1mg 的溶液，作为对照品溶液。照薄层色谱法试验，吸取供试品溶液 1~6μl 对照品溶液 2μl，分别点于同一硅胶 G 薄层板上，以乙酸乙酯

–甲醇–浓氨试液–水（18∶2∶1∶0.1）为展开剂，展开，取出，晾干，依次喷以稀碘化铋钾试液和亚硝酸钠乙醇试液。供试品色谱中，在与对照品色谱相应的位置上，显相同颜色的斑点。

【性味功效】苦、甘，微寒。清热润肺，化痰止咳，散结消痈。用量3~10g；研粉冲服，一次1~2g。注意：不宜与川乌、制川乌、草乌、制草乌、附子同用。

浙贝母 Fritillariae Thunbergii Bulbus

【来源】百合科植物浙贝母 *Fritillaria thunbergii* Miq. 的干燥鳞茎。

【产地】主产于浙江。

【采收加工】初夏植株枯萎时采挖，洗净。大小分开，大者除去芯芽，习称"大贝"；小者不去芯芽，习称"珠贝"。分别撞擦，除去外皮，拌以锻过的贝壳粉，吸去擦出的浆汁，干燥；或取鳞茎，大小分开，洗净，除去芯芽，趁鲜切成厚片，洗净，干燥，习称"浙贝片"。

【性状鉴别】

1. 大贝 呈鳞茎外层的单瓣鳞叶，略呈新月形，高1~2cm，直径2~3.5cm。外表面类白色至淡黄色，内表面白色或淡棕色，被有白色粉末。质硬而脆，易折断，断面白色至黄白色，富粉性。气微，味微苦。如图8-153所示。

2. 珠贝 呈完整的鳞茎，呈扁圆形，高1~1.5cm，直径1~2.5cm。表面类白色，外层鳞叶2瓣，肥厚，略似肾形，互相抱合，内有小鳞叶2~3枚和干缩的残茎。

3. 浙贝片 呈鳞茎外层的单瓣鳞叶切成的片。椭圆形或类圆形，直径1~2cm，边缘表面淡黄色，切面平坦，粉白色。质脆，易折断，断面粉白色，富粉性。

【显微鉴别】粉末：淡黄白色。淀粉粒甚多，单粒卵形、广卵形或椭圆形，直径6~56μm，层纹不明显。表皮细胞类多角形或长方形，垂周壁连珠状增厚；气孔少见，副卫细胞4~5个。草酸钙结晶少见，细小，多呈颗粒状，有的呈梭形、方形或细杆状。导管多为螺纹，直径至18μm。如图8-154所示。

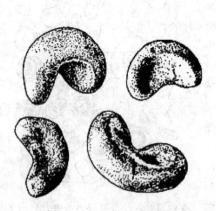

图8-153 浙贝母药材

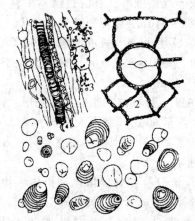

图8-154 浙贝母粉末
1. 淀粉粒 2. 表皮细胞及气孔 3. 草酸钙方晶 4. 导管

【化学成分】含贝母素甲、贝母素乙等甾体醇类生物碱。按高效液相色谱法测定，含贝母素甲（$C_{27}H_{45}NO_3$）和贝母素乙（$C_{27}H_{43}NO_3$）的总量，不得少于0.080%。

【理化鉴别】取本品粉末5g，加浓氨试液2ml与三氯甲烷20ml，放置过夜，滤过，取滤液 8ml，蒸干，残渣加三氯甲烷 1ml 使溶解，作为供试品溶液。另取贝母素甲对照品、贝母素乙对照品，加三氯甲烷制成每 1ml 各含 2mg 的混合溶液，作为对照品溶液。照薄层色谱法（通则 0502）试验，吸取供试品溶液 10~20μl、对照品溶液 10μl，分别点于同一硅胶 G 薄层板上，以乙酸乙酯-甲醇-浓氨试液（17:2:1）为展开剂，展开，取出，晾干，喷以稀碘化铋钾试液。供试品色谱中，在与对照品色谱相应的位置上，显相同颜色的斑点。

【性味功效】苦，寒。清热化痰止咳，解毒散结消痈。用量 5~10g。

百合　Lilii Bulbus

【来源】百合科植物卷丹 *Lilium lancifolium* Thunb.、百合 *Lilium brownii* F. E. Brown var. viridulum Baker 或细叶百合 *Lilium pumilum* DC. 的干燥肉质鳞叶。

【产地】主产于江苏、浙江、湖南、安徽等地。

【采收加工】秋季采挖，洗净，剥取鳞叶，置沸水中略烫，干燥。

【性状鉴别】呈长椭圆形，长 2~5cm，宽 1~2cm，中部厚 1.3~4mm。表面黄白色至淡棕黄色，有的微带紫色，有数条纵直平行的白色维管束。顶端稍尖，基部较宽，边缘薄，微波状，略向内弯曲。质硬而脆，断面较平坦，角质样。气微，味微苦。如图 8-155 所示。

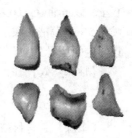

图 8-155　百合药材

【化学成分】含甾体皂苷、多糖、秋水仙碱、脑磷脂、卵磷脂、氨基酸等。

【性味功效】甘，寒。养阴润肺，清心安神。用量 6~12g。

黄精　Polygonati Rhizoma

【来源】百合科植物滇黄精 *Polygonatum kingianum* Coll. et Hemsl.、黄精 *Polygonatum sibiricum* Red. 或多花黄精 *Polygonatum cyrtonema* Hua 的干燥根茎。按形状不同，习称"大黄精""鸡头黄精""姜形黄精"。

【产地】黄精主产于河北、内蒙古、陕西等地；多花黄精主产于贵州、湖南、云南等地；滇黄精主产于贵州、广西、云南等地。

【采收加工】春、秋二季采挖，除去须根，洗净，置沸水中略烫或蒸至透心，干燥。

【性状鉴别】

1. 大黄精　呈肥厚肉质的结节块状，结节长可达 10cm 以上，宽 3~6cm，厚 2~3cm。表面淡黄色至黄棕色，具环节，有皱纹及须根痕，结节上侧茎痕呈圆盘状，圆周凹入，中部突出。质硬而韧，不易折断，断面角质，淡黄色至黄棕色。气微，味甜，嚼之有黏性。

2. 鸡头黄精　呈结节状弯柱形，长 3~10cm，直径 0.5~1.5cm。结节长 2~4cm，略呈圆锥形，常有分枝。表面黄白色或灰黄色，半透明，有纵皱纹，茎痕圆形，直径 5~8mm。

3. 姜形黄精　呈长条结节块状，长短不等，常数个块状结节相连。表面灰黄色或黄褐色，粗糙，结节上侧有突出的圆盘状茎痕，直径 0.8~1.5cm。味苦者不可药用。如图 8-156 所示。

【显微鉴别】横切面

1. 大黄精　表皮细胞外壁较厚。薄壁组织间散有多数大的黏液细胞，内含草酸钙针晶

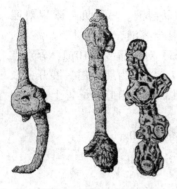

图 8 - 156　黄精药材

束。维管束散列，大多为周木型。

2. 鸡头黄精、姜形黄精　维管束多为外韧型。

【化学成分】含多糖、低聚糖、氨基酸等。按紫外 - 可见分光光度法测定，本品含黄精多糖以无水葡萄糖（$C_6H_{12}O_6$）计，不得少于 7.0%。

【理化鉴别】取本品粉末 1g，加 70% 乙醇 20ml，加热回流 1 小时，抽滤，滤液蒸干，残渣加水 10ml 使溶解，加正丁醇振摇提取 2 次，每次 20ml，合并正丁醇液，蒸干，残渣加甲醇 1ml 使溶解，作为供试品溶液。另取黄精对照药材 1g，同法制成对照药材溶液。照薄层色谱法（通则 0502）试验，吸取上述两种溶液各 10μl，分别点于同一硅胶 G 薄层板上，以石油醚（60 ~ 90℃）- 乙酸乙酯 - 甲酸（5:2:0.1）为展开剂，展开，取出，晾干，喷以 5% 香草醛硫酸溶液，在 105℃加热至斑点显色清晰。供试品色谱中，在与对照药材色谱相应的位置上，显相同颜色的斑点。

【性味功效】甘，平。补气养阴，健脾，润肺，益肾。用量 9 ~ 15g。

重楼　Paridis Rhizoma

【来源】百合科植物云南重楼 *Paris polyphylla* Smith var. yunnanensis（Franch.）Hand. - Mazz. 或七叶一枝花 *Paris polyphylla* Smith var. chinensis（Franch.）Hara 的干燥根茎。

【产地】主产于云南、四川、广东等地。

【采收加工】秋季采挖，除去须根，洗净，晒干。

【性状鉴别】呈结节状扁圆柱形，略弯曲，长 5 ~ 12cm，直径 1.0 ~ 4.5cm。表面黄棕色或灰棕色，外皮脱落处呈白色；密具层状突起的粗环纹，一面结节明显，结节上具椭圆形凹陷茎痕，另一面有疏生的须根或疣状须根痕。顶端具鳞叶和茎的残基。质坚实，断面平坦，白色至浅棕色，粉性或角质。气微，味微苦、麻。如图 8 - 157 所示。

【显微鉴别】粉末：白色。淀粉粒甚多，类圆形、长椭圆形或肾形，直径 3 ~ 18μm。草酸钙针晶成束或散在，长 80 ~ 250μm。梯纹导管及网纹导管直径 10 ~ 25μm。

【化学成分】含甾体皂苷、薯蓣皂苷元和偏诺皂苷元的二、三、四糖苷。按高效液相色谱法测定，含重楼皂苷

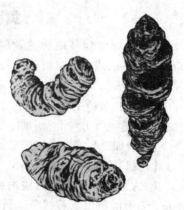

图 8 - 157　重楼药材

I（$C_{44}H_{70}O_{16}$），重楼皂苷 II（$C_{51}H_{82}O_{20}$），重楼皂苷 VI（$C_{39}H_{62}O_{13}$）和重楼皂苷 VII（$C_{51}H_{82}O_{21}$）的总量不得少于 0.60%。

【性味功效】苦，微寒；有小毒。清热解毒，消肿止痛，凉肝定惊。用量 3 ~ 9g。

玉竹　Polygonati Odorati Rhizoma

【来源】百合科植物玉竹 *Polygonatum ordoratum*（Mill.）Druce 的干燥根茎。

【产地】主产于湖南、河南、江苏等地。

【采收加工】秋季采挖，除去须根，洗净；晒至柔软后，反复揉搓、晾晒至无硬心，晒干；或蒸透后，揉至半透明，晒干。

【性状鉴别】呈长圆柱形，略扁，少有分枝，长 4～18cm，直径 0.3～1.6cm。表面黄白色或淡黄棕色，半透明，具纵皱纹和微隆起的环节，有白色圆点状的须根痕和圆盘状茎痕。质硬而脆或稍软，易折断，断面角质样或显颗粒性。气微，味甘，嚼之发黏。如图 8－158 所示。

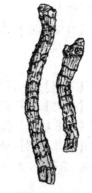

图 8－158　玉竹药材

【显微鉴别】横切面：表皮细胞扁圆形或扁长方形，外壁稍厚，角质化。薄壁组织中散有多数黏液细胞，直径 80～140μm，内含草酸钙针晶束。维管束外韧型，稀有周木型，散列。

【化学成分】含玉竹多糖类、白屈菜酸、山奈素、阿拉伯糖苷等。按高效液相色谱法测定，含玉竹多糖以葡萄糖（$C_6H_{12}O_6$）计，不得少于 6.0%。

【性味功效】甘，微寒。养阴润燥，生津止渴。用量 6～12g。

知母　Anemarrhenae Rhizoma

【来源】百合科植物知母 *Anemarrhena asphodeloides* Bge. 的干燥根茎。

【产地】主产于河北、山西、河南、内蒙等地。

【采收加工】春、秋二季采挖，除去须根和泥沙，晒干，习称"毛知母"；或除去外皮，晒干。

【性状鉴别】呈长条状，微弯曲，略扁，偶有分枝，长 3～15cm，直径 0.8～1.5cm，一端有浅黄色的茎叶残痕。表面黄棕色至棕色，上面有一凹沟，具紧密排列的环状节，节上密生黄棕色的残存叶基，由两侧向根茎上方生长；下面隆起而略皱缩，并有凹陷或突起的点状根痕。质硬，易折断，断面黄白色。气微，味微甜、略苦，嚼之带黏性。如图 8－159 所示。

【显微鉴别】粉末：黄白色。黏液细胞类圆形、椭圆形或梭形，直径 53～247μm，胞腔内含草酸钙针晶束。草酸钙针晶成束或散在，长 26～110μm。如图 8－160 所示。

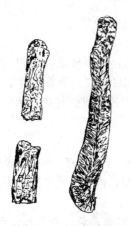

图 8－159　知母药材

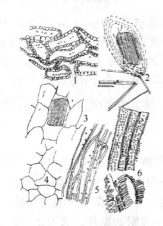

图 8－160　知母粉末
1. 木化厚壁细胞　2. 黏液细胞含草酸钙针晶束
3. 草酸钙针晶　4. 木栓细胞　5. 纤维束　6. 导管

【化学成分】含知母皂苷、异菝葜皂苷、知母多糖、芒果苷等。按高效液相色谱法测定，本品含芒果苷（$C_{19}H_{18}O_{11}$）不得少于 0.70%；含知母皂苷 B Ⅱ（$C_{45}H_{76}O_{19}$）不得少于3.0%。

【性味功效】苦、甘,寒。清热泻火,滋阴润燥。用量6~12g。

土茯苓　Smilacis Glabrae Rhizoma

【来源】百合科植物光叶菝葜 *Smilax glabra* Roxb. 的干燥根茎。

【产地】主产于广东、湖南、湖北等地。

【采收加工】夏、秋二季采挖,除去须根,洗净,干燥;或趁鲜切成薄片,干燥。

【性状鉴别】呈圆柱形,稍扁或呈不规则条块,有结节状隆起,具短分枝,长5~22cm,直径2~5cm。表面黄棕色或灰褐色,凹凸不平,有坚硬的须根残基,分枝顶端有圆形芽痕,有的外皮现不规则裂纹,并有残留的鳞叶。质坚硬。切片呈长圆形或不规则,厚1~5mm,边缘不整齐;切面类白色至淡红棕色,粉性,可见点状维管束及多数小亮点;质略韧,折断时有粉尘飞扬,以水湿润后有黏滑感。气微,味微甘、涩。如图8-161所示。

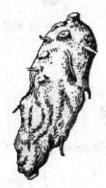

图8-161　土茯苓药材

【显微鉴别】粉末:淡棕色。淀粉粒甚多,单粒类球形、多角形或类方形,直径8~48μm,脐点裂缝状、星状、三叉状或点状,大粒可见层纹;复粒由2~4分粒组成。草酸钙针晶束存在于黏液细胞中或散在,针晶长40~144μm,直径约5μm。石细胞类椭圆形、类方形或三角形,直径25~128μm,孔沟细密;另有深棕色石细胞,长条形,直径约50μm,壁三面极厚,一面菲薄。纤维成束或散在,直径22~67μm。具缘纹孔导管及管胞多见,具缘纹孔大多横向延长。

【化学成分】含皂苷、鞣质、淀粉等。按高效液相色谱法测定,含落新妇苷($C_{21}H_{22}O_{11}$)不得少于0.45%.

【性味功效】甘、淡,平。解毒,除湿,通利关节。用量15~60g。

山药　Dioscoreae Rhizoma

【来源】薯蓣科植物薯蓣 *Dioscorea opposita* Thunb. 的干燥根茎。

【产地】主产于河南、河北、山西、山东等地。

【采收加工】冬季茎叶枯萎后采挖,切去根头,洗净,除去外皮和须根,干燥,习称"毛山药片";或除去外皮,趁鲜切厚片,干燥,称为"山药片";也有选择肥大顺直的干燥山药,置清水中,浸至无干心,闷透,切齐两端,用木板搓成圆柱状,晒干,打光,习称"光山药"。

【性状鉴别】

1. 毛山药　略呈圆柱形,弯曲而稍扁,长15~30cm,直径1.5~6cm。表面黄白色或淡黄色,有纵沟、纵皱纹及须根痕,偶有浅棕色外皮残留。体重,质坚实,不易折断,断面白色,粉性。气微,味淡、微酸,嚼之发黏。

2. 山药片　呈不规则的厚片,皱缩不平,切面白色或黄白色,质坚脆,粉性。气微,味淡、微酸。

3. 光山药　呈圆柱形,两端平齐,长9~18cm,直径1.5~3cm。表面光滑,白色或黄白色。如图8-162所示。

【显微鉴别】粉末:类白色。淀粉粒单粒扁卵形、三角状卵形、类圆形或矩圆形,直径8~35μm,脐点点状、人字状、十字状或短缝状,可见层纹;复粒稀少,由2~3分粒组成。

草酸钙针晶束存在于黏液细胞中，长约至240μm，针晶粗2～5μm。具缘纹孔导管、网纹导管、螺纹导管及环纹导管直径12～48μm。如图8－163所示。

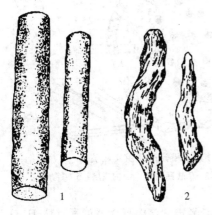

图8－162　山药药材
1. 光山药　2. 毛山药

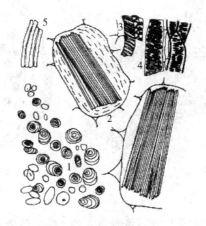

图8－163　山药粉末
1. 淀粉粒　2. 草酸钙针晶　3. 导管　4. 筛管　5. 纤维

【化学成分】含山药多糖、胆碱、糖蛋白、多酚氧化酶、维生素C、黏液质等。

【理化鉴别】取本品粉末5g，加二氯甲烷30ml，加热回流2小时，滤过，滤液蒸干，残渣加二氯甲烷1ml使溶解，作为供试品溶液。另取山药对照药材5g，同法制成对照药材溶液。照薄层色谱法（通则0502）试验，吸取上述两种溶液各4μl，分别点于同一硅胶G薄层板上，以乙酸乙酯－甲醇－浓氨试液（9:1:0.5）为展开剂，展开，取出，晾干，喷以10%磷钼酸乙醇溶液，在105℃加热至斑点显色清晰。供试品色谱中，在与对照药材色谱相应的位置上，显相同颜色的斑点。

【性味功效】甘，平。补脾养胃，生津益肺，补肾涩精。用量15～30g。

射干　Belamcandae Rhizoma

【来源】鸢尾科植物射干 *Belamcanda chinensis* （L.）DC. 的干燥根茎。

【产地】主产于河南、湖北等地。

【采收加工】春初刚发芽或秋末茎叶枯萎时采挖，除去须根和泥沙，干燥。

【性状鉴别】呈不规则结节状，长3～10cm，直径1～2cm。表面黄褐色、棕褐色或黑褐色，皱缩，有较密的环纹。上面有数个圆盘状凹陷的茎痕，偶有茎基残存；下面有残留细根及根痕。质硬，断面黄色，颗粒性。气微，味苦、微辛。如图8－164所示。

【显微鉴别】

1. 横切面　表皮有时残存。木栓细胞多列。皮层稀有叶迹维管束；内皮层不明显。中柱维管束为周木型和外韧型，靠外侧排列较紧密。薄壁组织中含有草酸钙柱晶、淀粉粒及油滴。如图8－165所示。

2. 粉末　橙黄色。草酸钙柱晶较多，棱柱形，多已破碎，完整者长49～240（315）μm，直径约至49μm。淀粉粒单粒圆形或椭圆形，直径2～17μm，脐点点状；复粒极少，由2～5分粒组成。薄壁细胞类圆形或椭圆形，壁稍厚或连珠状增厚，有单纹孔。木栓细胞棕色，垂周壁微波状弯曲，有的含棕色物。

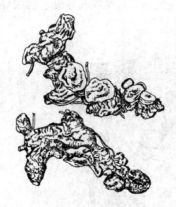

图 8-164 射干药材

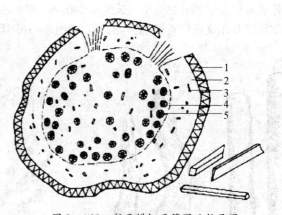

图 8-165 射干横切面简图及柱晶图
1. 木栓层 2. 皮层 3. 草酸钙柱晶 4. 内皮层 5. 维管束

【化学成分】含异黄酮类成分。按高效液相色谱法测定，含次野鸢尾黄素（$C_{20}H_{18}O_8$）不得少于 0.10%。

【性味功效】苦，寒。清热解毒，消痰，利咽。用量 3~10g。

莪术 Curcumae Rhizoma

【来源】姜科植物蓬莪术 *Curcuma phaeocaulis* Val.、广西莪术 *Curcuma kwangsiensis* S. G. Lee et C. F. Liang 或温郁金 *Curcuma wenyujin* Y. H. Chen et C. Ling 的干燥根茎。后者习称"温莪术"。

【产地】蓬莪术主产于四川、福建、广东等地；广西莪术主产于广西；温莪术主产于浙江、四川、江西等地。

【采收加工】冬季茎叶枯萎后采挖，洗净，蒸或煮至透心，晒干或低温干燥后除去须根和杂质。

【性状鉴别】

1. 蓬莪术 呈卵圆形、长卵形、圆锥形或长纺锤形，顶端多钝尖，基部钝圆，长 2~8cm，直径 1.5~4cm。表面灰黄色至灰棕色，上部环节突起，有圆形微凹的须根痕或残留的须根，有的两侧各有 1 列下陷的芽痕和类圆形的侧生根茎痕，有的可见刀削痕。体重，质坚实，断面灰褐色至蓝褐色，蜡样，常附有灰棕色粉末，皮层与中柱易分离，内皮层环纹棕褐色。气微香，味微苦而辛。如图 8-166 所示。

2. 广西莪术 环节稍突起，断面黄棕色至棕色，常附有淡黄色粉末，内皮层环纹黄白色。

3. 温莪术 断面黄棕色至棕褐色，常附有淡黄色至黄棕色粉末。气香或微香。

【显微鉴别】

1. 本品横切面 木栓细胞数列，有时已除去。皮层散有叶迹维管束；内皮层明显。中柱较宽，维管束外韧型，散在，沿中柱鞘部位的维管束较小，排列较密。薄壁细胞充满糊化的淀粉粒团块，薄壁组织中有含金黄色油状物的细胞散在。如图 8-167 所示。

2. 粉末 黄色或棕黄色。油细胞多破碎，完整者直径 62~110μm，内含黄色油状分泌物。导管多为螺纹导管、梯纹导管，直径 20~65μm。纤维孔沟明显，直径 15~35μm。淀粉粒大多糊化。

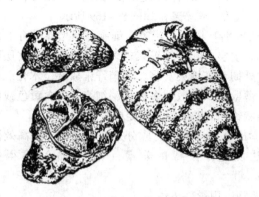
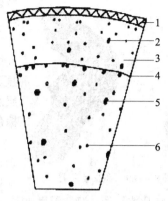

图 8 - 166　莪术（蓬莪术）药材

图 8 - 167　莪术（蓬莪术）横切面简图
1. 木栓层　2. 叶迹维管束　3. 皮层
4. 内皮层　5. 维管束　6. 油细胞

【化学成分】含挥发油，油中主要为莪术醇、吉马酮等，其中莪术醇和吉马酮为抗癌有效成分。按挥发油测定法测定，本品含挥发油不得少于 1.5%（ml/g）。

【性味功效】辛、苦，温。行气破血，消积止痛。用量 6～9g。

姜黄　Curcumae Longae Rhizoma

【来源】姜科植物姜黄 *Curcuma longa* L. 的干燥根茎。

【产地】主产于四川、福建、广东等地。

【采收加工】冬季茎叶枯萎时采挖，洗净，煮或蒸至透心，晒干，除去须根。

【性状鉴别】呈不规则卵圆形、圆柱形或纺锤形，常弯曲，有的具短叉状分枝，长 2～5cm，直径 1～3cm。表面深黄色，粗糙，有皱缩纹理和明显环节，并有圆形分枝痕及须根痕。质坚实，不易折断，断面棕黄色至金黄色，角质样，有蜡样光泽，内皮层环纹明显，维管束呈点状散在。气香特异，味苦、辛。如图 8 - 168 所示。

【显微鉴别】横切面：表皮细胞扁平，壁薄。皮层宽广，有叶迹维管束；外侧近表皮处有 6～8 列木栓细胞，扁平；内皮层细胞凯氏点明显。中柱鞘为 1～2 列薄壁细胞；维管束外韧型，散列，近中柱鞘处较多，向内渐减少。薄壁细胞含油滴、淀粉粒及红棕色色素。

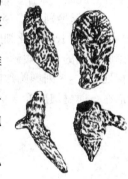

图 8 - 168　姜黄药材

【化学成分】含挥发油。油中主要为龙脑、姜黄烯、姜黄素等。按高效液相色谱法测定，含姜黄素（$C_{21}H_{20}O_6$）不得少于 1.0%。

【性味功效】辛、苦，温。破血行气，通经止痛。用量 3～10g。

高良姜　Alpiniae Officinarum Rhizoma

【来源】姜科植物高良姜 *Alpinia officinarum* Hance 的干燥根茎。

【产地】主产于广东、海南、广西等地。

【采收加工】夏末秋初采挖，除去须根和残留的鳞片，洗净，切段，晒干。

【性状鉴别】呈圆柱形，多弯曲，有分枝，长 5～9cm，直径 1～1.5cm。表面棕红色至暗褐色，有细密的纵皱纹和灰棕色的波状环节，节间长 0.2～1cm，一面有圆形的根痕。质

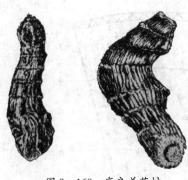

图 8-169 高良姜药材

坚韧，不易折断，断面灰棕色或红棕色，纤维性，中柱约占1/3。气香，味辛辣。如图8-169所示。

【显微鉴别】横切面：表皮细胞外壁增厚，有的含红棕色物。皮层中叶迹维管束较多，外韧型。内皮层明显。中柱外韧型维管束甚多，束鞘纤维成环，木化。皮层及中柱薄壁组织中散有多数分泌细胞，内含黄色或红棕色树脂状物；薄壁细胞充满淀粉粒。

【化学成分】含黄酮类成分及挥发油等。按高效液相色谱法测定，含高良姜素（$C_{15}H_{10}O_5$）不得少于0.70%。

【性味功效】辛，热。温胃止呕，散寒止痛。用量3~6g。

天麻 Gastrodiae Rhizoma

【来源】兰科植物天麻 *Gastrodia elata* Bl. 的干燥块茎。

【产地】主产于四川、云南、贵州、安徽等地。

【采收加工】立冬后至次年清明前采挖，立即洗净，蒸透，敞开低温干燥。

【性状鉴别】呈椭圆形或长条形，略扁，皱缩而稍弯曲，长3~15cm，宽1.5~6cm，厚0.5~2cm。表面黄白色至黄棕色，有纵皱纹及由潜伏芽排列而成的横环纹多轮，有时可见棕褐色菌索。顶端有红棕色至深棕色鹦嘴状的芽或残留茎基；另端有圆脐形疤痕。质坚硬，不易折断，断面较平坦，黄白色至淡棕色，角质样。气微，味甘。如图8-170所示。

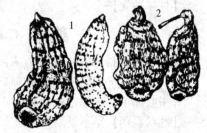

图 8-170 天麻药材
1. 冬麻 2. 春麻

【显微鉴别】1. 横切面 表皮有残留，下皮由2~3列切向延长的栓化细胞组成。皮层为10数列多角形细胞，有的含草酸钙针晶束。较老块茎皮层与下皮相接处有2~3列椭圆形厚壁细胞，木化，纹孔明显。中柱占绝大部分，有小型周韧维管束散在；薄壁细胞亦含草酸钙针晶束。如图8-171所示。

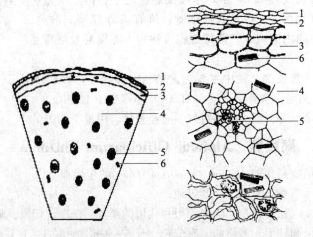

图 8-171 天麻横切面图
1. 表皮 2. 下皮 3. 皮层 4. 中柱 5. 维管束 6. 针晶束

2. 粉末 黄白色至黄棕色。厚壁细胞椭圆形或类多角形，直径 70～180μm，壁厚 3～8μm，木化，纹孔明显。草酸钙针晶成束或散在，长 25～75（93）μm。用醋酸甘油水装片观察含糊化多糖类物的薄壁细胞无色，有的细胞可见长卵形、长椭圆形或类圆形颗粒，遇碘液显棕色或淡棕紫色。螺纹导管、网纹导管及环纹导管直径 8～30μm。如图 8－172 所示。

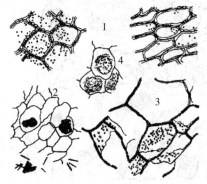

图 8－172　天麻粉末
1. 厚壁细胞　2. 草酸钙针晶　3. 薄壁细胞
4. 含糊化多糖类物薄壁细胞

【化学成分】含天麻素（天麻苷）、对羟基苯甲醇、香荚兰醛、维生素 A 类物质等。按高效液相色谱法测定，含天麻素（$C_{13}H_{18}O_7$）和对羟基苯甲醇（$C_7H_8O_2$）的总量不得少于 0.25%。

【理化鉴别】取本品粉末 0.5g，加 70% 甲醇 5ml，超声处理 30 分钟，滤过，取滤液作为供试品溶液。另取天麻对照药材 0.5g，同法制成对照药材溶液。再取天麻素对照品，加甲醇制成每 1ml 含 1mg 的溶液，作为对照品溶液。照薄层色谱法（通则 0502）试验，吸取供试品溶液 10μl、对照药材溶液及对照品溶液各 5μl，分别点于同一硅胶 G 薄层板上，以乙酸乙酯－甲醇－水（9:1:0.2）为展开剂，展开，取出，晾干，喷以 10% 磷钼酸乙醇溶液，在 105℃ 加热至斑点显色清晰。供试品色谱中，在与对照药材色谱和对照品色谱相应的位置上，显相同颜色的斑点。

【性味功效】甘，平。息风止痉，平抑肝阳，祛风通络。用量 3～10g。

拓展阅读

天麻的采收

冬天以后至清明采挖的天麻称为"冬麻"，因而质地饱满，坚实而重，其先端有未萌发的红色的顶芽，质较佳。立夏前采挖者为"春麻"，块茎外形干瘪，质地轻泡，断面常呈空洞状，质较次。商品天麻多为冬麻。

白及　Bletillae Rhizoma

【来源】兰科植物白及 *Bletilla striata*（Thunb.）Reichb. f. 的干燥块茎。

【产地】主产于贵州、四川、云南等地。

【采收加工】夏、秋二季采挖，除去须根，洗净，置沸水中煮或蒸至无白心，晒至半干，除去外皮，晒干。

【性状鉴别】呈不规则扁圆形，多有 2～3 个爪状分枝，长 1.5～5cm，厚 0.5～1.5cm。表面灰白色或黄白色，有数圈同心环节和棕色点状须根痕，上面有突起的茎痕，下面有连接另一块茎的痕迹。质坚硬，不易折断，断面类白色，角质样。气微，味苦，嚼之有黏性。如图 8－173 所示。

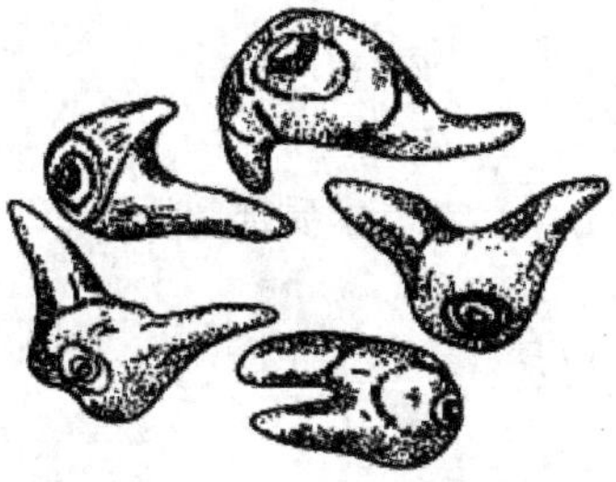

图 8－173　白及药材

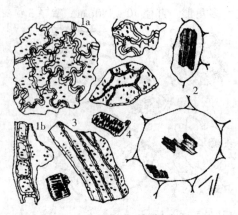

图 8 - 174　白及粉末

1. 表皮细胞（a. 表面观 b. 侧面观）　2. 草酸钙针晶　3. 纤维束　4. 导管

【显微鉴别】粉末：淡黄白色。表皮细胞表面观垂周壁波状弯曲，略增厚，木化，孔沟明显。草酸钙针晶束存在于大的类圆形黏液细胞中，或随处散在，针晶长 18～88μm。纤维成束，直径 11～30μm，壁木化，具人字形或椭圆形纹孔；含硅质块细胞小，位于纤维周围，排列纵行。梯纹导管、具缘纹孔导管及螺纹导管直径 10～32μm。糊化淀粉粒团块无色。如图 8 - 174 所示。

【化学成分】含白及甘露聚糖。

【性味功效】苦、甘、涩，微寒。收敛止血，消肿生肌。用量 6～15g；研末吞服 3～6g。不宜与川乌、制川乌、草乌、制草乌、附子同用。

岗位对接

　　依据 2015 年版《中华人民共和国职业分类大典》，中药学专业对应岗位的工种主要是中药调剂员、中药质检员、中药炮制与配制工三种职业工种。其要求是：①熟练掌握根及根茎类中药的鉴别方法。②具有根及根茎类中药品种真伪鉴定、品质优劣鉴定的技能。③会依据《中国药典》等国家药品标准对根及根茎类中药进行鉴别。

目标检测

一、最佳选择题

1. 附子常见的商品规格有（　　）。

　A. 泥附子、盐附子、白附子　　　　　　B. 盐附子、黑顺片、白附片

　C. 泥附子、黑顺片、白附子　　　　　　D. 黑顺片、白附片、黄顺片

　E. 盐附子、黄顺片、黑顺片

2. 味微甜，嚼之微有豆腥味的是（　　）。

　A. 甘草　　　　B. 黄芪　　　　C. 栀子　　　　D. 葛根　　　　E. 山药

3. 白芍的加工方法是（　　）。

　A. 烫　　　　B. 蒸　　　　C. 煮　　　　D. 发汗　　　　E. 熏

4. 何首乌异型维管束的存在部位是（　　）。

　A. 皮层　　　　　　　　　　B. 韧皮部　　　　　　　　　　C. 木质部

　D. 木栓层内方和韧皮部外方　　E. 木栓层内侧

5. 在显微镜下测量细胞及细胞内含物等的大小时使用的长度单位是（　　）。

　A. cm　　　　B. mm　　　　C. μm　　　　D. nm　　　　E. μl

6. 非异型维管束所形成的性状特征是（　　）。

　A. 车轮纹　　　　B. 同心环纹　　　　C. 星点　　　　D. 云锦花纹　　　　E. 罗盘纹

7. 地黄的主产地是（　　　）。
   A. 河北　　　B. 陕西　　　C. 河南　　　D. 江苏　　　E. 山东

8. 新疆紫草皮部常呈条形片状，数层重叠，是由于哪个组织的存在引起的（　　　）。
   A. 形成层　　　　　　　B. 石细胞环带　　　　　　　C. 纤维环带
   D. 厚壁组织成层状排列　　　E. 木栓层

9. 断面皮部呈墨绿色或棕色的中药材是（　　　）。
   A. 胡黄连　　　B. 巴戟天　　　C. 茜草　　　D. 续断　　　E. 玄参

10. 播种在山林野生状态下自然生长的人参是（　　　）。
    A. 园参　　　B. 籽海　　　C. 野参　　　D. 种参　　　E. 山参

11. 人参的"芋"是何种器官（　　　）。
    A. 支根　　　　　　　B. 侧根　　　　　　　C. 块根
    D. 芦头上的不定根　　　E. 根茎

12. 红参的产地加工方法为（　　　）。
    A. 去须根、晒干　　　　　　　B. 去须根、烘干
    C. 去须根、蒸后晒干和烘干　　　D. 不去须根、晒干
    E. 不去须根、晒干和烘干

13. 人参的主要有效成分为（　　　）。
    A. 生物碱　　　B. 鞣质　　　C. 皂苷　　　D. 黄酮　　　E. 多糖

14. 人参皂苷中活性最显著的是（　　　）。
    A. 达玛烷系三萜皂苷　　　　　　B. 人参皂苷 Rb　　　　　　C. 人参皂苷 Re
    D. 人参皂苷 R　　　　　　　　　E. 人参皂苷 Rg

15. 西洋参区别于人参的特征性成分是（　　　）。
    A. 人参皂苷 Rb　　　　　　B. 人参皂苷 Re　　　　　　C. 人参皂苷 Rg
    D. 拟人参皂苷 F　　　　　　E. 人参皂苷 R

16. 三七加工时剪下的芦头、支根、须根晒干后，其商品规格分别是（　　　）。
    A. 剪口、筋条、绒根　　　　　　B. 筋条、剪口、绒根
    C. 芦头、筋条、绒根　　　　　　D. 芦头、腿、须
    E. 根头、支根、须

17. 西洋参的原主产地为（　　　）。
    A. 中国　　　　　　　B. 韩国　　　　　　　C. 西班牙
    D. 美国和韩国　　　　　E. 美国和加拿大

18. 含草酸钙簇晶的中药材有（　　　）。
    A. 大黄、何首乌、黄连、附子
    B. 大黄、何首乌、附子、人参
    C. 大黄、何首乌、黄连、三七
    D. 大黄、何首乌、人参、三七
    E. 大黄、黄连、人参、三七

19. 杭白芷与白芷外形上最大区别在于（　　　）。
    A. 外表颜色
    B. 根的形状
    C. 质地
    D. 皮孔样横向突起，排列成近四纵行

E. 气味

20. 白芷的薄层色谱鉴别试验，对照品为（　　）。
    A. 白芷醚　　　　　　　　　B. 新白芷醚
    C. 白芷素、氧化前胡素　　　D. 前胡素、氧化前胡素
    E. 欧前胡素、异欧前胡素

21. 含挥发油及多种香豆精衍生物，乙醚浸出液点于滤纸上显蓝色荧光，该中药材是（　　）。
    A. 当归　　　B. 独活　　　C. 前胡　　　D. 三七　　　E. 白芷

22. 当归采收加工中的干燥方法是（　　）。
    A. 晒干　　　　　　　　　B. 烟火慢慢熏干　　　　　　C. 阴干
    D. 烘干　　　　　　　　　E. 低温干燥

23. 当归的气味为（　　）。
    A. 有浓郁的香气，味甘、辛、微苦
    B. 有浓郁的香气，味苦，麻舌
    C. 有浓郁的香气
    D. 气微，味甘、辛、微苦
    E. 气微，味苦，麻舌

24. 下列药材哪种表面黄棕色，根茎髓部较大，其中有星点，气清香（　　）。
    A. 黄芪　　　B. 黄连　　　C. 大黄　　　D. 苦参　　　E. 防风

25. 绵马贯众的药用部分（　　）。
    A. 根　　　　　　　　　　B. 根茎
    C. 带叶柄残基的根　　　　D. 带叶炳残基的根茎
    E. 带叶柄残基的根及根茎

26. 夏初采挖后，置沸水中煮至恰无白心时，取出晒干的是（　　）。
    A. 延胡索　　　B. 白芍　　　C. 北沙参　　　D. 桔梗　　　E. 明党参

27. 三棱的外形为（　　）。
    A. 扁长卵形　　　　　　　B. 略扁的圆锥形　　　　　　C. 类球形
    D. 倒卵圆形　　　　　　　E. 圆柱形

28. 泽泻主产于（　　）。
    A. 福建、江西　　B. 福建、浙江　　C. 四川、江西　　D. 福建、四川　　E. 四川、浙江

29. 香附的药用部位是（　　）。
    A. 根　　　B. 鳞茎　　　C. 根茎　　　D. 块茎　　　E. 块根

30. 组织中不含草酸钙针晶束的是（　　）。
    A. 半夏　　　B. 麦冬　　　C. 山药　　　D. 川贝母　　　E. 天南星

31. 具有"观音坐莲"和"怀中抱月"特征的是（　　）。
    A. 松贝　　　B. 青贝　　　C. 炉贝　　　D. 平贝　　　E. 伊贝母

32. 山药的粉末中不应检出（　　）。
    A. 淀粉粒　　　　　　　　B. 草酸钙针晶束　　　　　　C. 导管
    D. 纤维　　　　　　　　　E. 石细胞

33. 射干中需控制含量的成分是（　　）。
    A. 射干苷　　　　　　　　B. 姜黄素　　　　　　　　　C. 樟脑
    D. 次野鸢尾黄素　　　　　E. 挥发油

34. 莪术的抗癌有效成分是（　　）。

A. 桉油精   B. 莪术醇   C. 牻牛儿酮

D. 莪术醇和牻牛儿酮   E. 莪术醇和姜黄素

35. 以下对泽泻的断面特征描述不正确的是（　　）。

A. 显粉性   B. 显颗粒性   C. 有多数细孔   D. 有筋脉点   E. 有形成层环纹

二、多项选择题

1. 形成层环呈多角形的中药材有（　　）。

A. 川乌   B. 玄参   C. 草乌   D. 石菖蒲   E. 附子

2. 具有多环性同心环状排列维管束的药材有（　　）。

A. 何首乌   B. 牛膝   C. 川牛膝   D. 大黄   E. 商陆

3. 主含生物碱的中药材有（　　）。

A. 延胡索   B. 川乌   C. 黄连   D. 防己   E. 甘草

4. 甘草粉末特征具有（　　）。

A. 纤维及晶纤维   B. 草酸钙方晶   C. 淀粉粒

D. 菊糖   E. 具缘纹孔导管

5. 人参的专有术语有（　　）。

A. 珍珠疙瘩   B. 枣核丁   C. 铁线纹   D. 菊花纹   E. 蚯蚓头

6. 下列药材以块根入药的有（　　）。

A. 何首乌   B. 玄参   C. 天冬   D. 地黄   E. 麦冬

7. 以下哪几种药材均来源于伞形科植物（　　）。

A. 当归   B. 羌活   C. 黄芩   D. 防风   E. 党参

8. 茅苍术的油室分布于（　　）。

A. 木栓层   B. 皮层   C. 韧皮部   D. 射线及髓部   E. 木质部

9. 泽泻断面显（　　）。

A. 油性   B. 粉性   C. 角质   D. 颗粒性   E. 纤维性

10. 天南星粉末中可见草酸钙（　　）。

A. 针晶   B. 方晶   C. 小簇晶   D. 棱晶   E. 砂晶

11. 药材莪术来源于哪些植物的根茎（　　）。

A. 蓬莪术   B. 姜黄   C. 广西莪术   D. 温郁金   E. 高良姜

12. 白术（生晒术）的断面特征是（　　）。

A. 皮部黄白色

B. 木部淡黄色或淡棕色

C. 角质样

D. 略显菊花纹及散在的棕黄色油点，微显油性

E. 有裂隙

实验一　甘草、人参的鉴别

（一）实验目的

1. 掌握甘草和人参的显微鉴别特征和理化鉴别特征。

2. 熟悉粉末临时制片的方法。

（二）实验仪器、试剂、材料

1. 仪器　显微镜、临时制片用具（包括白瓷盘、酒精灯、解剖针、载玻片、盖玻片、

滤纸条）。

2. 试剂　蒸馏水、水合氯醛试液、稀甘油、80%硫酸。

3. 材料　生药甘草、人参；甘草和人参粉末及组织横切片。

（三）实验内容

1. 甘草的显微鉴别和理化鉴别。

2. 人参的显微鉴别。

（四）操作流程

1. 分别取甘草、人参粉末适量于洁净的两块载玻片中央，滴加水合氯醛，于酒精灯外焰上加热透化后加稀甘油，盖上盖片于显微镜下进行观察。

2. 取甘草粉末适量于白瓷板，加80%硫酸数滴显黄色、渐变橙黄色。

（五）作业

1. 描述甘草和人参生药的性状鉴别要点。

2. 绘画甘草、人参粉末特征图。

3. 记录甘草的理化鉴别结果。

实验二　麦冬块根横切面显微鉴别

（一）实验目的

1. 掌握麦冬显微鉴别特征。

2. 熟悉徒手切片制片的操作方法。

（二）实验仪器、试剂、材料

1. 仪器　显微镜、临时制片用具（包括白瓷盘、酒精灯、解剖针、载玻片、盖玻片、滤纸条）。

2. 试剂　蒸馏水、水合氯醛试液、稀甘油。

3. 材料　中药麦冬；麦冬块根横切片。

（三）实验内容

1. 麦冬块根横切片的显微鉴别。

2. 徒手切片法的操作方法练习。

（四）操作流程

1. 取麦冬块根进行横切片，选择薄的切片于洁净的载玻片中央，滴加水合氯醛，于酒精灯外焰上加热透化后加稀甘油，盖上盖片于显微镜下进行观察。

2. 取麦冬药材标本进行徒手切片法练习。

（五）作业

1. 描述中药麦冬的性状鉴别要点。

2. 绘麦冬块根横切面简图，并标明各部分结构。

实验三　党参根横切面显微鉴别

（一）实验目的

1. 掌握党参生药及显微鉴别特征。

2. 熟悉切片制片的操作方法。

（二）实验仪器、试剂、材料

1. 仪器　显微鉴定常用实验器具、生物显微镜、酒精灯、微量升华装置。

2. 试剂　水合氯醛，甘油醋酸，95％乙醇，30％硝酸，氢氧化钠（钾）。

3. 材料　党参的药材及粉末。

（三）实验内容

1. 党参生药的性状鉴别。

2. 党参根的组织特征观察。

（四）操作流程

1. 党参生药的性状鉴别　党参根呈长圆柱形，稍弯曲，长 10～35cm，直径 0.4～2cm。表面黄棕色至灰棕色，根头部有多数疣状突起的茎痕及芽，每个茎痕的顶端呈凹下的圆点状，习称"狮子盘头"；野生品的根头下有致密的环状横纹，向下渐稀疏，有的达全长的一半，栽培品环状横纹少或无；全体有纵皱纹及散在的横长皮孔样突起，支根断落处常有黑褐色胶状物。质稍硬或略带韧性，断面稍平坦，有裂隙或放射状纹理，皮部淡黄白色至淡棕色，木部淡黄色。有特殊香气，味微甜。

2. 党参根的横切面特征观察　木栓层为数列至十数列细胞，外侧有石细胞，单个或成群。皮层窄。韧皮部宽广，外部常现裂隙，散有淡黄色乳管群，并常与筛管交互排列。形成层成环。木质部导管单个散在或数个相聚，成放射状排列。薄壁细胞内含菊糖及淀粉粒。

（五）作业

1. 描述党参生药的性状鉴别要点。

2. 绘党参根的组织特征图。

实验四　大黄的鉴别（粉末、理化）

（一）实验目的

1. 掌握大黄的粉末显微、理化特征。

2. 掌握大黄的理化特征。

（二）实验仪器、试剂、材料

1. 仪器　显微鉴定常用实验器具、生物显微镜、酒精灯、微量升华装置。

2. 试剂　水合氯醛、甘油醋酸，95％乙醇，30％硝酸，氢氧化钠（钾）。

3. 材料　大黄药材及粉末。

（三）实验内容

1. 大黄的显微鉴别。

2. 大黄的理化鉴别。

（四）操作流程

1. 取大黄粉末适量于洁净的载玻片中央，滴加水合氯醛，于酒精灯外焰上加热透化后加稀甘油，盖上盖片于显微镜下进行观察。

2. 取大黄粉末的稀乙醇浸出液，滴于滤纸上，再滴加稀乙醇扩散后呈黄色至淡棕色环，置紫外光灯下观察，呈棕色至棕红色荧光（蒽醌衍生物）。

3. 取大黄粉末少许进行微量升华，由低温至高温分别收集升华物镜检，依次见菱形或针状、树枝状、羽毛状黄色结晶，结晶加氢氧化钠（钾）试液，则溶解并显红色（检查蒽醌类衍生物）。

（五）作业

1. 绘大黄粉末特征图。

2. 记录大黄理化鉴定结果。

实验五 黄连、半夏粉末显微鉴别

（一）实验目的

1. 掌握黄连和半夏的粉末特征。

2. 熟悉粉末临时制片的方法。

（二）实验仪器、试剂、材料

1. 仪器 显微镜、临时制片用具（包括酒精灯、解剖针、载玻片、盖玻片、滤纸条）。

2. 试剂 蒸馏水、水合氯醛试液、稀甘油。

3. 材料 中药黄连、半夏；黄连和半夏粉末。

（三）实验内容

1. 黄连的显微鉴别。

2. 半夏的显微鉴别。

（四）操作流程

分别取黄连、半夏粉末适量于洁净的两块载玻片中央，滴加水合氯醛，于酒精灯外焰上加热透化后加稀甘油，盖上盖片于显微镜下进行观察。

（五）作业

1. 描述黄连和半夏生药的性状鉴别要点。

2. 绘画黄连、半夏粉末特征图。

（郑　瑾　张国锋　刘　颖　鞠　康）

第九章

茎木类中药鉴定

学习目标

知识要求　**1. 掌握**　茎木类中药的来源、主要性状鉴别特征；重点中药的显微、理化鉴别特征。

2. 熟悉　茎木类中药化学成分、主产地。

3. 了解　茎木类中药采收加工、功效应用。

技能要求　1. 熟练掌握常用茎木类中药的识别技能和性状鉴别技能，熟练掌握重点中药显微、理化鉴别技能，能准确鉴别常用茎木类中药真伪。

2. 学会常用茎木类中药的性状、显微、理化鉴别操作技术，会应用工具、书籍鉴别茎木类中药，解决茎木类中药真伪和质量优劣的问题。

第一节　概述

茎木类中药来源于药用植物的地上茎或茎的一部分，是茎类（caulis）中药和木类（lignum）中药的总称。

茎类中药主要指木本植物的茎，包括木本植物的藤茎，如大血藤、鸡血藤、木通等；茎枝如桑枝、桂枝等；茎髓如通草、灯心草等。木类中药指剥去树皮后的木材部分，木材分为边材和心材，前者位于木材外侧，颜色较浅，形成较晚，水分较多；后者位于木材内方，由于树脂、单宁、油类等物质较多，因而颜色较深，质地较密，常为中药的入药部位，如降香、苏木等。药用为草本植物茎藤的，则列入全草类中药，如麻黄、石斛等。

一、性状鉴别

茎木类中药的性状鉴别应注意其形状、大小、颜色、粗细、表面、质地、折断面及气、味等，若为带叶的茎枝，还应按叶类中药的要求观察叶的特征。

木质藤茎和茎枝多呈圆柱形，少数扁圆柱形，藤茎类多扭曲不直，大小粗细不一。表面多为棕黄色、灰棕色或灰褐色，少数显特殊的颜色，如鸡血藤为红紫色。未除去木栓层的茎藤外表粗糙，可见深浅不一的纵横裂纹和皮孔，节膨大，具叶痕、枝痕及芽痕。质地坚硬。折断面纤维性，断面常可见年轮，木质部占大部分，呈放射状排列，藤茎类中药常可见导管小孔，如海风藤、木通等。中央常有疏松类白色髓部，有时呈空洞状。气味也是重要鉴别依据，如海风藤味苦，有辛辣味，青风藤味苦而无辛辣味。

木类中药多呈片块状、长条状或不规则状，质地坚硬，色泽不同，有的具有棕褐色树脂状条纹或斑块。有的具特异的气味，如沉香等，有的具特殊的鉴定方法，如水试、火试时的特殊现象。

二、显微鉴别

(一)茎类中药

茎类中药一般制成横切片、纵切片、粉末制片等。双子叶木质茎的组织构造由外向内包括周皮、皮层、韧皮部、形成层、木质部和髓部。

1. 周皮 注意观察木栓细胞的形状、层数、增厚情况等，幼嫩木质茎和草质茎的周皮尚未形成，常可见表皮组织，注意有无角质层、毛绒、气孔等。

2. 皮层 木栓形成层若发生在皮层内方，则初生皮层已不存在，而由栓内层（次生皮层）所代替。如果木栓形成层如发生在皮层，则初生皮层部分存在，注意其所占横切面比例、细胞的形态、内含物以及是否存在厚角组织或厚壁组织。

3. 韧皮部 由筛管、韧皮薄壁细胞、韧皮纤维和韧皮射线组成，应注意观察各种细胞的形态及排列情况，有无分泌组织。

4. 形成层 一般呈环状，注意其是否明显。

5. 木质部 由导管、木薄壁细胞、木纤维及木射线细胞组成，注意各组织的细胞形态和排列情况。

6. 髓部 大多由薄壁细胞构成，多具明显的细胞间隙，细胞壁有时可见圆形单纹孔，有的髓周围具厚壁细胞，散在或形成环髓纤维或环髓石细胞。草质茎髓部较发达，木质茎髓部较小。

此外，还应注意细胞内含物如草酸钙结晶、碳酸钙结晶和淀粉粒的有无以及其形状等。对于厚壁组织，可通过解离组织制片观察细胞形态、细胞壁的厚度、有无壁孔和分隔以及木化程度等。

(二)木类中药

在观察时，应制作三个方向的切面，即横切面、径向纵切面与切向纵切面。如图9-1所示。配合解离组织片或粉末片。注意观察下列组织的特征。

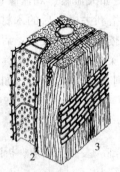

图9-1 木类中药（降香）三切面详图
1. 横切面 2. 切向纵切面 3. 径向纵切面

1. 导管 多为具缘纹孔及网纹导管，导管分子的末梢壁上常有大的圆形或斜梯形纹孔。应注意观察导管分子的形状、宽度及长度、导管壁上纹孔的类型。此外还应注意导管中有无侵填体及侵填体的形状和颜色。

松柏科植物的木材没有导管，而为管胞。管胞两端较狭细，无明显末梢壁（纤维状管胞），即使有斜形末梢壁但无穿孔而只有纹孔（导管状管胞），且纹孔的膜是完整的。管胞侧壁上的纹孔通常是具缘纹孔。

2. 木纤维 占木材的大部分。通常为单个狭长的厚壁细胞，胞腔狭小，壁厚，有斜裂隙状的单纹孔（多向左倾斜）；少数胞腔较宽。有些纤维胞腔中具有横隔，称为分隔纤维。横切面观多呈类三角形，具胞腔。

3. 木薄壁细胞 细胞壁有时增厚或有单纹孔，大多木质化；有时内含淀粉粒或草酸钙结晶。

4. 木射线 细胞形状与木薄壁细胞相似，但在切面上的位置和排列形式不同，射线细胞的长轴常是半径向的，与导管及纤维的长轴相垂直。横切面所见射线是从中心向四周发射的辐射状线条，显示射线的宽度和长度；切向切面所见射线的轮廓略呈纺锤形，显示射线的高度和宽度，如果全部射线细胞都是一样的称为同型射线，倘若细胞形状不同的，则为异型射线。

径向切面所见射线是多列长形细胞，从中部向外周横叠，显示射线的高度和长度。射线细胞中常含有淀粉粒或草酸钙结晶，细胞壁亦常增厚或有纹孔。

此外，注意少数木类中药具有异常结构，如沉香，具有木间韧皮部（内涵韧皮部）。

第二节　茎木类中药鉴定

案例导入

案例：某药商在市场够到一批沉香，长 10 ~ 15cm，宽 1 ~ 3cm，高 2 ~ 3cm 的方块，通体乌黑，质地沉重坚硬，能沉水中，表面有凸凹不平的凿痕和纵向的凿痕，纤维性强，表面类显油亮用纸擦拭无油痕，嚼之味淡，无任何药物的芳香。

讨论：1. 市场沉香为何每斤从几十元、几百元到几万元不等？
　　　2. 沉香如何鉴别？

桑寄生　Taxilli Herba

【来源】桑寄生科植物桑寄生 *Taxillus chinensis*（DC.）Danser 的干燥带叶茎枝。

【产地】主产于福建、广东、广西、云南。

【采收加工】冬季至次春采割，除去粗茎，切段，干燥，或蒸后干燥。

【性状鉴别】茎枝呈圆柱形，长 3 ~ 4cm，直径 0.2 ~ 1cm；表面红褐色或灰褐色，具细纵纹，并有多数细小突起的棕色皮孔，嫩枝有的可见棕褐色茸毛；质坚硬，断面不整齐，皮部红棕色，木部色较浅。叶多卷曲，具短柄；叶片展平后呈卵形或椭圆形，长 3 ~ 8cm，宽 2 ~ 5cm；表面黄褐色，幼叶被细茸毛，先端钝圆，基部圆形或宽楔形，全缘革质。气微，味涩。如图 9 - 2 所示。

【显微鉴别】茎横切面：表皮细胞有时残存。木栓层为 10 余列细胞，有的含棕色物。皮层窄，老茎有石细胞群，薄壁细胞含棕色物。中柱鞘部位有石细胞群和纤维束，断续环列。韧皮部甚窄，射线散有石细胞。束内形成层明显。木质部射线宽 1 ~ 4 列细胞，近髓部也可见石细胞；导管单个散列或 2 ~ 3 个相聚。髓部有石细胞群，薄壁细胞含棕色物。有的石细胞含草酸钙方晶或棕色物。

粉末：淡黄棕色。石细胞类方形、类圆形，偶有分枝，有的壁三面厚，一面薄，含草酸钙方晶。纤维成束，直径约 17μm。具缘纹孔导管、网纹导管及螺纹导管多见。星状毛分枝碎片少见。如图 9 - 3 所示。

【化学成分】桑寄生叶中含黄酮类化合物：槲皮素（quercetin），槲皮苷（quercitrin）及少量的右旋儿茶酚（catechol）。

【功效】性平，味苦、甘。补肝肾，祛风湿，强筋骨，安胎。用量 9 ~ 15g。

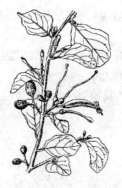

图9-2 桑寄生

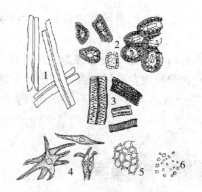

图9-3 桑寄生粉末

1. 柱鞘纤维　2. 石细胞　3. 导管　4. 星状毛
5. 木栓细胞　6. 淀粉粒

拓展阅读

槲寄生

槲寄生，为桑寄生科（Loranthaceae）植物槲寄生 *Vhcum coloratum*(Komar.) Nakai 的干燥带叶茎枝。冬季至次春采割，除去粗茎，切段，干燥，或蒸后干燥。茎枝呈圆柱形，2~5 叉状分枝，长约 30cm，直径 0.3~1cm；表面黄绿色、金黄色或黄棕色，有纵皱纹；节膨大，节上有分枝或枝痕；体轻，质脆，易折断，断面不平坦，皮部黄色，木部色较浅，射线放射状，髓部常偏向一边。叶对生于枝梢，易脱落，无柄；叶片呈长椭圆状披针形，长 2~7cm，宽 0.5~1.5cm；先端纯圆，基部楔形，全缘；表面黄绿色，有细皱纹，主脉 5 出，中间 3 条明显，革质。气微，味微苦。

海风藤　Piperis Kadsurae Caulis

【来源】胡椒科植物风藤 *Piper kadsura*（Choisy）Ohwi 的干燥藤茎。

【产地】主产于福建、广东、海南、台湾等省。

【采收加工】夏、秋二季割取藤茎，除去根及叶，晒干。

【性状鉴别】茎呈扁圆柱形，微弯曲，长 15~60cm，直径 0.3~2cm。表面灰褐色或褐色，粗糙，有纵向棱状纹理及明显的节，节间长 3~12cm，节膨大，上生不定根。体轻，质脆，易折断，断面不整齐，皮部窄，木部宽广，灰黄色，有多数导管小孔，射线灰白色，放射状排列，皮部与木部交界处常有裂隙，中心有灰褐色的髓。气香，味微苦、辛。以条匀，质坚实、不脱皮，有气香者为佳。

【显微鉴别】

1. 横切面　木栓层为 10 余列木栓细胞；皮层较窄，散有多数石细胞群与纤维束；石细胞类圆形、类多角形、长方形或类方形，纹孔及孔沟明显，有的胞腔含草酸钙砂晶；中柱鞘由纤维束与石细胞群相同排列成环，纤维束多位于韧皮部外侧；维管束外韧型，18~19 个，环列；髓较大，环髓纤维 2~4 列，纤维壁厚，木化；髓维管束外韧型，约 7 个，几排列成环，内、外伴有纤维束；薄壁细胞中常含草酸钙砂晶。

2. 粉末　灰褐色。石细胞类圆形、类多角形、长方形或类方形，纹孔及孔沟明显，有的胞腔含草酸钙砂晶;草酸钙砂晶三角形、长方形或杆状,直径 2 ~ 4μm;木纤维甚长,直径 12 ~ 26μm,壁厚 2 ~ 7μm。纤维管胞具缘纹孔的纹孔口斜裂缝状或十字状,超出纹孔缘;韧型纤维具斜纹孔或相交成形、人字形;皮层纤维细长,直径 12 ~ 20μm,微木化,纹孔稀少,有的可见分隔。柱鞘纤维长条形,直径 15 ~ 22μm,壁厚 2 ~ 6μm,具斜纹孔或成人字形,孔沟较密,环髓纤维直径 15 ~ 38μm,壁厚 6 ~ 15μm,木化,孔沟密;具缘纹孔导管直径 17 ~ 90μm,为长六角形或椭圆形,排列紧密。

【成分】含细叶青蒌藤素(futoxide)、细叶青蒌藤烯酮(futoenone)、细叶青蒌藤酰胺(futoquinol)等。以细叶青蒌藤素含量最高,具有抑制肿瘤作用。亦含挥发油及甾醇成分。

【性味与功能】辛、苦,微温。祛风湿,通经络,止痹痛。用量 6 ~ 12g。

首乌藤 Polygoni Multiflori Caulis

【来源】蓼科植物何首乌 *Fallopia multiflora*(Thunb.)Harald. 的干燥藤茎。

【产地】分布于华东、中南及河北、山西、陕西、甘肃、台湾、四川、贵州、云南等地。

【采收加工】秋、冬二季采割,除去残叶,捆成把或趁鲜切段,干燥。

【性状鉴别】呈长圆柱形,稍扭曲,具分枝,长短不一,直径 4 ~ 7mm。表面紫红色至紫褐色,粗糙,具扭曲的纵皱纹。节部略膨大,有侧枝痕。外皮菲薄,可剥离。质脆,易折断,断面皮部紫红色,木部黄白色或淡棕色,导管孔明显,髓部疏松,类白色。无臭,味微苦涩。

【显微鉴别】本品横切面:表皮细胞有时残存。木栓细胞 3 ~ 4 列,含棕色色素。皮层较窄。中柱鞘纤维束断续排列成环,纤维壁甚厚,木化;在纤维束间时有石细胞群。韧皮部较宽。形成层成环。木质部导管类圆形,直径约至 204μm,单个散列或数个相聚。髓较小。薄壁细胞含草酸钙簇晶。

【化学成分】茎含蒽醌类,主要为大黄素(emodin)、大黄酚(chrysophanicacid,chrysophanol)或大黄素甲醚(emodinmonomethylether),均以结合型存在。

【功效】甘,平。养血安神,祛风通络。用量 9 ~ 15g。

川木通 Clematidis Armandii Caulis

【来源】毛茛科植物小木通 *Clematis armandii* Franch. 或绣球藤 *C. montana* Buch. – Ham. 的干燥藤茎。

【产地】小木通主产四川、湖南、陕西、贵州等地,绣球藤通主产四川、湖北、贵州、陕西、甘肃等地。以四川、湖南产量大。

【采收加工】春、秋二季采收,除去粗皮,晒干或趁鲜切薄片,晒干。

【性状鉴别】小木通呈长圆柱形,略扭曲,直径 2 ~ 3.5cm。表面黄棕色或黄褐色,有纵向凹沟及棱线,节处多膨大,残余皮部易撕裂。质坚硬,不易折断,切片厚 0.2 ~ 0.4cm,残存皮部黄棕色;木部浅黄棕色或浅黄色,宽广,导管小孔密布,排列成若干同心环状层纹,具黄白色放射状纹理及裂隙,髓部较小,类白色或黄棕色,偶有空腔。气微,味淡。以切面黄白色、无黑心者为佳。

【显微鉴别】粉末 黄白色至黄褐色。纤维甚多,木纤维长梭形,末端尖狭,直径 17 ~ 43μm,壁厚,木化,壁孔明显;韧皮纤维长梭形,直径 18 ~ 60μm,壁厚,木化、胞腔常狭小。导管为具缘纹孔导管和网纹导管,直径 39 ~ 190μm。石细胞类长方形、梭形或类三角形,壁厚而木化,孔沟及纹孔明显。

【化学成分】 含齐墩果酸（oleanolic acid）、皂苷、甾醇、内酯类、香豆素类等。

【功效】 性微寒，味淡、微苦。清热利尿，通经下乳，用量 3～6g。

木通 Akeblae Caulis

【来源】 木通科植物木通 *Akebia quinata* （Thunb.） Decne. 三叶木通 *A. trifoliata*（Thunb.） Koidz. 或白木通 *A. trifoliate*（Thunb.） Koidz. var. *australis*（Diels） Rehd. 的干燥藤茎。

【产地】 木通产于江苏、浙江、安徽、四川等省。三叶木通产于浙江、江西、安徽、福建、湖北、山西、陕西、贵州等省，自产自销。白木通主产于四川、湖北、湖南、广西、云南、江西、贵州等省。

【采收加工】 秋季采收藤茎，除去细枝，阴干。

【性状鉴别】 呈圆柱形，常稍扭曲，长 30～70cm，直径 0.5～2cm；表面灰棕色至灰褐色，外皮粗糙而有许多不规则的裂纹或纵沟纹，具突起的皮孔；节部膨大或不明显，具侧枝断痕；体轻，质坚实，不易折断，断面不整齐；皮部较厚，黄棕色，可见淡黄色颗粒小点；木部黄白色，射线呈放射状排列；髓小或有时中空，黄白色或黄棕色；气微，味微苦而涩。

【显微鉴别】

1. 木通茎横切面 木栓层为数列木栓细胞，皮层为多列切向延长的细胞，中柱鞘纤维为晶纤维，新月形，几连成波状环；纤维壁厚，木化；维管束外韧型，12～28 个环列；射线窄，有含晶厚壁细胞，壁木化，于韧皮射线处为多；髓部细胞自外向内渐大，壁厚，大多木化。

2. 木通粉末 细胞壁木化，薄壁细胞中无簇晶；有含方晶的中柱鞘纤维和石细胞，而无韧皮纤维束；淀粉粒主为单粒，直径 2.4～8μm；含晶石细胞群丰富；含褐色内含物的细胞。

【化学成分】 木通茎含多种皂苷：木通皂苷（akeboside） Sta、Stb、Stc、Std、Ste、Stf、Stg1、Stg2、Stj 和 Stk，皂苷水解得齐墩果酸及葡萄糖、鼠李糖各一分子；此外，尚含豆甾醇等三萜化合物。三叶木通茎含豆甾醇等三萜化合物。

【功效】 苦，微寒。清心火，利小便，通经下乳。用量 3～6g。

拓展阅读

关木通

关木通，马兜铃科植物东北马兜铃 *Aristolochia manshuriensis* Kom. 的干燥藤茎。 呈长圆柱形，略扭曲，直径 1～6cm；表面灰黄色或棕黄色；断面黄色或淡黄色，木部宽广，众多小孔状导管排成同心环层，与类白色射线相交而呈蜘蛛网状；髓部扁缩成条状；摩擦残余粗皮，有樟脑样臭；气微，味苦。 因本品含具肾毒性的马兜铃酸，自《中国药典》（2005 年版）已不再收载，成方制剂中用"木通"代替"关木通"投料。

大血藤 Sargentodoxae Caulis

【来源】 木通科植物大血藤 *Sargentodoxa cuneata*（Oliv.） Rehd. et Wils. 的干燥藤茎。

【产地】 主产湖北、四川、江西、河南、江苏、湖南、安徽、浙江等地。

【采收加工】 秋、冬二季采割，栽培品于 4～5 年后采收，除去细枝及叶，趁鲜切片或截段，干燥。

【性状鉴别】呈圆柱形，略弯曲，长30～60cm，直径1～3cm；表面灰棕色，粗糙，外皮常有呈鳞片状剥落，剥落处显暗红棕色，有的可见膨大的节及枝痕或叶痕；质坚硬，断面皮部呈红棕色环状，有数处向内嵌入木部，木部黄白色，排列不规则的导管细孔被红棕色射线隔开，呈放射状花纹（车轮纹），中央髓部红棕色；气微，味微涩。如图9－4所示。

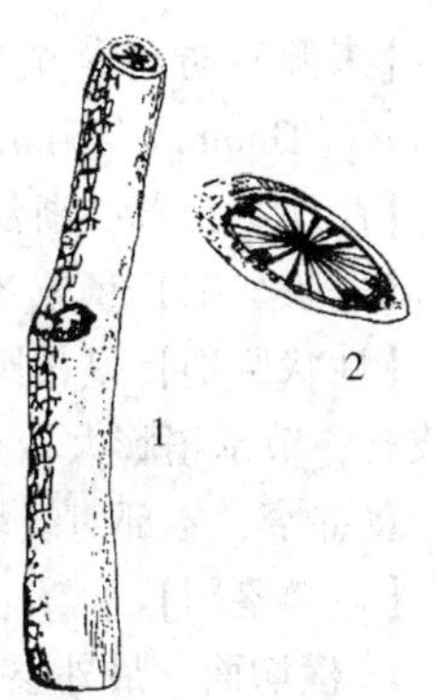

以条匀，粗如拇指，质坚韧，色棕红、断面纹理明显者为佳。

【显微鉴别】

1. 横切面 木栓层为数列细胞，内壁常木化增厚，细胞内含红棕色物质；栓内层及皮层散有石细胞群，石细胞长卵形、类圆形或分枝状，胞腔内有时含草酸钙方晶；维管束约12个，外韧型，由宽狭不一的射线所分隔，近形成层部分的射线中有石细胞群；韧皮部中有多数含黄棕色物质的分泌细胞，常切向

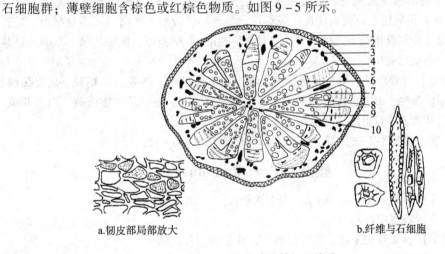

图9－4　大血藤药材及饮片
1. 药材　2. 饮片

相接，与筛管群相间，互列成数层，有少数石细胞散在；束内形成层明显；木质部导管多单个散在，类圆形，直径约至400μm，周围有木纤维，木纤维壁厚木化；髓部较窄，可见石细胞群；薄壁细胞含棕色或红棕色物质。如图9－5所示。

a.韧皮部局部放大　　　　　　　b.纤维与石细胞

图9－5　大血藤茎横切面简图
1. 木栓层　2. 皮层　3. 石细胞　4. 韧皮部　5. 分泌细胞　6. 形成层　7. 木质部　8. 导管　9. 射线　10. 髓

2. 粉末 淡黄棕色。石细胞类卵形、类三角形或纺锤形，胞腔含草酸钙方晶；木纤维强木化，纹孔明显；薄壁细胞含草酸钙方晶，具缘纹孔导管，木栓细胞微木化，分泌细胞长圆形，内含黄棕色物质。如图9－6所示。

【化学成分】含鞣质（约7.7%），另含大黄素（emodin）、大黄素甲醚（physcion）、胡萝卜苷（daucosterol）、β－谷甾醇及硬脂酸等。

【功效】平、苦。清热解毒，活血，祛风。用量9～15g。

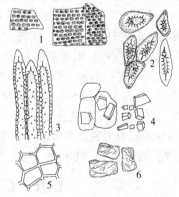

图9－6　大血藤粉末
1. 具缘纹孔导管表皮　2. 石细胞　3. 木纤维
4. 草酸钙方晶　5. 木栓细胞　6. 分泌细胞

青风藤　Sinomenii Caulis

【来源】防己科植物青藤 *Sinomenium acutum*（Thunb.）Rehd. et Wils. 及毛青藤 *S. acutum*（Thunb.）Rehd. et Wils. var. *cinereum Rehd.* et Wils. 的干燥藤茎。

【产地】江苏、浙江、湖北。

【采收加工】秋末冬初采割，扎把或切长段，晒干。

【性状鉴别】呈长圆柱形，微弯曲，直径 0.5~2cm；表面绿褐色至棕褐色，有细纵纹及皮孔；节部稍膨大，有分枝；体轻，质硬而脆，易折断，断面不平坦，灰黄色或淡灰棕色，皮部窄，木部射线呈放射状排列，髓部淡黄白色或黄棕色；气微，味苦。

【显微鉴别】

1. 横切面　最外层为表皮，外被厚角质层，或为木栓层。皮层散有纤维和石细胞。中柱鞘纤维束新月形，其内侧常为 2~5 列石细胞，并切向延伸与射线中的石细胞群连接成环。维管束外韧型。韧皮射线向外渐宽，可见锥形或分枝状石细胞，韧皮部细胞大多颓废，有的散有 1~3 个纤维。木质部导管单个散在或数个切向连接。髓细胞壁稍厚，纹孔明显。薄壁细胞含淀粉粒和草酸钙针晶。

2. 粉末　黄褐色或灰褐色。表皮细胞黄色或黄棕色，断面观类圆形或矩圆形，直径 24~78μm，被有角质层。石细胞淡黄色或黄色，类方形、梭形、椭圆形或不规则形，壁较厚，孔沟明显。皮层纤维微黄色或黄色，直径 27~70μm，壁极厚，胞腔狭窄。草酸钙针晶细小，存在于薄壁细胞中。

【化学成分】含青藤碱、双青藤碱、木兰花碱、尖防己碱、四氢表小檗碱、异青藤碱、土杜拉宁、清风藤碱、*dl*－丁香树脂酚、十六烷酸甲酯、*N*－去甲基尖防己碱、白兰花碱、光千金藤碱，还含 β－谷甾醇、豆甾醇。

【功效】苦、辛，平。祛风湿，通经络，利小便。用量 6~12g。

桑枝　Mori Ramulus

【来源】桑科植物桑 *Morus alba* L. 的干燥嫩枝。

【产地】全国各地均有栽培。

【采收加工】春末夏初采收，去叶，晒干，或趁鲜切片，晒干。

【性状鉴别】呈长圆柱形，少有分枝，长短不一，直径 0.5~1.5cm。表面灰黄色或黄褐色，有多数黄褐色点状皮孔及细纵纹，并有灰白色略呈半圆形的叶痕和黄棕色的腋芽。质坚韧，不易折断，断面纤维性。切片厚 0.2~0.5cm，皮部较薄，木部黄白色，射线放射状，髓部白色或黄白色。气微，味淡。

【显微鉴别】本品粉末灰黄色。纤维较多，成束或散在，淡黄色或无色，略弯曲，直径 10~30μm，壁厚 5~15μm，弯曲处呈皱裂，胞腔甚细。石细胞淡黄色，呈类圆形、类方形，直径 15~4μm，壁厚 5~20μm，胞腔小。含晶厚壁细胞成群或散在，形状、大小与石细胞近似，胞腔内含草酸钙方晶 1~2 个。草酸钙方晶存在于厚壁细胞中或散在，直径 5~20μm。木栓细胞表面观呈多角形，垂周壁平直或弯曲。

【功效】微苦，平。祛风湿，利关节，用量 9~15g。

桂枝　Cinnamomi Ramulus

【来源】樟科植物肉桂 *Cinnamomum cassia* Presl 的干燥嫩枝。

【产地】主产于广西、广东及云南等地。

【采收加工】春、夏二季采收，除去叶，晒干，或切片晒干。

【性状鉴别】呈长圆柱形，多分枝，长30～75cm，粗端直径0.3～1cm。表面红棕色至棕色，有纵棱线、细皱纹及小疙瘩状的叶痕、枝痕和芽痕，皮孔点状。质硬而脆，易折断。切片厚2～4mm，切面皮部红棕色，木部黄白色至浅黄棕色，髓部略呈方形。有特异香气，味甜、微辛，皮部味较浓。

【显微鉴别】

1. 横切面 表皮细胞1列，嫩枝有时可见单细胞非腺毛。木栓细胞3～5列，最内1列细胞外壁增厚。皮层有油细胞及石细胞散在。中柱鞘石细胞群断续排列成环，并伴有纤维束。韧皮部有分泌细胞和纤维散在。形成层明显。木质部射线宽1～2列细胞，含棕色物；导管单个散列或2至数个相聚；木纤维壁较薄，与木薄壁细胞不易区别。髓部细胞壁略厚，木化。射线细胞偶见细小草酸钙针晶。

2. 粉末 红棕色。石细胞类方形或类圆形，直径30～64μm，壁厚，有的一面菲薄。韧皮纤维大多成束或单个散离，无色或棕色，梭状，有的边缘齿状突出，直径12～40μm，壁甚厚，木化，孔沟不明显。油细胞类圆形或椭圆形，直径41～104μm。木纤维众多，常成束，具斜纹孔或相交成十字形。木栓细胞黄棕色，表面观多角形，含红棕色物。导管主为具缘纹孔，直径约至76μm。

【功效】辛、甘，温。发汗解肌，温通经脉，助阳化气，平冲降气。用量3～10g。

鸡血藤 Spatholobi Caulis

【来源】豆科植物密花豆 *Spatholobus suberectus* Dunn 的干燥藤茎。

【产地】主产广西、广东、云南等地。

【采收加工】秋、冬二季采收，除去枝叶，切片，晒干。

【性状鉴别】呈椭圆柱形、长矩圆形或不规则的斜切片，厚0.3～1cm，栓皮灰棕色，有的可见灰白色斑，栓皮脱落处呈红棕色，有纵沟；横切面木部红棕色或棕色，导管孔多数；韧皮部有树脂状分泌物呈红棕色或黑棕色，与木部相间排列呈3～8个偏心性半圆形的环，髓部偏向一侧；质坚实，难折断，折断面呈不整齐的裂片状；气微，味涩。如图9-7所示。

本品以条匀，切面赤褐色层圈多，树脂状分泌物多者为佳。

【显微鉴别】

1. 横切面 木栓层为数列细胞，内含棕红色物。皮层较窄，散有石细胞群，胞腔内充满棕红色物；薄壁细胞含草酸钙方晶。维管束异型，由韧皮部与木质部相间排列成数轮；韧皮部最外侧为石细胞群与纤维束组成的厚壁细胞层，射线多被挤压；分泌细胞甚多，充满棕红色物，常数个至10多个切向排列成层带状；纤维束较多，非木化或微木化，周围细胞含草酸钙方晶，形成晶纤维，含晶细胞壁木化增厚；石细胞群散在；木质部射线有的含红棕色物；导管多单个散在，类圆形，直径约400μm；木纤维束亦为晶纤维；木薄壁细胞含红棕色物。如图9-8所示。

2. 粉末 棕红色。纤维及晶纤维成束，末端的壁易分裂成数条，呈针状纤维束；石细胞成群，类方形或类圆形，壁厚者层纹明显，壁稍厚者常含草酸钙方晶；导管以具缘纹孔为主，有的内含红棕色或黄棕色物；分泌细胞胞腔内含红棕色或黄棕色物，常与韧皮射线垂直排列；草酸钙结晶方形，类双锥形等。木射线细胞、木薄壁细胞及木栓细胞具纹孔。

【化学成分】含刺芒柄花素（formonoetin）、芒柄花苷（ononin）、樱黄素（prunetin）、阿佛罗莫辛（afromosin）、四羟基查耳酮、大豆黄素等多种异黄酮和查耳酮类成分，还含有三萜类、香豆素类、甾醇类等。

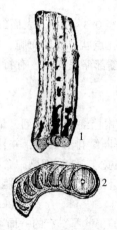

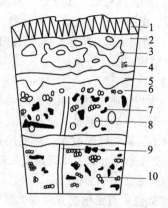

图 9 - 7　鸡血藤药材及饮片
1. 药材　2. 饮片

图 9 - 8　鸡血藤横切面简图
1. 木栓层　2 皮层　3. 石细胞群　4. 棕红色物
5. 厚壁细胞环带（石细胞与纤维束组成）　6. 韧皮部
7. 纤维束　8. 分泌管　9. 射线　10. 导管

【功效】苦、甘，温。补血，活血，通络。用量 9 ~ 15g。

拓展阅读

鸡血藤代用品

商品鸡血藤的原植物来源有 20 余种（包括变种）。如豆科的香花崖豆藤，茎横切面圆形，皮部约占半径的四分之一，有一圈渗出的黑棕色树脂状物，木部导管放射状排列，髓小居中；亮叶鸡血藤，老茎圆柱形，断面仅有一圈红色黏液渗出。木通科的大血藤的藤茎在一些地区也作鸡血藤使用。

苏木　Sappan Lignum

【来源】豆科植物苏木 *Caesalpinia sappan* L. 的干燥心材。

【产地】原产印度尼西亚、马来西亚、泰国等国；现主产我国台湾、广东、广西、云南等地。

【采收加工】多于秋季采伐，除去白色边材，取其黄红色或棕红色的心材，刨成薄片或小碎块，干燥。

【性状鉴别】呈圆柱形或对剖半圆柱形，有的连结根部则呈不规则稍弯曲的长条状或疙瘩状，长 10 ~ 100cm，直径 3 ~ 12cm；表面黄红色至棕红色，有时可见红黄相间的纵向条纹，有刀削痕，常见纵向裂缝及细小的凹入油孔；质硬而沉重，横断面略具光泽，年轮明显，有的可见暗棕色、质松、带亮星的髓部；气微，味微涩；取碎片投于热水，水被染成红色，加酸变成黄色，再加碱液，仍变成红色。如图 9 - 9 所示。

以心材粗大、质坚、色红黄者为佳。

【显微鉴别】

1. 横切面　射线宽 1 ~ 2 列细胞。导管直径约 160μm，常含黄棕色至红棕色物，木纤维多角形，壁极厚。木薄壁细胞壁厚，木化，有的含草酸钙方晶。髓部薄壁细胞不规则多角形，

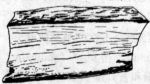

图 9 - 9　苏木药材

大小不一，壁微木化，具纹孔。

2. 粉末 黄红色。木纤维及晶纤维多成束，橙黄色或无色，具稀疏的单斜纹孔，含晶细胞壁不均匀增厚，木化。射线细胞长方形，细胞壁连珠状增厚，木化，单纹孔较密，切向纵断面射线宽 1 ~ 2 列细胞。具缘纹孔导管纹孔排列紧密，导管中常含棕色块状物。薄壁细胞长方形，壁稍厚，木化，纹孔明显。草酸钙结晶呈类方形或双锥形。如图 9 - 10 所示。

【化学成分】含巴西苏木素（brasilin）约 2%，在空气中易氧化成巴西苏木色素，即为苏木的红色色素成分；另含苏木酚、挥发油和鞣质等。$d - \alpha -$ 菲兰烃、罗勒烯，为苏木的香气成分。

【功效】性平，味甘、咸。行血祛瘀，消肿止痛。用量 3 ~ 9g。

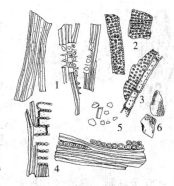

图 9 - 10　苏木粉末
1. 木纤维及晶纤维　2. 导管　3. 木薄壁细胞　4. 木射线细胞　5. 草酸钙方晶　6. 棕色块

降香　Dalbergiae Odoriferae Lignum

【来源】豆科降香檀 *Dalbergia odorifera* T. Chen 树干和根的心材。

【产地】主产海南、广东，广西、福建、云南等省有引种。

【采收加工】全年可采，除去边材，锯成约 50cm 的段，阴干。

【性状鉴别】呈类圆柱形或不规则块状，大小不一；表面紫红色或红褐色，切面有致密的纹理；质坚硬，富油性；气微香，味微苦；火烧有黑烟及油冒出，残留白色灰烬。

以色紫红、质坚实、富油性、入水下沉、香气浓者为佳。

【显微鉴别】粉末：棕紫色或黄棕色。具缘纹孔导管巨大，完整者直径约达 300μm，多破碎，具缘纹孔大而清晰，管腔内含红棕色或黄棕色物；纤维成束，棕红色，直径 8 ~ 26μm，壁甚厚，有的纤维束周围细胞含草酸钙方晶，形成晶纤维，含晶细胞的壁不均匀木化增厚；草酸钙方晶直径 6 ~ 22μm；木射线宽 1 ~ 2 列细胞，高达 15 细胞，壁稍厚，纹孔较密；色素块红棕色、黄棕色或淡黄色。

【化学成分】主含挥发油及黄酮类成分。挥发油有 β - 没药烯（β - bisalolene）、反式 - β - 金合欢烯 [trans - β - farnesene]、反式 - β 苦橙油醇 [trans - nerolidol]、β - 欧白芷内酯等；黄酮类成分有芒柄花素、3 - 甲基黄豆苷元等。

【功效】性温，味辛。行气活血，止痛，止血。用量 9 ~ 15g，后下。

沉香　Aquilariae Resinatum Lignum

【来源】瑞香科植物白木香 *Aquilaria sinensis*（Lour.）Gilg 含有树脂的木材。

【产地】主产海南、广东省，广西、福建等省亦有少量产出。习称"国产沉香"。

【采收加工】全年可采，自树干中割取心材，剔除不含树脂的黄白色木质部及朽木部分，阴干。

【性状鉴别】白木香呈不规则块状、片状或盔帽状，有的为小碎块。表面凹凸不平，有刀痕，偶有孔洞，可见黑褐色树脂与黄白色木部相间形成的斑纹、孔洞及凹窝表面多呈朽木状，含油足的木质部黑棕色，微有光泽，虫伤及创伤部分黄褐色。质较坚实，断面刺状，入水大多不沉。气芳香，味苦。易点燃，燃之发浓烟及强烈香气，并有黑色油状物渗出。如图 9 - 11 所示。

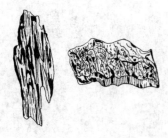

图 9 - 11　沉香

以色黑、质坚硬、油性足、香气浓而持久、能沉水者为佳。

【显微鉴别】

1. 横切面　木射线宽 1~2 列细胞，充满棕色树脂。导管呈圆多角形，直径 42~128μm，有的含棕色树脂。木纤维多角形，直径 20~45μm，壁稍厚，木化。木间韧皮部呈扁长椭圆形或条带状，常与射线相交，细胞壁薄，非木化，内含棕色树脂；其间散有少数纤维，有的薄壁细胞含草酸钙柱晶。

2. 切向纵切面　木射线细胞同型性，宽 1~2 列细胞，高 4~20 个细胞。具缘纹孔导管，长短不一，多为短节导管。纤维细长，有单纹孔。内涵韧皮部细胞长方形。

3. 径向纵切面　木射线排列成横向带状，余同切向纵切面。如图 9 - 12 所示。

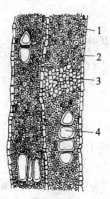
a.横切面图

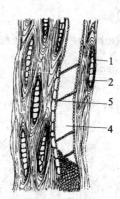
b.切向纵切面图

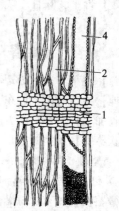
c.国产沉香径向纵切面图

图 9 - 12　沉香（白木香）三切面特征图
1. 木射线　2. 木纤维　3. 木间韧皮部　4. 导管　5. 木薄壁细胞

4. 粉末　白木香粉末黑棕色。木纤维主为纤维管胞，长梭形，多成束，直径 20~45μm，壁稍厚，有具缘纹孔，纹孔相交成十字形或斜裂缝状。具缘纹孔导管直径约至 128μm，具缘纹孔排列紧密，互列，导管内棕色树脂团块常破碎脱出。木射线细胞单纹孔较密。木间韧皮部薄壁细胞含黄棕色物质，细胞壁非木化，有时可见纵斜交错纹理及菌丝。韧型纤维壁上具单斜纹孔。草酸钙柱晶：长 69μm，直径 9~15μm。如图 9 - 13 所示。

【化学成分】含挥发油及树脂。白木香挥发油主要为沉香螺萜醇（agarospirol）、白木香酸（baimuxinic acid）及白木香醛（baimuxinal）等。

【功效】辛、苦，微温。行气止痛，温中止呕，纳气平喘。用量 1~5g。

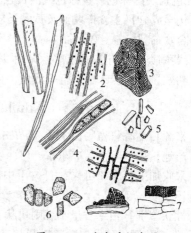

图 9 - 13　白木香粉末图
1. 韧型纤维　2. 纤维管胞　3. 木间韧皮薄壁细胞　4. 木射线　5. 草酸钙柱晶　6. 树脂团块　7. 导管

进口沉香

进口沉香为瑞香科植物沉香 *Aquilaria agallocha* Roxb. 含有树脂的木材。 主产印度尼西亚、马来西亚、柬埔寨及越南等国。 其与白木香区别为：木射线大多宽为 1 列细胞，高以 5 个细胞为多见；韧型纤维较细，直径 6~400μm，壁不具单纹孔；具缘孔纹导管直径至 150μm；草酸钙柱晶极少，长至 80μm。

通草　Tetrapanacis Medulla

【来源】五加科植物通脱木 *Tetrapanax papyriferus*（Hook.） K. Koch 的干燥茎髓。

【产地】主产贵州、云南、四川、重庆等地。

【采收加工】秋季割取 2~3 年生植物的茎干，截成段，趁鲜用木棍顶出茎髓，理直，晒干。

【性状鉴别】呈圆柱形，长 20~40cm，直径 1~2.5cm；表面白色或淡黄色，有浅纵沟纹；体轻，质松软，稍有弹性，易折断，断面平坦，显银白色光泽，中部有直径为 0.3~1.5cm 的空心或半透明圆形薄膜，纵剖面薄膜呈梯状排列，实心者少见；气微，味淡。

【显微鉴别】横切面：全部为薄壁细胞，呈椭圆形、类圆形或近多角形，外侧的细胞较小，纹孔明显，有的细胞含草酸钙簇晶，簇晶直径 15~64μm。

【化学成分】含肌醇（inositol）、多聚戊糖、多聚甲基戊糖（约 3%）、果胶、阿拉伯糖、果糖、葡萄糖、乳糖等。

【功效】甘、淡，微寒。清热利尿，通气下乳，用量 2~5g。

小通草

小通草，旌节花科植物喜马山旌节花 *Stachyurus himalaicus* Hook. f. et Thoms.、中国旌节花 *Stachyurus chinensis* Franch. 或山茱萸科植物青荚叶 *Helwingia japonica*(Thunb.)Dietr. 的干燥茎髓。 旌节花主产西南地区，呈圆柱形，表面白色或淡黄色，无纹理；体轻，质松软，捏之能变形，有弹性，易折断，断面平坦，无空心，显银白色光泽；气微，味淡；水浸后有黏滑感。 喜马山旌节花无簇晶，中国旌节花有少数草酸钙簇晶。 青荚叶主产四川、湖北等地，表面淡黄色，有浅纵条纹；质较硬，捏之不易变形；水浸后无黏滑感。 有少数草酸钙簇晶，无黏液细胞。

灯心草　Junci Medulla

【来源】灯心草科植物灯心草 *Juncus effuses* L. 的干燥茎髓。

【产地】主产于江苏、福建、四川、贵州、云南。

【采收加工】夏末至秋季割取茎，晒干，取出茎髓，理直，扎成小把。

【性状鉴别】呈细圆柱形，长达90cm，直径0.1~0.3cm。表面白色或淡黄白色，有细纵纹。体轻，质软，略有弹性，易拉断，断面白色。气微，味淡。

【显微鉴别】粉末类白色。全部为星状薄壁细胞，彼此以星芒相接，形成大的三角形或四边形气腔，星芒4~8，长5~51μm，宽5~12μm，壁稍厚，有的可见细小纹孔，星芒相接的壁菲薄，有的可见1~2个念珠状增厚。

【性味功效】性微寒，味甘、淡。功能清心热，利小便。用量1~3g。

天仙藤　Aristolochiae Herba

【来源】马兜铃科植物马兜铃 *Aristolochia debilis* Sieb. et Zucc. 或北马兜铃 *A. contorta* Bge. 的干燥地上部分。

【产地】主产于浙江、江苏、湖北、江西、河南等地。

【采收加工】秋季采割，除去杂质，晒干。

【性状鉴别】茎呈细长圆柱形，略扭曲，直径1~3mm；表面黄绿色或淡黄褐色，有纵棱及节，节间不等长；质脆，易折断，断面有数个大小不等的维管束。叶互生，多皱缩、破碎，完整叶片展平后呈三角状狭卵形或三角状宽卵形，基部心形，暗绿色或淡黄褐色，基生叶脉明显，叶柄细长。气清香，味淡。

【显微鉴别】茎横切面：表皮细胞类方形，外被角质层。皮层较窄。中柱鞘纤维6~10余层，连接成环带，外侧的纤维壁厚，向内侧逐渐变薄。维管束数个，大小不等。形成层成环。导管类圆形，直径10~170μm。有髓。

【功效】苦，温。归肝、脾、肾经。行气活血，通络止痛。用量3~6g。

钩藤　Uncariae Ramulus Cum Uncis

【来源】茜草科植物钩藤 *Uncaria rhynchophylla*（Miq.）Jacks.、大叶钩藤 *U. macrophylla* Wall.、毛钩藤 *U. hirsuta* Havil.、华钩藤 *U. sinensis*（*Oliv.*）Havil. 或无柄果钩藤 *U. sessilifructus* Roxb. 的干燥带钩茎枝。

【产地】主产于浙江、广西、广东、江西、湖南等地。

【采收加工】秋、冬两季采收有钩的嫩枝，剪成短段，晒干或蒸后晒干。

【性状鉴别】

1. 钩藤　茎枝呈圆柱形或类方柱形，长约2~3cm，直径0.2~0.5cm。表面红棕色至紫红色者具细纵纹，光滑无毛；黄绿色至棕褐者，有的可见黄白色点状皮孔，密被黄褐色柔毛。多数枝节上对生两个向下弯曲的钩（不育花序梗），或仅一侧有钩，另一侧为凸起的疤痕；钩略扁或稍圆，基部较阔，先端细尖；钩基部的枝上可见环状托叶痕和窝点状叶柄痕。质坚韧，断面黄棕色，皮部纤维性，髓部黄白色，疏松似海绵或中空。气微，味淡。

2. 大叶钩藤　茎枝呈类方柱形；四面均有纵沟，表面绿棕色至棕色，被褐色柔毛，节部及钩端较多；钩长约3.5cm，钩端有的膨大如珠；断面椭圆形；质坚韧茎断面髓部常中空。

3. 毛钩藤　茎枝呈方柱形或近圆柱形，表面灰棕色，被长粗毛，以钩端为多；断面髓部淡棕色；钩长1.2~3.5cm；断面长椭圆形。

4. 华钩藤　茎枝呈类方柱形；四面均有纵沟，表面棕褐色至棕黄色，被疏毛，茎部及钩端较多；断面髓部淡黄白色；钩长1.3~2.8cm；断面略长方椭圆形。

5. 无柄果钩藤　茎枝呈方柱形，茎上有时有全缘的托叶宿存，表面黄绿色至黄棕色，断面髓部黄白色；钩长1.3~1.8cm；断面略长方椭圆形。

本品以双钩形如锚状、茎细、钩结实、光滑、色红褐或紫褐、无梗者为佳。如图9－14所示。

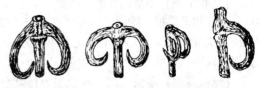

图9－14　钩藤

【显微鉴别】

1. 茎枝横切面

（1）钩藤　表皮细胞外侧角质增厚；皮层细胞内含棕色物质及少数淀粉粒；韧皮部外侧纤维连成间断的环带（称环管纤维或原中柱鞘纤维）；韧皮部纤维有厚壁性及薄壁性两种，常单个或2～3个成束，较中柱鞘纤维细小，微木化，韧皮射线宽1列细胞；形成层明显；木质部导管类圆形，多单个散在，木纤维细胞壁薄，与木薄壁细胞不易区分；髓部宽阔，四周有1～2列环髓厚壁细胞，具单纹孔，内含棕色物质；薄壁细胞含草酸钙砂晶或小簇晶。如图9－15所示。

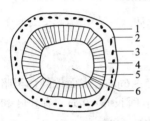

图9－15　钩藤（钩藤）横切面
组织特征简图

1. 表皮　2. 皮层　3. 中柱鞘纤维
4. 韧皮部　5. 木质部　6. 髓

（2）大叶钩藤　表皮具单细胞或多细胞非腺毛；薄壁细胞含草酸钙砂晶或小簇晶。

（3）毛钩藤　复表皮2～5层细胞，单细胞非腺毛钩状弯曲，多细胞非腺毛由2～15个细胞组成；薄壁细胞含草酸钙砂晶。

（4）华钩藤　具复表皮；薄壁细胞含草酸钙砂晶。

（5）无柄果钩藤　表面细胞外壁向外突起，具多数单细胞短角状毛，表面有疣状突起；皮层有断续成环的石细胞层；薄壁细胞含草酸钙砂晶或小簇晶。

2. 钩藤粉末　淡红棕色。韧皮纤维大多成束，直径16约42μm，非木化或微木化，孔沟不明显；韧型纤维大多成束，甚长，直径15～24μm，壁稍厚，木化，具明显的单斜纹孔；导管为螺纹、网纹、梯纹及具缘纹孔导管，后者直径至68μm；薄壁细胞内含草酸钙砂晶；微木化的薄壁组织碎片细胞呈类方形、类圆形或不规则形，直径17～72μm，壁稍增厚，具多数椭圆形或圆形单纹孔；表皮细胞棕黄色，类方形、多角形或稍延长，壁稍增厚，细胞内有油滴状物，断面观可见较厚的角质层；纤维状管胞少见，大多与韧型纤维成束存在，有具缘纹孔。如图9－16所示。

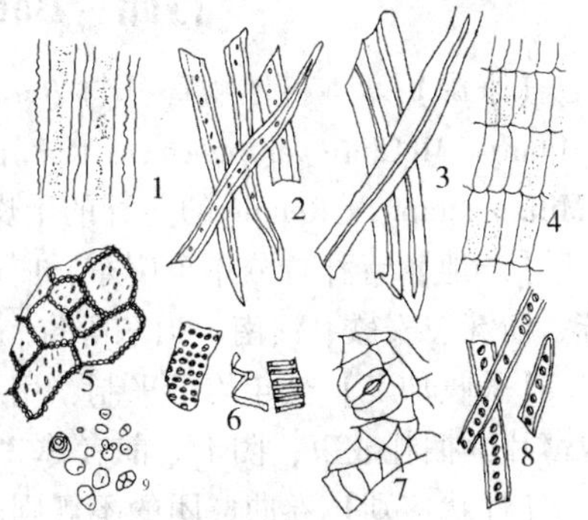

【化学成分】含生物碱2%，主要为钩藤碱（rhynchophylline）、异钩藤碱（isorhynchophylline）。钩藤碱、异钩藤碱为降血压有效成分。

【功效】味甘，性凉。清热平肝，熄风定惊。用量3～12g，后下。

图9－16　钩藤粉末

1. 皮部薄壁细胞　2. 韧型纤维　3. 韧皮纤维
4. 草酸钙砂晶　5. 木化薄壁细胞　6. 导管
7. 表皮细胞　8. 纤维管胞　9. 淀粉粒

络石藤　Trachelospermi Caulis Et Folium

【来源】夹竹桃科植物络石 *Trachelospermum jasminoides* （Lindl.） Lem. 的干燥带叶藤茎。

【产地】主产于江苏、安徽，湖北、广东、广西亦产。

【采收加工】冬季至次春采割，除去杂质，晒干。

【性状鉴别】茎呈圆柱形，弯曲，多分枝，长短不一，直径 1~5mm；表面红褐色，有点状皮孔和不定根；质硬，断面淡黄白色，常中空。叶对生，有短柄；展平后叶片呈椭圆形或卵状披针形，长 1~8cm，宽 0.7~3.5cm；全缘，略反卷，上表面暗绿色或棕绿色，下表面色较淡。革质。气微，味微苦。

【显微鉴别】茎横切面：木栓层为棕红色数列木栓细胞；表面可见单细胞非腺毛，壁厚，具壁疣。木栓层内侧为石细胞环带，木栓层与石细胞环带之间有草酸钙方晶分布。皮层狭窄。韧皮部薄，外侧有非木化的纤维束，断续排列成环。形成层成环。木质部均由木化细胞组成，导管多单个散在。木质部内方尚有形成层和内生韧皮部。髓部木化纤维成束，周围薄壁细胞内含草酸钙方晶。髓部常破裂。

【功效】苦，微寒。祛风通络，凉血消肿。用量 6~12g。

忍冬藤　Lonicerae Japonicae Caulis

【来源】忍冬科植物忍冬 *Lonicera japonica* Thunb. 的干燥茎枝。

【产地】分布于东北、华北、东南、华南等省份。

【采收加工】秋、冬二季采割，晒干。

【性状鉴别】呈长圆柱形，多分枝，常缠绕成束，直径 1.5~6mm。表面棕红色至暗棕色，有的灰绿色，光滑或被茸毛；外皮易剥落。枝上多节，节间长 6~9cm，有残叶和叶痕。质脆，易折断，断面黄白色，中空。气微，老枝味微苦，嫩枝味淡。

【显微鉴别】粉末浅棕黄色至黄棕色。非腺毛较多，单细胞，多断碎，壁厚，表面有疣状突起。表皮细胞棕黄色至棕红色，表面观类多角形，常有非腺毛脱落后的痕迹，石细胞状。薄壁细胞内含草酸钙簇晶，常排列成行，也有的单个散在，棱角较钝，直径 5~15μm。

【性味功效】甘，寒。归肺、胃经。清热解毒，疏风通络。用量 9~30g。

竹茹　Bambusae Caulis In Taenias

【来源】禾本科植物青秆竹 *Barnbusa tuldoides* Munro、大头典竹 *Sinocalamus beecheyanus* (Munro) McClure var. *pubescens* P. F. Li 或淡竹 *PhylLostachys nigra* (lodd.) Munro var. *henonis* (Mitf.) Stapf ex Rendle 的茎秆的干燥中间层。

【产地】青秆竹分布于广东，广西。大头典竹分布于广东、海南及广西。淡竹分布于江苏、浙江、安徽、河南、山东等省。

【采收加工】全年均可采制，用新鲜茎除去外皮，将稍带绿色的中间层刮成丝条，或削成薄片，捆扎成束，阴干。前者称"散竹茹"，后者称"齐竹茹"。

【性状鉴别】卷曲成团的不规则丝条或呈长条形薄片状。宽窄厚薄不等，浅绿色、黄绿色或黄白色。纤维性，体轻松，质柔韧，有弹性。

【性味功效】甘，微寒。清热化痰，除烦，止呕。用量 5~10g。

目标检测

一、最佳选择题

1. 有数处红棕色的皮部嵌入到黄白色木部的中药材是（　　）。

    A. 鸡血藤　　　　B. 钩藤　　　　C. 大血藤　　　　D. 木通　　　　E. 沉香

2. 何种药材表面多黑褐色树脂与黄白色木部相间形成的斑纹，孔洞及凹窝表面多呈朽木状，气芳香，味苦（　　）。

 A. 降香   B. 沉香   C. 苏木   D. 钩藤   E. 鸡血藤

3. 横切面韧皮部有红棕色或黑棕色分泌物，与木部相同排列呈 3～8 个偏心性半圆形环，髓部偏向一侧的中药材是（　　）。

 A. 何首乌 B. 鸡血藤 C. 川木通 D. 牛膝 E. 大血藤

4. 通草的药用部位是（　　）。

 A. 心材   B. 茎髓   C. 全草   D. 边材   E. 茎

二、多项选择题

1. 钩藤原植物是（　　）。

 A. 钩藤   B. 华钩藤 C. 毛钩藤 D. 大叶钩藤 E. 无柄果钩藤

2. 鸡血藤的显微鉴别特征有（　　）。

A. 皮层散有石细胞群

B. 木纤维为韧型纤维

C. 韧皮部与木质部相间排列成数轮

D. 薄壁细胞含草酸钙方晶

E. 木栓层内含棕红色物质

实验六　沉香、钩藤实粉末显微鉴别

（一）实验目的

1. 掌握沉香、钩藤的粉末显微鉴别特征。

2. 熟悉茎木类药材的显微鉴别方法。

（二）实验仪器、试剂、材料

1. 仪器　显微镜、临时制片用具（包括白瓷盘、酒精灯、解剖针、载玻片、盖玻片、滤纸条）。

2. 试剂　蒸馏水、水合氯醛试液、稀甘油、80% 硫酸。

3. 材料　沉香、钩藤粉末。

（三）实验内容

沉香、钩藤药材粉末显微鉴别。

（四）操作流程

分别取沉香、钩藤粉末适量于洁净的两块载玻片中央，滴加水合氯醛，于酒精灯外焰上加热透化后加稀甘油，盖上盖片于显微镜下进行观察。

（五）作业

1. 描述沉香、钩藤药材的粉末显微鉴别要点。

2. 绘制沉香、钩藤药材粉末特征图。

（刘耀武）

第十章

皮类中药鉴定

学习目标

知识要求　**1. 掌握**　皮类中药的来源、主要性状鉴别特征，重点中药的显微、理化鉴别特征。

　　　　　　2. 熟悉　皮类中药化学成分、产地。

　　　　　　3. 了解　皮类中药的采收加工、性味功效。

技能要求　1. 熟练掌握常用皮类中药的识别技能和性状鉴别技能，熟练掌握重点中药显微、理化鉴别技能，能准确鉴别常用皮类药材真伪。

　　　　　　2. 学会常用皮类中药的性状、显微、理化鉴别操作技术，会应用工具、书籍鉴别皮类中药，解决中药的真伪和质量优劣的问题。

第一节　概述

　　皮（cortex）类中药通常是指药用部位为裸子植物或被子植物（其中主要是双子叶植物）的茎干、枝和根的形成层以外部位的药材。它由外向内包括周皮、皮层、初生和次生韧皮部等部分。其中大多为木本植物茎干的皮，如黄柏、杜仲等；少数为根皮，如牡丹皮、桑白皮；或为枝皮，如秦皮等。

一、性状鉴别

　　皮类中药因植物来源、取皮部位、采集和加工干燥的方法不同，而形成外表形态上的不同特征。在进行性状鉴定时，应注意观察皮类中药的形状、外表面、内表面、折断面、质地、气味等。在鉴定时，要仔细观察，正确运用术语是十分重要的。

（一）形状

　　由粗大老树上剥的皮，大多粗大而厚，呈长条状或板片状；枝皮则呈细条或卷筒状；根皮多数呈短片状或短小筒状。一般描述术语如下。

　　1. 平坦状　皮片呈板片状，较平整。如杜仲、黄柏。

　　2. 弯曲状　皮片多向内弯曲，通常为取自枝干或较小茎干的皮，易收缩而成弯曲状。由于弯曲的程度不同，又分为6种。

　　（1）槽状或半管状：皮片向内弯曲呈半圆形。如企边桂。

　　（2）管状或筒状：皮片向内弯曲至两侧相接近成管状，这类形状常见于加工时用抽心法抽去木心的皮类中药。如牡丹皮。

　　（3）单卷状：皮片向一面卷曲，以至两侧重叠。如肉桂。

　　（4）双卷筒状：皮片两侧各自向内卷成筒状，又叫"如意状"。如厚朴。

　　（5）复卷筒状：几个单卷或双卷的皮重叠在一起呈筒状。如锡兰桂皮。

　　（6）反曲状：皮片向外表面略弯曲，皮的外层呈凹陷状。如石榴树皮。如图 10 – 1 所示。

（二）外表面

指皮的外面。颜色多为灰黑色、灰褐色、棕褐色或棕黄色等，有的树干皮外表面常有斑片状的地衣、苔藓等物附生，呈现不同颜色等。有的外表面常有片状剥离的落皮层和纵横深浅不同的裂纹，有时亦有各种形状的突起物而使树皮表面显示不同程度的粗糙。多数树皮尚可见皮孔，通常是横向的，也有纵向延长的，皮孔的边缘略突起，中央略向下凹，皮孔的形状、颜色、分布的密度，常是鉴别皮类药材的特征之一。如合欢皮的皮孔呈红棕色，椭圆形；牡丹皮的皮孔呈灰褐色，横长略凹陷状；杜仲的皮孔呈斜方形。少数皮类中药的外表面有刺，如红毛五加皮；或有钉状物，如海桐皮等。部分皮类中药，木栓层已除去或部分除去而较光滑，如桑白皮、黄柏等。

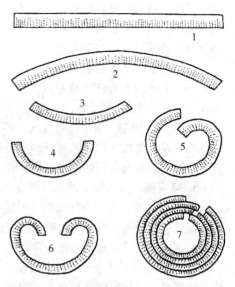

图 10 - 1　皮类中药的各种形状
1. 平坦　2. 弯曲　3. 反曲　4. 槽状　5. 单卷状　6. 双卷状　7. 复卷状

（三）内表面

颜色各不相同，如肉桂呈红棕色，杜仲呈紫褐色，黄柏呈黄色，苦楝皮呈黄白色。有些含油的皮类中药，内表面经刻划，出现油痕，可根据油痕的情况并结合气味等，判断该药材的质量，如肉桂、厚朴等。一般较外表面色浅而平滑，或具粗细不等的纵向皱纹，有的显网状纹理，如椿白皮。

（四）折断面

皮类中药横向折断面特征和皮各组织的组成和排列方式有密切关系，因此是皮类中药的重要鉴别特征。折断面的性状主要如下。

1. 平坦状　组织中富有薄壁细胞而无石细胞群或纤维束，如牡丹皮。

2. 颗粒状　组织中富有石细胞群的皮，如肉桂。

3. 纤维状　组织中富含纤维，如桑白皮、合欢皮。

4. 层状　纤维束和薄壁组织成环带状间隔排列，如黄柏、苦楝皮等。

有些皮的断面外层较平坦或颗粒状，内层显纤维状，说明纤维主要存在于韧皮部，如厚朴。有的皮类中药在折断时有胶质丝状物相连，如杜仲。亦有些皮在折断时有粉尘出现，这些皮的组织均较疏松，含有较多的淀粉，如白鲜皮。

（五）气味

气味和皮中所含成分有密切关系，各种皮的外形有时很相似，但其气味却完全不同。如香加皮和地骨皮，前者有特殊香气，味苦而有刺激感，后者气味均较微弱。肉桂和桂皮外形亦较相似，但肉桂味甜而微辛，桂皮则味辛辣而凉。

二、显微鉴别

（一）组织构造

皮类中药构造可分为周皮、皮层、韧皮部三部分。各部位在观察时应注意如下特征。

1. 周皮　包括木栓层、木栓形成层与栓内层三部分。

（1）木栓层细胞多整齐地径向排列成行，细胞呈扁平形，切向延长，壁薄，栓化或木化，黄棕色或含红棕色物质。有的木栓细胞壁均匀地或不均匀地增厚并木化，如杜仲皮，内壁特厚，肉桂的最内一列木栓细胞的外壁特别增厚，海桐皮木栓细胞壁呈石细胞状，有明显的壁孔或层纹，并强木化。

（2）木栓形成层细胞常为一层扁平而薄壁的细胞，在一般的皮类药材中不易区别。

（3）栓内层存在于木栓形成层的内侧，也和木栓细胞相似，径向排列成行，细胞壁不木栓化，亦不含红棕色物质，有的含叶绿素而显绿色，则又称绿皮层。

2. 皮层 细胞大多是薄壁性的，略切向延长，常可见细胞间隙，靠近周皮部分常分化成厚角组织。皮层中常可见到纤维、石细胞和各种分泌组织，如油细胞、乳管、黏液细胞等；常见的细胞内含物如淀粉粒或草酸钙结晶，以上均为重要的鉴别特征。

3. 韧皮部 包括韧皮部束和射线两部分。

（1）射线可分为髓射线和韧皮射线两种。髓射线较长，常弯曲状，外侧渐宽成喇叭口状；韧皮射线较短，两者都由薄壁细胞构成，不木化，细胞中常含有淀粉粒和草酸钙结晶。射线的宽度和形状在鉴别时较为重要。

（2）韧皮部束外方，如初生韧皮部，其筛管群常呈颓废状而皱缩，最外方常有厚壁组织如纤维束、石细胞群形成环带或断续的环带。次生韧皮部占大部分，除筛管和伴胞外，常有厚壁组织、分泌组织等，应注意其分布位置、分布特点和细胞特征。有些薄壁细胞内常可见到各种结晶体或淀粉粒。

（二）粉末特征

皮类中药粉末的显微观察，在鉴定时经常应用。尤其各种细胞形状、长度及宽度，细胞壁的性质、厚度、壁孔和孔沟的情况，层纹清楚与否，以及细胞内含物等都是鉴定的重要依据。

皮类中药的粉末特征中不应观察到木质部的组织和细胞，如导管、管胞、木纤维、木薄壁细胞等。

第二节 皮类中药鉴定

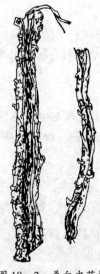

图10-2 桑白皮药材

桑白皮 Mori Cortex

【来源】桑科植物桑 *Morus alba* L. 的干燥根皮。

【产地】野生或栽培。主产于河南、安徽、浙江、江苏、湖南、四川等地。

【采收加工】秋末叶落时至次春发芽前采挖根部，刮去黄棕色粗皮，纵向剖开，剥取根皮，晒干。

【性状鉴别】呈扭曲的卷筒状、槽状或板片状，长短宽窄不一，厚1~4mm。外表面白色或淡黄白色，较平坦，有的残留橙黄色或棕黄色鳞片状粗皮；内表面黄白色或灰黄色，有细纵纹。体轻，质韧，纤维性强，难折断，易纵向撕裂，撕裂时有粉尘飞扬。气微，味微甘。如图10-2所示。

以色白、粉性足者为佳。

【显微鉴别】

1. 横切面 韧皮部射线宽2~6列细胞；散有乳管；纤维单个

散在或成束，非木化或微木化；薄壁细胞含淀粉粒，有的细胞含草酸钙方晶。较老的根皮中，散在夹有石细胞的厚壁细胞群，胞腔大多含方晶。

2. 粉末　淡灰黄色。纤维甚多，多碎断，直径 13～26μm，壁厚，非木化至微木化。草酸钙方晶直径 11～32μm。石细胞类圆形、类方形或形状不规则，直径 22～52μm，壁较厚或极厚，纹孔和孔沟明显，胞腔内有的含方晶。另有含晶厚壁细胞。淀粉粒甚多，单粒类圆形，直径 4～16μm；复粒由 2～8 分粒组成。如图 10－3 所示。

【化学成分】含四种黄酮类衍生物：桑皮素、桑皮色烯素、环桑皮素、环桑皮色烯素。另含香树精、挥发油、香豆精类化合物等。

【性味功效】甘，寒。泻肺平喘，利水消肿。用量 6～12g。

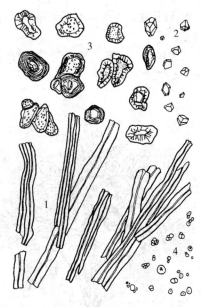

图 10－3　桑白皮粉末
1. 纤维　2. 草酸钙方晶　3. 淀粉　4. 石细胞

案例导入

案例：自古以来，牡丹花因象征雍容大度、花开富贵而广受人民群众的喜爱。但其根皮入药是如何被人们所知晓呢？传说，古代有一位专门种植牡丹的花农，家中贫困，眼看女儿到了出嫁的年龄家中却没有嫁妆。花农日日焦急，竟口吐鲜血，生出一场大病。花农的女儿很孝顺，宁可不出嫁也要为父亲寻药治病。花圃中的牡丹花精灵感激花农的照顾，又为其女的孝心感动，便托梦让她采集牡丹根皮为父医治。

讨论：牡丹皮应有怎样的功效主治？

牡丹皮　Moutan Cortex

【来源】毛茛科植物牡丹 *Paeonia suffruticosa* Andr. 的干燥根皮。

【产地】栽培。主产于安徽、河南、四川、湖南、陕西、山东、湖北、甘肃、贵州等省。

【采收加工】秋季采挖根部，除去细根和泥沙，剥取根皮，晒干；或刮去粗皮，除去木心，晒干。前者习称"连丹皮"，后者习称"刮丹皮"。

【性状鉴别】

1. 连丹皮　呈筒状或半筒状，有纵剖开的裂缝，略向内卷曲或张开，长 5～20cm，直径 0.5～1.2cm，厚 0.1～0.4cm。外表面灰褐色或黄褐色，有多数横长皮孔样突起和细根痕，栓皮脱落处粉红色；内表面淡灰黄色或浅棕色，有明显的细纵纹，常见发亮的结晶，俗称"亮银星"。质硬而脆，易折断，断面较平坦，淡粉红色，粉性。气芳香，味微苦而涩。

2. 刮丹皮 外表面有刮刀削痕，外表面红棕色或淡灰黄色，有时可见灰褐色斑点状残存外皮。

以条粗长、皮厚、无木心、断面色白、粉性足、结晶多、香气浓郁者为佳。如图 10 - 4、图 10 - 5 所示。

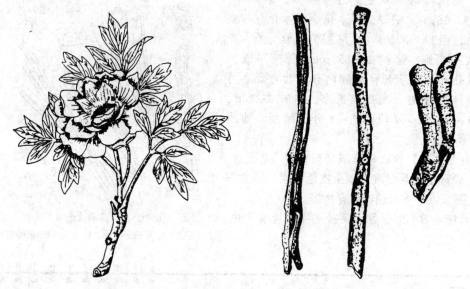

图 10 - 4 牡丹　　　　　　　　图 10 - 5 牡丹皮药材

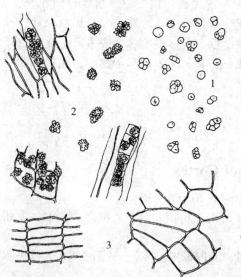

图 10 - 6 牡丹皮粉末
1. 淀粉粒 2. 草酸钙簇晶 3. 木栓细胞

【显微鉴别】粉末淡红棕色。淀粉粒甚多，单粒类圆形或多角形，直径 3～16μm，脐点点状、裂缝状或飞鸟状；复粒由 2～6 分粒组成。草酸钙簇晶直径 9～45μm，有时含晶细胞连接，簇晶排列成行，或一个细胞含数个簇晶。

连丹皮可见木栓细胞长方形，壁稍厚，浅红色。如图 10 - 6 所示。

【理化鉴别】取粉末进行微量升华，升华物在显微镜下呈长柱形、针状、羽状结晶，于结晶上滴加三氯化铁醇溶液，则结晶溶解而显暗紫色。（检查丹皮酚）

【化学成分】鲜皮中含丹皮酚原苷约 5%～6%，但易被本身存在的酶水结成丹皮酚苷及一分子 L - 阿拉伯糖；根皮含丹皮酚、芍药苷、挥发油及苯甲酸、植物甾醇等。

【性味功效】苦、辛，微寒。清热凉血，活血化瘀。用量 6～12g。

白鲜皮　Dictamni Cortex

【来源】芸香科植物白鲜 Dictamnus dasycarpus Turcz. 的干燥根皮。

【产地】野生。主产于辽宁、河北、山东等省。

【采收加工】春、秋二季采挖根部，除去泥沙和粗皮，剥取根皮，干燥。

【性状鉴别】呈卷筒状，长5~15cm，直径1~2cm，厚0.2~0.5cm。外表面灰白色或淡灰黄色，具细纵皱纹和细根痕，常有突起的颗粒状小点；内表面类白色，有细纵纹。质脆，折断时有粉尘飞扬，断面不平坦，略呈层片状，剥去外层，迎光可见闪烁的小亮点。有羊膻气，味微苦。如图10-7所示。

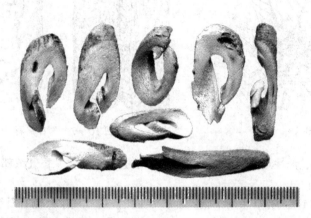

图10-7　白鲜皮饮片

以条大、皮厚、色灰白者为佳。

【显微鉴别】横切面：木栓层为10余列细胞。栓内层狭窄，纤维多单个散在，黄色，直径25~100μm，壁厚，层纹明显。韧皮部宽广，射线宽1~3列细胞，纤维单个散在。薄壁组织中有多数草酸钙簇晶，直径5~30μm。

【化学成分】主要含梣酮、黄柏酮，以及白鲜碱、茵芋碱等生物碱类化合物等。

【性味功效】苦，寒。清热燥湿，祛风解毒。用量4.5~9g。

厚朴　Magnoliae Officinalis Cortex

【来源】木兰科植物厚朴 *Magnolia officinalis* Rehd. et Wils. 或凹叶厚朴 *Magnolia officinalis* Rehd. et Wils. var. *biloba* Rehd. et Wils. 的干燥干皮、根皮及枝皮。

【产地】栽培或野生。主要产于四川、湖北、浙江、江西等省。安徽、福建、陕西、甘肃、贵州、云南等省亦产。

【采收加工】每年4~6月剥取，根皮和枝皮直接阴干；干皮置沸水中微煮后，堆置阴湿处，"发汗"至内表面变紫褐色或棕褐色时，再蒸软，取出，卷成筒状，干燥。

【性状鉴别】

1. 干皮　呈卷筒状或双卷筒状，长30~35cm，厚0.2~0.7cm，习称"筒朴"；近根部的干皮一端展开如喇叭口，长13~25cm，厚0.3~0.8cm，习称"靴筒朴"。外表面灰棕色或灰褐色，粗糙，有时呈鳞片状，较易剥落，有明显椭圆形皮孔和纵皱纹，刮去粗皮者显黄棕色。内表面紫棕色或深紫褐色，较平滑，具细密纵纹，划之显油痕。质坚硬，不易折断，断面颗粒性，外层灰棕色，内层紫褐色或棕色，有油性，有的可见多数小亮星。气香，味辛辣、微苦。如图10-8、10-9所示。

2. 根皮（根朴）　呈单筒状或不规则块片；有的弯曲似鸡肠，习称"鸡肠朴"。质硬，较易折断，断面纤维性。

3. 枝皮（枝朴）　呈单筒状，长10~20cm，厚0.1~0.2cm。质脆，易折断，断面纤维性。

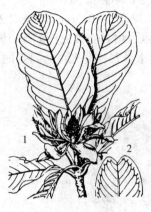
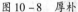

图 10-8 厚朴

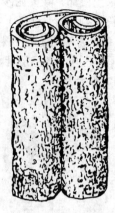
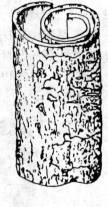

图 10-9 厚朴药材

以皮厚、肉细、油性足、内表面紫棕色且有发亮的结晶物、香气浓郁者为佳。

【显微鉴别】

1. 横切面 木栓层为 10 余列细胞；有的可见落皮层。皮层外侧有石细胞环带，内侧散有多数油细胞和石细胞群。韧皮部射线宽 1~3 列细胞；纤维多数个成束；亦有油细胞散在。如图 10-10 所示。

2. 粉末 棕色。纤维甚多，直径 15~32μm，壁甚厚，有的呈波浪形或一边呈锯齿状，木化，孔沟不明显。石细胞类方形、椭圆形、卵圆形或不规则分枝状，直径 11~65μm，有时可见层纹。油细胞椭圆形或类圆形，直径 50~85μm，含黄棕色油状物。如图 10-11 所示。

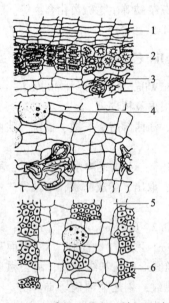

图 10-10 厚朴（干皮）横切面详图
1. 木栓层 2. 使细胞环带 3. 异形石细胞
4. 油细胞 5. 韧皮射线 6. 韧皮部

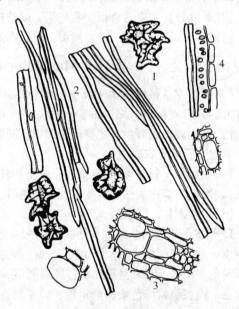

图 10-11 厚朴粉末
1. 石细胞 2. 纤维 3. 油细胞 4. 筛管分子

【理化鉴别】取本品粉末 0.5g，加甲醇 5ml，密塞，振摇 30 分钟，滤过，取滤液作为供试品溶液。另取厚朴酚对照品、和厚朴酚对照品，加甲醇制成每 1ml 各含 1mg 的混合溶液，作为对照品溶液。照薄层色谱法试验，吸取上述两种溶液各 5μl，分别点于同一硅胶 G

薄层板上，以甲苯－甲醇（17:1）为展开剂，展开，取出，晾干，喷以1%香草醛硫酸溶液，在100℃加热至斑点显色清晰。供试品色谱中，在与对照品色谱相应的位置上，显相同颜色的斑点。

【化学成分】主要含厚朴酚5%（有抗菌作用）、和厚朴酚，另含挥发油约0.3%。

【性味功效】苦、辛，温。燥湿消痰，下气除满。用量3～10g。

拓展阅读

厚朴的伪品

厚朴的主要伪品有五加科植物白背鹅掌柴的干燥树皮，俗称"大泡通"。呈卷筒状，长约70cm，厚约0.4cm。外表面灰棕色，有纵皱纹和灰白色栓皮及棕色点状皮孔，皮孔径1mm以下；内表面棕黑色，平滑，有细纵纹理，划之不显油性。质硬，不易折断。折断面呈纤维状，中间有一排白色点状纤维束。味微苦，经姜制后有辛味。

近年来尚发现有以下植物的树皮伪充或混作厚朴药用：

（1）杨梅皮　为杨梅科植物杨梅［*Myrica rubra*（Lour.）Sieb. et Zucc.］的干树皮。

（2）黄杞皮　为胡桃科植物黄杞（*Engelhardtia roxburghiana* Wall.）的干燥树皮。

（3）旱冬瓜皮　为桦木科植物旱冬瓜（*Alnus nepalensis* D. Don）的干燥树皮。

（4）姜朴　为木兰科植物紫花玉兰（*Magnolia liliflora* Desr.）、望春花（*M. biondii* Pamp.）及玉兰（*M. denudata* Desr.）的干燥树皮。

（5）云南厚朴　为木兰科植物滇缅厚朴（*Magnolia rostrata* Smith.）的干燥树皮。

（6）川姜朴　为木兰科植物威氏木兰（*Magnolia wilsonii* Rehd.）、武当玉兰（M. sprengeri Pamp.）及凹叶木兰（*M. sargentiana* Rehd. et Wils.）的干燥树皮。

（7）野厚朴　为木兰科植物山玉兰（*Magnolia delavayi* Franch.）的干燥树皮。

（8）二叶子厚朴　为木兰科植物滇藏木兰（*Magnolia campbelii* Hook. f. et Thoms.）的干燥树皮。

（9）荷花玉兰皮　为木兰科植物荷花玉兰（*Magnolia grandiflora* L.）的干燥树皮。

（10）圆叶木兰皮　为木兰科植物圆叶木兰［*Magnolia sinensis*（Rehd. et Wils.）Stapf］的干燥树皮。

（11）枝子皮　为木兰科植物枝子（*Magnolia sinensis* var. *petrosa* Law et M. J. Chia）的干燥树皮。

（12）木莲皮　为木兰科植物木莲［*Manglietia fordiana*（Hemsl.）Oliv.］的干燥树皮。

（13）中缅木莲皮　为木兰科植物中缅木莲（*Manglietia hookeri* Cubitt. et Smith）的干燥树皮。

（14）毛桃木莲皮　为木兰科植物毛桃木莲（*Manglietia moto* Dandy）的干燥树皮。

案例：清代乾隆皇帝为历代皇帝寿命最长者,寿终 89 岁。其常服进补之药中就有南方进贡的肉桂。乾隆亦好饮长寿酒——屠苏酒,其药方由肉桂、白术等药材精制而成,饮之益气温阳、祛风散寒、驱疫防病。乾隆操劳国事,不得安寝之时,御医便以肉桂、黄连等草本熬制成膏,为其敷于大椎穴上,调经养脉,养脑安神。

讨论：1. 肉桂有怎样的功效主治?
      2. 你能否举例说出肉桂作为食品的应用?

肉桂　Cinnamomi Cortex

【来源】樟科植物肉桂 *Cinnamomum cassia* Presl 的干燥树皮。

【产地】多为栽培。主产于广东、广西等省, 云南、福建等省亦产。

【采收加工】每年分两期采收, 第一期于 4 ~ 5 月间, 第二期于 9 ~ 10 月间, 以第二期产量大, 香气浓, 质量佳。采收时选取适龄肉桂树, 按一定的长度、阔度剥下树皮, 放于阴凉处, 按各种规格修整, 或置于木质的"桂夹"内压制成型, 阴干或先放置阴凉处 2 ~ 3 天后, 于弱光下晒干。

根据采收加工方法不同, 有如下加工品。

(1) 桂通(官桂)为剥取栽培 5 ~ 6 年生幼树的干皮和粗枝皮, 或老树枝皮, 不经压制, 自然卷曲成筒状。

(2) 企边桂：为剥取 10 年生以上的干皮, 将两端削成斜面, 突出桂心, 夹在木质的凹凸板中间, 压成两侧向内卷曲的浅槽状。

(3) 板桂：剥取老年树最下部近地面的干皮, 夹在木质的桂夹内, 晒至九成干, 经纵横堆叠, 加压, 约一个月完全干燥, 成为扁平板状。

(4) 桂碎：在桂皮加工过程中产生的碎块。

【性状鉴别】呈槽状或卷筒状, 长 30 ~ 40cm, 宽或直径 3 ~ 10cm, 厚 0.2 ~ 0.8cm。外表面灰棕色, 稍粗糙, 有不规则的细皱纹和横向突起的皮孔, 有的可见灰内色的斑纹;内表面红棕色, 略平坦, 有细纵纹, 划之显油痕。质硬而脆, 易折断, 断面不平坦, 外层棕色而较粗糙, 内层红棕色而油润, 两层间有 1 条黄棕色的线纹。气香浓烈, 味甜、辣。如图 10 - 12 所示。

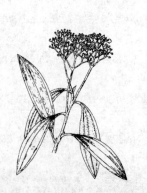
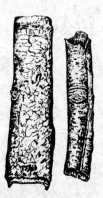

图 10 - 12　肉桂及药材

以不破碎、体重、外皮细、肉厚、断面色紫、油性大、香气浓厚、味甜辣、嚼之渣少者为佳。

【显微鉴别】

1. 横切面 木栓细胞数列，最内层细胞外壁增厚，木化。皮层散有石细胞和分泌细胞。中柱鞘部位有石细胞群，断续排列成环，外侧伴有纤维束，石细胞通常外壁较薄。韧皮部射线宽 1～2 列细胞，含细小草酸钙针晶；纤维常 2～3 个成束；油细胞随处可见。薄壁细胞含淀粉粒。如图 10－13 所示。

2. 粉末 红棕色。纤维大多单个散在，长梭形，长 195～920μm，直径约至 50μm，壁厚，木化，纹孔不明显。石细胞类方形或类圆形，直径 32～88μm，壁厚，有的一面菲薄。油细胞类圆形或长圆形，直径 45～108μm。草酸钙针晶细小，散在于射线细胞中。木栓细胞多角形，含红棕色物。如图 10－14 所示。

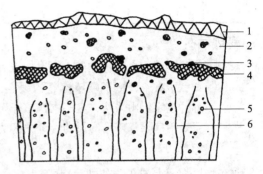

图 10－13　肉桂横切面简图
1. 木栓层　2. 皮层　3. 纤维束　4. 石细胞群
5. 油细胞　6. 射线

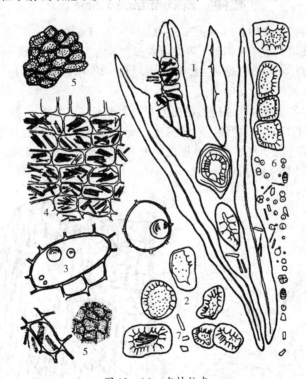

图 10－14　肉桂粉末
1. 纤维　2. 石细胞　3. 油细胞　4. 草酸钙针晶　5. 木栓细胞　6. 淀粉粒　7. 草酸钙结晶

【理化鉴别】

1. 取本品粉末少许，加三氯甲烷振摇后，吸取三氯甲烷液 2 滴于载玻片上，待干，再滴加 10% 盐酸苯肼液 1 滴，加盖玻片镜检，可见桂皮醛苯腙的杆状结晶。

2. 取挥发油少许，滴加异羟肟酸铁试剂，显橙色。(检查内酯类)

【化学成分】含挥发油 1%～2%，油中主要成分为桂皮醛（约 85%）。并含鞣质、黏液质、碳水化合物等。

【性味功效】辛、甘，大热。补火助阳，引火归元，散寒止痛，温通经脉。用量1～5g。有出血倾向者及孕妇慎用；不宜与赤石脂同用。

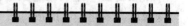

案例导入

案例： 古代洞庭湖畔一青年纤夫，名叫杜仲。他看到纤夫们由于长年累月低头弯腰拉纤，十有八九患了腰膝疼痛的顽症，一心想找到一味药能解除纤夫们的疾苦。杜仲离家上山采药，虚心向医者学习，终于找到了一种具有胶丝树木，其树皮正是治疗腰膝疼痛的灵药。纤夫们为感谢杜仲寻药，便以他的名字命名了这种中药。

讨论： 1. 杜仲具有怎样的性状特征？
2. 杜仲应具有怎样的功效主治？

杜仲 Eucommiae Cortex

【来源】杜仲科植物杜仲 *Eucommia ulmoides* Oliv. 的干燥树皮。

【产地】多为栽培。主产于四川、湖北、贵州、云南、河南、陕西等省。

【采收加工】每年4～6月剥取，趁鲜刮去粗皮，将树皮内表面相对层层叠放，堆置"发汗"至内皮呈紫褐色，取出晒干。

【性状鉴别】本品呈板片状或两边稍向内卷，大小不一，厚3～7mm。外表面淡棕色或灰褐色，有明显的皱纹或纵裂槽纹，有的树皮较薄，未去粗皮，可见明显的皮孔。内表面暗紫色，光滑。质脆，易折断，断面有细密、银白色、富弹性的橡胶丝相连。气微，味稍苦。如图10-15、图10-16所示。

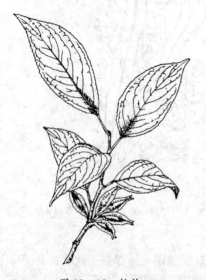

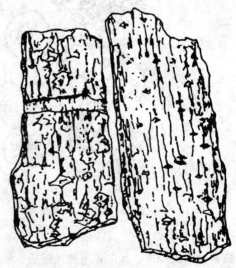

图10-15 杜仲　　　　　　　　　　图10-16 杜仲药材

以皮厚、块大、去净粗皮、断面丝多、内表面紫褐色者为佳。

【显微鉴别】

1. 横切面 落皮层残存，内侧有数个木栓组织层带，每层由排列整齐、内壁特别厚的木栓细胞构成，两层带间为颓废的皮层组织，细胞壁木化。韧皮部有5~7条石细胞环带，每环有3~5列石细胞并伴有少数纤维。射线2~3列细胞，近栓内层时向一方偏斜。丝状或团块状白色橡胶丝随处可见，以韧皮部为多，橡胶丝存在于乳汁细胞内。如图10-17所示。

2. 粉末 棕色。橡胶丝成条或扭曲成团，表面显颗粒性。石细胞甚多，大多成群，类长方形、长条形或形状不规则，长约至180μm，直径20~80μm，壁厚，有的胞腔内含橡胶团块。木栓细胞表面观多角形，直径15~40μm，壁不均匀增厚，木化，有细小纹孔；侧面观长方形，壁三面增厚，一面薄，孔沟明显。如图10-18所示。

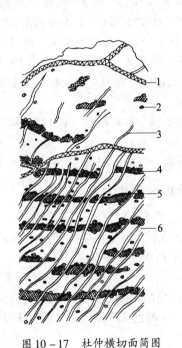

图10-17 杜仲横切面简图

1. 木栓层 2. 橡胶质 3. 射线
4. 石细胞层 5. 纤维束 6. 韧皮部

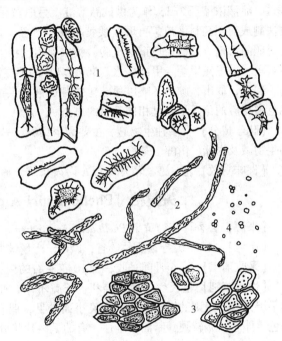

图10-18 杜仲粉末

1. 石细胞 2. 橡胶丝 3. 木栓细胞 4. 淀粉粒

【理化鉴别】取本品粉末1g，加三氯甲烷10ml，浸渍2小时，滤过。滤液挥干，加乙醇1ml，产生具弹性的胶膜。

【化学成分】含杜仲胶，为一种硬质橡胶。另含松脂醇二葡萄糖苷、桃叶珊瑚苷、β-谷甾醇、白桦脂醇等。

【性味功效】甘，温。补肝肾，强筋骨，安胎。用量6~10g。

黄柏 Phellodendri Chinensis Cortex

【来源】芸香科植物黄皮树 *Phellodendron chinense* Schneid. 的干燥树皮。习称"川黄柏"。

【产地】主产于四川、贵州等省；陕西、湖南、湖北、云南、广西、甘肃等省亦产。

【采收加工】3~6月间采收，选10年左右的树，剥取树皮，晒至半干，压平，刮净粗皮至显黄色，刷净晒干。

【性状鉴别】呈板片状或浅槽状，长宽不一，厚1~6mm。外表面黄褐色或黄棕色，平坦或具纵沟纹，有的可见皮孔痕及残存的灰褐色粗皮；内表面暗黄色或淡棕色，具细密的纵棱纹。体轻，质硬，断面纤维性，呈裂片状分层，深黄色。气微，味极苦，嚼之有黏性。

以皮厚、断面色黄者为佳。

【显微鉴别】粉末：鲜黄色。纤维鲜黄色，直径16~38μm，常成束，周围细胞含草酸钙方晶，形成晶纤维；含晶细胞壁木化增厚。石细胞鲜黄色，类圆形或纺锤形，直径35~128μm，有的呈分枝状，枝端锐尖，壁厚，层纹明显；有的可见大型纤维状的石细胞，长可达900μm。草酸钙方晶众多。

【理化鉴别】取本品粉末0.2g，加1%醋酸甲醇溶液40ml，于60℃超声处理20分钟，滤过，滤液浓缩至2ml，作为供试品溶液。另取黄柏对照药材0.1g，加1%醋酸甲醇20ml，同法制成对照药材溶液。再取盐酸黄柏碱对照品，加甲醇制成每1ml含0.5mg的溶液，作为对照品溶液。照薄层色谱法试验，吸取上述三种溶液各3~5μl，分别点于同一硅胶G薄层板上，以三氯甲烷–甲醇–水（30:15:4）的下层溶液为展开剂，置氨蒸气饱和的展开缸内，展开，取出，晾干，喷以稀碘化铋钾试液。供试品色谱中，在与对照药材色谱和对照品色谱相应的位置上，显相同颜色的斑点。

【化学成分】含多种生物碱，主要为小檗碱，另含黄柏碱、木兰花碱、掌叶防己碱等多种生物碱及内酯、甾醇、黏液质等。

【性味功效】苦，寒。清热燥湿，泻火除蒸，解毒疗疮。用量3~12g。外用适量。

关黄柏 Phellodendri Amurensis Cortex

【来源】芸香科植物黄檗 *Phellodendron amurense* Rupr. 的干燥树皮。

【产地】主产于辽宁、吉林等省，以辽宁产量最大。黑龙江、河北、内蒙古等省区亦产。

【采收加工】3~6月间采收，选10年左右的树，剥取树皮，除去粗皮，晒干。

【性状鉴别】呈板片状或浅槽状，长宽不一，厚2~4mm。外表面黄绿色或淡棕黄色，较平坦，有不规则的纵裂纹，皮孔痕小而少见，偶有灰白色的粗皮残留；内表面黄色或黄棕色。体轻，质较硬，断面纤维性，有的呈裂片状分层，鲜黄色或黄绿色。气微，味极苦，嚼之有黏性。如图10-19、10-20所示。

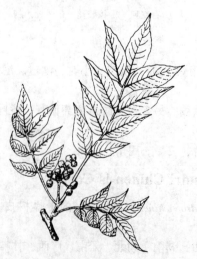
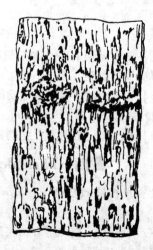

图10-19 黄檗　　　图10-20 关黄柏药材

以皮厚、断面色黄者为佳。

【显微鉴别】粉末：绿黄色或黄色。纤维鲜黄色，直径 16~38μm，常成束，周围细胞含草酸钙方晶，形成晶纤维；含晶细胞壁木化增厚。石细胞鲜黄色，类圆形或纺锤形，直径 35~80μm，有的呈分枝状，壁厚，层纹明显。草酸钙方晶直径约 24μm。如图 10－21 所示。

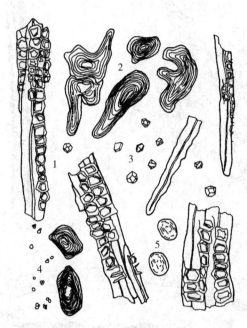

图 10－21　关黄柏粉末
1. 晶纤维　2. 石细胞　3. 草酸钙方晶　4. 淀粉粒　5. 黏液细胞

【化学成分】含小檗碱、黄柏碱、黄柏酮、黄柏内酯等。

【性味功效】苦，寒。清热燥湿，泻火除蒸，解毒疗疮。用量 3~12g。外用适量。

秦皮　Fraxini Cortex

【来源】木犀科植物苦枥白蜡树 *Fraxinus rhynchophylla* Hance、白蜡树 *Fraxinus chinensis* Roxb.、尖叶白蜡树 *Fraxinus szaboana* Lingelsh. 或宿柱白蜡树 *Fraxinus stylosa* Lingelsh. 的干燥枝皮或干皮。

【产地】野生。苦枥白蜡树主产于黑龙江、辽宁、吉林等省；白蜡树主产于四川；宿柱白蜡树和尖叶白蜡树主产于陕西。

【采收加工】春、秋二季整枝时，剥下干皮或枝皮，晒干。

【性状鉴别】

1. 枝皮　呈卷筒状或槽状，长 10~60cm，厚 1.5~3mm。外表面灰白色、灰棕色至黑棕色或相间呈斑状，平坦或稍粗糙，并有灰白色圆点状皮孔及细斜皱纹，有的具分枝痕。内表面黄白色或棕色，平滑。质硬而脆，断面纤维性，黄白色。气微，味苦。

2. 干皮　为长条状块片，厚 3~6mm。外表面灰棕色，具龟裂状沟纹及红棕色圆形或横长的皮孔。质坚硬，断面纤维性较强。如图 10－22、10－23 所示。

均以整齐、条长、呈筒状、外皮薄而光滑者为佳。

【显微鉴别】横切面：木栓层为 5~10 余列细胞。栓内层为数列多角形厚角细胞。皮层较宽，纤维及石细胞单个散在或成群。中柱鞘部位有石细胞及纤维束组成的环带，偶有间断。韧皮部射线宽1～3列细胞；纤维束及少数石细胞成层状排列，中间贯穿射线，形成"井"字形。薄壁细胞含草酸钙砂晶。如图10－24所示。

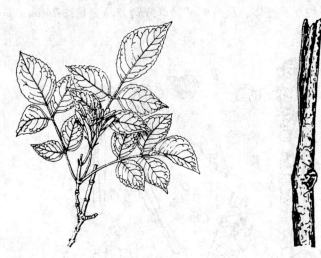

图10－22　苦枥白蜡树　　　　图10－23　秦皮（枝皮）药材

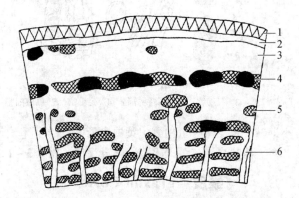

图10－24　秦皮（苦枥白蜡树树皮）横切面简图

1. 木栓层　2. 厚角细胞　3. 皮层　4. 石细胞群　5. 纤维束　6. 射线

【理化鉴别】取本品，加热水浸泡，浸出液在日光下可见碧蓝色荧光。

【化学成分】苦枥白蜡树树皮中含有秦皮甲素、秦皮乙素等香豆精类成分，尚含鞣质、甘露醇及生物碱。宿柱白蜡树尚含丁香苷、宿柱白蜡苷。

【性味功效】苦、涩，寒。清热燥湿，收涩止痢，止带，明目。用量6～12g。外用适量，煎洗患处。

香加皮　Periplocae Cortex

【来源】萝摩科植物杠柳 *Periploca sepium* Bge. 的干燥根皮。

【产地】野生。主产于山西、河南、河北、山东、甘肃、湖南等省。

【采收加工】春、秋二季采挖，剥取根皮，晒干。

【性状鉴别】呈卷筒状或槽状，少数呈不规则的块片状，长3～10cm，直径1～2cm，厚0.2～0.4cm。外表面灰棕色或黄棕色，栓皮松软常呈鳞片状，易剥落。内表面淡黄色或淡黄棕色，较平滑，有细纵纹。体轻，质脆，易折断，断面不整齐，黄白色。有特异香气，味苦。如图 10 – 25 所示。

以块大、皮厚、香气浓、无木心者为佳。

【显微鉴别】粉末：淡棕色。草酸钙方晶直径 9～20μm。石细胞长方形或类多角形，直径 24～70μm。乳管含无色油滴状颗粒。木栓细胞棕黄色，多角形。淀粉粒甚多，单粒类圆形或长圆形，直径 3～11μm；复粒由 2～6 分粒组成。如图 10 – 26 所示。

【理化鉴别】取本品粉末 10g，置 250ml 烧瓶中，加水 150ml，加热蒸馏，馏出液具特异香气，收集馏出液 10ml，分置二支试管中，一管中加 1% 三氯化铁溶液 1 滴，即显红棕色；另一管中加硫酸肼饱和溶液 5ml 与醋酸钠结晶少量，稍加热，放冷，生成淡黄绿色沉淀，置紫外光灯（365nm）下观察，显强烈的黄色荧光。

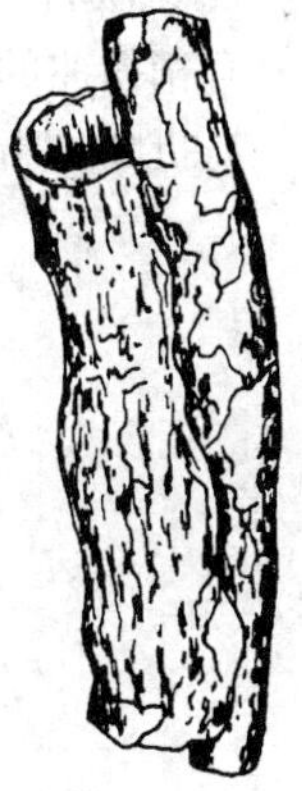

【化学成分】含北五加苷 A、B、C、D、E、F、G、H、I、J、K。其中 G 为杠柳毒苷，属强心苷类；杠柳皂苷 K、H_1、E；香气成分为 4 – 甲氧基水杨醛。

图 10 – 25　香加皮药材

【性味功效】辛、苦，温；有毒。利水消肿，祛风湿，强筋骨。用量 3～6g。不宜过量服用。

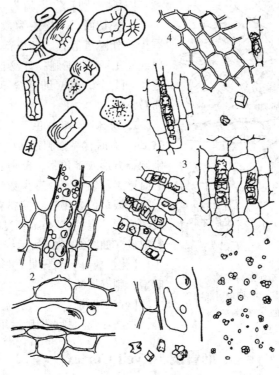

图 10 – 26　香加皮粉末
1. 石细胞　2. 乳汁管　3. 草酸钙结晶　4. 木栓细胞　5. 淀粉粒

五加皮　Acanthopanacis Cortex

【来源】五加科植物细柱五加 *Acanthopanax gracilistylus* W. W. Smith 的干燥根皮。

【产地】主产于湖北、河南、四川、湖南、安徽等省。

【采收加工】夏、秋二季采挖根部，洗净，剥取根皮，晒干。

【性状鉴别】呈不规则卷筒状，长5~15cm，直径0.4~1.4cm，厚约0.2cm。外表面灰褐色，有稍扭曲的纵皱纹和横长皮孔样瘢痕；内表面淡黄色或灰黄色，有细纵纹。体轻，质脆，易折断，断面不整齐，灰白色。气微香，味微辣而苦。如图10-27所示。

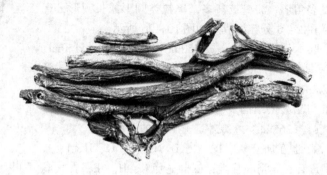

图10-27 五加皮药材

以皮厚、粗大、断面色灰白、气香、无木心者为佳。

【显微鉴别】

1. 横切面 木栓层为数列细胞。栓内层窄，有少数分泌道散在。韧皮部宽广，外侧有裂隙，射线宽1~5列细胞；分泌道较多，周围分泌细胞4~11个。薄壁细胞含草酸钙簇晶及细小淀粉粒。

2. 粉末 灰白色。草酸钙簇晶直径8~64μm，有时含晶细胞连接，簇晶排列成行。木栓细胞长方形或多角形，壁薄；老根皮的木栓细胞有时壁不均匀增厚，有少数纹孔。分泌道碎片含无色或淡黄色分泌物。淀粉粒甚多，单粒多角形或类球形，直径2~8μm；复粒由2分粒至数十分粒组成。如图10-28所示。

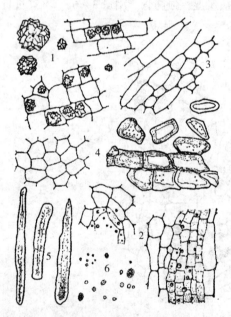

图10-28 五加皮粉末
1. 草酸钙簇晶 2. 树脂道 3. 韧皮射线细胞
4. 木栓细胞 5. 韧皮纤维 6. 淀粉粒

【化学成分】含异贝壳杉烯酸、紫丁香苷、芝麻素、刺五加糖苷等。

【性味功效】辛、苦，温。祛风除湿，补益肝肾，强筋壮骨，利水消肿。用量5~10g。

地骨皮 Lycii Cortex

【来源】茄科植物枸杞 *Lycium chinense* Mill. 或宁夏枸杞 *Lycium barbarum* L. 的干燥根皮。

【产地】栽培或野生。枸杞主产于河北、河南、陕西、山西、四川、江西、浙江等省，多为野生，河南、山西产量较大，江苏、浙江产者品质较好。宁夏枸杞主产于宁夏、甘肃等省。

【采收加工】春初或秋后采挖根部，洗净，剥取根皮，晒干。

【性状鉴别】呈筒状或槽状，长3~10cm，宽0.5~1.5cm，厚0.1~0.3cm。外表面灰黄色至棕黄色，粗糙，有不规则纵裂纹，易成鳞片状剥落。内表面黄白色至灰黄色，较平坦，有细纵纹。体轻，质脆，易折断，断面不平坦，外层黄棕色，内层灰白色。气微，味微甘而后苦。如图 10 – 29 所示。

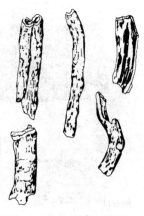

图 10 – 29　地骨皮药材

以块大、肉厚、无木心者为佳。

【显微鉴别】粉末：米黄色。淀粉粒众多，单粒圆形、类圆形及椭圆形，长至 14μm，复粒由 2 ~ 4 分粒组成。纤维多散在，长 110 ~ 230μm，木化或微木化，可见稀疏斜纹孔，腔内有时含黄棕色物质。石细胞少，呈类圆形、纺锤形或类长方形，直径 45 ~ 72μm，长至 110μm。草酸钙砂晶随处可见，结晶呈箭头形，充满整个薄壁细胞。本栓细胞表面观呈多角形，垂周壁平直或微波状，有的微木化，胞腔中含黄棕色物质。如图 10 – 30 所示。

【化学成分】含桂皮酸、亚油酸、亚麻酸、甜菜碱、β – 谷甾醇等。

【性味功效】甘，寒。凉血除蒸，清肺降火。用量 9 ~ 15g。

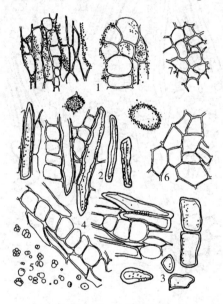

图 10 – 30　地骨皮粉末
1. 草酸钙砂晶　2. 纤维　3. 石细胞　4. 射线细胞　5. 淀粉粒　6. 木栓细胞　7. 落皮层薄壁细胞

苦楝皮　Meliae Cortex

【来源】楝科植物川楝 *Melia toosendan* Sieb. et Zucc. 或楝 *Melia azedarach* L. 的干燥树皮和根皮。

【产地】野生或栽培。川楝主产于四川、云南、贵州、甘肃、湖南、湖北、河南等省；楝主产于山西、甘肃、山东、江苏、浙江、湖南、广东、广西、云南、贵州等省。

【采收加工】春、秋二季剥取，晒干，或除去粗皮，晒干。

【性状鉴别】呈不规则板片状、槽状或半卷筒状，长宽不一，厚 2 ~ 6mm。外表面灰棕色或灰褐色，粗糙，有交织的纵皱纹和点状灰棕色皮孔，除去粗皮者淡黄色；内表面类白色或淡黄色。质韧，不易折断，断面纤维性，呈层片状，易剥离。取本品一段，用手折叠

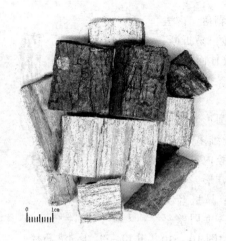

图 10 - 31 苦楝皮药材

揉搓，可分为多层薄片，层层黄白相间，每层薄片有极细的网纹。气微，味苦。如图 10 - 31 所示。

　　根皮以条大、皮厚、纤维性强者为佳；树皮以外皮光滑、皮孔密集的幼嫩树皮为佳。

　　【显微鉴别】粉末：红棕色。纤维多成束，周围薄壁细胞含草酸钙方晶，形成晶纤维。草酸钙方晶较多，呈正方形、多面形或类双锥形，直径 14 ~ 25μm。木栓细胞多角形，内含红棕色物。如图 10 - 32 所示。

　　【化学成分】主要成分为川楝素。

　　【性味功效】苦，寒；有毒。杀虫，疗癣。用量 3 ~ 6g。外用适量，研末，用猪脂调敷患处。孕妇及肝肾功能不全者慎用。

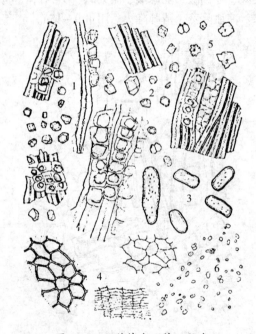

图 10 - 32 苦楝皮（楝）粉末
1. 晶纤维　2. 草酸钙方晶　3. 木化韧皮薄壁细胞　4. 木栓细胞　5. 草酸钙簇晶　6. 淀粉粒

合欢皮　Albiziae Cortex

【来源】豆科植物合欢 Albizia julibrissin Durazz. 的干燥树皮。

【产地】主产于湖北、江苏、安徽、浙江等省。

【采收加工】夏、秋二季剥取，晒干。

【性状鉴别】呈卷曲筒状或半筒状，长 40 ~ 80cm，厚 0.1 ~ 0.3cm。外表面灰棕色至灰褐色，稍有纵皱纹，有的成浅裂纹，密生明显的椭圆形横向皮孔，棕色或棕红色，偶有突起的横棱或较大的圆形枝痕，常附有地衣斑；内表面淡黄棕色或黄白色，平滑，有细密纵纹。质硬而脆，易折断，断面呈纤维性片状，淡黄棕色或黄白色。气微香，味淡、微涩、稍刺舌，而后喉头有不适感。如图 10 - 33 所示。

以皮细嫩、皮孔明显者为佳。

【显微鉴别】粉末：灰黄色。石细胞类长圆形、类圆形、长方形、长条形或不规则形，直径 16～58μm，壁较厚，孔沟明显，有的分枝。纤维细长，直径 7～22μm，常成束，周围细胞含草酸钙方晶，形成晶纤维，含晶细胞壁不均匀增厚，木化或微木化。草酸钙方晶直径 5～26μm。如图 10－34 所示。

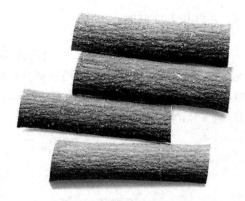

图 10－33　合欢皮药材

【化学成分】主要含皂苷，如（－）－丁香树脂酚－4－O－β－D－呋喃芹糖基－（1→2）－β－D－吡喃葡萄糖苷、金合欢皂苷元 B、美基豆酸内酯、美基豆酸等。

【性味功效】甘，平。解郁安神，活血消肿。用量 6～12g。外用适量，研末调敷。

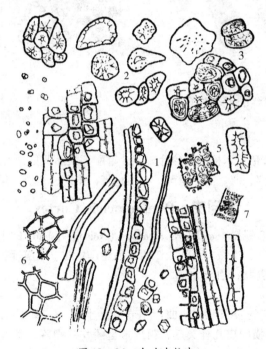

图 10－34　合欢皮粉末

1. 晶纤维　2. 石细胞　3. 含晶厚壁细胞　4. 草酸钙方晶　5. 韧皮薄壁细胞　6. 木栓细胞　7. 筛管分子　8. 淀粉粒

椿皮　Ailanthi Cortex

【来源】苦木科植物臭椿 *Ailanthus altissima*（Mill.）Swingle 的干燥根皮或干皮。

【产地】全国大部分地区均产。主产于浙江、江苏、湖北、河北等省。

【采收加工】全年均可剥取，晒干，或刮去粗皮晒干。

【性状鉴别】

1. 根皮　呈不整齐的片状或卷片状，大小不一，厚 0.3～1cm。外表面灰黄色或黄褐色，粗糙，有多数纵向皮孔样突起和不规则纵、横裂纹，除去粗皮者显黄白色，内表面淡黄色，较平坦，密布梭形小孔或小点。质硬而脆，断面外层颗粒性，内层纤维性。气微，味苦。

2. 干皮　呈不规则板片状，大小不一，厚 0.5～2cm。外表面灰黑色，极粗糙，有深裂。如图 10 - 35 所示。

【显微鉴别】

1. 根皮 粉末淡灰黄色。石细胞甚多，类圆形、类方形或形状不规则，直径 24 ~ 96μm，壁厚，或三面较厚，一面较薄，有的胞腔内含草酸钙方晶。纤维直径 20 ~ 40μm，壁极厚，木化。草酸钙方晶直径 11 ~ 48μm；簇晶直径约至 48μm。淀粉粒类球形或卵圆形，直径 3 ~ 13μm。如图 10 - 36 所示。

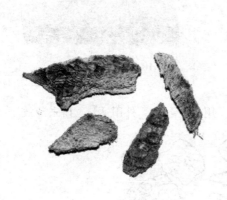

图 10 - 35　椿皮（干皮）药材

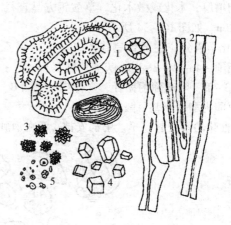

图 10 - 36　椿皮（根皮）粉末
1. 石细胞　2. 纤维　3. 草酸钙簇晶　4. 草酸钙方晶　5. 淀粉粒

2. 干皮 粉末灰黄色。木栓细胞碎片较多，草酸钙簇晶偶见，无淀粉粒。

【性味功效】苦、涩，寒。清热燥湿，收涩止带，止泻，止血。用量 6 ~ 9g。

土荆皮　**Pseudolaricis Cortex**

【来源】松科植物金钱松 *Pseudolarix amabilis*（Nelson）Rehd. 的干燥根皮或近根树皮。

【产地】主产于江苏、安徽、浙江、江西、福建、湖北、湖南等省。

【采收加工】夏季剥取，晒干。

【性状鉴别】

1. 根皮 呈不规则的长条状，扭曲而稍卷，大小不一，厚 2 ~ 5mm。外表面灰黄色，粗糙，有皱纹和灰白色横向皮孔样突起，粗皮常呈鳞片状剥落，剥落处红棕色；内表面黄棕色至红棕色，平坦，有细致的纵向纹理。质韧，折断面呈裂片状，可层层剥离。气微，味苦而涩。

2. 树皮 呈板片状，厚约至 8mm，粗皮较厚。外表面龟裂状，内表面较粗糙。

以形大、黄褐色、有纤维质而无栓皮者为佳。

【显微鉴别】粉末：淡棕色或棕红色。石细胞多，类长方形、类圆形或不规则分枝状，直径 30 ~ 96μm，含黄棕色块状物。筛胞大多成束，直径 20 ~ 40μm，侧壁上有多数椭圆形筛域。黏液细胞类圆形，直径 100 ~ 300μm。树脂细胞纵向连接成管状，含红棕色至黄棕色树脂状物，有的含有草酸钙方晶。木栓细胞壁稍厚，有的木化，并有纹孔。如图 10 - 37 所示。

【化学成分】主要为土荆皮乙酸。

【性味功效】辛，温；有毒。杀虫，疗癣，止痒。外用适量，醋或酒浸涂擦，或研末调涂患处。

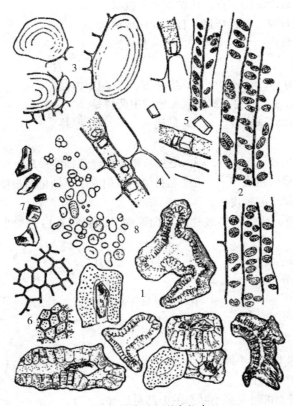

图 10 – 37　土荆皮粉末

1. 石细胞　2. 筛胞　3. 黏液细胞　4. 树脂细胞　5. 草酸钙方晶　6. 木栓细胞　7. 棕色块　8. 淀粉粒

目标检测

一、最佳选择题

1. 以皮厚、肉细、油性足、内表面色紫棕而有发亮结晶物、香气浓者为佳的中药材是（　　）。
　　A. 厚朴　　　　　B. 肉桂　　　　　C. 合欢皮　　　　D. 地骨皮　　　　E. 香加皮

2. 黄柏的主产地是（　　）。
　　A. 四川　　　　　B. 广东　　　　　C. 河北　　　　　D. 东北　　　　　E. 广西

3. 来源于毛茛科的药材是（　　）。
　　A. 地骨皮　　　　B. 牡丹皮　　　　C. 合欢皮　　　　D. 香加皮　　　　E. 桑白皮

4. 肉桂的断面特征是（　　）。
　　A. 断面红棕色，纤维性强
　　B. 外侧呈棕色而粗糙，内侧红棕色而油润，中间有一条黄棕色的纹线
　　C. 断面黄白色而油润
　　D. 断面黄白色，纤维性强
　　E. 断面白色，中间有一条黄棕色的纹线

5. 企边桂为（　　）。
　　A. 5 ~ 6 年生幼树的干皮不经压制，自然卷曲成筒状
　　B. 10 年以上肉桂树的干皮将两端削成斜面，突出桂心，压制成浅槽状

C. 老年树最下部近地面的干皮，压制成扁平板状

D. 老树枝皮或粗枝皮，不经压制，自然卷曲成筒状

E. 老树根皮或粗枝皮，不经压制，自然卷曲成筒状

6. 关黄柏的主产地为（　　）。

A. 山海关　　　　B. 辽宁　　　　C. 内蒙古　　　　D. 河北　　　　E. 黑龙江

7. 味极苦，嚼之有黏性，可使唾液染成黄色的中药材是（　　）。

A. 黄芩　　　　B. 黄柏　　　　C. 黄连　　　　D. 厚朴　　　　E. 黄芪

8. 地骨皮来源于（　　）。

A. 桑科植物桑的根皮　　　　　　　B. 五加科植物细柱五加的根皮

C. 萝藦科植物杠柳的根皮　　　　　D. 茄科植物枸杞或宁夏枸杞的根皮

E. 木犀科植物白蜡树的根皮

9. 纤维性强，难折断，纤维层易成片地纵向撕裂，撕裂时有白色粉尘飞扬，该中药材为（　　）。

A. 秦皮　　　　B. 桑白皮　　　　C. 牡丹皮　　　　D. 合欢皮　　　　E. 肉桂

10. 香加皮的香气成分是（　　）。

A. 杠柳苷 K　　　　　　B. 4 - 甲氧基水杨醛　　　　　　C. 杠柳毒苷 G

D. 苯甲酸　　　　　　　E. 牡丹酚

二、多项选择题

1. 牡丹皮根据产地加工方法不同，可分为（　　）。

A. 连丹皮　　　　B. 刮丹皮　　　　C. 全丹皮　　　　D. 削丹皮　　　　E. 凤丹皮

2. 皮类中药中，内表面可见发亮小结晶的中药材是（　　）。

A. 黄柏　　　　B. 杜仲　　　　C. 肉桂　　　　D. 厚朴　　　　E. 牡丹皮

3. 肉桂的加工品有（　　）。

A. 桂通　　　　B. 企边桂　　　　C. 板桂　　　　D. 桂皮　　　　E. 桂碎

4. 肉桂的性状特征是（　　）。

A. 均成卷筒状或复卷筒状

B. 外表面灰黑色

C. 内表面红棕色，指甲刻划可见油痕

D. 断面外侧棕色而较粗糙，内面红棕色而较油润，中间有一条黄棕色纹线

E. 有浓烈的特殊香气

5. 牡丹皮的特征是（　　）。

A. 毛茛科植物牡丹的干燥根皮　　　　B. 外表面有多数横长皮孔样突起

C. 内表面常见白色发亮小结晶　　　　D. 断面较平坦，粉性，淡粉红色

E. 气芳香、味微苦而涩

6. 厚朴的性状特征是（　　）。

A. 外表面灰棕色或灰褐色，粗糙，有明显椭圆形皮孔和纵皱纹

B. 内表面紫棕色或深紫褐色，具细密纵纹，划之显油痕

C. 断面外部颗粒性，灰棕色，内层纤维性，紫褐色或棕色，有油性

D. 断面可见多数发亮的细小结晶

E. 气香，味辛辣、微苦

7. 下列关于杜仲叙述正确的是（　　）。

A. 来源于杜仲科植物杜仲的干燥树皮

    B. 药材断面有细密银白色富有弹性的胶丝相连

    C. 外表面淡灰棕色或灰褐色，内表面淡黄棕色或黄白色

    D. 呈卷曲筒状或半筒状

    E. 气微，味稍苦

8. 下列哪些中药采用"发汗"的加工方法（　　）。

    A. 厚朴　　　　B. 杜仲　　　　C. 玄参　　　　D. 牡丹皮　　　　E. 黄柏

9. 厚朴根据才收部位不同可分为（　　）。

    A. 筒朴　　　　B. 靴筒朴　　　　C. 鸡肠朴　　　　D. 枝朴　　　　E. 干朴

10. 下列哪些是秦皮的性状特征（　　）。

    A. 呈槽状或卷筒状　　　　　　B. 外表面黄棕色或黄褐色

    C. 内表面黄白色或棕色，平滑　　D. 质硬而脆，断面纤维性　　E. 气微，味苦

实验七　牡丹皮、厚朴粉末显微鉴别

一、实验目的

1. 掌握牡丹皮和厚朴的显微鉴别特征。

2. 熟悉粉末临时制片的操作方法。

二、实验仪器、试剂、材料

1. 仪器　显微镜、白瓷盘、酒精灯、解剖针、镊子、载玻片、盖玻片、吸水纸、擦镜纸、火柴。

2. 试剂　蒸馏水、水合氯醛试液、稀甘油。

3. 材料　牡丹皮粉末、厚朴粉末。

三、实验内容

1. 牡丹皮的粉末显微鉴别。

2. 厚朴的粉末显微鉴别。

四、操作流程

分别取牡丹皮、厚朴粉末适量于洁净的两块载玻片中央，滴加水合氯醛，于酒精灯外焰上加热透化后加稀甘油，盖上盖片于显微镜下进行观察。

五、作业

1. 描述牡丹皮和厚朴药材的粉末显微鉴别要点。

2. 绘制牡丹皮、厚朴粉末特征图。

实验八　肉桂、黄柏粉末显微鉴别

一、实验目的

1. 掌握肉桂和黄柏的显微鉴别特征。

2. 熟悉粉末临时制片的操作方法。

二、实验仪器、试剂、材料

1. 仪器　显微镜、白瓷盘、酒精灯、解剖针、镊子、载玻片、盖玻片、吸水纸、擦镜纸、火柴。

2. 试剂　蒸馏水、水合氯醛试液、稀甘油。

3. 材料　肉桂粉末、黄柏粉末。

三、实验内容

1. 肉桂的粉末显微鉴别。

2. 黄柏的粉末显微鉴别。

四、操作流程

分别取肉桂、黄柏粉末适量于洁净的两块载玻片中央，滴加水合氯醛，于酒精灯外焰上加热透化后加稀甘油，盖上盖片于显微镜下进行观察。

五、作业

1. 描述肉桂和黄柏药材的粉末显微鉴别要点。

2. 绘制肉桂、黄柏粉末特征图。

实验九　杜仲粉末显微鉴别

一、实验目的

1. 掌握杜仲的显微鉴别特征。

2. 熟悉粉末临时制片的操作方法。

二、实验仪器、试剂、材料

1. 仪器　显微镜、白瓷盘、酒精灯、解剖针、镊子、载玻片、盖玻片、吸水纸、擦镜纸、火柴。

2. 试剂　蒸馏水、水合氯醛试液、稀甘油。

3. 材料　杜仲粉末。

三、实验内容

杜仲的粉末显微鉴别。

四、操作流程

取杜仲粉末适量于洁净的载玻片中央，滴加水合氯醛，于酒精灯外焰上加热透化后加稀甘油，盖上盖片于显微镜下进行观察。

五、作业

1. 描述杜仲药材的粉末显微鉴别要点。

2. 绘制杜仲粉末特征图。

（尹浣姝）

第十一章

叶类中药鉴定

学习目标

知识要求　1. **掌握**　叶类中药的来源、主要性状鉴别特征；重点中药的显微、理化鉴别特征。

　　　　　2. **熟悉**　叶类中药化学成分、主产地。

　　　　　3. **了解**　叶类中药采收加工，功效应用。

技能要求　1. 熟练掌握常用叶类中药的性状鉴别技能，掌握重点中药显微、理化鉴别技能，能准确鉴别常用叶类药材真伪。

　　　　　2. 学会常用叶类中药的性状、显微、理化鉴别操作技术，会应用工具、书籍鉴别叶类中药，解决叶类中药真伪和质量优劣的问题。

第一节　概述

叶（folium）类中药多用成熟完整干燥叶，多单叶，如桑叶；也有少数用复叶的小叶，如番泻叶；有时带部分嫩枝，如侧柏叶、紫苏叶。

一、性状鉴别

完整的叶由叶片、叶柄、托叶三个部分构成。

叶的形态和颜色常因叶干燥皱缩，不易鉴别，可放入水中浸泡，待浸软，展开后进行观察。叶类中药质地多草质、革质，经过采摘、干燥、切制等过程多有破损。一般应观察叶的形状，质地，长度和宽度，叶端叶基和叶缘的形态。单叶和复叶的区分可通过有无托叶和托叶痕来判定。叶的鉴定有时也应用鼻嗅的方式闻叶的气味。

观察叶的表面特征时，可借助放大镜观察。

二、显微构造

叶的显微构造可以制作叶的横切面显微观察，也可以观察叶的粉末显微特征。

叶的横切面显微构造由表皮、叶肉和叶脉三个部分组成。

（1）表皮　可分为上、下表皮，多为一列细胞，排列整齐而紧密，上表皮之上侧常具有角质层。禾本科植物叶片坚硬而表面粗糙，上表皮有一些特殊的大型薄壁细胞呈泡状，干旱时，这些细胞失水收缩使叶片卷曲成筒，减少水分蒸发，所以又称运动细胞。桑科、爵床科及荨麻科有的植物的叶片表皮细胞内含有钟乳体碳酸钙结晶，如桑、穿心莲、小荨麻；唇形科，有的表皮细胞含簇状橙皮苷结晶，如薄荷。

表皮显微观察也可以看到腺毛、非腺毛和气孔等，常可以帮助判定植物的科、属、种之间的关系。有时可以通过气孔指数和脉岛指数来判定植物的种属关系和植物的产地。

（2）叶肉　分为海绵组织和栅栏组织两个部分。

海绵组织占有叶的很大部分，通常是薄壁细胞，有时有钟乳体、草酸钙结晶，有时有分泌物，同样是鉴别叶的重要特征。

栅栏组织由一至数列柱型细胞组成，存在于上表皮的下方，细胞内大量含叶绿体，可进行光合作用。多数双子叶植物的叶是异面叶，上表皮的下方有栅栏组织，而下表皮的上方无栅栏组织；禾本科植物的叶片呈直立状态，两面受光，因此叶肉没有栅栏组织和海绵组织的明显分化，属于等面叶。栅栏细胞与表皮细胞之间有一定的关系，平均一个表皮细胞与其下栅栏细胞数的比值称为栅表比，在鉴定同属不同种的叶时有一定意义。

（3）叶脉　是叶的维管束，由木质部和韧皮部构成，双子叶植物的叶脉中有形成层，但分生能力比较弱，单子叶植物维管束常为有限外韧型。叶脉的上下方常有厚壁组织或厚角组织包围，增强了叶片的机械支持作用。

第二节　叶类中药鉴定

案例导入

案例：传说，《史记》作者司马迁早年为李陵"叛逃匈奴"辩护，而后司马迁惨受宫刑。事后，司马迁隐居山林，撰写史书。有一天，司马迁感觉小便涩痛不爽，低头一看居然是血尿。司马迁翻阅医籍后，得知自己得的是"淋证"。便一个人上山采药，在路过一条小溪时，司马迁看到了溪流石头旁边长了不少原始而简单的蕨类植物，远看去就好像是长在石头上一样，这就是他要找寻的中药，司马迁服此药而得治。在司马迁以前，有人把鞣制过的植物称作"韦"，石韦的名字因此而来。

讨论：1. 石韦的性状应该是什么样的？
　　　2. 石韦的功能主治当中应该有什么？

石韦　Pyrrosiae Folium

【来源】水龙骨科植物庐山石韦 *Pyrrosia sheareri*（Bak.）Ching、石韦 *P. lingua*（Thunb.）Farwell 或有柄石韦 *P. petiolosa*（Christ）Ching 的干燥叶。前两者习称大叶石韦，有柄石韦习称小叶石韦。

【产地】庐山石韦主产于华中地区，石韦主产于长江以南各省，有柄石韦产于东北、华南、西南各省。

【采收加工】全年均可采收除去根茎和根，晒干或阴干。

【性状鉴别】

1. 庐山石韦　叶片略皱缩，展平后呈披针形，长 10～25cm，宽 3～5cm。先端渐尖，基部耳状偏斜，全缘，边缘常向内卷曲；上表面黄绿色或灰绿色，散布有黑色圆形小凹点；下表面密生红棕色星状毛，有的侧脉间布满棕色圆点状的孢子囊群。叶柄具四棱，长 10～20cm，直径 1.5～3mm，略扭曲，有纵槽。叶片革质。气微，味微苦涩。如图 11 - 1 所示。

2. 石韦 叶片披针形或长圆披针形，长 8～12cm，宽 1～3cm。基部楔形，对称。孢子囊群在侧脉间，排列紧密而整齐。叶柄长 5～10cm，直径约 1.5mm。如图 11-2 所示。

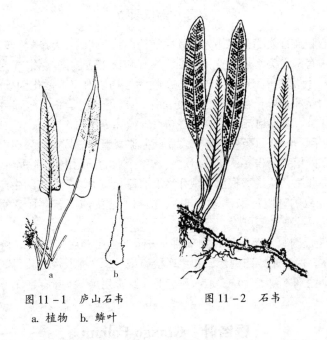

图 11-1 庐山石韦
a. 植物 b. 鳞叶

图 11-2 石韦

3. 有柄石韦 叶片多卷曲呈筒状，展平后呈长圆形或卵状长圆形，长 3～8cm，宽 1～2.5cm。基部楔形，对称；下表面侧脉不明显，布满孢子囊群。叶柄长 3～12cm，直径约 1mm。

【显微鉴别】粉末：黄棕色。星状毛体部 7～12 细胞，辐射状排列成上、下两轮，每个细胞呈披针形，顶端急尖，有的表面有纵向或不规则网状纹理；柄部 1～9 细胞。孢子囊环带细胞，表面观扁长方形。孢子极面观椭圆形，赤道面观肾形，外壁具疣状突起。叶下表皮细胞多角形，垂周壁连珠状增厚，气孔类圆形。纤维长梭形，胞腔内充满红棕色或棕色块状物。如图 11-3 所示。

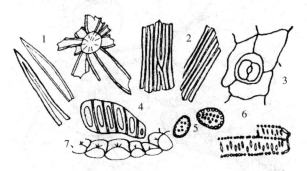

图 11-3 庐山石韦粉末
1. 星状毛碎片 2. 纤维 3. 下表皮细胞碎片 4. 内皮层细胞碎片 5. 孢子 6. 管胞 7. 内皮层细胞

【化学成分】主要成分为芒果苷，异芒果苷，延胡索酸，咖啡酸等；2015 年版《中国药典》记载，按干燥品计算，含绿原酸（$C_{16}H_{18}O_9$）不得少于 0.20%。

【性味功效】甘、苦，微寒。利尿通淋，清肺止咳，凉血止血。用量 6～12g。

📎 **拓展阅读**

关于中药取取物

目前，心脑血管疾病已成为人类死亡病因的头号杀手，大量的药理实验结果表明，银杏叶中有两大类活性成分：银杏黄酮苷和银杏苦内酯。银杏苦内酯选择性的抵抗引发血小板聚集和形成血栓的内源性活性物质血小板活化因子。银杏黄酮苷能有效地对抗和消除自由基，可延缓衰老。银杏苦内酯和黄酮苷两者有协同作用，可扩张血管、增加血流量，改善心脑血管循环等作用。

自 2015 年 5 月 19 日至今，国家食品药品监督管理总局官网发布有关"银杏叶药品及企业"的相关公告多达 40 余次。涉案企业的问题出自哪里？

1. "将提取工艺从乙醇提取变成了 3% 的稀盐酸提取"，节约生产成本，却造成废酸排放导致的环境污染，与此同时，擅自改变提取工艺存在"分解药品有效成分，影响药品疗效"等风险。

2. 严重违反国家食药监总局发布的《关于加强中药生产中提取和提取物监督管理的通知》，伪造原料购进台账和生产检验记录，"提取物的获得"仍主要来自于供应商而非企业本身，违法提取、添加等"监管死角"大量存在。

银杏叶 Ginkgo Folium

【来源】本品为银杏科植物银杏 *Ginkgo biloba* L. 的干燥叶。

【产地】主产山东、浙江、江西、安徽、广西、湖北、四川、江苏、贵州等省。

【采收加工】秋季叶尚绿时采收，及时干燥。

【性状鉴别】多皱折或破碎，完整者呈扇形，长 3～12cm，宽 5～15cm。黄绿色或浅棕黄色，上缘呈不规则的波状弯曲，有的中间凹入，深者可达叶长的 4/5。具二叉状平行叶脉，细而密，光滑无毛，易纵向撕裂。叶基楔形，叶柄长 2～8cm，体轻。气微，味微苦。如图 11-4 所示。

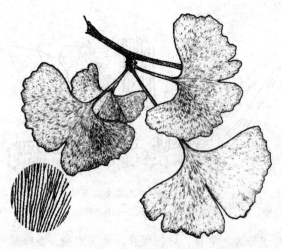

图 11-4 银杏叶与叶脉

【化学成分】银杏叶主要活性成分有黄酮类如槲皮素、山柰素、异鼠李素、杨梅皮素、木犀草素等，还含儿茶素、表儿茶素、没食子儿茶素、表没食子儿茶素等；银杏叶内酯类成分；还含有如含类酯化合物聚戊烯醇，阿拉伯糖、甘露糖、葡萄糖和半乳糖等。药典记载，按干燥品计算，含萜类内酯以银杏内酯 A（$C_{20}H_{24}O_9$）、银杏内酯 B（$C_{20}H_{24}O_{10}$）、银杏内酯 C（$C_{20}H_{24}O_{11}$）和白果内酯（$C_{15}H_{18}O_8$）的总量计，不得少于 0.25%。

【性味功效】甘、苦、涩，平。活血化瘀，通络止痛，敛肺平喘，化浊降脂。用量 9～12g。

侧柏叶　Platycladi Cacumen

【来源】柏科植物侧柏 *PLatycladus orientalis*（L.）Franco 的干燥枝梢和叶。

【产地】主产于山东、山西、河北、河南、辽宁等地，其他各地也有产。

【采收加工】多在夏、秋二季采收，阴干。

【采收加工】夏、秋采收，剪取小枝，晾干。

【性状鉴别】多分枝，小枝扁平。叶细小鳞片状，交互对生，贴伏于枝上，深绿色或黄绿色。质脆，易折断。气清香，味苦涩、微辛。如图 11－5 所示。

【显微鉴别】粉末：黄绿色。叶上表皮细胞长方形，壁略厚。下表皮细胞类方形；气孔甚多，凹陷型，保卫细胞较大，侧面观呈哑铃状。薄壁细胞含油滴。纤维细长，直径约 18μm。具缘纹孔管胞有时可见。如图 11－6 所示。

【化学成分】含挥发油、黄酮类及蜡质等成分。本品按干燥品计算，含槲皮苷（$C_{21}H_{20}O_{11}$）不得少于 0.10%。

【性味功效】苦、涩，寒。凉血止血，化痰止咳，生发乌发。用量 6～12g。外用适量。

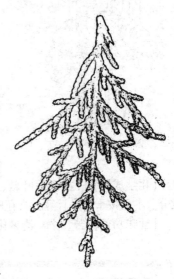

图 11－5　侧柏叶

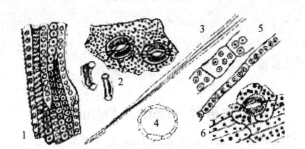

图 11－6　侧柏叶粉末特征

1. 管胞　2. 叶片下表皮及气孔　3. 韧皮纤维　4. 树脂道　5. 转输组织管胞　6. 小枝表皮及气孔

荷叶　Nelumbinis Folium

【来源】睡莲科植物莲 *Nelumbo nucifera* Gaertn. 的干燥叶。

【产地】全国大部地区均有产。

【采收加工】夏、秋二季采收，晒至七八成干时，除去叶柄，折成半圆形或折扇形，干燥。

【性状鉴别】呈半圆形或折扇形，展开后呈类圆形，全缘或稍呈波状，直径 20～50cm。上表面深绿色或黄绿色，较粗糙；下表面淡灰棕色，较光滑，有粗脉 21～22 条，自中心向四周射出；中心有突起的叶柄残基。质脆，易破碎。稍有清香气，味微苦。如图 11 - 7 所示。

【显微鉴别】粉末：灰绿色。上表皮细胞表面观多角形，外壁乳头状或短绒毛状突起，呈双圆圈状；断面观长方形，外壁呈乳头状突起；气孔不定式，副卫细胞 5 ~ 8 个。下表皮细胞表面观垂周壁略波状弯曲，有时可见连珠状增厚。草酸钙簇晶多见，直径约至 40μm。如图 11 - 8 所示。

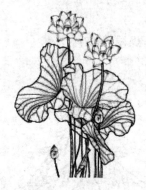

图 11 - 7　荷叶

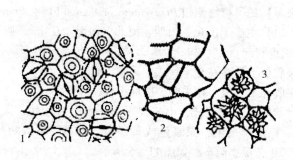

图 11 - 8　荷叶粉末图

1. 叶上表皮细胞　2. 叶下表皮细胞　3. 草酸钙簇晶

【化学成分】主要含荷叶碱、柠檬酸、苹果酸、葡萄糖酸、草酸、琥珀酸及其他的碱性成分。本品按干燥品计算，含荷叶碱（$C_{19}H_{21}NO_2$）不得少于 0.10%。

【性味功效】苦，平。清暑化湿，升发清阳，凉血止血。用量 3 ~ 10g；荷叶炭 3 ~ 6g。

拓展阅读

莲的其他功效

莲的根状茎的节部（藕节）能消瘀止血，花托（莲房）能化瘀止血，雄蕊（莲须）能涩精，种子（莲子）能益肾安神、补脾止泻，莲子中绿色的胚（莲子心）能涩精止血、清心安神。

大青叶　Isatidis Folium

【来源】十字花科植物菘蓝 *Isatis indigotica* Fort. 的干燥叶。

【产地】主产于河北、山西、江苏、安徽等省，多为栽培品。

【采收加工】一年可采 2 到 3 次，第一次在 5 月中旬，第二次在 6 月下旬，8 月可采第三次；北方地区在夏秋霜降前后分两次采收。

【性状鉴别】多皱缩卷曲，有的破碎。完整叶片展平后呈长椭圆形至长圆状倒披针形，长 5 ~ 20cm，宽 2 ~ 6cm，上表面暗灰绿色，有的可见色较深稍突起的小点；先端钝，全缘或微波状，基部狭窄下延至叶柄呈翼状；叶柄长 4 ~ 10cm，淡棕黄色。质脆，气微，味微酸、苦、涩。如图 11 - 9 所示。

【显微鉴别】粉末：绿褐色。下表皮细胞垂周壁稍弯曲，略成连珠状增厚；气孔不等式，副卫细胞 3 ~ 4 个。叶肉组织分化不明显；叶肉细胞中含蓝色细小颗粒状物，亦含橙皮苷样结晶。如图 11 - 10 所示。

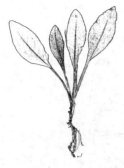

图 11 - 9　菘蓝

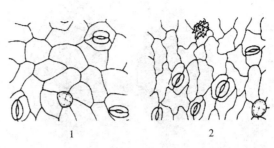

图 11 - 10　菘蓝粉末
1. 大青叶上表面显微结构　2. 大青叶下表面显微结构

【性味功效】苦，寒。清热解毒，凉血消斑。用量 9 ~ 15g。

山楂叶　Crataegi Folium

【来源】蔷薇科植物山里红 *Crataegus pinnatifida* Bge. var. major N. E. Br. 或山楂 *G. p.* Bge. 的干燥叶。

【产地】主产于山东、河北、河南、辽宁等省。

【采收加工】夏、秋二季采收，晾干。

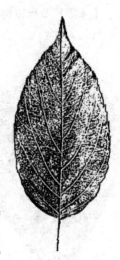

【性状鉴别】多已破碎，完整者展开后呈宽卵形，长 6 ~ 12cm，宽 5 ~ 8cm，绿色至棕黄色，先端渐尖，基部宽楔形，具 2 ~ 6 羽状裂片，边缘具尖锐重锯齿；叶柄长 2 ~ 6cm，拖叶卵圆形至卵状披针形。气微，味涩、微苦。如图 11 - 11 所示。

【显微鉴别】粉末：绿色至棕黄色。草酸钙簇晶直径 10 ~ 30μm，草酸钙方晶直径 15 ~ 30μm，散在或分布于叶迹维管束或纤维束旁。导管为螺纹导管，直径 20 ~ 40μm。非腺毛为单细胞，长圆锥形，基部直径 30 ~ 40μm。纤维成束，直径约 15μm，壁增厚。

【化学成分】本品按干燥品计算，含金丝桃苷（$C_{21}H_{20}O_{12}$）不得少于 0.050%。

图 11 - 11　山楂叶

【性味功效】酸，平。活血化瘀，理气通脉，化浊降脂。用量 3 ~ 10g。

杜仲叶　Eucommiae Folium

【来源】杜仲科植物杜仲 *Eucommia ulmoides* Oliv. 的干燥叶。

【产地】主产于贵州、云南、湖北、四川、陕西等省。

【采收加工】夏、秋二季枝叶茂盛时采收，晒干或低温烘干。

【性状鉴别】多破碎，完整叶片展平后呈椭圆形或卵形，长 7 ~ 15cm，宽 3.5 ~ 7cm。表面黄绿色或黄褐色，微有光泽，先端渐尖，基部圆形或广楔形，边缘有锯齿，具短叶柄。质脆，搓之易碎，折断面有少量银白色橡胶丝相连。气微，味微苦。如图 11 - 12 所示。

【化学成分】成分类同杜仲。按干燥品计算，含绿原酸（$C_{16}H_{18}O_{9}$）不得少于 0.08%。

【性味功效】微辛，温。补肝肾，强筋骨。用量 10 ~ 15g。

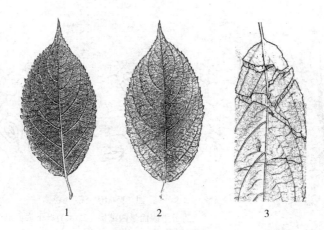

图 11 – 12　杜仲叶

1. 腹面　2. 背面　3. 折断面有少量银白色橡胶丝

桑叶　Mori Folium

【来源】桑科植物桑 *Morus alba* L. 的干燥叶。

【产地】全国各地均有栽培。

【采收加工】初霜后采收，除去杂质，晒干。

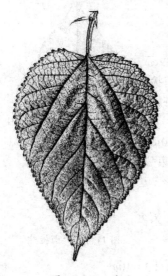

图 11 – 13　桑叶

【性状鉴别】多皱缩、破碎。完整者有柄，叶片展平后呈卵形或宽卵形，长 8～15cm，宽 7～13cm。先端渐尖，基部截形、圆形或心形，边缘有锯齿或钝锯齿，有的不规则分裂。上表面黄绿色或浅黄棕色，有的有小疣状突起；下表面颜色稍浅，叶脉突出，小脉网状，脉上被疏毛，脉基具簇毛。质脆。气微，味淡、微苦涩。如图 11 – 13 所示。

【显微鉴别】粉末：黄绿色或黄棕色。上表皮有含钟乳体的大型晶细胞，钟乳体直径 47～77μm。下表皮气孔不定式，副卫细胞 4～6 个。非腺毛单细胞，长 50～230μm。草酸钙簇晶直径 5～16μm；偶见方晶。

【化学成分】主要含有黄酮类化合物，此外还含有甾体及萜类化合物、香豆素、挥发油、维生素、有机酸以及脂类、蛋白质等碳水化合物；本品按干燥品计算，含芦丁（$C_{27}H_{30}O_{16}$）不得少于 0.10%。

【性味功效】甘、苦，寒。疏散风热，清肺润燥，清肝明目。用量 5～10g。

枇杷叶　Eriobotryae Folium

【来源】蔷薇科植物枇杷 *Eriobotrya japonica*（Thunb.）Lindl. 的干燥叶。

【产地】华东、华中、西南各省均有栽培，广东及江苏产量较大。

【采收加工】全年均可采收，晒至七、八成干时，扎成小把，再晒干。

【性状鉴别】呈长圆形或倒卵形，长 12～30cm，宽 4～9cm。先端尖，基部楔形，边缘有疏锯齿，近基部全缘。上表面灰绿色、黄棕色或红棕色，较光滑；下表面密被黄色绒毛，主脉于下表面显著突起，侧脉羽状；叶柄极短，被棕黄色绒毛。革质而脆，易折断。气微，味微苦。如图 11 – 14 所示。

【显微鉴别】横切面：上表皮细胞扁方形，外被厚角质层；下表皮有多数单细胞非腺毛，常弯曲，近主脉处多弯成人字形，气孔可见。栅栏组织为 3 ~ 4 列细胞，海绵组织疏松，均含草酸钙方晶和簇晶。主脉维管束外韧型，近环状；中柱鞘纤维束排列成不连续的环，壁木化，其周围薄壁细胞含草酸钙方晶，形成晶纤维；薄壁组织中散有黏液细胞，并含草酸钙方晶。如图 11 – 15 所示。

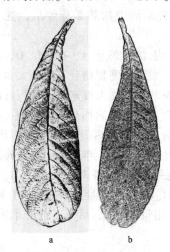

图 11 – 14　枇杷叶
a. 正面；b. 背面

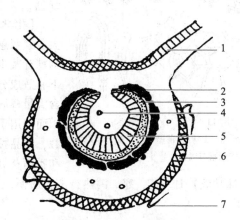

图 11 – 15　枇杷叶横切面简图
1. 栅栏组织　2. 纤维束　3. 韧皮部　4. 黏液细胞
5. 木质部　6. 厚角组织　7. 非腺毛

【性味功效】苦，微寒。清肺止咳，降逆止呕。用量 6 ~ 10g。

番泻叶　Sennae Folium

【来源】豆科植物狭叶番泻 *Cassia angustifolia* Vahl 或尖叶番泻 *C. acutifolia* Delile 的干燥小叶。

【产地】狭叶番泻叶主产于红海以东及印度。尖叶番泻叶主产于埃及尼罗河中上游区域。我国广东、海南及云南等地均有栽培。

【采收加工】狭叶番泻叶在开花前摘下叶片，阴干后用水压机打包。尖叶番泻叶在 9 月间果实将成熟时，剪下枝条，摘取叶片晒干包装。

【性状鉴别】

1. 狭叶番泻　呈长卵形或卵状披针形，长 1.5 ~ 5cm，宽 0.4 ~ 2cm，叶端急尖，叶基稍不对称，全缘。上表面黄绿色，下表面浅黄绿色，无毛或近无毛，叶脉稍隆起。革质。气微弱而特异，味微苦，稍有黏性。如图 11 – 16 所示。

2. 尖叶番泻　呈披针形或长卵形，略卷曲，叶端短尖或微突，叶基不对称，两面均有细短毛茸。

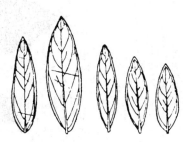

图 11 – 16　番泻叶

【显微鉴别】粉末：淡绿色或黄绿色。晶纤维多，草酸钙方晶直径 12 ~ 15μm。非腺毛单细胞，长 100 ~ 350μm，直径 12 ~ 25μm，壁厚，有疣状突起。草酸钙簇晶存在于叶肉薄壁细胞中，直径 9 ~ 20μm。

上下表皮细胞表面观呈多角形，垂周壁平直；上下表皮均有气孔，主为平轴式，副卫细胞大多为2个，也有3个的。如图11-17所示。

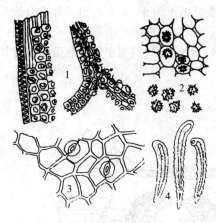

图 11-17 番泻叶粉末

1. 晶纤维 2. 叶肉薄壁细与草酸钙簇晶
3. 表皮细胞与气孔 4. 非腺毛

【理化鉴别】取粉末25mg，加水50ml及盐酸2ml，置水浴中加热15分钟，放冷，加乙醚40ml，振摇提取，分取醚层，通过无水硫酸钠层脱水，滤过，取滤液5ml，蒸干，放冷，加氨试液5ml，溶液显黄色或橙色，置水浴中加热2分钟后，变为紫红色。

【化学成分】主含番泻苷A、B、C、D，芦荟大黄素双蒽酮苷、大黄酸葡萄糖苷、芦荟大黄素葡萄糖苷及少量大黄酸、芦荟大黄素等。番泻叶的泻下有效成分及其泻下作用机制均与大黄相似，但不含大量鞣质类成分，故无泻后继发便秘的副作用，因而可用于习惯性便秘。2015年版《中国药典》记载，本品按干燥品计算，含番泻苷A（$C_{42}H_{38}O_{20}$）和番泻苷B（$C_{42}H_{38}O_{20}$）的总量，不得少于1.1%。

【性味功效】甘、苦，寒。泻热行滞，通便，利水。用量2~6g，后下，或开水泡服。孕妇慎用。

紫苏叶 Perillae Folium

【来源】唇形科植物紫苏 *Perilla frutescens* (L.) Britt 的干燥叶（或带嫩枝）。

【产地】主产于江苏、浙江、河北等省，多栽培。

【采收加工】夏季枝叶茂盛时采收，除去杂质，晒干。

【性状鉴别】叶片多皱缩卷曲、碎破，完整者展平后呈卵圆形，长4~11cm，宽2.5~9cm。先端长尖或急尖，基部圆形或宽楔形，边缘具圆锯齿。两面紫色或上表面绿色，下表面紫色，疏生灰白色毛，下表面有多数凹点状的腺鳞。叶柄长2~7cm，紫色或紫绿色。质脆。带嫩枝者，枝的直径2~5mm，紫绿色，断面中部有髓。气清香，味微辛。如图11-18所示。

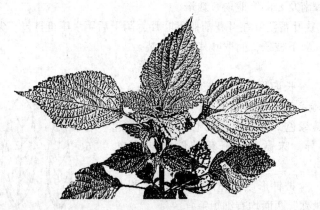

图 11-18 紫苏叶

【理化鉴别】叶的表面制片：表皮细胞中某些细胞内含有紫色素，滴加10%盐酸溶液，立即显红色；或滴加5%氢氧化钾溶液，即显鲜绿色，后变为黄绿色。

【化学成分】紫苏叶主要含挥发油，内含紫苏醛，左旋柠檬烯及 α – 蒎烯、异白苏烯酮等。

【性味功效】辛，温。解表散寒，行气和胃。用量 5 ~ 9g，

枸骨叶　Ilicis Cornutae Folium

【来源】冬青科植物枸骨 *Ilex cornuta* Lindl. ex Paxt. 的干燥叶。

【产地】产河南、湖北、安徽、江苏等地，浙江、安徽、四川、陕西等地亦产。

【采收加工】秋季采收，除去杂质，晒干。

【性状鉴别】呈类长方形或矩网状长方形，偶有长卵网形，长 3 ~ 8cm，宽 1.5 ~ 4cm。先端具 3 枚较大的硬刺齿，顶端 1 枚常反曲，基部平截或宽楔形，两侧有时各具刺齿 1 ~ 3 枚，边缘稍反卷；长卵圆形叶常无刺齿。上表面黄绿色或绿褐色，有光泽，下表面灰黄色或灰绿色。叶脉羽状，叶柄较短。革质，硬而厚。气微，味微苦。如图 11 – 19 所示。

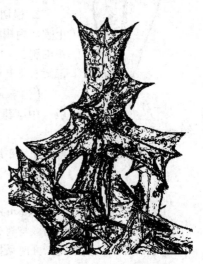

图 11 – 19　枸骨叶

【理化鉴别】叶片近基部横切面：上表皮细胞类方形，壁厚，外被厚的角质层，主脉处有单细胞非腺毛；下表皮细胞略小，可见气孔。栅栏组织为 2 ~ 4 列细胞，海绵组织疏松；主脉处上、下表皮内为 1 至数列厚角细胞。主脉维管束外韧型，其上、下方均具木化纤维群。叶缘表皮内常依次为厚角细胞和石细胞半环带，再内为木化纤维群；叶缘近柄处仅有数列厚角细胞，近基部以上渐无厚角组织。叶缘表皮内和主脉处下表皮内厚角组织中偶有石细胞，韧皮部下方的纤维群外亦偶见。薄壁组织和下表皮细胞常含草酸钙簇晶。如图 11 – 20 所示。

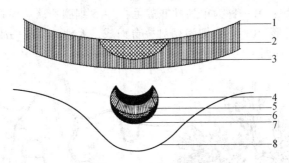

图 11 – 20　枸骨叶横切面

1. 上表皮　2. 厚角组织　3. 栅栏组织　4. 纤维　5. 木质部　6. 韧皮部　7. 纤维　8. 下表皮

【化学成分】枸骨的化学成分主要有三萜皂苷、黄酮和多酚等多种类型化合物。

【性味功效】苦，凉。清热养阴，益肾，平肝。用量 9 ~ 15g。

罗布麻叶　Apocyni Veneti Folium

【来源】夹竹桃科植物罗布麻 *Apocynum venetum* L. 的干燥叶。

【产地】主产于西北、华北以及东北各省区低湿地区，干旱沙漠内部盆地，现江苏山东等地区有种植。

【采收加工】夏季采收，除去杂质，干燥。

【性状鉴别】多皱缩卷曲，有的破碎，完整叶片展平后呈椭圆状披针形或卵圆状披针形，长2～5cm，宽0.5～2cm。淡绿色或灰绿色，先端钝，有小芒尖，基部钝圆或楔形，边缘具细齿，常反卷，两面无毛，叶脉于下表面突起；叶柄细，长约4mm。质脆。气微，味淡。如图11-21所示。

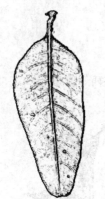

【显微鉴别】

1. 表面观 上、下表皮细胞多角形，垂周壁平直，表面有颗粒状角质纹理；气孔平轴式。

2. 横切面 表皮细胞扁平，外壁突起。叶两面均具栅栏组织，上表皮内栅栏细胞多为2列，下表皮内多为1列，细胞极短，海绵组织细胞2～4列，含棕色物。主脉维管束双韧型，维管束周围和韧皮部散有乳汁管。

【化学成分】含芸香苷、槲皮素、异槲皮素、谷氨丙氨酸，2015版《中国药典》中本品按干燥品计算，含金丝桃苷（$C_{21}H_{20}O_{12}$）不得少于0.30%。

图11-21 罗布麻叶片

【性味功效】甘、苦，凉。平肝安神，清热利水。用量，6～12g。

艾叶 Artemisiae Argyi Folium

【来源】菊科植物艾 *Artemisia argyi* Levl. et Vant. 的干燥叶。

【产地】全国大部分地区均有分布，主产于安徽、浙江、山东、湖北、河北等省。

【采收加工】夏季花未开时采摘，除去杂质，晒干。置阴凉干燥处存放。

【性状鉴别】多皱缩、破碎，有短柄。完整叶片展平后呈卵状椭圆形，羽状深裂，裂片椭圆状披针形，边缘有不规则的粗锯齿；上表面灰绿色或深黄绿色，有稀疏的柔毛和腺点；下表面密生灰白色绒毛。质柔软。气清香，味苦。如图11-22所示。

【显微鉴别】粉末：绿褐色。非腺毛有两种：一种为T形毛，顶端细胞长而弯曲，两臂不等长，柄2～4细胞；另一种为单列性非腺毛，3～5细胞，顶端细胞特长而扭曲，常断落。腺毛表面观鞋底形，由4、6细胞相对叠合而成，无柄。草酸钙簇晶，直径3～7μm，存在于叶肉细胞中。如图11-23所示。

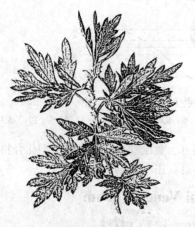

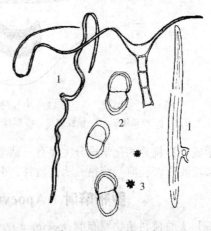

图11-22 艾

图11-23 艾叶粉末
1. 非腺毛 2. 腺毛 3. 草酸钙簇晶

【化学成分】主要含有挥发油，油中主要成分为 1，8 - 桉油精、水芹烯、樟脑等。

【性味功效】辛、苦，温。温经止血，散寒止痛；外用祛湿止痒。用量 3 ~ 9g。外用适量，供灸治或熏洗用。

拓展阅读

艾叶药理作用

现代对艾叶的研究表明，艾叶有较好的预防疾病及康复保健作用。艾叶中的挥发油有抗菌抗病毒作用，能避疫驱"病邪"。用艾叶为主制成的消毒香，进行抑菌抗病毒试验，结果发现艾香对乙型溶血性链球菌、肺炎球菌、流感杆菌、金黄色葡萄球菌、绿脓杆菌有杀灭作用，对枯草杆菌、变形杆菌、白喉杆菌、伤寒及副伤寒杆菌、结核杆菌及多种皮肤致病真菌等也有抑制作用，对流感病毒、腺病毒、鼻病毒、腮腺炎病毒及疱疹病毒均有抑制作用，用其对空气消毒，可明显降低流行性感冒的发生率。同时对化脓性炎症、外伤及烧烫伤感染、皮肤化脓性感染、皮癣、带状疱疹、上呼吸道感染等多种疾病有促进愈合及痊愈的作用，表明艾叶确有预防疾病及保健康复作用。可见，古代民间认为艾叶及其燃烧产生的烟有防病、避邪（瘟疫）的作用是有科学根据的。

淫羊藿　Epimedii Folium

【来源】小檗科植物淫羊藿 *Epimedium brevicornu* Maxim.、箭叶淫羊藿 *E. sagittatum* (Sieb. et Zucc.) Maxim.、柔毛淫羊藿 *E. pubescens* Maxim. 或朝鲜淫羊藿 *E. koreanum* Nakai 的干燥叶。

【产地】主产于陕西、山西、四川、辽宁、湖南、浙江等省。

【采收加工】夏、秋季茎叶茂盛时采收，除去梗与杂质，晒干或阴干。

【性状鉴别】

1. 淫羊藿　三出复叶；小叶片卵圆形，长 3 ~ 8cm，宽 2 ~ 6cm；先端微尖，顶生小叶基部心形，两侧小叶较小，偏心形，外侧较大，呈耳状，边缘具黄色刺毛状细锯齿；上表面黄绿色，下表面灰绿色，主脉 7 ~ 9 条，基部有稀疏细长毛，细脉两面突起，网脉明显；小叶柄长 1 ~ 5cm。叶片近革质。气微，味微苦。

2. 箭叶淫羊藿　三出复叶，小叶片长卵形至卵状披针形，长 4 ~ 12cm，宽 2.5 ~ 5cm；先端渐尖，两侧小叶基部明显偏斜，外侧呈箭形。下表面疏被粗短伏毛或近无毛。叶片革质。如图 11 - 24 所示。

3. 柔毛淫羊藿　叶下表面及叶柄密被绒毛状柔毛。

4. 朝鲜淫羊藿　小叶较大，长 4 ~ 10cm，宽 3.5 ~ 7cm，先端长尖。叶片较薄。

【显微鉴别】

1. 淫羊藿　上、下表皮细胞垂周壁深波状弯曲，沿叶脉均有异细胞纵向排列，内含 1 到多个草酸钙柱晶；下表

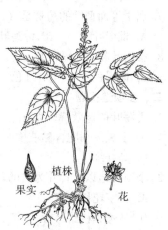

果实　植株　花

图 11 - 24　淫羊藿

皮气孔众多，不定式，有时可见非腺毛。

2. 箭叶淫羊藿 上、下表皮细胞较小；下表皮气孔较密，具有多数非腺毛脱落形成的疣状突起，有时可见非腺毛。

3. 柔毛淫羊藿 下表皮气孔较稀疏，具有多数细长的非腺毛。

4. 朝鲜淫羊藿 下表皮气孔和非腺毛均易见。

【化学成分】淫羊藿的叶和茎中含淫羊藿苷、淫羊藿次苷、去氧甲基淫羊藿苷、β－去水淫羊藿素、淫羊藿糖苷 A、B、C、D、E 等。2015 版中国药典规定含淫羊藿苷（$C_{33}H_{40}O_{15}$）不得少于 0.40%。

【性味功效】辛、甘，温。补肾阳，强筋骨，祛风湿。用量 6～10g。

目标检测

一、单项选择题

1. 下列除哪一项外均为叶类中药显微鉴定常做的制片（　　）。
   A. 横切面　　　B. 上表面制片　C. 纵切面　　　D. 粉末制片　　　E. 下表面制片

2. 大青叶的主产地为（　　）。
   A. 四川、云南、贵州　　　　　B. 新疆、青海
   C. 河北、陕西、江苏、安徽　　D. 吉林、辽宁、黑龙江　　　E. 河南、山西

3. 番泻叶主要泻下成分是（　　）。
   A. 双蒽酮苷类　B. 大黄酸　　C. 芦荟大黄素葡萄糖苷　　　D. 山奈苷
   E. 大黄酸异鼠李素

4. 有晶纤维及草酸钙簇晶等显微特征的药材是（　　）。
   A. 石韦　　　B. 罗布麻叶　C. 番泻叶　　D. 紫苏叶　　E. 蓼大青叶

5. 关于菘蓝叶和蓼蓝叶的正确的说法是（　　）。
   A. 来源于同科不同种植物　　　B. 同种植物不同产地的药材
   C. 来源于同一个属的植物　　　D. 均含有靛蓝、靛玉红等成分
   E. 显微特征大致相似

6. 以小叶入药，且小叶基部不对称的是（　　）。
   A. 枇杷叶　　B. 侧柏叶　　C. 大青叶　　D. 紫苏叶　　E. 番泻叶

7. 属于等面型叶的药材是（　　）。
   A. 枇杷叶　　B. 番泻叶　　C. 大青叶　　D. 桑叶　　　E. 蓼大青叶

8. 番泻叶粉末遇碱液显（　　）。
   A. 棕褐色　　B. 红色　　　C. 污绿色　　D. 橙黄色　　E. 黄棕色

二、多项选择题

1. 番泻叶的显微特征为（　　）。
   A. 上表皮细胞含黏液质　　　B. 非腺毛多细胞　　　C. 叶肉等面型
   D. 晶纤维　　　　　　　　　E. 簇晶、棱晶

2. 全国各地以大青叶为名的药材来源有（　　）。
   A. 十字花科菘蓝　　　　　　B. 蓼科蓼蓝　　　　　C. 爵床科马蓝
   D. 马鞭草科路边青　　　　　E. 唇形科活血丹

3. 番泻叶的化学成分为（　　）。

A. 番泻叶苷类   B. 芦荟大黄素双黄酮苷

C. 大黄酸葡萄糖苷   D. 芦荟大黄素葡萄糖苷   E. 山柰苷

实验十　番泻叶粉末显微鉴别

（一）实验目的

1. 掌握番泻叶的粉末特征。

2. 熟悉粉末临时制片的操作方法。

（二）实验仪器、试剂、材料

1. 仪器　显微镜、白瓷盘、酒精灯、解剖针、镊子、载玻片、盖玻片、吸水纸、擦镜纸、火柴。

2. 试剂　蒸馏水、水合氯醛试液、稀甘油。

3. 材料　番泻叶粉末。

（三）实验内容

番泻叶的粉末显微鉴别。

（四）操作流程

取番泻粉末适量于洁净的载玻片中央，滴加水合氯醛，于酒精灯外焰上加热透化后加稀甘油，盖上盖片于显微镜下进行观察。

（五）实验报告

1. 描述番泻叶药材的粉末显微鉴别要点。

2. 绘制番泻叶粉末特征图。

（聂奇华）

第十二章

花类中药鉴定

学习目标

知识要求　1. **掌握**　花类中药的来源、主要性状鉴别特征，重点中药的性状、显微鉴别特征。
　　　　　　2. **熟悉**　花类中药采收加工、主产地。
　　　　　　3. **了解**　花类中药功效应用。

技能要求　1. 熟练掌握常用花类中药的识别技能和性状鉴别技能，熟练掌握重点中药性状、显微鉴别技能，能准确鉴别常用花类药材真伪。
　　　　　　2. 学会常用花类中药的性状、显微、理化鉴别操作技术，会应用工具、书籍鉴别花类中药，解决中药的真伪和质量优劣的问题。

第一节　概述

　　花类中药包括干燥的花、花序或花的某一部分。完整的花有的是已开放的花，如洋金花、红花；有的是花蕾，如辛夷、丁香、槐米。花序有的是已开放的花，如菊花、旋覆花，有的是花蕾，如款冬花（头状花序），亦或是带花的果穗。花的一部分，番红花系柱头，松花粉、蒲黄则为花粉粒。

一、性状鉴别

　　花类中药性状鉴别时首先应注意观察药材样品的全形、颜色、大小、气味。花类中药经过采制、干燥，常因干缩、破碎而改变了形状，常见的有圆锥状、棒状、团簇状、丝状、粉末状等，颜色、气味较新鲜时淡。以完整花入药者，应注意观察花萼、花冠、雄蕊群、雌蕊群的数目及其着生位置、形状、颜色、被毛与否、气味等；如以花序入药，还需注意花序类别、总苞或苞片的数目、形状、大小、颜色等。另外在鉴别时，常将药材放在温水中软化，以便观察它们的构造，必要时需借助放大镜、解剖镜进行观察。

二、显微鉴别

　　花类中药的显微鉴别除花梗和膨大花托需制作横切片外，一般只制作表面制片和粉末片观察。

（一）花萼和苞片

　　花萼和苞片在构造上与叶相类似，通常叶肉组织分化不明显，故鉴定时以观察表面结构特征为主。上表皮（内表皮）和下表皮（外表皮）细胞的形态、有无气孔和毛茸的分布以及气孔和毛茸的类型、形状及分布情况等在鉴定中有较重要的意义。叶肉组织常不分化，大多呈海绵组织状，可能含有结晶的细胞、分泌组织和异性细胞，如洋金花中有草酸钙砂晶。

（二）花冠（花瓣）

　　花瓣构造与花萼近似，但气孔小而常退化。上表皮细胞常呈乳头状或毛茸状突起，无气孔，如密蒙花花冠裂片顶端的表皮细胞呈乳头状、红花则呈短茸毛状；下表皮细胞的垂周壁常呈波状弯曲、具内脊或内胞腔内弯曲而形成小囊状胞间隙，有时有少数毛茸及气孔存在。叶肉组织几乎不分化，由数层排列疏松的薄壁组织构成，有时可见分泌组织及贮藏物质，如丁香花瓣中有油室，红花的花冠中有管状分泌组织且内贮红色物质。维管束细小，仅见少数螺纹导管。

（三）雄蕊群

雄蕊分为花药和花丝两部分。花丝结构简单，其表皮有时被表皮毛，如闹羊花花丝下部被两种非腺毛。花药由两个药瓣组成，每瓣有两个药室，即花粉囊，其中有花粉粒。花粉囊的表皮层内侧是纤维层，纤维层细胞除平周壁外，其他各面有网状、条状、螺旋状、环状或点状增厚，且大多木化。花粉粒的形态特征是花类中药的重要鉴别依据。花粉粒形状多样，如金银花、洋金花、红花花粉粒为圆球形，丁香为三角形、闹羊花为四分体等；表面有的光滑，如番红花、槐米，有的有刺状突起，如菊花、旋覆花、金银花、红花，有的有辐射状纹理，如洋金花，或有网状纹理，如蒲黄等。花粉粒的形状和萌发孔数常因观察面（极面观或赤道面观）的不同而改变，应加以鉴别。

（四）雌蕊群

雌蕊群是一朵花中所有雌蕊的总称。雌蕊包括子房、花柱和柱头。子房的表皮多为薄壁细胞，表皮细胞层常有毛茸和各种形状的突起，有的表皮细胞分化成多细胞束状毛，如闹羊花；有的表皮细胞含草酸钙柱晶，如旋覆花。子房内壁着生胚珠，胚珠着生的位置称为胎座，胎座类型也有鉴别意义。花柱表皮细胞一般无特异处，有些表皮细胞分化成毛状物，如红花；在有管道的花柱中，围绕着花柱管道的传递组织可能是乳头状的。雌蕊柱头的表皮细胞，特别是顶端表皮细胞常呈乳头状突起，如红花；或者分化成绒毛状，如番红花；但也有不突起的，如洋金花。

（五）花梗和花托

有些花类中药常有部分花梗和花托。横切面构造与茎相似，注意表皮、皮层、内皮层、维管束及髓部是否明显，有无厚壁组织、分泌组织存在，有无草酸钙结晶、淀粉粒等。

（六）粉末鉴定

花类粉末药材的显微鉴定，以花粉粒、花粉囊内壁纤维细胞增厚特征及非腺毛、腺毛为要点，并注意草酸钙结晶、分泌组织及色素细胞等。

此外，雄蕊及雌蕊柱头的显微鉴定，一般可做整体装片，透化后进行观察。

第二节　花类中药鉴定

案例导入

案例：现在超市中经常出售一些花茶，如菊花、金银花、玫瑰花等，功效各异，常见有美容祛斑、清热解毒等功效。人们见其功效神奇，纷纷挑选购买。

讨论：1. 这些花可以随便泡茶饮用吗？
2. 这些花茶可以随便搭配吗？怎么搭配更好？

厚朴花　Magnoliae Officinalis Flos

【来源】　木兰科植物厚朴 *Magnolia officinalis* Rehd. et Wils. 或凹叶厚朴 *Magno lia officinlis* Rehd. et Wils. var. *biloba* Rehd. et Wils. 的干燥花蕾。

【产地】　产自四川、湖北、安徽等地。

【采收加工】　春季花未开放时采摘，稍蒸后，晒干或低温干燥。

【性状鉴别】　呈长圆锥形，长 4~7cm，基部直径 1.5~2.5cm。红棕色至棕褐色。花被多为 12 片，肉质，外层的呈长方倒卵形，内层的呈匙形。雄蕊多数，花药条形，淡黄棕色，花丝宽而短。心皮多数，分离，螺旋状排列于圆锥形的花托上。花梗长 0.5~2cm，密被灰黄色绒毛，偶无毛。质脆，易破碎。气香，味淡。

【显微鉴别】　粉末：红棕色。花被表皮细胞多角形或椭圆形，表面有密集的疣状突起，有的具细条状纹理。石细胞众多，呈不规则分枝状，壁厚 7~13μm，孔沟明显，胞腔大。油细胞类圆形或椭圆形，直径 37~85μm，壁稍厚，内含黄棕色物。花粉粒椭圆形，长径 48~68μm，短径 37~48μm，具一远极沟，表面有细网状雕纹。非腺毛 1~3 细胞，长 820~2300μm，壁极厚，有的表面具螺状角质纹理，单细胞者先端长尖，基部稍膨大，多细胞者基部细胞较短或明显膨大，壁薄。

【化学成分】　含厚朴酚（$C_{18}H_{18}O_2$）与和厚朴酚（$C_{18}H_{18}O_2$）的总量不得少于 0.2%。

【性味功效】　味苦，微温。芳香化湿，理气宽中。用量 3~9g。

辛夷　Magnolie Flos

【来源】　木兰科植物望春花 *Magnolia biondii* Pamp. 、玉兰 *Magnolia denudata* Desr. 或武当玉兰 *Magnolia sprengeri* Pamp. 的干燥花蕾。

【产地】　分布河南、山东、江苏、浙江、安徽、江西、福建、广东、广西、四川、云南、贵州、陕西等地。

【采收加工】　冬末春初花未开放时采收，除去枝梗，阴干。

【性状鉴别】

1. 望春花　呈长卵形，似毛笔头，长 1.2~2.5cm，直径 0.8~1.5cm。基部常具短梗，长约 5mm，梗上有类白色点状皮孔。苞片 2~3 层，每层 2 片，两层苞片间有小鳞芽，苞片外表面密被灰白色或灰绿色茸毛，内表面类棕色，无毛。花被片 9，棕色，外轮花被片 3，条形，约为内两轮长的 1/4，呈萼片状，内两轮花被片 6，每轮 3，轮状排列。雄蕊和雌蕊多数，螺旋状排列。体轻，质脆，气芳香，味辛凉而稍苦。

2. 玉兰　长 1.5~3cm，直径 1~1.5cm，基部枝梗较粗壮，皮孔浅棕色。苞片外表面密被灰白色或灰绿色茸毛。花被片 9，内外轮同型。

3. 武当玉兰　长 2~4cm，直径 1~2cm。基部枝梗粗壮，皮孔红棕色。苞片外表面密被淡黄色或淡黄绿色茸毛，有的最外层苞片茸毛已脱落而呈黑褐色。花被片 10~12（15），内外轮无显著差异。

【显微鉴别】　粉末：灰绿色或淡黄绿色。非腺毛甚多，散在，多碎断；完整者 2~4 细胞，亦有单细胞，壁厚 4~13μm，基部细胞短粗膨大，细胞壁极度增厚似石细胞。石细胞多成群，呈椭圆形、不规则形或分枝状，壁厚 4~20μm，孔沟不甚明显，胞腔中可见棕黄色分泌物。油细胞较多，类圆形，有的可见微小油滴。苞片表皮细胞扁方形，垂周壁连珠状。

【化学成分】　玉兰花蕾含挥发油，其中含柠檬醛、丁香油酚、1，8－桉叶素，武当玉兰花蕾含挥发油，其中有萜品烯 - 4 - 醇、乙酸龙脑酯、1，8 - 桉叶素等。本品按干燥品计算，含木兰脂素不得少于 0.40%。

【性味功效】性温，味辛。散风寒，通鼻窍。用量 3 ~ 10g。

鸡冠花　Celosiae Cristatae Flos

【来源】苋科植物鸡冠花 *Celosia cristata* L. 的干燥花序。

【产地】全国大部分地区有产。

【采收加工】秋季花盛开时采收，晒干。

【性状鉴别】穗状花序多扁平而肥厚，呈鸡冠状，长 8 ~ 25cm，宽 5 ~ 20cm，上缘宽，具皱褶，密生线状鳞片，下端渐窄，常残留扁平的茎。表面红色、紫红色或黄白色。中部以下密生多数小花，每花宿存的苞片和花被片均呈膜质。果实盖裂，种子扁圆肾形，黑色，有光泽。体轻，质柔韧。气微，味淡。

【化学成分】山奈苷、苋菜红苷、松醇及多量硝酸钾。红色花含苋菜红素，黄色花含量微。

【性味功效】甘、涩，凉。收敛止血，止带，止痛。用量 1 ~ 12g。

梅花　Mume Flos

【来源】蔷薇科植物梅 *Prunus mume*（Sieb.）Sieb. Et Zucc. 的干燥花蕾。

【产地】全国大部分地区有产。

【采收加工】初春花未开放时采摘，及时低温干燥。

【性状鉴别】呈类球形，直径 3 ~ 6mm，有短梗。苞片数层，鳞片状，棕褐色。花萼 5，灰绿色或棕红色。花瓣 5 或多数，黄白色或淡粉红色。雄蕊多数；雌蕊 1，子房密被细柔毛。质轻。气清香，味微苦、涩。

【显微鉴别】粉末：棕色。花粉粒近球形，极面观呈类圆三角形，直径 35 ~ 45μm，3 孔沟。非腺毛无色或黄棕色，由 1 ~ 4 细胞组成，单细胞多见，平直或稍弯曲，长短不一，直径 10 ~ 28μm。草酸钙结晶存在于薄壁细胞中或散在，直径 8 ~ 33μm，棱角不明显或宽钝，有的呈碎块状。苞片或萼片表皮细胞表面观类方形、长方形或不规则多角形，垂周壁略呈连珠状增厚，角质纹理隐约可见，气孔可见。花粉囊内壁细胞具细密网状增厚纹理，少见。

【化学成分】含苯甲酸、苯甲醛、异丁香酚等。

【性味功效】微酸，平。疏肝和中，化痰散结。用量 3 ~ 5g。

玫瑰花　Rosae Rugosae Flos

【来源】蔷薇科植物玫瑰 *Rosa rugosa* Thunb. 的干燥花蕾。

【产地】全国大部分地区有产。

【采收加工】春末夏初花将开放时分批采摘，及时低温干燥。

【性状鉴别】略呈半球形或不规则团状，直径 0.7 ~ 1.5cm。残留花梗上被细柔毛，花托半球形，与花萼基部合生；萼片 5，披针形，黄绿色或棕绿色，被有细柔毛；花瓣多皱缩，展平后宽卵形，呈覆瓦状排列，紫红色，有的黄棕色；雄蕊多数，黄褐色；花柱多数，柱头在花托口集成头，略突出，短于雄蕊。体轻，质脆。气芳香浓郁，味微苦涩。

【显微鉴别】萼片表面观：非腺毛较密，单细胞，多弯曲，长 136 ~ 680μm，壁厚，木化，腺毛头部多细胞，扁球形，直径 64 ~ 180μm，柄部多细胞，多列性，长 50 ~ 340μm，基部有时可见单细胞分枝，草酸钙簇晶直径 9 ~ 25μm。

【化学成分】含挥发油、槲皮苷、鞣质、脂肪油、有机酸等。

【性味功效】甘，微苦，温。行气解郁，和血止痛。用量 3 ~ 6g。

月季花 Rosae Chinensis Flos

【来源】蔷薇科植物月季 *Rosa chinensis* Jacq. 的干燥花。

【产地】全国大部分地区有产。

【采收加工】全年均可采收，花微开时采摘，阴干或低温干燥。

【性状鉴别】呈类球形，直径 1.5 ~ 2.5cm。花托长圆形，萼片 5，暗绿色，先端尾尖；花瓣呈覆瓦状排列，有的散落，长圆形，紫红色或淡紫红色；雄蕊多数，黄色。体轻，质脆。气清香，味淡、微苦。

【显微鉴别】粉末：淡棕色。单细胞非腺毛有两种：一种较细长，多弯曲，长 85 ~ 280μm，直径 13 ~ 23μm；另一种粗长，先端尖或钝圆，长约至 1200μm，直径 38 ~ 65μm。花粉粒类球形，直径 30 ~ 45μm，具 3 孔沟，表面有细密点状雕纹，有的中心有一圆形核状物。草酸钙簇晶直径 19 ~ 40μm，棱角较短尖。花瓣上表皮细胞外壁突起，有细密脑纹状纹理；下表皮细胞垂周壁波状弯曲。

【化学成分】本品按干燥品计算，含金丝桃苷（$C_{21}H_{20}O_{12}$）和异槲皮苷（$C_{21}H_{20}O_{12}$）的总量不得少于 0.38%。

【性味功效】甘，温。活血调经，疏肝解郁。用量 3 ~ 6g。

槐花 Sophorae Flos

【来源】豆科植物槐 *Sophora japonica* L. 的干燥花及花蕾。

【产地】中国北部，现在中国各地均有栽培。常见华北平原及黄土高原，海拔 1000 米高地带均能生长。

【采收加工】夏季花开放或花蕾形成时采收，及时干燥，除去枝、梗及杂质。前者习称"槐花"，后者习称"槐米"。

【性状鉴别】

1. 槐花 皱缩而卷曲，花瓣多散落。完整者花萼钟状，黄绿色，先端 5 浅裂；花瓣 5，黄色或黄白色，1 片较大，近圆形，先端微凹，其余 4 片长圆形。雄蕊 10，其中 9 个基部连合，花丝细长。雌蕊圆柱形，弯曲。体轻。气微，味微苦。

2. 槐米 呈卵形或椭圆形，长 2 ~ 6mm，直径约 2mm。花萼下部有数条纵纹。萼的上方为黄白色未开放的花瓣。花梗细小。体轻，手捻即碎。气微，味微苦涩。

【显微鉴别】粉末：黄绿色。花粉粒类球形或钝三角形，直径 14 ~ 19μm。具 3 个萌发孔。萼片表皮表面观呈多角形；非腺毛 1 ~ 3 细胞，长 86 ~ 660μm。气孔不定式，副卫细胞 4 ~ 8 个。草酸钙方晶较多。

【化学成分】本品按干燥品计算，含芦丁（$C_{27}H_{30}O_{16}$）槐花不得少于 6.0%；槐米不得少于 15.0%。

【性味功效】苦，微寒。凉血止血，清肝泻火。用量 5 ~ 10g。

合欢花 Albiziae Flos

【来源】豆科植物合欢 *Albizia julibrissin* Durazz. 的干燥花序或花蕾。

【产地】主要产于我国黄河流域及以南各地。全国各地广泛栽培。朝鲜、日本、越南、泰国、缅甸、印度、伊朗及非洲东部也有分布。

【采收加工】夏季花开放时择晴天采收或花蕾形成时采收，及时晒干。前者习称"合欢花"，后者习称"合欢米"。

【性状鉴别】

1. 合欢花 头状花序，皱缩成团。总花梗长 3 ~ 4cm，有时与花序脱离，黄绿色，有纵纹，被稀疏毛茸。花全体密被毛茸，细长而弯曲，长 0.7 ~ 1cm，淡黄色或黄褐色，无花梗或几无花梗。花萼筒状，先端有 5 小齿；花冠筒长约为萼筒的 2 倍，先端 5 裂，裂片披针形；雄蕊多数，花丝细长，黄棕色至黄褐色，下部合生，上部分离，伸出花冠筒外。气微香，味淡。

2. 合欢米 呈棒槌状，长 2 ~ 6mm，膨大部分直径约 2mm，淡黄色至黄褐色，全体被毛茸，花梗极短或无，花萼筒状，先端 5 小齿；花冠未开放；雄蕊多数，细长并弯曲，基部连合，包于花冠内。气微香，味淡。

【显微鉴别】粉末：灰黄色。非腺毛单细胞，长 81 ~ 447μm。草酸钙方晶较多，存在于薄壁细胞中，直径 3 ~ 31μm。复合花粉粒呈扁球形，为 1 ~ 6 合体，直径 81 ~ 146μm，外围 8 个围在四周；单个分体呈类方形或长球形。

【化学成分】本品按干燥品计算，含槲皮苷（$C_{21}H_{20}O_{11}$）不得少于 1.0%。

【性味功效】甘，平。解郁安神。用量 5 ~ 10g。

芫花 Genkwa Flos

【来源】瑞香科植物芫花 *Daphne genkwa* Sieb. et Zucc. 的干燥花蕾。

【产地】生于山坡路边或疏林中；长江流域以南各省区及山东、河南、陕西也有。

【采收加工】春季花未开放时采收，除去杂质，干燥。

【性状鉴别】呈常 3 ~ 7 朵簇生于短花轴上，基部有苞片 1 ~ 2 片，多脱落为单朵。单朵呈棒槌状，多弯曲，长 1 ~ 1.7cm，直径约 1.5mm；花被筒表面淡紫色或灰绿色，密被短柔毛，先端 4 裂，裂片淡紫色或黄棕色。质软。气微，味甘、微辛。

【显微鉴别】粉末：灰褐色。花粉粒黄色，类球形，直径 23 ~ 45μm，表面有较明显的网状雕纹，萌发孔多数，散在。花被下表面有非腺毛，单细胞，多弯曲，长 88 ~ 780μm，直径 15 ~ 23μm，壁较厚，微具疣状突起。

【化学成分】本品含芫花素（$C_{16}H_{12}O_5$）不得少于 0.2%。

【性味功效】苦、辛，温；有毒。泻水逐饮；外用杀虫疗疮。用量 1.5 ~ 3g。醋芫花研末吞服，一次 0.6 ~ 0.9g，一日 1 次。外用适量。孕妇禁用；不宜与甘草同用。

丁香 Caryophylli Flos

【来源】桃金娘科植物丁香 *Eugenia caryophyllata* Thunb. 的干燥花蕾。

【产地】主要分布在西南、西北、华北和东北地区。

【采收加工】当花蕾由绿色转红时采摘，晒干。

【性状鉴别】略呈研棒状，长 1 ~ 2cm。花冠圆球形，直径 0.3 ~ 0.5cm，花瓣 4，复瓦状抱合，棕褐色或黄褐色，花瓣内为雄蕊和花柱，搓碎后可见众多黄色细粒状的花药。萼筒圆柱状，略扁，有的稍弯曲，长 0.7 ~ 1.4cm，直径 0.3 ~ 0.6cm，红棕色或棕褐色，上部有 4 枚三角状的萼片，十字状分开。质坚实，富油性。气芳香浓烈，味辛辣、有麻舌感。

【显微鉴别】

1. 萼筒中部横切面 表皮细胞 1 列，有较厚角质层。皮层外侧散有 2 ~ 3 列径向延长的椭圆形油室，长 150~200μm；其下有 20~50 个小型双韧维管束，断续排列成环，维管束外围有少数中柱鞘纤维，壁厚，木化。内侧为数列薄壁细胞组成的通气组织，有大型腔隙。中心轴柱薄壁组织间散有多数细小维管束，薄壁细胞含众多细小草酸钙簇晶。如图 12-1 所示。

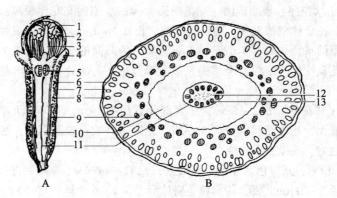

图 12-1　丁香纵切片及横切面简图
A. 纵切面　B. 花托中部横切面结构简图
1. 花冠　2. 雄蕊　3. 花柱　4. 萼片　5. 子房　6. 表皮　7. 皮层　8. 油室　9. 皮层维管束　10. 通气组织
11. 轴柱　12. 外韧维管束　13. 髓韧皮束

2. 粉末　暗红棕色。纤维梭形，顶端钝圆，壁较厚。花粉粒众多，极面观三角形，赤道表面观双凸镜形，具 3 副合沟。草酸钙簇晶众多，直径 4~26μm，存在于较小的薄壁细胞中。油室多破碎，分泌细胞界限不清，含黄色油状物。

【化学成分】本品含丁香酚（$C_{10}H_{12}O_2$）不得少于 11.0%。

【性味功效】辛，温。温中降逆，补肾助阳。用量 1~3g。

密蒙花　Buddlejae Flos

【来源】马钱科植物密蒙花 Buddleja officinalis Maxim. 的干燥花蕾和花序。

【产地】主产于湖北、四川、河南、陕西、云南等地。

【采收加工】春季花未开放时采收，除去杂质，干燥。

【性状鉴别】花蕾密聚的花序小分枝，呈不规则圆锥状，长 1.5~3cm。表面灰黄色或棕黄色，密被茸毛。花蕾呈短棒状，上端略大，长 0.3~1cm，直径 0.1~0.2cm；花萼钟状，先端 4 齿裂；花冠筒状，与萼等长或稍长，先端 4 裂，裂片卵形；雄蕊 4，着生在花冠管中部。质柔软。气微香，味微苦、辛。

【显微鉴别】粉末：棕色。非腺毛通常为 4 细胞，基部 2 细胞单列；上部 2 细胞并列，每细胞又分 2 叉，每分叉长 50~500μm，壁甚厚，胞腔线形。花冠上表面有少数非腺毛，单细胞，长 38~600μm，壁具多数刺状突起。花粉粒球形，直径 13~20μm，表面光滑，有 3 个萌发孔。腺毛头部顶面观（1~2）细胞，2 细胞者并列呈哑铃形或蝶形；柄极短。

【化学成分】本品含蒙花苷（$C_{28}H_{32}O_{14}$）不得少于 0.50%。

【性味功效】甘，微寒。清热泻火，养肝明目，退翳。用量 3~9g。

凌霄花　Campsis Grandi Flora

【来源】紫葳科植物凌霄 Campsis gradiflora（Thunb.）. K. Schum. 或美州凌霄花 Campsis radicans（L.）Seem. 的干燥花。

【产地】主要分布于江苏、浙江、江西、湖北一带。主产于江苏苏州、镇江等地。

【性状鉴别】多皱缩卷曲，黄褐色至棕褐色，完整花朵长4～5cm。萼筒钟状，长2～2.5cm，裂片5，裂至中部，萼筒基部至萼齿尖有5条纵棱。花冠先端5裂，裂片半圆形，下部联合呈漏斗状，表面可见细脉纹，内表面较明显。雄蕊4，着生在花冠上，2长2短，花药个字形，花柱1，柱头扁平。气清香，味微苦、酸。蒴果长如荚，顶端钝。

【显微鉴别】粉末：黄棕色。花粉粒类圆形，直径24～31μm，具3孔沟，表面有极细密的网状雕纹。腺毛淡黄色或黄棕色，头部多细胞，呈扁圆形、类圆形或长圆形，侧面观细胞似栅状排列1～2层，柄部1～3细胞。花冠表皮细胞类多角形；具螺纹导管。

【性味功效】味酸，性寒。清热凉血，化瘀散结，祛风止痒。用量5～9g。

洋金花 Daturae Flos

【来源】为茄科植物白花曼陀罗 *Datura metel* L. 的干燥花。

【产地】主产于江苏、浙江、广东，福建、广西、海南、四川等省区也有分布。

【采收加工】4～11月花初开时采收，晒干或低温干燥。

【性状鉴别】多皱缩成条状，完整者长9～15cm。花萼呈筒状，长为花冠的2/5，灰绿色或灰黄色，先端5裂，基部具纵脉纹5条，表面微有茸毛；花冠呈喇叭状，淡黄色或黄棕色，先端5浅裂，裂片有短尖，短尖下有明显的纵脉纹3条，两裂片之间微凹；雄蕊5，花丝贴生于花冠筒内，长为花冠的3/4；雌蕊1，柱头棒状。烘干品质柔韧，气特异；晒干品质脆，气微，味微苦。

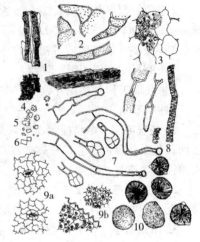

图 12 – 2　洋金花粉末

1. 黄棕色条块　2. 非腺毛　3. 草酸钙砂晶
4. 花粉囊内壁细胞　5. 草酸钙簇晶　6. 草酸钙方晶　7. 腺毛　8. 导管　9. 花冠表皮（a. 上表皮 b. 下表皮）　10. 花粉粒

【显微鉴别】粉末：淡黄色。花粉粒类球形或长圆形，直径42～65μm，表面有条纹状雕纹。花萼非腺毛1～3细胞，壁具疣突；腺毛头部1～5细胞，柄1～5细胞。花冠裂片边缘非腺毛1～10细胞，壁微具疣突。花丝基部非腺毛粗大，1～5细胞，基部直径约至128μm，顶端钝圆。花萼、花冠薄壁细胞中有草酸钙砂晶、方晶及簇晶。如图12－2所示。

【化学成分】本品按干燥品计算，含东莨菪碱（$C_{17}H_{21}NO_4$）不得少于0.15%。

【性味功效】辛，温；有毒。平喘止咳，解痉定痛。用量0.3～0.6g。

金银花 Lonicerae Japonicae Flos

【来源】忍冬科植物忍冬 *Lonicera japonica* Thunb. 的干燥花蕾或带初开的花。

【产地】主产于山东、河南、内蒙古，全国大部地区均产。

【采收加工】夏初花开放前采收，干燥。

【性状鉴别】呈棒状，上粗下细，略弯曲，长2～3cm，上部直径约3mm，下部直径约1.5mm。表面黄白色或绿白色（贮久色渐深），密被短柔毛。偶见叶状苞片。花萼绿色，先端5裂，裂片有毛，长约2mm。开放者花冠筒状，先端二唇形；雄蕊5，附于筒壁，黄色；雌蕊1，子房无毛。气清香，味淡、微苦。

【显微鉴别】粉末：浅黄棕色或黄绿色。腺毛较多，头部倒圆锥形、类圆形或略扁圆

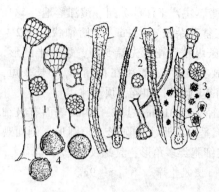

图 12－3　金银花粉末
1. 腺毛　2. 厚壁非腺毛　3. 草酸钙簇晶
4. 花粉粒

形，4～33 细胞，成 2～4 层，直径 30～64～108μm，柄部 1～5 细胞，长可达 700μm。非腺毛有两种：一种为厚壁非腺毛，单细胞，长可达 900μm，表面有微细疣状或泡状突起，有的具螺纹；另一种为薄壁非腺毛，单细胞，甚长，弯曲或皱缩，表面有微细疣状突起。草酸钙簇晶直径 6～45μm。花粉粒类圆形或三角形，表面具细密短刺及细颗粒状雕纹，具 3 孔沟。如图 12－3 所示。

【化学成分】本品按干燥品计算，含绿原酸（$C_{16}H_{18}O_9$）不得少于 1.5%。

【性味功效】甘，寒。清热解毒，疏散风热。用量 6～15g。

山银花　Lonicerae Flos

【来源】忍冬科植物灰毡毛忍冬 *Lonicera macranthoides* Hand. – Mazz.、红腺忍冬 *Lonicera hypoglauca* Miq.、华南忍冬 *Lonicera confusa* DC. 或黄褐毛忍冬 *Lonicera fulvotomentosa* Hsu et S. C. Cheng 的干燥花蕾或带初开的花。

【产地】主产于四川、陕西。

【采收加工】夏初花开放前采收，干燥。

【性状鉴别】

1. 灰毡毛忍冬 呈棒状而稍弯曲，长 3～4.5cm，上部直径约 2mm，下部直径约 1mm，表面黄色或黄绿色。总花梗集结成簇，开放者花冠裂片不及全长之半。质稍硬，手捏之稍有弹性。气清香，味微苦甘。

2. 红腺忍冬 长 2.5～4.5cm，直径 0.8～2mm。表面黄白至黄棕色，无毛或疏被毛，萼筒无毛，先端 5 裂，裂片长三角形，被毛，开放者花冠下唇反转，花柱无毛。

3. 华南忍冬 长 1.6～3.5cm，直径 0.5～2mm。萼筒和花冠密被灰白色毛。

4. 黄褐毛忍冬 长 1～3.4cm，直径 1.5～2mm。花冠表面淡黄棕色或黄棕色，密被黄色茸毛。

【化学成分】本品按干燥品计算，含绿原酸（$C_{16}H_{18}O_9$）不得少于 2.0%，含灰毡毛忍冬皂苷乙（$C_{65}H_{106}O_{32}$）利川续断皂苷乙的总量不得少于 5.0%。

【性味功效】甘、寒。清热解毒，疏散风热。用量 6～15g。

旋覆花　Inulae Flos

【来源】为菊科植物旋覆花 *Inula japonica* Thunb. 或欧亚旋覆花 *Inula britannica* L. 的干燥头状花序。

【产地】全国大部分地区均有分布。主要分布于河北、河南、江苏、山东、安徽、浙江、湖北等省区。

【采收加工】夏、秋二季花开放时采收，除去杂质，阴干或晒干。

【性状鉴别】呈扁球形或类球形，直径 1～2cm。总苞由多数苞片组成，呈覆瓦状排列，苞片披针形或条形，灰黄色，长 4～11mm；总苞基部有时残留花梗，苞片及花梗表面被白色茸毛，舌状花 1 列，黄色，长约 1cm，多卷曲，常脱落，先端 3 齿裂；管状花多数，棕黄色，长约 5mm，先端 5 齿裂；子房顶端有多数白色冠毛，长 5～6mm。有的可见椭圆形小瘦果。体轻，易散碎。气微，味微苦。

【化学成分】含旋覆花次内酯、旋覆花内酯等。

【性味功效】苦、辛、咸，微温。降气，消痰，行水，止呕。用量 3～9g。

红花　Carthami Flos

【来源】为菊科植物红花 *Carthamus tinctorius* L. 的干燥花。

【产地】主产于河南、浙江、四川、云南等省。为栽培品。

【采收加工】夏季花由黄变红时采摘，阴干或晒干。

【性状鉴别】不带子房的管状花，长 1～2cm。表面红黄色或红色。花冠筒细长，先端5裂，裂片呈狭条形，长 5～8mm；雄蕊5，花药聚合成筒状，黄白色；柱头长圆柱形，顶端微分叉。质柔软。气微香，味微苦。

【显微鉴别】粉末：橙黄色。花冠、花丝、柱头碎片多见，有长管状分泌细胞常位于导管旁，直径约至 66μm，含黄棕色至红棕色分泌物。花冠裂片顶端表皮细胞外壁突起呈短绒毛状。柱头和花柱上部表皮细胞分化成圆锥形单细胞毛，先端尖或稍钝。花粉粒类圆形、椭圆形或橄榄形，直径约至 60μm，具3个萌发孔，外壁有齿状突起。草酸钙方晶存在于薄壁细胞中，直径 2～6μm。如图 12–4 所示。

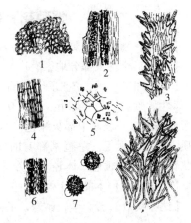

图 12–4　红花粉末特征
1. 花冠裂片顶端表皮细胞　2. 分泌细胞
3. 花柱碎片　4. 花粉囊内壁细胞　5. 草酸钙方晶　6. 花瓣细胞　7. 花粉粒

【化学成分】含黄酮类成分，水溶性黄色素成分中羟基红花黄色素 A 为主要成分。

【性味功效】辛，温。活血通经，散瘀止痛。用量 3～10g。

菊花　Chrysanthemi Flos

【来源】菊科植物菊 *Chrysanthemum morifolium* Ramat. 的干燥头状花序。

【产地】全国大部分地区有产。

【采收加工】9～11 月花盛开时分批采收，阴干或焙干，或熏、蒸后晒干。药材按产地和加工方法不同，分为"亳菊""滁菊""贡菊""杭菊""怀菊"。

【性状鉴别】

1. 亳菊　呈倒圆锥形或圆筒形，有时稍压扁呈扇形，直径 1.5～3cm，离散。总苞碟状；总苞片 3～4 层，卵形或椭圆形，草质，黄绿色或褐绿色，外面被柔毛，边缘膜质。花托半球形，无托片或托毛。舌状花数层，雌性，位于外围，类白色，劲直，上举，纵向折缩，散生金黄色腺点；管状花多数，两性，位于中央，为舌状花所隐藏，黄色，顶端5齿裂。瘦果不发育，无冠毛。体轻，质柔润，干时松脆。气清香，味甘、微苦。

2. 滁菊　呈不规则球形或扁球形，直径 1.5～2.5cm。舌状花类白色，不规则扭曲，内卷，边缘皱缩，有时可见淡褐色腺点；管状花大多隐藏。

3. 贡菊　呈扁球形或不规则球形，直径 1.5～2.5cm。舌状花白色或类白色，斜升，上部反折，边缘稍内卷而皱缩，通常无腺点；管状花少，外露。

4. 杭菊　呈碟形或扁球形，直径 2.5～4cm，常数个相连成片。舌状花类白色或黄色，平展或微折叠，彼此粘连，通常无腺点；管状花多数，外露。

5. 怀菊 呈不规则球形或扁球形，直径 1.5~2.5cm。多数为舌状花，舌状花类白色或黄色，不规则扭曲，内卷，边缘皱缩，有时可见腺点；管状花大多隐藏。

【显微鉴别】粉末：黄白色。花粉粒类球形，直径 32~37μm，表面有网孔纹及短刺，具 3 孔沟。T 形毛较多，顶端细胞长大，两臂近等长，柄 2~4 细胞。腺毛头部鞋底状，6~8 细胞两两相对排列。草酸钙簇晶较多，细小。

【化学成分】含挥发油约 0.2%，油中主为菊花酮、龙脑、龙脑乙酸酯、樟脑等。

【性味功效】甘、苦，微寒。散风清热，平肝明目，清热解毒。用量 5~10g。

野菊花　Ghrysanthemi Ndici Flos

【来源】菊科植物野菊 *Ghrysanthemum indicum* L. 的干燥头状花序。

【产地】全国大部分地区有产。

【采收加工】秋、冬二季花初开放时采摘，晒干，或蒸后晒干。

【性状鉴别】呈类球形，直径 0.3~1cm，棕黄色。总苞由 4~5 层苞片组成，外层苞片卵形或条形，外表面中部灰绿色或浅棕色，通常被白毛，边缘膜质；内层苞片长椭圆形，膜质，外表面无毛。总苞基部有的残留总花梗。舌状花 1 轮，黄色至棕黄色，皱缩卷曲；管状花多数，深黄色。体轻。气芳香，味苦。

【化学成分】本品按干燥品计算，含蒙花苷（$C_{28}H_{32}O_{14}$）不得少于 0.80%。

【性味功效】苦、辛，微寒。清热解毒，泻火平肝。用量 9~15g。

款冬花　Farfarae Flos

【来源】为菊科植物款冬 *Tussilago farfara* L. 的干燥花蕾。

【产地】主要分布于甘肃、山西、宁复、新疆；陕西、四川、内蒙古、河北等省区亦有。

【采收加工】12 月或地冻前当花尚未出土时采挖，除去花梗和泥沙，阴干。

【性状鉴别】呈长圆棒状。单生或 2~3 个基部连生，长 1~2.5cm，直径 0.5~1cm。上端较粗，下端渐细或带有短梗，外面被有多数鱼鳞状苞片。苞片外表面紫红色或淡红色，内表面密被白色絮状茸毛。体轻，撕开后可见白色茸毛。气香，味微苦而辛。

【显微鉴别】粉末：棕色。非腺毛较多，单细胞，扭曲盘绕成团，直径 5~24μm。腺毛略呈棒槌形，头部 4~8 细胞，柄部细胞 2 列。花粉粒细小，类球形，直径 25~48μm，表面具尖刺，3 萌发孔。冠毛分枝状，各分枝单细胞，先端渐尖。分泌细胞类圆形或长圆形，含黄色分泌物。

【化学成分】含萜类成分山金车二醇，款冬二醇；倍半萜类成分款冬花酮、新款冬花内脂及黄酮类成分、皂苷等。

【性味功效】辛、微苦，温。润肺下气，止咳化痰。用量 5~10g。

谷精草　Eriocauli Flos

【来源】为谷精草科植物谷精草 *Eriocaulon buergerianum* Koern. 的干燥带花茎的头状花序。

【产地】主产于江苏苏州、宜兴、溧阳，浙江吴兴、湖州、相乡，湖北黄岗、咸宁、孝感等地。

【采收加工】秋季采收，将花序连同花茎拔出，晒干。

【性状鉴别】头状花序呈半球形，直径 4~5mm。底部有苞片层层紧密排列，苞片淡黄绿色，有光泽，上部边缘密生白色短毛；花序顶部灰白色。揉碎花序，可见多数黑色花药和细小黄绿色未成熟的果实。花茎纤细，长短不一，直径不及1mm，淡黄绿色，有数条扭曲的棱线。质柔软。气微，味淡。

【显微鉴别】粉末：黄绿色。腺毛头部长椭圆形，1~4细胞，顶端细胞较长，表面有细密网状纹理；柄单细胞。非腺毛甚长，2~4细胞。种皮表皮细胞表面观扁长六角形，壁上衍生伞形支柱。花茎表皮细胞表面观长条形，表面有纵直角质纹理，气孔类长方形。果皮细胞表面观类多角形，垂周壁念珠状增厚。花粉粒类圆形，具螺旋状萌发孔。

【性味功效】辛、甘、平。疏散风热，明目退翳。用量5~10g。

蒲黄　Typhae Pollen

【来源】香蒲科植物水烛香蒲 *Typha angustifolia* L.、东方香蒲 *Typha orientalis* Presl 或同属植物的干燥花粉。

【产地】黑龙江、吉林、辽宁、内蒙古、河北、河南等地。

【采收加工】夏季采收蒲棒上部的黄色雄花序，晒干后碾轧，筛取花粉。剪取雄花后，晒干，成为带有雄花的花粉，即为草蒲黄。

【性状鉴别】黄色粉末。体轻，放水中则飘浮水面。手捻有滑腻感，易附着手指上。气微，味淡。

【显微鉴别】粉末：黄色。花粉粒类圆形或椭圆形，直径17~29μm，表面有网状雕纹，周边轮廓线光滑，呈凸波状或齿轮状，具单孔，不甚明显。

【化学成分】本品按干燥品计算，含异鼠李素-3-O-新橙皮苷（$C_{28}H_{32}O_{16}$）和香蒲新苷（$C_{34}H_{42}O_{20}$）的总量不得少于0.50%。

【性味功效】甘，平。止血，化瘀，通淋。用量5~10g。包煎。

西红花　Croci Stigma

【来源】鸢尾科植物番红花 *Crocus sativus* L. 的干燥柱头。

【产地】原产地中海沿岸，西班牙、希腊、法国、德国、伊朗（国内主要进口国）等国家的温带地区盛产。我国过去多从印度传入中国西藏，故又称藏红花。

【性状鉴别】呈线形，三分枝，长约3cm。暗红色，上部较宽而略扁平，顶端边缘显不整齐的齿状，内侧有一短裂隙，下端有时残留一小段黄色花柱。体轻，质松软，无油润光泽，干燥后质脆易断。气特异，微有刺激性，味微苦。

【显微鉴别】粉末：橙红色。表皮细胞表面观长条形，壁薄，微弯曲，有的外壁凸出呈乳头状或绒毛状，表面隐约可见纤细纹理。柱头顶端表皮细胞绒毛状，直径26~56μm，表面有稀疏纹理。草酸钙结晶聚集于薄壁细胞中，呈颗粒状、圆簇状、梭形或类方形，直径2~4μm。

【性味功效】甘，平。活血化瘀，凉血解毒，解郁安神。用量1~3g。

松花粉　Pini Pollen

【来源】松科植物马尾松 *Pinus massoniana* Lamb.、油松 *Pinus tabulieformis* Carr. 或同属数种植物的干燥花粉。

【产地】全国各地均有产。

【采收加工】春季花刚开时，采摘花穗，晒干，收集花粉，除去杂质。

【性状鉴别】淡黄色的细粉。体轻，易飞扬，手捻有滑润感。气微，味淡。

【显微鉴别】粉末：淡黄色。花粉粒椭圆形，长 45 ~ 55μm，直径 29 ~ 40μm，表面光滑，两侧各有一膨大的气囊，气囊有明显的网状纹理，网眼多角形。

【性味功效】甘，温。收敛止血，燥湿敛疮。外用适量，撒敷患处。

莲须　Nelumbinis Stamen

【来源】睡莲科植物莲 *Nelumbo nucifera* Gaertn. 的干燥雄蕊。

【产地】全国各地均有所产。生于水泽、池塘、湖沼或水田内，野生或栽培。

【采收加工】夏季花开时选晴天采收，盖纸晒干或阴干。

【性状鉴别】呈线形。花药扭转，纵裂，长 1.2 ~ 1.5cm，直径约 0.1cm，淡黄色或棕黄色。花丝纤细，稍弯曲，长 1.5 ~ 1.8cm，淡紫色。气微香，味涩。

【显微鉴别】粉末：黄棕色。花粉粒类球形或长圆形，直径 45 ~ 86μm，具 3 孔沟，表面有颗粒网纹。表皮细胞呈长方形、多角形或不规则形，垂周壁微波状弯曲；侧面观外壁呈乳头状突起。花粉囊内壁细胞成片，呈长条形，壁稍厚，胞腔内充满黄棕色或红棕色物。可见螺纹导管。

【性味功效】甘、涩，平。固肾涩精。用量 3 ~ 5g。

莲房　Nelumbinis Receptaculum

【来源】睡莲科植物莲 *Nelumbo nucifera* Gaertn. 的干燥花托。

【产地】全国各地均有所产。生于水泽、池塘、湖沼或水田内，野生或栽培。

【采收加工】秋季果实成熟时采收，除去果实，晒干。

【性状鉴别】呈倒圆锥状或漏斗状，多撕裂，直径 5 ~ 8cm，高 4.5 ~ 6cm。表面灰棕色至紫棕色，具细纵纹和皱纹，顶面有多数圆形孔穴，基部有花梗残基。质疏松，破碎面海绵样，棕色。气微，味微涩。

【显微鉴别】粉末：黄棕色。表皮细胞表面观呈多角形，乳头状突起呈双圆圈状。草酸钙簇晶多见，直径 10 ~ 54μm。棕色细胞类方形或类圆形，壁稍厚，胞腔内充满红棕色物。螺纹导管、环纹导管直径 8 ~ 80μm。纤维成束，直径 11 ~ 35μm，具纹孔。

【性味功效】苦、涩，温。化瘀止血。用量 5 ~ 10g。

拓展阅读

金银花泡水喝的功效

1. 疏热散邪作用，对外感风热或温病初起，身热头痛、心烦少寐、神昏舌绛、咽干口燥等有一定作用。

2. 凉血止痢作用，对热毒痢疾、下痢脓血、湿温阻喉、咽喉肿痛等有解毒止痢凉血利咽之效。

3. 金银花所含绿原酸的生物活性，能促进人体新陈代谢、调节人体功能、提高免疫力。

4. 宜炎夏酷暑服用，头昏头晕，口干作渴，多汗烦闷者宜食用。

目标检测

一、最佳选择题

1. 番红花的药用部分是（　　）。
　　A. 雄蕊　　　　B. 管状花　　　　C. 柱头　　　　D. 花冠　　　　E. 花蕾

2. 呈长卵形，似毛笔头，苞片外表面密被灰白色或灰绿色具光泽的长绒毛，内表面无毛，有此特征的花类药材是（　　）。
　　A. 丁香　　　　B. 金银花　　　　C. 菊花　　　　D. 辛夷　　　　E. 洋金花

3. 合欢花的来源（　　）。
　　A. 豆科　　　　B. 毛茛科　　　　C. 菊科　　　　D. 茄科　　　　E. 鸢尾科

4. 洋金花的来源（　　）。
　　A. 豆科　　　　B. 毛茛科　　　　C. 菊科　　　　D. 茄科　　　　E. 鸢尾科

5. 莲房的药用部位（　　）。
　　A. 雄蕊　　　　B. 管状花　　　　C. 花托　　　　D. 花冠　　　　E. 花蕾

二、多项选择题

1. 以头状花序入药的药材是（　　）。
　　A. 红花　　　　B. 菊花　　　　C. 款冬花　　　　D. 槐花　　　　E. 金银花

2. 金银花粉末可见（　　）。
　　A. 花粉粒球形，外壁见刺状突起　　　　　　B. 腺毛　　　　C. 非腺毛
　　D. 草酸钙小方晶　　　　　　　　　　　　　E. 薄壁细胞含草酸钙簇晶

实验十一　金银花、红花粉末显微鉴别

（一）实验目的

1. 掌握金银花、红花的显微鉴别特征和性状鉴别特征。
2. 熟悉粉末临时制片的方法。

（二）实验仪器、试剂、材料

1. 仪器　显微镜、临时制片用具（包括白瓷盘、酒精灯、解剖针、载玻片、盖玻片、滤纸条）。
2. 试剂　蒸馏水、水合氯醛试液。
3. 材料　生药金银花、红花；金银花、红花粉末。

（三）实验内容

1. 金银花、红花的性状鉴别。
2. 金银花、红花的显微鉴别。

（四）操作流程

分别取金银花、红花粉末适量于洁净的两块载玻片中央，滴加水合氯醛，于酒精灯外焰上加热透化后加稀甘油，盖上盖片于显微镜下进行观察。

（五）作业

1. 描述金银花、红花生药的性状鉴别要点。
2. 绘画金银花、红花粉末特征图。

（吕　帅）

第十三章

果实与种子类中药鉴定

学习目标

知识要求　**1. 掌握**　果实与种子类中药的来源、主要性状鉴别特征；重点中药的显微、理化鉴别特征。

　　　　　2. 熟悉　果实与种子类中药化学成分、主产地。

　　　　　3. 了解　果实与种子类中药采收加工、功效应用。

技能要求　1. 熟练掌握常用果实与种子类中药的识别技能和性状鉴别技能，掌握重点中药显微、理化鉴别技能，能准确鉴别常用果实与种子类药材真伪。

　　　　　2. 学会常用果实与种子类中药的性状、显微、理化鉴别操作技术，会应用工具、书籍鉴别果实与种子类中药，解决中药的真伪和质量优劣的问题。

第一节　概述

果实（fructus）及种子（semen）类中药是指以植物的果实或种子入药的一类药材。在商品药材中二者常一起入药，如五味子、枳实等；少数药材以果实的形式贮存、销售，临用时再剥去果皮，如砂仁等。

果实类中药常采用成熟或将近成熟的果实入药。药用部位包括果穗、完整的果实和部分果实。如桑椹是以整个果穗入药；五味子、女贞子是以完整的果实入药；陈皮是以果皮入药；甜瓜蒂是以带有少部分果皮的果柄入药；柿蒂是以果实上的宿萼入药；而橘络、丝瓜络则是以中果皮部分的维管束组织入药。

一、性状鉴别

果实类中药在进行性状鉴别时应注意观察其形状、大小、颜色、顶端、基部、表面、质地、断面及气味等特征。果实类药材形状各异，有的呈类圆形或类球形，如五味子、山楂等；有的呈半球形或半椭圆形，如枳壳、木瓜等；有的呈不规则多角形，如八角茴香；有的呈圆柱形，如小茴香。一般果实类中药表面多带有附属物，如顶端有花柱基，下部有果柄，或有果柄脱落的痕迹，如枳实、香橼；有的带有宿存的花被，如地肤子；有时可见凹下的油点，如陈皮、吴茱萸；有些伞形科植物的果实，表面具有隆起的肋线，如小茴香、蛇床子；有的果实具有纵直棱角，如使君子。对于完整的果实，还要观察种子的性状特征。此外果实类中药常有浓烈的香气及特殊的味感，如陈皮有浓郁香气，枸杞子味甜，鸦胆子味极苦，乌梅味极酸等。有的果实类中药有剧毒，如巴豆、马钱子等，口尝时应特别注意安全。

二、显微鉴别

果实由果皮及种子组成，果皮的构造包括外果皮、中果皮及内果皮三部分。

（一）外果皮

果皮的最外层组织，相当于叶的下表皮。常为 1 列表皮细胞，外被角质层，偶有气孔。表皮细胞有时有毛茸等附属物存在，多数为非腺毛，少数有腺毛，如吴茱萸；也有的有腺鳞，如蔓荆子。有时表皮细胞中嵌有油细胞，如五味子、陈皮等。

（二）中果皮

位于外果皮与内果皮之间，相当于叶肉组织。通常较厚，大多数由薄壁细胞组成，中部有散在的细小维管束。可能有石细胞、油细胞、油室或油管等存在，如小茴香的中果皮内可见油管。

（三）内果皮

果皮的最内层组织，相当于叶的上表皮。大多由 1 列薄壁细胞组成。有的内果皮细胞全为石细胞，如胡椒；有些核果的内果皮，则由多层石细胞组成；有的以 5～8 个狭长的薄壁细胞互相并列为一群，各群以斜角联合呈镶嵌状，称为"镶嵌细胞"，如伞形科植物小茴香。

第二节　果实类中药鉴定

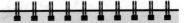

案例导入

案例：某患者经常将苦杏仁当作可食用的甜杏仁，长期服用，导致中毒，症状表现为眩晕、头痛、呼吸急促、恶心、呕吐、昏迷、惊厥等，就医及时，采用亚硝酸盐和硫代硫酸钠解毒，最终得以救治。

讨论：1. 食用苦杏仁为什么会出现以上症状？

2. 如何区分苦杏仁和甜杏仁？

胡椒　Piperis Fructus

【来源】胡椒科植物胡椒 *Piper nigrum* L. 的干燥近成熟或成熟果实。

【产地】广东、广西及云南等地。

【采收加工】秋末至次春果实呈暗绿色时采收，晒干，为黑胡椒；果实变红时采收，用水浸渍数日，擦去果肉，晒干，为白胡椒。

【性状鉴别】

1. 黑胡椒　呈球形，直径 3.5～5mm。表面黑褐色，具隆起网状皱纹，顶端有细小花柱残迹，基部有自果轴脱落的疤痕。质硬，外果皮可剥离，内果皮灰白色或淡黄色。断面黄白色，粉性，中有小空隙。气芳香，味辛辣。

2. 白胡椒　表面灰白色或淡黄白色，平滑，顶端与基部间有多数浅色线状条纹。

【化学成分】含胡椒碱、佳味碱、哌啶和胡椒亭碱等。

【性味功效】性热，味辛。温中散寒，下气，消痰。用量 0.6～1.5g，研粉吞服。外用适量。

荜茇　Piperis Longi Fructus

【来源】胡椒科植物荜茇 *Piper longum* L. 的干燥近成熟或成熟果穗。

【产地】原产印度尼西亚的苏门答腊及菲律宾、越南。我国云南、海南、广东、广西亦有栽培。

【采收加工】9～10月，果穗由绿变黑时采收，除去杂质，晒干。

【性状鉴别】呈圆柱形，稍弯曲，由多数小浆果集合而成，长1.5～3.5cm，直径0.3～0.5cm。表面黑褐色或棕色，有斜向排列整齐的小突起，基部有果穗梗残存或脱落。质硬而脆，易折断，断面不整齐，颗粒状。小浆果球形，直径约0.1cm。有特异香气，味辛辣。如图13－1所示。

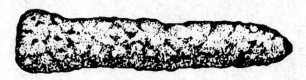

图13－1　荜茇药材

【化学成分】含挥发油、胡椒碱及芝麻脂素。

【性味功效】性热，味辛。温中散寒，下气止痛。用量1～3g。外用适量，研末塞龋齿孔中。

火麻仁　Cannabis Fructus

【来源】桑科植物大麻 *Cannabis sativa* L. 的干燥成熟果实。

【产地】全国各地均有栽培。

【采收加工】秋季果实成熟时采收，除去杂质，晒干。

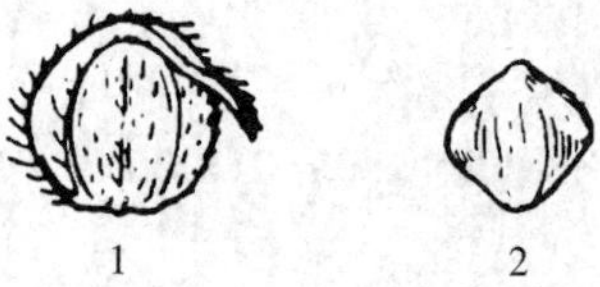

图13－2　火麻仁药材
1. 果实　2. 种子

【性状鉴别】呈卵圆形，长4～5.5mm，直径2.5～4mm。表面灰绿色或灰黄色，微有光泽，有微细的白色或棕色网状纹理，两边有棱线，顶端略尖，基部有1圆形果梗痕。果皮薄而脆，易破碎。内有种子1枚，类圆形，种皮薄，绿色，子叶2，肥厚，乳白色，富油性。气微，味淡。如图13－2所示。

【化学成分】含葫芦巴碱、甜菜碱、脂肪油及蛋白质等。

【性味功效】性甘，味平。润肠通便。用于血虚津亏，肠燥便秘。用量10～15g。

地肤子　Kochiae Fructus

【来源】黎科植物地肤 *Kochia scoparia* （L.）Schrad. 的干燥成熟果实。

【产地】主产于山东、江苏、河南、河北等省。全国各地均有分布。

【采收加工】秋季果实成熟时采收植株，晒干，打下果实，除去杂质。

【性状鉴别】呈扁球状五角星形，直径1～3mm。外被宿存花被，表面灰绿色或浅棕色，周围具膜质小翅5枚，背面中心有微突起的点状果梗痕及放射状脉纹5～10条；剥离花被，可见膜质果皮，半透明。种子扁卵形，长约1mm，黑色。气微，味微苦。如图13－3所示。

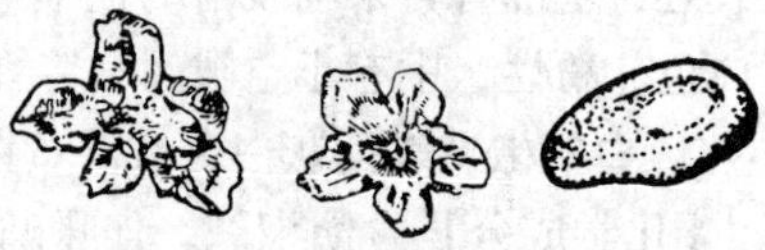

图13－3　地肤子药材

【化学成分】三萜皂苷、脂肪油、蛋白质。

【性味功效】性寒，味辛、苦。清热利湿，祛风止痒。用量9～15g。外用适量，煎汤熏洗。

八角茴香　Anisi Stellati Fructus

【来源】木兰科植物八角茴香 *Illicium verum* Hook. f. 的干燥成熟果实。

【产地】福建、台湾、广西、广东、贵州、云南、越南等地。

【采收加工】秋、冬二季果实由绿变黄时采摘，置沸水中略烫后干燥或直接干燥。

【性状鉴别】聚合果，多由8个蓇葖果组成，放射状排列于中轴上。蓇葖果长1～2cm，宽0.3～0.5cm，高0.6～1cm；外表面红棕色，有不规则皱纹，顶端呈鸟喙状，上侧多开裂；内表面淡棕色，平滑，有光泽；质硬而脆。果梗长3～4cm，连于果实基部中央，弯曲，常脱落。每个蓇葖果含种子1粒，扁卵圆形，长约6mm，红棕色或黄棕色，光亮，尖端有种脐；胚乳白色，富油性。气芳香，味辛、甜。

【化学成分】莽草酸等。

【性味功效】性温，味辛。归肝、肾、脾、胃经。用量3～6g。

五味子　Schisandrae Chinensis Fructus

【来源】木兰科植物五味子 *Schisandra chinensis*（Turcz.）Baill. 的干燥成熟果实。习称"北五味子"。

【产地】主产于黑龙江、吉林及辽宁等地，河北亦产，销全国并出口。

【采收加工】秋季果实成熟时采摘，晒干或蒸后晒干，除去果梗及杂质。

【性状鉴别】呈不规则的球形或扁球形，直径5～8mm。表面红色、紫红色或暗红色，皱缩，显油润；有的表面呈黑红色或出现"白霜"。果肉柔软，种子1～2枚，肾形，表面棕黄色，有光泽，种皮薄而脆。果肉气微，味酸；种子破碎后，有香气，味辛、微苦。如图13-4所示。

【显微鉴别】

1. 本品横切面　外果皮为1列方形或长方形细胞，壁稍厚，散有油细胞，外被角质层。中果皮薄壁细胞10余列，含淀粉粒，散有小型外韧型维管束；内果皮为1列小方形薄壁细胞。种皮最外层为1列径向延长的石细胞，壁厚，纹孔和孔沟细密；其下为数列类圆形、三角形或多角形石细胞，纹孔较大；石细胞层下为数列薄壁细胞，种脊部位有维管束；油细胞层为1列长方形细胞，含棕黄色油滴；再下为3～5列小形细胞；种皮内表皮为1列

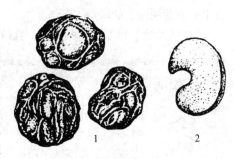

图13-4　五味子药材
1. 果实　2. 种子

小细胞，壁稍厚，胚乳细胞含脂肪油滴及糊粉粒。如图13-5所示。

2. 粉末　暗紫色。种皮表皮石细胞表面观呈多角形或长多角形，直径18～50μm，壁厚，孔沟极细密，胞腔内含深棕色物。种皮内层石细胞呈多角形、类圆形或不规则形，直径约至83μm，壁稍厚，纹孔较大。果皮表皮细胞表面观类多角形，垂周壁略呈连珠状增厚，表面有角质线纹；表皮中散有油细胞。中果皮细胞皱缩，含暗棕色物，并含淀粉粒。如图13-6所示。

【化学成分】五味子果皮和成熟种皮中含有木脂素约为5%～22%，为本品的有效成分。其中五味子醇甲是五味子药材的有效成分，含量不得少于0.40%。此外还有γ-五味子素、去氧五味子素、五味子甲素、五味子乙素、五味子丙素、五味子醇乙、五味子酯甲、五味子酯乙及挥发油等20余种成分。

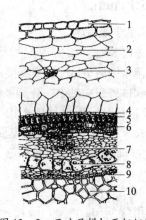

图 13 - 5　五味子横切面组织图

1. 外果皮　2. 中果皮　3. 维管束　4. 内果皮　5. 种皮外层石细胞　6. 种皮内层石细胞　7. 种脊维管束　8. 油细胞　9. 种皮内表皮细胞　10. 胚乳细胞

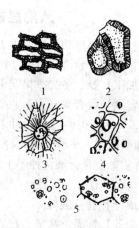

图 13 - 6　五味子粉末

1. 种皮外层石细胞　2. 种皮内层石细胞　3. 果皮表皮分泌细胞及角质层纹　4. 胚乳细胞及脂肪油　5. 淀粉粒

【理化鉴别】取本品粉末 1g，加三氯甲烷 20ml，加热回流 30 分钟，滤过，滤液蒸干，残渣加三氯甲烷 1ml 使溶解，作为供试品溶液。另取五味子对照药材 1g，同法制成对照药材溶液。再取五味子甲素对照品，加三氯甲烷制成每 1ml 含 1mg 的溶液，作为对照品溶液。照薄层色谱法试验，吸取上述三种溶液各 2μl，分别点于同一硅胶 GF_{254} 薄层板上，以石油醚（30 ~ 60℃）- 甲酸乙酯 - 甲酸（15:5:1）的上层溶液为展开剂，展开，取出，晾干，置紫外光灯（254nm）下检视。供试品色谱中，在与对照药材色谱和对照品色谱相应的位置上，显相同颜色的斑点。

【性味功效】性温，味酸、甘。收敛固涩，益气生津，补肾宁心。用量 2 ~ 6g。

拓展阅读

伪品—山葡萄

伪品：山葡萄与南五味子极为相似，果实轻泡，外皮易捏碎，无皱缩，无气味，内含圆形种子若干粒，种子切开后，种芯呈黑褐色，而正品南五味子种子肾形，切开后种芯肉呈白色，这是辨别五味子同山葡萄的最明显区别，另外，五味子果肉与种子不易剥离，种子与果皮粘连一起，果肉紧包住种子，果皮柔软，用手轻捻，有韧性。而山葡萄果皮干燥，较薄，与种子不密贴，用手轻捻，则皮碎籽出。

南五味子　Schisandrae Sphenantherae Fructus

【来源】木兰科植物华中五味子 *Schisandra sphenanthera* Rehd. et Wils. 的干燥成熟果实。

【产地】主产湖北、河南、陕西、山西、甘肃。

【采收加工】秋季果实成熟时采摘，晒干，除去果梗和杂质。

【性状鉴别】本品呈球形或扁球形，直径 4 ~ 6mm。表面棕红色至暗棕色，干瘪，皱缩，果肉常紧贴于种子上。种子1~2，肾形，表面棕黄色，有光泽，种皮薄而脆。果肉气微，味微酸。

【化学成分】含五味子甲素，五味子酯甲、乙、丙、丁等。

【性味功效】酸、甘、温。收敛固涩，益气生津，补肾宁心。用量2~6g。

荜澄茄　Litseae Fructus

【来源】樟科植物山鸡椒 *Litseae cubeba*（Lour.）Pers. 的干燥成熟果实。

【产地】主产广西、浙江、江苏、安徽等地。

【采收加工】秋季果实成熟时采收，除去杂质，晒干。

【性状鉴别】呈类球形，直径4~6mm。表面棕褐色至黑褐色，有网状皱纹。基部偶有宿萼和细果梗。除去外皮可见硬脆的果核，种子1，子叶2，黄棕色，富油性。气芳香，味稍辣而微苦。

【化学成分】含挥发油、荜澄茄素、树脂、荜澄茄酸、脂肪油、淀粉、树胶、色素。

【性味功效】性温，味辛。温中散寒，行气止痛。用量1~3g。

路路通　Liquidambaris Fructus

【来源】金缕梅科植物枫香树 *Liquidambar formosana* Hance 的干燥成熟果序。

【产地】主产于江苏、浙江、江西、福建、广西、福建、广东等地。

【采收加工】冬季果实成熟后采收，除去杂质，干燥。

【性状鉴别】聚花果，由多数小蒴果集合而成，呈球形，直径2~3cm。基部有总果梗。表面灰棕色或棕褐色，有多数尖刺和瞭状小钝刺，长0.5~1mm，常折断，小蒴果顶部开裂，呈蜂窝状小孔。体轻，质硬，不易破开。气微，味淡。

【化学成分】含罗勒烯，去甲齐墩果酮酸，苏合香素等。

【性味功效】性平，味苦。祛风活络，利水，通经。用量5~10g。

木瓜　Chaenomelis Fructus

【来源】蔷薇科植物贴梗海棠 *Chaenomeles speciosa*（Sweet）Nakai 的干燥近成熟果实。

【产地】主产安徽、浙江、湖北、四川等地。

【采收加工】夏、秋二季果实绿黄时采收，置沸水中烫至外皮灰白色，对半纵剖，晒干。

【性状鉴别】

1. 药材　呈长圆形，多纵剖成两半，长4~9cm，宽2~5cm，厚1~2.5cm。外表面紫红色或红棕色，有不规则的深皱纹；剖面边缘向内卷曲，果肉红棕色，中心部分凹陷，棕黄色；种子扁长三角形，多脱落。质坚硬。气微清香，味酸。如图13-7所示。

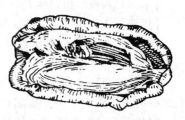

2. 饮片　呈类月牙形薄片。外表紫红色或棕红色，有不规则的深皱纹。切面棕红色。

【化学成分】含苹果酸、酒石酸、枸橼酸、皂苷及黄酮类，鲜果含过氧化氢酶，种子含氢氰酸。

【性味功效】性温，味酸。舒筋活络，和胃化湿。用量6~9g。

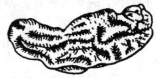

图13-7　木瓜药材

金樱子　Rosae Laevigatae Fructus

【来源】蔷薇科植物金樱子 *Rosa laevigata* Michx. 的干燥成熟果实。

【产地】主产于广东、湖南、浙江、江西等地。

【采收加工】10～11 月果实成熟变红时采收，干燥，除去毛刺。

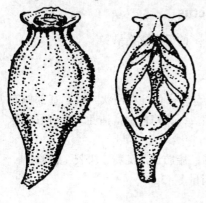

图 13－8　金樱子药材

【性状鉴别】花托发育而成的假果，呈倒卵形，长 2～3.5cm，直径 1～2cm。表面红黄色或红棕色，有突起的棕色小点，系毛刺脱落后的残基。顶端有盘状花萼残基，中央有黄色柱基，下部渐尖。质硬。切开后，花托壁厚 1～2mm，内有多数坚硬的小瘦果，内壁及瘦果均有淡黄色绒毛。无臭，味甘、微涩。如图 13－8 所示。

【化学成分】含金樱子多糖、苹果酸、枸橼酸及鞣质等。

【性味功效】性平，味酸、甘、涩。固精缩尿，固崩止带，涩肠止泻。用量 6～12g。

覆盆子　Rubi Fructus

【来源】蔷薇科悬钩子属植物华东覆盆子 *Rubus chingii* Hu 的干燥果实。

【产地】主产于浙江、湖北、江西、福建等地。

【采收加工】夏初果实由绿变黄绿时采收，除去梗、叶，置沸水中略烫或略蒸，取出，干燥。

【性状鉴别】聚合果，由多数小核果聚合而成，呈圆锥形或扁圆锥形，高 0.6～1.3cm，直径 0.5～1.2cm。表面黄绿色或淡棕色，顶端钝圆，基部中心凹入。宿萼棕褐色，下有果梗痕。小果易剥落，每个小果呈半月形，背面密被灰白色茸毛，两侧有明显的网纹，腹部有突起的棱线。体轻，质硬。气微，味微酸涩。

【化学成分】含枸橼酸、苹果酸等有机酸，糖类及少量维生素 C。

【性味功效】性温，味酸、甘。益肾，固精，缩尿。用量 6～12g。

乌梅　Mume Fructus

【来源】蔷薇科植物梅 *Prunus mume*（Sieh.）Sieb. et Zucc. 的干燥近成熟果实。

【产地】主产于四川、浙江等地。

【采收加工】夏季果实近成熟时采收，低温烘干后闷至色变黑。

【性状鉴别】呈类球形或扁球形，直径 1.5～3cm。表面乌黑色或棕黑色，皱缩不平，基部有圆形果梗痕。果核坚硬，椭圆形，棕黄色，表面有凹点；种子扁卵形，淡黄色。气微，味极酸。如图 13－9 所示。

【化学成分】含苦杏仁苷及枸橼酸、苹果酸等多种有机酸。

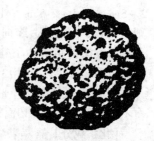

图 13－9　乌梅药材

【性味功效】性温，味酸、涩。敛肺，涩肠，生津，安蛔。用量 6～12g。

猪牙皂　Gleditsiae Fructus Abnormalis

【来源】豆科植物皂荚 *Gleditsia sinensis* Lam. 的干燥不育果实。

【产地】主产山东、四川、贵州、河北、陕西等地。

【采收加工】秋季采收，除去杂质，干燥。

【性状鉴别】呈圆柱形，略扁而弯曲，长 5～11cm，宽 0.7～1.5cm。表面紫棕色或紫褐色，被灰白色蜡质粉霜，擦去后有光泽，并有细小的疣状突起和线状或网状的裂纹。顶端有鸟喙状花柱残基，基部具果梗残痕。质硬而脆，易折断，断面棕黄色，中间疏松，有淡绿色或淡棕黄色的丝状物，偶有发育不全的种子。气微，有刺激性，味先甜而后辣。

【化学成分】含皂苷等。

【性味功效】性温，味辛、咸。祛痰开窍，散结消肿。用量 1～1.5g。孕妇及咯血、吐血患者禁用。

槐角　Sophorae Fructus

【来源】豆科植物槐 *Sophora japonica* L. 的干燥成熟果实。

【采收加工】冬季采收，除去杂质，干燥。

【产地】主产天津、北京、河南、山东等地。

【性状鉴别】连珠状，长 1～6cm，直径 0.6～1cm。表面黄绿色或黄褐色，皱缩而粗糙，背缝线一侧呈黄色。质柔润，干燥皱缩，易在收缩处折断，断面黄绿色，有黏性。种子 1～6 粒，肾形，长约 8mm，表面光滑，棕黑色，一侧有灰白色圆形种脐；质坚硬，子叶 2，黄绿色。果肉气微，味苦，种子嚼之有豆腥气。

【化学成分】含黄酮类和异黄酮类化合物。

【性味功效】性寒，味苦。清热泻火，凉血止血。用量 6～9g。

胡芦巴　Trigonellae Semen

【来源】豆科植物胡芦巴 *Trigonella foenum - graecum* L. 的干燥成熟种子。

【产地】主产安徽、四川、河南等地。

【采收加工】夏季果实成熟时采割植株，晒干，打下种子，除去杂质。

【性状鉴别】略呈斜方形或矩形，长 3～4mm，宽 2～3mm，厚约 2mm。表面黄绿色或黄棕色，平滑，两侧各具 1 深斜沟，相交处有点状种脐。质坚硬，不易破碎。种皮薄，胚乳呈半透明状，具黏性；子叶 2，淡黄色，胚根弯曲，肥大而长。气香，味微苦。

【化学成分】含龙胆宁碱、番木瓜碱、胆碱、胡芦巴碱等生物碱，及皂苷元、挥发油、甾醇等。

【性味功效】性温，味苦。温肾助阳，祛寒止痛。用量 5～10g。

补骨脂　Psoraleae Fructus

【来源】豆科植物补骨脂 *Psoralea corylifolia* L. 的干燥成熟果实。

【产地】主产四川、河南、陕西、安徽等地。

【采收加工】秋季果实成熟时采收果序，晒干，搓出果实，除去杂质。

【性状鉴别】呈肾形，略扁，长 3～5mm，宽 2～4mm，厚约 1.5mm。表面黑色、黑褐色或灰褐色，具细微网状皱纹。顶端圆钝，有一小突起，凹侧有果梗痕。质硬。果皮薄，与种子不易分离；种子 1 枚，子叶 2，黄白色，有油性。

气香，味辛、微苦。如图 13－10 所示。

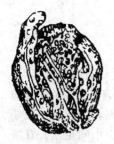 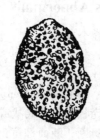

图 13 - 10　补骨脂药材

【显微鉴别】粉末：灰黄色。种皮表皮栅状细胞细胞壁呈"V"字型形增厚。种皮支持细胞断面观哑铃状，表面观类圆形，可见环状增厚壁（侧壁增厚部分）。果皮表皮细胞壁皱缩，细胞界限不清，表面观可见密集的大型内生腺体及少数小腺毛。气孔小，退化。草酸钙小柱晶成片存在于中果皮碎片中。如图 13 - 11 所示。

【化学成分】果实含挥发油、有机酸、碱溶性树脂、不挥发性萜类油。种子含香豆精类补骨脂素和异补骨脂素，尚含挥发油、树脂、脂肪油。

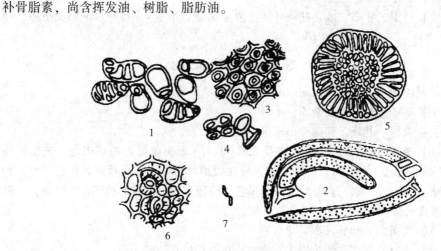

图 13 - 11　补骨脂粉末

1. 腺毛　2. 非腺毛　3. 支持细胞顶面观　4. 支持细胞侧面观　5. 壁内腺表面观　6. 表皮及气孔　7. 草酸钙小柱晶

【理化鉴别】取本品粉末 0.5g，加乙酸乙酯 20ml，超声处理 15 分钟，滤过，滤液蒸干，残渣加乙酸乙酯 1ml 使溶解，作为供试品溶液。另取补骨脂素对照品、异补骨脂素对照品，加乙酸乙酯制成每 1ml 各含 2mg 的混合溶液，作为对照品溶液。照薄层色谱法（通则 0502）试验，吸取上述两种溶液各 2～4μl，分别点于同一硅胶 G 薄层板上，以正己烷 - 乙酸乙酯（4:1）为展开剂，展开，取出，晾干，喷以氢氧化钾甲醇溶液，置紫外光灯（365nm）下检视。供试品色谱中，在与对照品色谱相应的位置上，显相同的两个荧光斑点。

【性味功效】性温，味辛。温肾助阳，纳气，止泻。用量 6～10g。外用 20%～30% 酊剂涂患处。

花椒　Zanthoxyli Pericarpium

【来源】芸香科植物青椒 *Zanthoxylum schinifolium* Sieb. et Zucc. 或花椒 *Z. bungeanum* Maxim. 的干燥成熟果皮。

【产地】主产河北、山西、陕西、甘肃、河南等地。此外黑龙江、四川、湖北、青海、湖南、广西等地亦产。

【采收加工】秋季采收成熟果实，晒干，除去种子和杂质。

【性状鉴别】

1. 青椒　多为 2～3 个上部离生的小蓇葖果，集生于小果梗上，蓇葖果球形，沿腹缝线开裂，直径 3 ~ 4mm。外表面灰绿色或暗绿色，散有多数油点和细密的网状隆起皱纹；内表面类白色，光滑。内果皮常由基部与外果皮分离。残存种子呈卵形，长 3 ~ 4mm，直径 2 ~ 3mm，表面黑色，有光泽。气香，味微甜而辛。

2. 花椒 蓇葖果多单生，直径 4 ~ 5mm。外表面紫红色或棕红色，散有多数疣状突起的油点，直径 0.5 ~ 1mm，对光观察半透明；内表面淡黄色。香气浓，味麻辣而持久。

【化学成分】含挥发油、甾醇、不饱和有机酸等。

【性味功效】性温，味辛。泻水逐饮；外用杀虫疗疮。用量 3 ~ 6g。外用适量，煎汤熏洗。

山楂　Crataegi Fructus

【来源】蔷薇科植物山里红 *Crataegus pinnatifida* Bge. var. *major* N. E. Br. 或山楂 *C. pinnatifida* Bge. 的干燥成熟果实。

【产地】主产于山东、河北、河南、辽宁等地，多为栽培品。

【采收加工】秋季果实成熟时采收，切片，干燥。

【性状鉴别】呈圆形或类圆形片，皱缩不平，直径 1 ~ 2.5cm，厚 0.2 ~ 0.4cm。外皮红色，具皱纹，有灰白色小斑点。果肉深黄色至浅棕色。中部横切片具 5 粒浅黄色果核，但核多脱落而中空。有的切片上可见短而细的果梗或花萼残迹。气微清香，味酸、微甜。如图 13 – 12 所示。

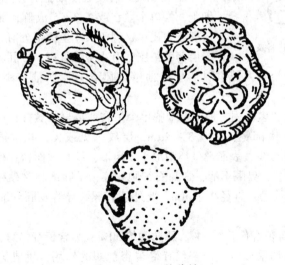

图 13 – 12　山楂药材

【显微鉴别】粉末：暗红棕色至棕色。石细胞单个散在或成群，无色或淡黄色，类多角形、长圆形或不规则形，直径 19 ~ 125μm，孔沟及层纹明显，有的胞腔内含深棕色物。果皮表皮细胞表面观呈类圆形或类多角形，壁稍厚，胞腔内常含红棕色或黄棕色物。草酸钙方晶或簇晶存于果肉薄壁细胞中。

【化学成分】含三萜类成分，如熊果酸、齐墩果酸；黄酮类成分，如槲皮素、芦丁、牡荆素等；其他类成分，如苦杏仁苷、表儿茶精、皂苷等。

【理化鉴别】取本品粉末 1g，加乙酸乙酯 4ml，超声处理 15 分钟，滤过，取滤液作为供试品溶液，另取熊果酸对照品，加甲醇制成每 1ml 含 1mg 的溶液。作为对照品溶液。照薄层色谱法试验，吸取上述两种溶液各4μl，分别点于同一硅胶G薄层板上，以甲苯–乙酸乙酯–甲酸（20:4:0.5）为展开剂，展开，取出，晾干，喷以硫酸乙醇溶液（3→10），在80℃加热至斑点显色清晰。供试品色谱中，在与对照品色谱相应的位置上，显相同的紫红色斑点；在紫外光灯（365nm）下检视，显相同的橙黄色荧光斑点。

【性味功效】性微温，味酸、甘。消食健胃，行气散瘀，化浊降脂。用量9~12g。

苦杏仁 Armeniacae Semen Amarum

【来源】蔷薇科植物山杏 *Prunus armenaca* L. var. *ansu* Maxim.、西伯利亚杏 *P. sibirica* L.、东北杏 *P. mandshurica*（Maxim.）Koehne 或杏 *P. armeniaca* L. 的干燥成熟种子。

【产地】主产于北方，以内蒙东部、辽宁、河北、吉林产量最大。杏多为栽培品种，其余均为野生。

【采收加工】夏季采收成熟果实，除去果肉和核壳，取出种子，晒干。

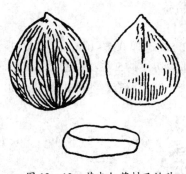

图 13－13　苦杏仁药材及饮片

【性状鉴别】呈扁心形，长1~1.9cm，宽0.8~1.5cm，厚0.5~0.8cm。表面黄棕色至深棕色，一端尖，另端钝圆，肥厚，左右不对称，尖端一侧有短线形种脐，圆端合点处向上具多数深棕色的脉纹。种皮薄，子叶2，乳白色，富油性。气微，味苦。如图13－13所示。

【显微鉴别】

1. 横切面　种皮表皮细胞1层，间有近圆形橙黄色石细胞，常单个散在或者3~5成群，部分突出表皮外，部分埋于表皮里，埋于表皮里的部分有大的纹孔。表皮下为多层薄壁细胞，有小型维管束。外胚乳细胞为1层颓废组织。内胚乳细胞含糊粉粒及脂肪油。子叶薄壁细胞含有脂肪油和糊粉粒。如图13－14所示。

2. 粉末　黄白色，多成团。种皮石细胞单个散在或成群，黄棕色或淡黄色，侧面观多呈卵圆形或类圆形，底部宽，壁厚3~5μm，层纹少见或无，孔沟很密，上部壁厚5~10μm，层纹明显，孔沟少；表面观呈类圆形、多角形，纹孔大而密；种皮外表皮薄壁细胞黄棕色或棕色，多皱缩，界限不清，常与石细胞相连；子叶细胞含糊粉粒和油细胞；较大糊粉粒含细小草酸钙簇晶，直径2~6μm；此外还有螺纹导管及胚乳细胞等。如图13－15所示。

【化学成分】主含苦杏仁苷约3%，脂肪油约50%；另含苦杏仁酶、樱叶酶等及可溶性蛋白质。种子研碎后加水放置，苦杏仁苷受苦杏仁酶的作用，生成氢氰酸、苯甲酸和葡萄糖。

【理化鉴别】

（1）取本品数粒，加水共研，产生苯甲醛的特殊香气。

（2）苦味酸钠反应：呈阳性。取本品数粒，捣碎，即取约0.1g，置试管中，加水数滴使湿润，试管中悬挂一条三硝基苯酚试纸，用软木塞塞紧，置温水浴中，10分钟后，试纸显砖红色。

【性味功效】性微温，味苦，有小毒。降气止咳平喘，润肠通便。用量5~10g，内服不宜过量，以免中毒。

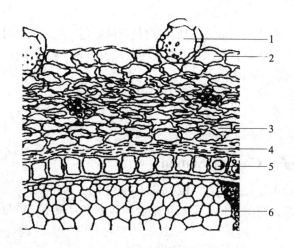

图 13 - 14　苦杏仁横切面组织图
1. 石细胞　2. 种皮外层表皮细胞　3. 薄壁细胞
4. 外胚乳　5. 内胚乳　6. 子叶细胞

图 13 - 15　苦杏仁粉末
1. 石细胞　2. 种皮表皮细胞
3. 内胚乳　4. 子叶细胞

桃仁　Persicae Semen

【来源】蔷薇科植物桃 *Prunus persica*（L.）Batsch 或山桃 *P. davidiana*（Carr.）Franch. 的干燥成熟种子。

【产地】全国大部分有产，主产于四川、陕西、河北、山东等省。

【采收加工】果实成熟后采收，除去果肉和核壳，取出种子，晒干。

【性状鉴别】呈扁长卵形，长 1.2 ~ 1.8cm，宽 0.8 ~ 1.2cm，厚 0.2 ~ 0.4cm。表面黄棕色至红棕色，密布颗粒状突起。一端尖，中部膨大，另端钝圆稍偏斜，边缘较薄。尖端一侧有短线形种脐，圆端有颜色略深不甚明显的合点，自合点处散出多数纵向维管束。种皮薄，子叶 2，类白色，富油性。气微，味微苦。如图 13 - 16 所示。

【化学成分】含苦杏仁苷、苦杏仁酶、尿囊素酶等。

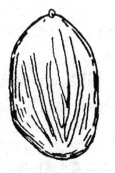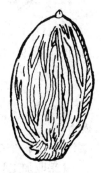

图 13 - 16　桃仁药材

【性味功效】性平，味苦、甘。活血祛瘀，润肠通便，止咳平喘作用。孕妇慎用。用量 5 ~ 10g。孕妇慎用。

郁李仁　Pruni Semen

【来源】蔷薇科植物欧李 *Prunus humilis* Bge.、郁李 *P. japonica* Thunb. 或长柄扁桃 *P. pedunculata* Maxim. 的干燥成熟种子。

【产地】欧李主产于辽宁、黑龙江、河北、山东等地。前二种习称"小李仁"，后一种习称"大李仁"。

【采收加工】夏、秋二季采收成熟果实，除去果肉和核壳，取出种子，干燥。

【性状鉴别】

1. 小李仁 呈卵形，长 5～8mm，直径 3～5mm。表面黄白色或浅棕色，一端尖，另端钝圆。尖端一侧有线形种脐，圆端中央有深色合点，自合点处向上具多条纵向维管束脉纹。种皮薄，子叶 2，乳白色，富油性。气微，味微苦。

2. 大李仁 长 6～10mm，直径 5～7mm。表面黄棕色。

【化学成分】含苦杏仁苷、脂肪油等。

【性味功效】性平，味辛、苦、甘。润肠通便，下气利水。用量 6～10g。

决明子 Cassiae Semen

【来源】豆科植物决明 *Cassia obtusifolia* L. 或小决明 *C. tora* L. 的干燥成熟种子。

【产地】主产于广东、安徽、江苏、四川等地，但近年来全国各地多有栽培，产量较大，一般均为自产自销。

【采收加工】秋季采收成熟果实，晒干，打下种子，除去杂质。

【性状鉴别】

1. 决明 略呈菱方形或短圆柱形，两端平行倾斜，长 3～7mm，宽 2～4mm。表面绿棕色或暗棕色，平滑有光泽。一端较平坦，另端斜尖，背腹面各有 1 条突起的棱线，棱线两侧各有 1 条斜向对称而色较浅的线形凹纹。质坚硬，不易破碎。种皮薄，子叶 2，黄色，呈 "S" 形折曲并重叠。

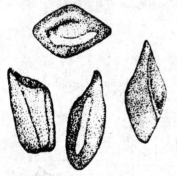

图 13－17 决明子药材

2. 小决明 呈短圆柱形，较小，长 3～5mm，宽 2～3mm。表面棱线两侧各有 1 片宽广的浅黄棕色带。

3. 炒决明子 微微鼓起，表面绿褐色或暗棕色，偶有焦斑；微有香气。如图 13－17 所示。

【化学成分】含大黄酚、大黄素、决明苷等。

【性味功效】性微寒，味甘、苦、咸。清热明目，润肠通便。用量 9～15g。

枳实 Aurantii Fructus Immaturus

【来源】芸香科植物酸橙 *Citrus aurantium* L. 及其栽培变种或甜橙 *C. sinensis* Osbeck 的干燥幼果。

【产地】分布江苏、浙江、广东、贵州、四川、江西等地。

【采收加工】5～6 月收集自落的果实，除去杂质，自中部横切为两半，晒干或低温干燥，较小者直接晒干或低温干燥。

【性状鉴别】呈半球形，少数为球形，直径 0.5～2.5cm。外果皮黑绿色或暗棕绿色，具颗粒状突起和皱纹，有明显的花柱残迹或果梗痕。切面中果皮略隆起，黄白色或黄褐色，厚 0.3～1.2cm，边缘有 1～2 列油室，瓤囊棕褐色。质坚硬。气清香，味苦、微酸。如图 13－18 所示。

【化学成分】含挥发油，且多含黄酮苷等。

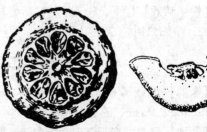

图 13－18 枳实药材及饮片

【性味功效】性微寒，味苦、辛、酸。破气消积，化痰散痞。用量 3~10g。

枳壳　Aurantii Fructus

【来源】芸香科植物酸橙 *Citrus aurantium* L. 及其栽培变种的干燥未成熟果实。

【产地】主产江西、四川、湖北、贵州等地。

【采收加工】7 月果皮尚绿时采收，自中部横切为两半，晒干或低温干燥。

【性状鉴别】呈半球形，直径 3~5cm。外果皮棕褐色或褐色，有颗粒状突起，突起的顶端有凹点状油室；有明显的花柱残迹或果梗痕。切面中果皮黄白色，光滑而稍隆起，厚 0.4~1.3cm，边缘散有 1~2 列油室，瓤囊 7~12 瓣，少数至 15 瓣，汁囊干缩呈棕色至棕褐色，内藏种子。质坚硬，不易折断。气清香，味苦、微酸。如图 13 - 19 所示。

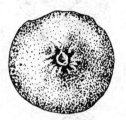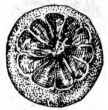

图 13 - 19　枳壳药材

【显微鉴别】粉末：黄白色或棕黄色。中果皮细胞类圆形或形状不规则，壁大多呈不均匀增厚。果皮表皮细胞表面观多角形、类方形或长方形，气孔环式，直径 16~34μm，副卫细胞 5~9 个；侧面观外被角质层。汁囊组织淡黄色或无色，细胞多皱缩，并与下层细胞交错排列。草酸钙方晶存在于果皮和汁囊细胞中，呈斜方形、多面体形或双锥形，直径 3~30μm。螺纹导管、网纹导管及管胞细小。

【化学成分】含挥发油和柚皮苷、新橙皮苷等黄酮类成分，辛弗林、*N* - 甲基酪胺等生物碱。

【性味功效】性微寒，味苦、辛、酸。理气宽中，行滞消胀。用量 3~10g。

陈皮　Citri Reticulatae Pericarpium

【来源】芸香科植物橘 *Citrus reticulata* Blanco 及其栽培变种的干燥成熟果皮。药材分为"陈皮"和"广陈皮"。

【产地】各产橘区均产。均为栽培。

【采收加工】采摘成熟果实，剥取果皮，晒干或低温干燥。

【性状鉴别】

1. 陈皮　常剥成数瓣，基部相连，有的呈不规则的片状，厚 1~4mm。外表面橙红色或红棕色，有细皱纹及凹下的点状油室；内表面浅黄白色，粗糙，附黄白色或黄棕色筋络状维管束。质稍硬而脆。气香，味辛、苦。如图 13 - 20 所示。

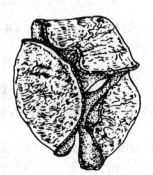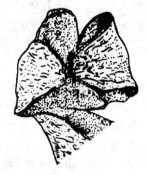

图 13 - 20　陈皮药材

2. 广陈皮 常3瓣相连，形状整齐，厚度均匀，约1mm。点状油室较大，对光照视，透明清晰。质较柔软。

【显微鉴别】粉末：黄白色至黄棕色。中果皮薄壁组织众多，细胞形状不规则，壁不均匀增厚，有的成连珠状。果皮表皮细胞表面观多角形、类方形或长方形，垂周壁稍厚，气孔类圆形，直径18～26μm，副卫细胞不清晰；侧面观外被角质层，靠外方的径向壁增厚。草酸钙方晶成片存在于中果皮薄壁细胞中，呈多面体形、菱形或双锥形，直径3～34μm，长5～53μm，有的一个细胞内含有由两个多面体构成的平行双晶或3～5个方晶。橙皮苷结晶大多存在于薄壁细胞中，黄色或无色，呈圆形或无定形团块，有的可见放射状条纹。螺纹导管、孔纹导管和网纹导管及管胞较小。如图13－21所示。

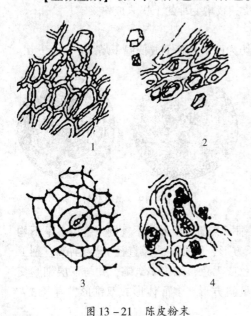

图13－21 陈皮粉末
1. 中果皮薄壁细胞 2. 草酸钙方晶
3. 果皮表皮细胞 4. 橙皮苷结晶

【化学成分】主含挥发油约2%～4%（油中右旋柠檬烯占80%以上）；黄酮类，主要是橙皮苷、橘皮素、新橙皮苷、川陈皮素等，此外还含有肌醇、维生素 B_1 等。

【理化鉴别】取本品粉末 0.3g，加甲醇10ml，加热回流20分钟，滤过，取滤液5ml，浓缩至1ml，作为供试品溶液。另取橙皮苷对照品，加甲醇制成饱和溶液，作为对照品溶液。照薄层色谱法（通则0502）试验，吸取上述两种溶液各2μl，分别点于同一用0.5%氢氧化钠溶液制备的硅胶 G 薄层板上，以乙酸乙酯－甲醇－水（100:17:13）为展开剂，展至约3cm，取出，晾干，再以甲苯－乙酸乙酯－甲酸－水（20:10:1:1）的上层溶液为展开剂，展至约8cm，取出，晾干，喷以三氯化铝试液，置紫外光灯（365nm）下检视。供试品色谱中，在与对照品色谱相应的位置上，显相同颜色的荧光斑点。

【性味功效】性温，味苦、辛。理气健脾，燥湿化痰。用量3～10g。

青皮 Citri Reticulatae Pericarpium Viride

【来源】芸香科植物橘 *Citrus reticulatae* Blanco 及其栽培变种的干燥幼果或未成熟果实的果皮。

【产地】各产橘区均产。均为栽培。

【采收加工】5～6月收集自落的幼果，晒干，习称"个青皮"；7～8月采收未成熟的果实，在果皮上纵剖成四瓣至基部，除尽瓤瓣，晒干，习称"四花青皮"。

【性状鉴别】

1. 四花青皮 果皮剖成4裂片，裂片长椭圆形，长4～6cm，厚0.1～0.2cm。外表面灰绿色或黑绿色，密生多数油室；内表面类白色或黄白色，粗糙，附黄白色或黄棕色小筋络。质稍硬，易折断，断面外缘有油室1～2列。气香，味苦、辛。

2. 个青皮 呈类球形，直径0.5～2cm。表面灰绿色或黑绿色，微粗糙，有细密凹下的油室，顶端有稍突起的柱基，基部有圆形果梗痕。质硬，断面果皮黄白色或淡黄棕色，厚0.1～0.2cm，外缘有油室1～2列。瓤囊8～10瓣，淡棕色。气清香，味酸、苦、辛。

【化学成分】主含挥发油、黄酮类化合物等。

【性味功效】性温，味苦、辛。疏肝破气，消积化滞。用量 3 ~ 10g。

化橘红 **Citri Grandis Exocarpium**

【来源】芸香科植物化州柚 *Citrus grandis* 'Tomentosa' 或柚 *C. grandis*（L.）Osbeck 的未成熟或近成熟的干燥外层果皮。前者习称"毛橘红"，后者习称"光五爪""光七爪"。

【产地】主产广东、广西等地。

【采收加工】夏季果实未成熟时采收，置沸水中略烫后，将果皮割成5或7瓣，除去果瓤及部分中果皮，压制成形，干燥。

【性状鉴别】

1. 化州柚 呈对折的七角或展平的五角星状，单片呈柳叶形。完整者展平后直径15 ~ 28cm，厚0.2 ~ 0.5cm。外表面黄绿色，密布茸毛，有皱纹及小油室；内表面黄白色或淡黄棕色，有脉络纹。质脆，易折断，断面不整齐，外缘有1列不整齐的下凹的油室，内侧稍柔而有弹性。气芳香，味苦、微辛。如图 13 - 22 所示。

2. 柚 外表面黄绿色黄棕色，无毛。

【化学成分】含挥发油、柚皮苷、新橙皮苷等。

【性味功效】辛、苦，温。理气宽中，燥湿化痰。用量 3 ~ 6g。

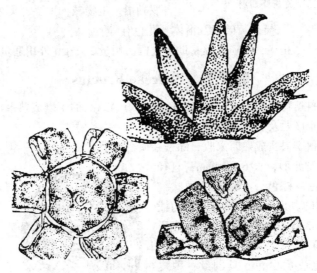

图 13 - 22 化橘红药材

佛手 **Citri Sarcodactylis Fructus**

【来源】芸香科柑橘属植物佛手 *Citrus medica* L. var. *sarcodactylis* Swingle 的干燥果实。

【产地】主产广东、四川等地。

【采收加工】秋季果实尚未变黄或变黄时采收，纵切成薄片，晒干或低温干燥。

【性状鉴别】呈类椭圆形或卵圆形的薄片，常皱缩或卷曲。长 6 ~ 10cm，宽 3 ~ 7cm，厚0.2 ~ 0.4cm。顶端稍宽，常有 3 ~ 5 个手指状的裂瓣，基部略窄，有的可见果梗痕。外皮黄绿色或橙黄色，有皱纹及油点。果肉浅黄白色，散有凹凸不平的线状或点状维管束。质硬而脆，受潮后柔韧。气香，味微甜后苦。

【化学成分】含佛手内酯、柠檬内酯、橙皮苷、棕榈酸等。

【性味功效】性温，味辛、苦、酸。舒肝理气，和胃止痛。用量 3 ~ 10g。

吴茱萸 Euodiae Fructus

【来源】芸香科植物吴茱萸 *Euodia rutaecarpa*（Juss.）Benth.、石虎 *E. rutaecarpa*（Juss.）Benth. var. *officinalis*（Dode）Huang 或疏毛吴茱萸 *E. rutaecarpa*（Juss.）Benth. var. *bodiniei*（Dode）Huang 的干燥近成熟果实。

【产地】主产于长江以南各地，以贵州、广西产量大，质佳。

【采收加工】多为栽培。8 ~ 11 月果实尚未开裂时，剪下果枝，晒干或低温干燥，除去枝、叶、果梗等杂质。

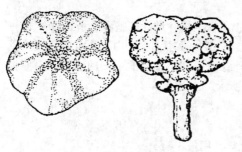

【性状鉴别】呈球形或略呈五角状扁球形，直径 2 ~ 5mm。表面暗黄绿色至褐色，粗糙，有多数点状突起或凹下的油点。顶端有五角星状的裂隙，基部残留被有黄色茸的果梗。质硬而脆，横切面可见子房 5 室，每室有淡黄色种子 1 粒。气芳香浓郁，味辛辣而苦。如图 13 - 23 所示。

图 13 - 23 吴茱萸药材

【化学成分】含挥发油，主要是吴萸烯，并含罗勒烯。生物碱，主要含吴茱萸碱、吴茱萸次碱、羟基吴茱萸碱、去氢吴茱萸碱等及甾体、花色苷等。

【性味功效】散寒止痛，降逆止呕，助阳止泻。用量 2 ~ 5g。外用适量。

鸦胆子 Bruceae Fructus

【来源】苦木科植物鸦胆子 *Brucea javanica*（L.）Merr. 的干燥成熟果实。

【产地】主产于广西及广东等省区。

【采收加工】秋季果实成熟时采收，除去杂质，晒干。

【性状鉴别】呈卵形，长 6 ~ 10mm，直径 4 ~ 7mm。表面黑色或棕色，有隆起的网状皱纹，网眼呈不规则的多角形，两侧有明显的棱线，顶端渐尖，基部有凹陷的果梗痕。果壳质硬而脆，种子卵形，长 5 ~ 6mm，直径 3 ~ 5mm，表面类白色或黄白色，具网纹；种皮薄，子叶乳白色，富油性。无臭，味极苦。如图 13 - 24 所示。

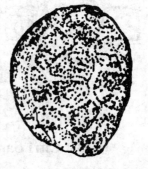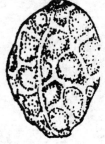

图 13 - 24 鸦胆子药材

【化学成分】鸦胆子含生物碱（鸦胆子碱和鸦胆宁等）、糖苷（鸦胆灵、鸦胆子苷等）、酚性成分（鸦胆子酚等）和一种羟基羧酸称鸦胆子酸等。

【性味功效】性寒，味苦；有小毒。清热解毒，截疟，止痢；外用腐蚀赘疣。0.5 ~ 2g，用龙眼肉包裹或装入胶囊吞服。外用适量。

青果 Canarii Fructus

【来源】橄榄科植物橄榄 *Canarium album* Raeusch. 的干燥成熟果实。

【产地】主产于福建、四川、广东、云南、广西。

【采收加工】秋季果实成熟时采收，干燥。

【性状鉴别】呈纺锤形，两端钝尖，长 2.5~4cm，直径 1~1.5cm。表面棕黄色或黑褐色，有不规则皱纹。果肉灰棕色或棕褐色，质硬。果核梭形，暗红棕色，具纵棱；内分 3 室，各有种子 1 粒。气微，果肉味涩，久嚼微甜。

【化学成分】含甲酚、麝香草酚、柠檬烯、对-聚伞花素等。

【性味功效】甘、酸，平。归肺、胃经。清热解毒，利咽，生津。用量 5~10g。

川楝子　**Toosendan Fructus**

【来源】楝科植物川楝 *Melia toosendan* Sieb. et Zucc. 的干燥成熟果实。

【产地】分布于甘肃、河南、湖北、湖南、广西、四川、贵州、云南等地。

【采收加工】冬季果实成熟时采收，除去杂质，干燥。

【性状鉴别】呈类球形，直径 2~3.2cm。表面金黄色至棕黄色，微有光泽，少数凹陷或皱缩，具深棕色小点。顶端有花柱残痕，基部凹陷，有果梗痕。外果皮革质，与果肉间常成空隙，果肉松软，淡黄色，遇水润湿显黏性。果核球形或卵圆形，质坚硬，两端平截，有 6~8 条纵棱，内分 6~8 室，每室含黑棕色长圆形的种子 1 粒。气特异，味酸、苦。

【化学成分】含驱蛔有效成分川楝素，以及多种苦味的三萜成分，苦楝子酮、脂苦楝子醇等。

【性味功效】苦，寒；有小毒。归肝、小肠、膀胱经。疏肝泄热，行气止痛，杀虫。用量 5~10g。外用适量，研末调涂。

巴豆　**Crotonis Fructus**

【来源】大戟科植物巴豆 *Croton tiglium* L. 的干燥成熟果实。

【产地】分布于西南及福建、湖北、湖南、广东、广西等地。

【采收加工】秋季果实成熟时采收，堆置 2~3 天，摊开，干燥。

【性状鉴别】呈卵圆形，一般具三棱，长 1.8~2.2cm，直径 1.4~2cm。表面灰黄色或稍深，粗糙，有纵线 6 条，顶端平截，基部有果梗痕。破开果壳，可见 3 室，每室含种子 1 粒。种子呈略扁的椭圆形，长 1.2~1.5cm，直径 0.7~0.9cm，表面棕色或灰棕色，一端有小点状的种脐和种阜的疤痕，另端有微凹的合点，其间有隆起的种脊；外种皮薄而脆，内种皮呈白色薄膜；种仁黄白色，油质。气微，味辛辣。如图 13-25 所示。

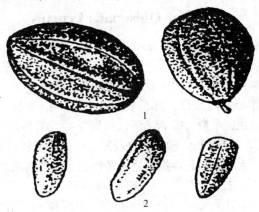

图 13-25　巴豆药材
1. 果实　2. 种子

【化学成分】种子含巴豆油 34% ~ 57%，蛋白质约 18%。巴豆油中含巴豆油酸，巴豆酸，甘油酯，巴豆醇及 16 种巴豆醇双酯化合物。

【性味功效】辛，热；有大毒。归胃、大肠经。外用蚀疮。孕妇禁用；不宜与牵牛子同用。

苍耳子　Xanthii Fructus

【来源】菊科植物苍耳 *Xanthium sibiricum* Patr. 的干燥成熟带总苞的果实。

【产地】全国各地均产。主产于黑龙江、辽宁、内蒙古及河北等地。

【采收加工】秋季果实成熟时采收，干燥，除去梗、叶等杂质。

【性状鉴别】呈纺锤形或卵圆形，长 1 ~ 1.5cm，直径 0.4 ~ 0.7cm。表面黄棕色或黄绿色，全体有钩刺，顶端有 2 枚较粗的刺，分离或相连，基部有果梗痕。质硬而韧，横切面中央有纵隔膜，2 室，各有 1 枚瘦果。瘦果略呈纺锤形，一面较平坦，顶端具 1 突起的花柱基，果皮薄，灰黑色，具纵纹。种皮膜质，浅灰色，子叶 2，有油性。气微，味微苦。

【化学成分】主要含有含脂肪油类成分，如油酸、亚油酸等。氨基酸类成分及蒽醌，苍术苷等。

【性味功效】辛、苦，温；有毒。归肺经。散风寒，通鼻窍，祛风湿。用量 3 ~ 10g。

诃子　Chebulae Fructus

【来源】使君子科植物诃子 *Terminalia chebula* Retz. 或绒毛诃子 *T. chebula* Retz. var. *tomentella* Kurt. 的干燥成熟果实。

【产地】分布于云南西部和西南部，广东，广西等地。

【采收加工】秋、冬二季果实成熟时采收，除去杂质，晒干。

【性状鉴别】呈长圆形或卵圆形，长 2 ~ 4cm，直径 2 ~ 2.5cm。表面黄棕色或暗棕色，略具光泽，有 5 ~ 6 条纵棱线和不规则的皱纹，基部有圆形果梗痕。质坚实。果肉厚 0.2 ~ 0.4cm，黄棕色或黄褐色。果核长 1.5 ~ 2.5cm，直径 1 ~ 1.5cm，浅黄色，粗糙，坚硬。种子狭长纺锤形，长约 1cm，直径 0.2 ~ 0.4cm，种皮黄棕色，子叶 2，白色，相互重叠卷旋。气微，味酸涩后甜。

【化学成分】主要含鞣质类成分，如诃子酸、诃黎勒酸等，另含番泻苷、诃子素等。

【性味功效】苦、酸、涩，平。归肺、大肠经。涩肠止泻，敛肺止咳，降火利咽。用量 3 ~ 10g。

使君子　Quisqualis Fructus

【来源】使君子科植物使君子 *Quisqualis indica* L. 的干燥成熟果实。

【产地】分布于西南及江西、福建、台湾、湖南、广东、广西等地。

【采收加工】秋季果皮变紫黑色时采收，除去杂质，干燥。

【性状鉴别】呈椭圆形或卵圆形，具 5 条纵棱，偶有 4 ~ 9 棱，长 2.5 ~ 4cm，直径约 2cm。表面黑褐色至紫黑色，平滑，微具光泽。顶端狭尖，基部钝圆，有明显圆形的果梗痕。质坚硬，横切面多呈五角星形，棱角处壳较厚，中间呈类圆形空腔。种子长椭圆形或纺锤形，长约 2cm，直径约 1cm；表面棕褐色或黑褐色，有多数纵皱纹；种皮薄，易剥离；子叶 2，黄白色，有油性，断面有裂隙。气微香，味微甜。

【化学成分】主要含使君子氨酸、使君子氨酸钾、甘露醇等，另含肉豆蔻酸和植物甾醇。

【性味功效】甘，温。归脾、胃经。杀虫消积。使君子 9 ~ 12g，捣碎入煎剂；使君子仁 6 ~ 9g，多入丸散或单用，作 1 ~ 2 次分服。小儿每岁 1 ~ 1.5 粒，炒香嚼服，1 日总量不超过20粒。服药时忌饮浓茶。

酸枣仁 Ziziphi Spinosae Semen

【来源】鼠李科植物酸枣 *Ziziphus jujuba* Mill. var. *spinosa*（Bunge）Hu ex H. F. Chou 的干燥成熟种子。

【产地】分布于华北、西北及辽宁、山东、江苏、安徽、河南、湖北、四川。

【采收加工】秋末冬初采收成熟果实，除去果肉和核壳，收集种子，晒干。

【性状鉴别】呈扁圆形或扁椭圆形，长5~9mm，宽5~7mm，厚约3mm。表面紫红色或紫褐色，平滑有光泽，有的有裂纹。有的两面均呈圆隆状突起；有的一面较平坦，中间有1条隆起的纵线纹；另一面稍突起；一端凹陷，可见线形种脐；另端有细小突起的合点。种皮较脆，胚乳白色，子叶2，浅黄色，富油性。气微，味淡。如图13-26所示。

【显微鉴别】粉末：棕红色。种皮栅状细胞棕红色，表面观多角形，直径约15μm，壁厚，木化，胞腔小；侧面观呈长条形，外壁增厚，侧壁上、中部甚厚，下部渐薄；底面观类多角形或圆多角形。种皮内表皮细胞棕黄色，表面观长方形或类方形，垂周壁连珠状增厚，木化。子叶表皮细胞含细小草酸钙簇晶和方晶。

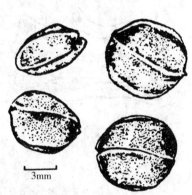

3mm

图13-26 酸枣仁药材

【化学成分】酸枣仁含生物碱，酸枣仁碱A、B、D、E、F、G1、G2、Ia、Ib、K，还含三萜类、白桦脂酸、白桦脂醇等。

【理化鉴别】取酸枣仁粉末1g，加甲醇30ml，加热回流1小时，滤过，滤液蒸干，残渣加甲醇0.5ml使溶解，作为供试品溶液。另取酸枣仁皂苷A对照品、酸枣仁皂苷B对照品，加甲醇制成每1ml各含1mg的混合溶液，作为对照品溶液。照薄层色谱法试验，吸取上述两种溶液各5μl，分别点于同一硅胶G薄层板上，以水饱和的正丁醇为展开剂，展开，取出，晾干，喷以1%香草醛硫酸溶液，立即检视。供试品色谱中，在与对照品色谱相应的位置上，显相同颜色的斑点。

【性味功效】甘、酸，平。归肝、胆、心经。养心补肝，宁心安神，敛汗，生津。用量10~15g。置阴凉干燥处，防蛀。

小茴香 Foeniculi Fructus

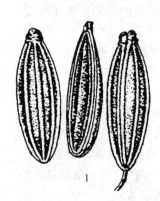

1

图13-27 小茴香药材

【来源】伞形科植物茴香 *Foeniculum vulgare* Mill. 的干燥成熟果实。

【产地】我国各地均有栽培。

【采收加工】秋季果实初熟时采割植株，晒干，打下果实，除去杂质。

【性状鉴别】为双悬果，呈圆柱形，有的稍弯曲，长4~8mm，直径1.5~2.5mm。表面黄绿色或淡黄色，两端略尖，顶端残留有黄棕色突起的柱基，基部有时有细小的果梗。分果呈长椭圆形，背面有纵棱5条，接合面平坦而较宽。横切面略呈五边形，背面的四边约等长。有特异香气，味微甜、辛。如图13-27所示。

【显微鉴别】

1. 横切面 外果皮为1列扁平细胞,外被角质层。中果皮纵棱处有维管束,其周围有多数木化网纹细胞;背面纵棱间各有大的椭圆形棕色油管1个,接合面有油管2个,共6个。内果皮为1列扁平薄壁细胞,细胞长短不一。种皮细胞扁长,含棕色物。胚乳细胞多角形,含多数糊粉粒,每个糊粉粒中含有细小草酸钙簇晶。如图13-28,13-29所示。

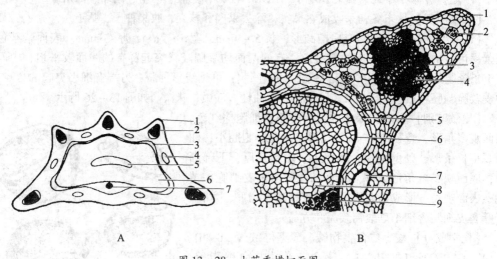

图13-28 小茴香横切面图

A. 简图 B. 详图

A:1. 外果皮 2. 维管束 3. 内果皮 4. 油管 5. 胚 6. 内胚乳 7. 种脊维管束

B:1. 表皮细胞 2. 网纹细胞 3. 木质部 4. 韧皮部 5. 内果皮 6. 种皮 7. 油管 8. 内胚乳

9. 糊粉粒

2. 粉末 绿黄色或黄棕色。外果皮细胞多角形,壁稍厚,气孔不定式,类圆形,副卫细胞4个;网纹细胞类长方形或类圆形,壁厚,微木化,具网状壁孔;油管碎片黄棕色或深红棕色,常已破碎。分泌细胞多角形,含棕色分泌物;内果皮细胞为镶嵌状细胞,表面观狭长,壁菲薄,常5~8个细胞为一组,以其长轴相互作不规则镶嵌排列;内胚乳细胞多角形,内含糊粉粒,每个糊粉粒中含细小簇晶1个;草酸钙簇晶存在于内胚乳细胞中。此外,有木薄壁细胞等。如图13-29所示。

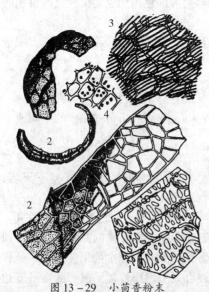

图13-29 小茴香粉末

1. 网纹细胞 2. 油管碎片 3. 镶嵌细胞

4. 内胚乳细胞

【化学成分】主要含挥发油类成分,主要为反式-茴香脑,其次为柠檬烯、小茴香酮等。

【理化鉴别】

1. 取粉末0.5g,加乙醚适量,冷浸1小时,滤过。滤液浓缩至约1ml,加7%盐酸羟胺甲醇液2~3滴,20%氢氧化钾乙醇液3滴,在水浴上微热,冷却后,加稀盐酸调节pH 3~4,再加1%三氯化铁乙醇溶液2滴,显紫色。(检查香豆素)

2. 取粉末0.5g,加乙醚适量,冷浸1小时,滤过。滤液浓缩至约 1ml，加 0.4% 2，4 - 二硝基苯肼 2mol/L 盐酸溶液 2 ~ 3 滴，显橘红色。（检查茴香脑）

【性味功效】辛，温。归肝、肾、脾、胃经。散寒止痛，理气和胃。盐小茴香暖肾散寒止痛。用量 3 ~ 6g。

蛇床子 Cnidii Fructus

【来源】伞形科植物蛇床 *Cnidium monnieri*（L）cuss. 的干燥成熟果实。

【产地】全国各地均有分布。

【采收加工】夏、秋二季果实成熟时采收，除去杂质，晒干。

【性状鉴别】为双悬果，呈椭圆形，长 2 ~ 4mm，直径约 2mm。表面灰黄色或灰褐色，顶端有 2 枚向外弯曲的柱基，基部偶有细梗。分果的背面有薄而突起的纵棱 5 条，接合面平坦，有 2 条棕色略突起的纵棱线。果皮松脆，揉搓易脱落。种子细小，灰棕色，显油性。气香，味辛凉，有麻舌感。

【化学成分】主要含有挥发油类成分，主要成分为蒎烯、莰烯、异成酸龙脑酯、异龙脑等。

【性味功效】辛、苦，温；有小毒。归肾经。燥湿祛风，杀虫止痒，温肾壮阳。用量 3 ~ 10g。外用适量，多煎汤熏洗，或研末调敷。

山茱萸 Corni Fructus

【来源】山茱萸科植物山茱萸 *Cornus officinalis* Sieb. Et Zucc. 的干燥成熟果肉。

【产地】分布于山西、陕西、甘肃、山东、甘肃、安徽、江西、河南、湖南。四川有引种栽培。

【采收加工】秋末冬初果皮变红时采收果实，用文火烘或置沸水中略烫后，及时除去果核，干燥。

【性状鉴别】呈不规则的片状或囊状，长 1 ~ 1.5cm，宽 0.5 ~ 1cm。表面紫红色至紫黑色，皱缩，有光泽。顶端有的有圆形宿萼痕，基部有果梗痕。质柔软。气微，味酸、涩、微苦。如图 13 - 30 所示。

【显微鉴别】粉末：红褐色。果皮表皮细胞橙黄色，表面观多角形或类长方形，直径 16 ~ 30μm，垂周壁连珠状增厚，外平周壁颗粒状角质增厚，胞腔含淡橙黄色物。中果皮细胞橙棕色，多皱缩。草酸钙簇晶少数，直径 12 ~ 32μm。石细胞类方形、卵圆形或长方形，纹孔明显，胞腔大。如图 13 - 31 所示。

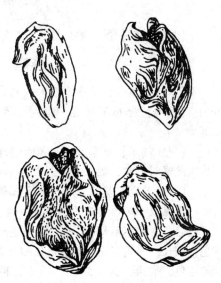

图 13 - 30 山茱萸

【化学成分】主要含山茱萸鞣质（异诃子素）等鞣质成分；糖苷成分；山茱萸裂苷，莫罗忍冬苷，当药苷等；另含葡萄糖，熊果酸，没食子酸等成分。

【理化鉴别】取粉末 0.5g，加乙酸乙酯 10ml，超声处理 15 分钟，滤过，滤液蒸干，残渣加无水乙醇 2ml 使溶解，作为供试品溶液。另取熊果酸对照品，加无水乙醇制成每 1ml 含 1mg 的溶液，作为对照品溶液。照薄层色谱法试验，吸取上述两种溶液各 5μl，分别点于同一硅胶 G 薄层板上，以甲苯 - 乙酸乙酯 - 甲酸（20:4:0.5）为展开剂，展开，取出，晾干，喷以 10% 硫酸乙醇溶液，在 105℃加热至斑点显色清晰。供试品色谱中，在与对照品色谱相应的位置上，显相同的紫红色斑点；置紫外光灯（365nm）下检视，显相同的橙黄色荧光斑点。

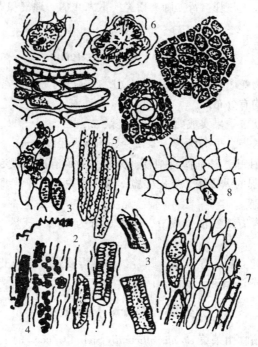

图 13-31 山茱萸粉末

1. 果皮表皮细胞（示增厚层、角质层、气孔）　2. 中果皮细胞　3. 石细胞　4. 草酸钙簇晶　5. 纤维　6. 菊糖
7. 导管　8. 内果皮细胞（示棕色块）

【性味功效】酸、涩，微温。归肝、肾经。补益肝肾，收涩固脱。用量 6～12g。

连翘　Forsythiae Fructus

【来源】木犀科植物连翘 *Forsythia suspense*（Thunb.）Vahl 的干燥果实。

【产地】分布于河北、山西、陕西、甘肃、山东、江苏、安徽、河南、湖北、四川等地。

【采收加工】秋季果实初熟尚带绿色时采收，除去杂质，蒸熟，晒干，习称"青翘"；果实熟透时采收，晒干，除去杂质，习称"老翘"。

【性状鉴别】呈长卵形至卵形，稍扁，长 1.5～2.5cm. 直径 0.5～1.3cm。表面有不规则的纵皱纹和多数突起的小斑点，两面各有 1 条明显的纵沟。顶端锐尖，基部有小果梗或已脱落。青翘多不开裂，表面绿褐色，突起的灰白色小斑点较少；质硬；种子多数，黄绿色，细长，一侧有翅。老翘自顶端开裂或裂成两瓣，表面黄棕色或红棕色，内表面多为浅黄棕色，平滑，具一纵隔；质脆；种子棕色，多已脱落。气微香，味苦。如图 13-32 所示。

【显微鉴别】粉末：淡黄棕色。纤维短梭状，稍弯曲或不规则状，多成束，上下层纵横排列，壁不均匀增厚，具壁沟。石细胞甚多，呈长方形或多角形，有的三面壁较厚，层纹和孔沟明显。外果皮细胞表面观呈多角形，有不规则或网状角质纹理，断面观类方形，外壁稍厚，可见角质层，厚为 8～15μm。中果皮细胞类圆形，壁略呈连珠状增厚。如图 13-33 所示。

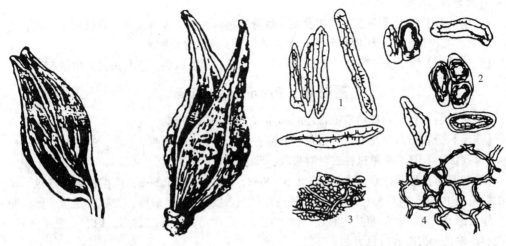

图 13 - 32　连翘药材　　　　图 13 - 33　连翘粉末
1. 纤维　2. 石细胞　3. 外果皮细胞　4. 中果皮细胞

【化学成分】主要含有连翘苷，芸香苷，连翘脂苷 A、C、D、E，白烨脂酸，齐墩果酸，熊果酸等成分。

【性味功效】苦，微寒。归肺、心、小肠经。清热解毒，消肿散结，疏散风热。用于痈疽，瘰疬，乳痈，丹毒，风热感冒，温病初起，温热入营，高热烦渴，神昏发斑，热淋涩痛。用量 6 ~ 15g。

女贞子　Ligustri Lucidi Fructus

【来源】木犀科植物女贞 *Ligustrum lucidum* Ait. 的干燥成熟果实。

【产地】分布于陕西、甘肃及长江以南各地。

【采收加工】冬季果实成熟时采收，除去枝叶，稍蒸或置沸水中略烫后，干燥；或直接干燥。

【性状鉴别】呈卵形、椭圆形或肾形，长 6 ~ 8.5mm，直径 3.5 ~ 5.5mm。表面黑紫色或灰黑色，皱缩不平，基部有果梗痕或具宿萼及短梗。体轻。外果皮薄，中果皮较松软，易剥离，内果皮木质，黄棕色，具纵棱，破开后种子通常为 1 粒，肾形，紫黑色，油性。气微，味甘、微苦涩。

【化学成分】含齐墩果酸，甘露醇，槲皮素，女贞子苷等成分。

【性味功效】甘、苦，凉。归肝、肾经。滋补肝肾，明目乌发。用量 6 ~ 12g。

蔓荆子　Viticis Fructus

【来源】马鞭草科植物单叶蔓荆 *Vitex trifolia* L. var. *simplicifolia* Cham. 或蔓荆 *V. trifolia* L. 的干燥成熟果实。

【产地】单叶蔓荆：分布辽宁、河北、山东、江苏、安徽、浙江、江西、福建、台湾、广东。蔓荆：分布于福建、台湾、广东、广西、云南。

【采收加工】秋季果实成熟时采收，除去杂质，晒干。

【性状鉴别】呈球形，直径 4 ~ 6mm。表面灰黑色或黑褐色，被灰白色粉霜状茸毛，有纵向浅沟 4 条，顶端微凹，基部有灰白色宿萼及短果梗。萼长为果实的 1/3 ~ 2/3，5 齿裂，其中 2 裂较深，密被茸毛。体轻，质坚韧，不易破碎。横切面可见 4 室，每室有种子 1 枚。

气特异而芳香，味淡、微辛。

【化学成分】单叶蔓荆主要含挥发油、微量生物碱和维生素 A，并含有牡荆子黄酮；蔓荆中主要含有肉豆蔻酸、棕榈酸等，并含少量蔓荆子碱及含脂肪油。

【性味功效】辛、苦，微寒。归膀胱、肝、胃经。疏散风热，清利头目。用量 5 ~ 10g。

夏枯草　Prunellae Spica

【来源】唇形科植物夏枯草 *Prunella vulgaris* L. 的干燥果穗。

【产地】分布于东北及山西、山东、灌输、浙江、安徽、江西等地。

【采收加工】夏季果穗呈棕红色时采收，除去杂质，晒干。

【性状鉴别】呈圆柱形，略扁，长 1.5 ~ 8cm，直径 0.8 ~ 1.5cm；淡棕色至棕红色。全穗由数轮至 10 数轮宿萼与苞片组成，每轮有对生苞片 2 片，呈扇形，先端尖尾状，脉纹明显，外表面有白毛。每一苞片内有花 3 朵，花冠多已脱落，宿萼二唇形，内有小坚果 4 枚，卵圆形，棕色，尖端有白色突起。体轻。气微，味淡。

【化学成分】果穗含熊果酸，齐墩果酸，胡萝卜苷，β – 香树脂醇等成分。

【性味功效】辛、苦，寒。归肝、胆经。清肝泻火，明目，散结消肿。用量 9 ~ 15g。

茺蔚子　Leonuri Fructus

【来源】唇形科植物益母草 *Leonurus japonicus* Houtt. 的干燥成熟果实。

【产地】全国各地均有出产。

【采收加工】秋季果实成熟时采割地上部分，晒干，打下果实，除去杂质。

【性状鉴别】呈三棱形，长 2 ~ 3mm，宽约 1.5mm。表面灰棕色至灰褐色，有深色斑点，一端稍宽，平截状，另一端渐窄而钝尖。果皮薄，子叶类白色，富油性。气微，味苦。

【化学成分】含益母草宁碱，水苏碱及脂肪油。

【性味功效】辛、苦，微寒。归心包、肝经。活血调经，清肝明目。用量 5 ~ 10g。瞳孔散大者慎用。

紫苏子　Perillae Fructus

【来源】唇形科植物紫苏 *Perilla frutescens* (L.) Britt. 的干燥成熟果实。

【产地】产湖北、江苏、河南、山东、江西、浙江、四川等地。

【采收加工】秋季果实成熟时采收，除去杂质，晒干。

【性状鉴别】呈卵圆形或类球形，直径约 1.5mm。表面灰棕色或灰褐色，有微隆起的暗紫色网纹，基部稍尖，有灰白色点状果梗痕。果皮薄而脆，易压碎。种子黄白色，种皮膜质，子叶 2，类白色，有油性。压碎有香气，味微辛。

【化学成分】主要含蛋白质，脂肪油（富含不饱和脂肪酸和亚麻酸，亚油酸）。

【性味功效】辛，温。归肺经。降气化痰，止咳平喘，润肠通便。用量 3 ~ 10g。

马钱子　Strychni Semen

【来源】马钱科植物马钱 *Strychnos nux – vomica* L. 的干燥成熟种子。

【产地】福建、台湾、广东、海南、广西、云南等地有栽培。

【采收加工】冬季采收成熟果实，取出种子，晒干。

【性状鉴别】呈纽扣状圆板形，常一面隆起，一面稍凹下，直径 1.5 ~ 3cm，厚 0.3 ~ 0.6cm。表面密被灰棕或灰绿色绢状茸毛，自中间向四周呈辐射状排列，有丝样光泽。边缘稍隆起，较厚，有突起的珠孔，底面中心有突起的圆点状种脐。质坚硬，平行剖面可见淡黄白色胚乳，角质状，子叶心形，叶脉 5 ~ 7 条。气微，味极苦。如图 13 - 34，13 - 35 所示。

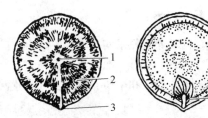

图 13 - 34　马钱子药材及剖面
1. 种脐　2. 隆起线纹　3. 珠孔　4. 胚乳　5. 胚

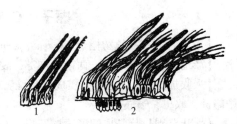

图 13 - 35　马钱子表皮毛茸
1. 马钱子　2. 云南马钱子

【显微鉴别】粉末：灰黄色。非腺毛单细胞，基部膨大似石细胞，壁极厚，多碎断，木化。胚乳细胞多角形，壁厚，内含脂肪油及糊粉粒。如图 13 - 36 所示。

【化学成分】马钱种子含多种生物碱，番木鳖碱，马钱子碱，异番木鳖碱，异马钱子碱，番木鳖碱 N - 氧化物等。

【理化鉴别】取本品粉末 0.5g，加三氯甲烷 - 乙醇（10:1）混合溶液 5ml 与浓氨试液 0.5ml，密塞，振摇 5 分钟，放置 2 小时，滤过，取滤液作为供试品溶液。另取士的宁对照品、马钱子碱对照品，加三氯甲烷制成每 1ml 各含 2mg 的混合溶液，作为对照品溶液。照薄层色谱法试验，吸取上述两种溶液各 10μl，分别点于同一硅胶 G 薄层板上，以甲苯 - 丙酮 - 乙醇 - 浓氨试液（4:5:0.6:0.4）为展开剂，展开，取出，晾干，喷以稀碘化铋钾试液。供试品色谱中，在与对照品色谱相应的位置上，显相同颜色的斑点。

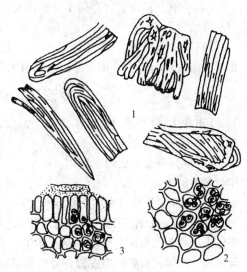

图 13 - 36　马钱子粉末
1. 非腺毛　2. 胚乳细胞　3. 色素层

【性味功效】苦，温；有大毒。归肝、脾经。通络止痛，散结消肿。用量 0.3 ~ 0.6g，炮制后入丸散用。孕妇禁用；不宜多服久服及生用；运动员慎用；有毒成分能经皮肤吸收，外用不宜大面积涂敷。

枸杞子　Lycii Fructus

【来源】茄科植物宁夏枸杞 *Lycium barbarum* L. 的干燥成熟果实。

【产地】分布于华北、西北等地。主产区宁夏中宁县。

【采收加工】夏、秋二季果实呈红色时采收，热风烘干，除去果梗，或晾至皮皱后，晒干，除去果梗。

【性状鉴别】呈类纺锤形或椭圆形，长 6 ~ 20mm，直径 3 ~ 10mm。表面红色或暗红色，顶端有小突起状的花柱痕，基部有白色的果梗痕。果皮柔韧，皱缩；果肉肉质，柔润。种子 20 ~ 50 粒，类肾形，扁而翘，长 1.5 ~ 1.9mm，宽 1 ~ 1.7mm，表面浅黄色或棕黄色。气微，味甜。

【化学成分】含甜菜碱、阿托品、天仙子胺，又含玉蜀黍黄质、酸浆果红素、东莨菪素、胡萝卜素、核黄素及多种氨基酸。

【性味功效】甘，平。归肝、肾经。滋补肝肾，益精明目。用量 6～12g。

栀子　Gardeniae Fructus

【来源】茜草科植物栀子 *Gardenia jasminoides* Ellis 的干燥成熟果实。

【产地】分布于中南、西南及江苏、安徽、浙江、江西、福建、台湾等地。

【采收加工】9～11 月果实成熟呈红黄色时采收，除去果梗和杂质，蒸至上气或置沸水中略烫，取出，干燥。

【性状鉴别】呈长卵圆形或椭圆形，长 1.5～3.5cm，直径 1～1.5cm。表面红黄色或棕红色，具 6 条翅状纵棱，棱间常有 1 条明显的纵脉纹，并有分枝。顶端残存萼片，基部稍尖，有残留果梗。果皮薄而脆，略有光泽；内表面色较浅，有光泽，具 2～3 条隆起的假隔膜。种子多数，扁卵圆形，集结成团，深红色或红黄色，表面密具细小疣状突起。气微，味微酸而苦。

【化学成分】主要含有栀子苷，山栀苷，栀子酮苷，绿原酸，藏红花酸，藏红花素，芸香苷等成分。

【性味功效】苦，寒。归心、肺、三焦经。泻火除烦，清热利湿，凉血解毒；外用消肿止痛。用量 6～10g。外用生品适量，研末调敷。

罗汉果　Siraitiae Fructus

【来源】葫芦科植物罗汉果 *Siraitia grosvenorii*（Swingle）C. Jeffrey ex A. M. Lu et Z. Y. Zhang 的干燥果实。

【产地】分布于江西、湖南、广东、广西、贵州等地，广西部分地区已作为重要的经济作物栽培。

【采收加工】秋季果实由嫩绿色变深绿色时采收，晾数天后，低温干燥。

【性状鉴别】呈卵形、椭圆形或球形，长 4.5～8.5cm，直径 3.5～6cm。表面褐色、黄褐色或绿褐色，有深色斑块和黄色柔毛，有的具 6～11 条纵纹。顶端有花柱残痕，基部有果梗痕。体轻，质脆，果皮薄，易破。果瓤（中、内果皮）海绵状，浅棕色。种子扁圆形，多数，长约 1.5cm，宽约 1.2cm；浅红色至棕红色，两面中间微凹陷，四周有放射状沟纹，边缘有槽。气微，味甜。

【化学成分】主要含罗汉果苷Ⅴ及Ⅳ，其中苷Ⅴ的甜度是蔗糖的 256～344 倍，苷Ⅳ的甜度为蔗糖的 126 倍，如无苷Ⅳ则不呈甜味另含 D - 甘露醇、葡萄糖、果糖等成分。

【性味功效】甘，凉。归肺、大肠经。清热润肺，利咽开音，滑肠通便。用量 9～15g。

丝瓜络　Luffae Fructus Retinervus

【来源】葫芦科植物丝瓜 *Luffa cylindrical*（L.）Roem. 的干燥成熟果实的维管束。

【产地】全国各地均产，以浙江、江苏所产者质量为好。

【采收加工】夏、秋二季果实成熟、果皮变黄、内部干枯时采摘，除去外皮和果肉，洗净，晒干，除去种子。

【性状鉴别】呈丝状维管束交织而成，多呈长棱形或长圆筒形，略弯曲，长 30～70cm，直径 7～10cm。表面黄白色。体轻，质韧，有弹性，不能折断。横切面可见子房 3 室，呈空洞状。气微，味淡。

【化学成分】主要含木聚糖、甘露聚糖、半乳聚糖等成分。

【性味功效】甘，平，归肺、胃、肝经。祛风，通络，活血，下乳。用量 5 ~ 12g。

瓜蒌 Trichosanthis Fructus

【来源】葫芦科植物栝楼 *Trichosanthes kirilowii* Maxim. 或双边栝楼 *T. rosthornii* Harms 的干燥成熟果实。

【产地】主产山东、河南、河北。

【采收加工】秋季果实成熟时，连果梗剪下，置通风处阴干

【性状鉴别】呈类球形或宽椭圆形，长 7 ~ 15cm，直径 6 ~ 10cm。表面橙红色或橙黄色，皱缩或较光滑，顶端有圆形的花柱残基，基部略尖，具残存的果梗。轻重不一。质脆，易破开，内表面黄白色，有红黄色丝络，果瓤橙黄色，黏稠，与多数种子粘结成团。具焦糖气，味微酸、甜。

【化学成分】果实含三萜皂苷、氨基酸、糖类、有机酸；种子含油酸、亚油酸及甾醇类化合物。

【性味功效】甘、微苦，寒。归肺、胃、大肠经。清热涤痰，宽胸散结，润燥滑肠。用量 9 ~ 15g。不宜与川乌、制川乌、草乌、制草乌、附子同用。

瓜蒌子 Trichosanthis Semen

【来源】葫芦科植物栝楼 *Trichosanthes kirilowii* Maxim. 或双边栝楼 *T. rosthornii* Harms 的干燥成熟种子。

【产地】主产山东、河南、河北。

【采收加工】秋季采摘成熟果实，剖开，取出种子，洗净，晒干。

【性状鉴别】

1. 栝楼 呈扁平椭圆形，长 12 ~ 15mm，宽 6 ~ 10mm，厚约 3.5mm。表面浅棕色至棕褐色，平滑，沿边缘有 1 圈沟纹。顶端较尖，有种脐，基部钝圆或较狭。种皮坚硬；内种皮膜质，灰绿色，子叶 2，黄白色，富油性。气微，味淡。

2. 双边栝楼 较大而扁，长 15 ~ 19mm，宽 8 ~ 10mm，厚约 2.5mm。表面棕褐色，沟纹明显而环边较宽。顶端平截。

【化学成分】主要含油酸、亚油酸及甾醇类化合物。

【性味功效】甘，寒。归肺、胃、大肠经。润肺化痰，滑肠通便。用量 9 ~ 15g。不宜与川乌、制川乌、草乌、制草乌、附子同用。

鹤虱 Carpesii Fructus

【来源】菊科植物天名精 *Carpesium abrotanoides* L. 的干燥成熟果实。

【产地】主产河南、山西、贵州。陕西、甘肃，湖北等地也有分布。

【采收加工】秋季果实成熟时采收，晒干，除去杂质。

【性状鉴别】呈圆柱状，细小，长 3 ~ 4mm，直径不及 1mm。表面黄褐色或暗褐色，具多数纵棱。顶端收缩呈细喙状，先端扩展成灰白色圆环；基部稍尖，有着生痕迹。果皮薄，纤维性，种皮菲薄透明，子叶 2，类白色，稍有油性。气特异，味微苦。

【化学成分】含有缬草酸、正己酸、油酸、右旋亚麻酸、卅一烷、豆甾醇和天名精内酯、天名精酮等内酯化合物。

【性味功效】苦、辛，平；有小毒。归脾、胃经。杀虫消积。用量 3 ~ 9g。

牛蒡子　Arctii Fructus

【来源】菊科植物牛蒡 *Arctium lappa* L. 的干燥成熟果实。

【产地】主要分布于河北、山西、山东、江苏、安徽、浙江、江西、广西等地。

【采收加工】秋季果实成熟时采收果序，晒干，打下果实，除去杂质，再晒干。

【性状鉴别】呈长倒卵形，略扁，微弯曲，长 5～7mm，宽 2～3mm。表面灰褐色，带紫黑色斑点，有数条纵棱，通常中间 1～2 条较明显。顶端钝圆，稍宽，顶面有圆环，中间具点状花柱残迹；基部略窄，着生面色较淡。果皮较硬，子叶 2，淡黄白色，富油性。气微，味苦后微辛而稍麻舌。

【化学成分】主要含牛蒡苷，罗汉松脂酚，牛蒡酚 A、B、C、D、E、F、H 及脂肪油类成分。

【性味功效】辛、苦，寒。归肺、胃经。疏散风热，宣肺透疹，解毒利咽。用量 6～12g。

砂仁　Amomi Fructus

【来源】姜科植物阳春砂 *Amomum villosum* Lour.、绿壳砂 *A. villosum* Lour. var. *xanthioides* T. L. Wu et Senjen. 或海南砂 *A. longiligulare* T. L. Wu. 的干燥成熟果实。

【产地】主产于福建、广东、广西、云南等地。现广东、广西、云南等地区均大面积栽培。

【采收加工】夏、秋二季果实成熟时采收，晒干或低温干燥。

【性状鉴别】

1. 阳春砂、绿壳砂　呈椭圆形或卵圆形，有不明显的三棱，长 1.5～2cm，直径 1～1.5cm。表面棕褐色，密生刺状突起，顶端有花被残基，基部常有果梗。果皮薄而软。种子集结成团，具三钝棱，中有白色隔膜，将种子团分成 3 瓣，每瓣有种子 5～26 粒。种子为不规则多面体，直径 2～3mm；表面棕红色或暗褐色，有细皱纹，外被淡棕色膜质假种皮；质硬，胚乳灰白色。气芳香而浓烈，味辛凉、微苦。

2. 海南砂　呈长椭圆形或卵圆形，有明显的三棱，长 1.5～2cm，直径 0.8～1.2cm。表面被片状、分枝的软刺，基部具果梗痕。果皮厚而硬。种子团较小，每瓣有种子 3～24 粒；种子直径 1.5～2mm。气味稍淡。如图 13－37 所示。

【显微鉴别】

1. 阳春砂种子横切面　假种皮有时残存。种皮表皮细胞 1 列，径向延长，壁稍厚；下皮细胞 1 列，含棕色或红棕色物。油细胞层为 1 列油细胞，长 76～106μm，宽 16～25μm，含黄色油滴。色素层为数列棕色细胞，细胞多角形，排列不规则。内种皮为 1 列栅状厚壁细胞，黄棕色，内壁及侧壁极厚，细胞小，内含硅质块。外胚乳细胞含淀粉粒，并有少数细小草酸钙方晶。内胚乳细胞含细小糊粉粒及脂肪油滴。

2. 粉末　灰棕色，内种皮厚壁细胞红棕色或黄棕色，表面观多角形，壁厚，非木化，胞腔内含硅质块；断面观为 1 列栅状细胞，内壁及侧壁极厚，胞腔

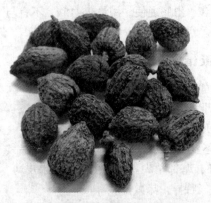

图 13－37　砂仁药材

偏外侧。内含硅质块。种皮表皮细胞淡黄色，表面观长条形，常与下皮细胞上下层垂直排

列；下皮细胞含棕色或红棕色物。色素层细胞皱缩，界限不清楚。含红棕色或深棕色物。外胚乳细胞类长方形或不规则形，充满细小淀粉粒集结成的淀粉团，有的包埋有细小草酸钙方晶。内胚乳细胞含细小糊粉粒及脂肪油滴。油细胞无色，壁薄，偶见油滴散在。

【化学成分】种仁含有挥发油类成分，主要为乙酰龙脑酯、樟脑、α-蒎烯、橙花叔醇、樟脑等。

【理化鉴别】取砂仁挥发油，加乙醇制成每1ml含20μl的溶液，作为供试品溶液。另取乙酸龙脑酯对照品，加乙醇制成每1ml含10μl的溶液，作为对照品溶液。照薄层色谱法试验，吸取上述两种溶液各1μl，分别点于同一硅胶G薄层板上，以环己烷-乙酸乙酯（22:1）为展开剂，展开，取出，晾干，喷以5%香草醛硫酸溶液，加热至斑点显色清晰。供试品色谱中，在与对照品色谱相应的位置上，显相同的紫红色斑点。

【性味功效】辛，温。归脾、胃、肾经。化湿开胃，温脾止泻，理气安胎，用量3~6g，入煎剂宜后下。

豆蔻 **Amomi Fructus Rotundus**

【来源】姜科植物白豆蔻 *Amomum kravanh* Pierre ex Gagnep. 或爪哇白豆蔻 *A. compactum* Soland ex Maton 的干燥成熟果实。按产地不同分为"原豆蔻"和"印尼白蔻"。

【产地】海南、云南、广西有栽培。原产于印度尼西亚。

【采收加工】秋季果实成熟时采收，用时除去果皮，取种子打碎。

【性状鉴别】

1. 原豆蔻 呈类球形，直径1.2~1.8cm。表面黄白色至淡黄棕色，有3条较深的纵向槽纹，顶端有突起的柱基，基部有凹下的果柄痕，两端均具浅棕色绒毛。果皮体轻，质脆，易纵向裂开，内分3室，每室含种子约10粒；种子呈不规则多面体，背面略隆起，直径3~4mm，表面暗棕色，有皱纹，并被有残留的假种皮。气芳香，味辛凉，略似樟脑。

2. 印尼白蔻 个略小。表面黄白色，有的微显紫棕色。果皮较薄，种子瘦瘪。气味较弱。

【化学成分】含桉油精、d-龙脑、β-蒎烯、α-松油醇等。

【性味功效】辛，温。归肺、脾、胃经。化湿行气，温中止呕，开胃消食。用量3~6g，后下。

草果 **Tsaoko Fructus**

【来源】姜科植物草果 *Amomum tsao-ko* Crevost et Lemaire 的干燥成熟果实。

【产地】分布于广西和云南南部地区。

【采收加工】秋季果实成熟时采收，除去杂质，晒干或低温干燥。

【性状鉴别】呈长椭圆形，具三钝棱，长2~4cm，直径1~2.5cm。表面灰棕色至红棕色，具纵沟及棱线，顶端有圆形突起的柱基，基部有果梗或果梗痕。果皮质坚韧，易纵向撕裂。剥去外皮，中间有黄棕色隔膜，将种子团分成3瓣，每瓣有种子多为8~11粒。种子呈圆锥状多面体，直径约5mm；表面红棕色，外被灰白色膜质的假种皮，种脊为一条纵沟，尖端有凹状的种脐；质硬，胚乳灰白色。有特异香气，味辛、微苦。

【化学成分】含挥发油类成分，主要为α-蒎烯、β-蒎烯、1，8-桉叶素、2-癸烯醛、牻牛儿醛、橙花醛等。

【性味功效】辛，温。归脾、胃经。燥湿温中，截疟除痰。用量3~6g。

红豆蔻　Galangae Fructus

【来源】姜科植物大高良姜 *Alpinia galanga* Willd. 的干燥成熟果实。

【产地】分布于广东、海南、广西、云南。

【采收加工】秋季果实变红时采收，除去杂质，阴干。

【性状鉴别】呈长球形，中部略细，长 0.7~1.2cm，直径 0.5~0.7cm。表面红棕色或暗红色，略皱缩，顶端有黄白色管状宿萼，基部有果梗痕。果皮薄，易破碎。种子6，扁圆形或三角状多面形，黑棕色或红棕色，外被黄白色膜质假种皮，胚乳灰白色。气香，味辛辣。

【化学成分】含挥发油类成分，含 1-乙酰氧基胡椒酚乙酸酯、1-乙酰氧基丁香油酚乙酸酯、丁香烯氧化物等。

【性味功效】辛，温。归脾、肺经。散寒燥湿，醒脾消食。用量 3~6g。

益智　Alpiniae Oxyphyllae Fructus

【来源】姜科植物益智 *Alpinia oxyphylla* Miq. 的干燥成熟果实。

【产地】分布海南及广东南部。主产广东。

【采收加工】夏、秋间果实由绿变红时采收，晒干或低温干燥。

【性状鉴别】呈椭圆形，两端略尖，长 1.2~2cm，直径 1~1.3cm。表面棕色或灰棕色，有纵向凹凸不平的突起棱线 13~20 条，顶端有花被残基，基部常残存果梗。果皮薄而稍韧，与种子紧贴，种子集结成团，中有隔膜将种子团分为 3 瓣，每瓣有种子 6~11 粒。种子呈不规则的扁圆形，略有钝棱，直径约 3mm，表面灰褐色或灰黄色，外被淡棕色膜质的假种皮；质硬，胚乳白色。有特异香气，味辛、微苦。

【化学成分】主要含挥发油类成分。主要为桉油精、姜烯、姜醇等，并富含 B 族维生素及微量元素。

【性味功效】辛，温。归脾、肾经。暖肾固精缩尿，温脾止泻摄唾。用量 3~10g。

马兜铃　Aristolochiae Fructus

【来源】马兜铃科植物北马兜铃 *Aristolochia contorta* Bge. 或马兜铃 *A. Sieb. et Zucc.* 的干燥成熟果实。

【产地】北马兜铃主产于河北、陕西各省。马兜铃主产于安徽、江西等省。

【采收加工】秋季果实由绿变黄时采收，干燥。

【性状鉴别】呈卵圆形，长 3~7cm，直径 2~4cm。表面黄绿色、灰绿色或棕褐色，有纵棱线 12 条，由棱线分出多数横向平行的细脉纹。顶端平钝，基部有细长果梗。果皮轻而脆，易裂为 6 瓣，果梗也分裂为 6 条。果皮内表面平滑而带光泽，有较密的横向脉纹。果实分为 6 室，每室种子多数，平叠并排列整齐。种子扁平而薄，钝三角形或扇形，长 6~10mm，宽 8~12mm，边缘有翅，淡棕色。气特异，味微苦。如图 13-38 所示。

以个大、饱满、色黄绿、不破裂者为佳。

【化学成分】含有马兜铃酸 A、B、C，马兜铃

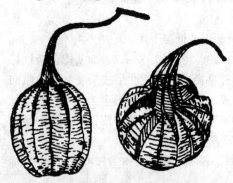

图 13-38　马兜铃药材

次酸，木兰碱及挥发油等。

【性味功效】 性寒，味苦。清肺降气，止咳平喘。用量 3~9g。本品含马兜铃酸，可引起肾脏损害等不良反应。儿童及老年人慎用；孕妇、婴幼儿及肾功能不全者禁用。

槟榔 Arecae Semen

【来源】 棕榈科植物槟榔 *Areca catechu* L. 的干燥成熟种子。

【产地】 主产于海南省。云南、广东、广西、福建、台湾南部等地均有栽培。

【采收加工】 春末至秋初采收成熟果实，用水煮后，干燥，除去果皮，取出种子，干燥。

【性状鉴别】 呈扁球形或圆锥形，高 1.5~3.5cm，底部直径 1.5~3cm。表面淡黄棕色或淡红棕色，具稍凹下的网状沟纹，底部中心有圆形凹陷的珠孔，其旁有 1 新月形疤痕（种脐）。质坚硬，不易破碎，断面可见棕色种皮与白色胚乳相间的大理石样花纹。气微，味涩、微苦。如图 13-39 所示。

以个大，质坚，体重，断面色鲜艳，无霉变，黑心，虫蛀者为佳。

【显微鉴别】

1. 横切面 种皮组织分内、外层，外层为数列切向延长的扁平石细胞，内含红棕色物，石细胞形状、大小不一，常有细胞间隙；内层为数列薄壁细胞，含棕红色物，并散有少数维管束。外胚乳较狭窄，种皮内层与外胚乳常插入内胚乳中，形成错入组织；内胚乳细胞白色，多角形，壁厚，纹孔大，含油滴和糊粉粒。

2. 粉末 本品粉末红棕色至棕色。内胚乳细胞极多，多破碎，完整者呈不规则多角形或类方形，纹孔较多，甚大，类圆形或矩圆形。外胚乳细胞呈类方形、类多角形或作长条状，胞腔内大多数充满红棕色至深棕色物。种皮石细胞呈纺锤形，多角形或长条形，淡黄棕色，纹孔少数，裂缝状，有的胞腔内充满红棕色物。如图 13-40 所示。

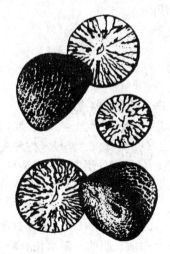

图 13-39 槟榔药材及饮片

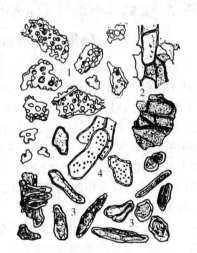

图 13-40 槟榔粉末
1. 内胚乳碎片 2. 外胚乳碎片 3. 种皮石细胞 4. 内果皮细胞

【化学成分】 主要含生物碱，如槟榔碱、槟榔次碱及去甲基槟榔次碱等。另含脂肪酸、鞣质、氨基酸、多糖及皂苷等。

【理化鉴别】 取本品粉末 1g，加乙醚 50ml，再加碳酸盐缓冲液（取碳酸钠 1.91g 和碳酸氢钠 0.56g，加水使溶解成 100ml，即得）5ml，放置 30 分钟，时时振摇，加热回流 30 分钟，分取乙醚液，挥干，残渣加甲醇 1ml 使溶解，置具塞离心管中，静置 1 小时，离心，取上清液作为供试品溶液。另取槟榔对照药材 1g，同法制成对照药材溶液。再取氢溴酸槟榔碱对照品，加甲醇制成每 1ml 含 1.5mg 的溶液，作为对照品溶液。照薄层色谱法试验，吸取上述三种溶液各 5μl，分别点于同一硅胶 G 薄层板上，以环己烷–乙酸乙酯–浓氨试液（7.5∶7.5∶0.2）为展开剂，置氨蒸气预饱和的展开缸内，展开，取出，晾干，置碘蒸气中熏至斑点清晰。供试品色谱中，在与对照药材色谱和对照品色谱相应的位置上，显相同颜色的斑点。

【性味功效】性温，味苦、辛。杀虫，消积，行气，利水，截疟。用量 3~10g。

大腹皮　Arecae Pericarpium

【来源】棕榈科植物槟榔 *Areca catechu* L. 的干燥果皮。

【采收加工】冬季至次春采收未成熟的果实，煮后干燥，纵剖两瓣，剥取果皮，习称"大腹皮"；春末至秋初采收成熟果实，煮后干燥，剥取果皮，打松，晒干，习称"大腹毛"。

【性状鉴别】

1. 大腹皮　略呈椭圆形或长卵形瓢状，长 4~7cm，宽 2~3.5cm，厚 0.2~0.5cm。外果皮深棕色至近黑色，具不规则的纵皱纹及隆起的横纹，顶端有花柱残痕，基部有果梗及残存萼片。内果皮凹陷，褐色或深棕色，光滑呈硬壳状。体轻，质硬，纵向撕裂后可见中果皮纤维。气微，味微涩。

2. 大腹毛　略呈椭圆形或瓢状。外果皮多已脱落或残存。中果皮棕毛状，黄白色或淡棕色，疏松质柔。内果皮硬壳状，黄棕色或棕色，内表面光滑，有时纵向破裂。气微，味淡。

以质轻柔韧、绒毛厚、黄白色者为佳。

【性味功效】辛，微温。行气宽中，行水消肿。用量 5~10g。

白果　Ginkgo Semen

【来源】银杏科植物银杏 *Ginkgo biloba* L. 的干燥成熟种子。

【产地】主产于广西、四川、辽宁、河南、山东等地。

【采收加工】秋季种子成熟时采收，除去肉质外种皮，洗净，稍蒸或略煮后，烘干。

【性状鉴别】略呈椭圆形，一端稍尖，另一端钝，长 1.5~2.5cm，宽 1~2cm，厚约 1cm。表面黄白色或淡棕黄色，平滑，具 2~3 条棱线。中种皮（壳）骨质，坚硬。内种皮膜质，种仁呈宽卵球形或椭圆形，一端淡棕色，另一端金黄色，横切面外层黄色，胶质样，内层淡黄色或淡绿色，具粉性，中间有空隙。气微，味甘、微苦。以身干、粒大、壳色黄白、种仁饱满、断面淡黄色为佳。

【化学成分】主要含黄酮类，如山奈黄素、槲皮素、芦丁、白果素、银杏素、穗花双黄酮等；有机酸类，如奎宁酸；酚类如银杏酸、银杏酚等以及蛋白质、脂肪、碳水化合物、钙、磷、铁、胡萝卜素等。

【性味功效】性平，味甘、苦、涩；有毒。敛肺定喘，止带缩尿。用量 7.5~15g。有实邪者忌服。

柏子仁　Platycladi Semen

【来源】柏科植物侧柏 *Platycladus orientalis*（L.）Franco 的干燥成熟种仁。

【产地】主产于山东、河南、陕西、山西、江苏、河北等地。

【采收加工】秋冬二季采收成熟种子，晒干，除去种皮，收集种仁。

【性状鉴别】呈长卵形或长椭圆形，长 4~7mm，直径 1.5~3mm。表面黄白色或淡黄棕色，外包膜质内种皮，顶端略尖，有深褐色的小点，基部钝圆。质软，富油性。气微香，味淡。以种仁饱满充实、色嫩黄、油性大而不泛油、纯净无杂质者为佳。

【化学成分】主要含柏木醇、谷甾醇和双萜类成分。另含脂肪油约14%，并含少量挥发油、皂苷、维生素和蛋白质等。脂肪油的主要成分为不饱和脂肪酸，含量为总脂肪酸的62.39%。

【性味功效】性平，味甘。养心安神、润肠通便，止汗。用量 3~10g。

王不留行　Vaccariae Semen

【来源】石竹科植物麦蓝菜 *Vaccaria segetalis*（Neck.）Garcke 的干燥成熟种子。

【产地】主产于河北、江苏、河南、陕西及山西等地。

【采收加工】夏季果实成熟，果皮尚未开裂时采收植株，晒干，打下种子，除去杂质后晒干。

【性状鉴别】呈球形，直径约2mm。表面黑色，少数红棕色，略有光泽，有细密颗粒状突起，一侧有 1 凹陷的纵沟。质硬。胚乳白色，胚弯曲成环，子叶2。气微，味微涩、苦。如图13-41 所示。

以颗粒均匀、饱满、色黑者为佳。

【化学成分】王不留行主要含有环肽、三萜、皂苷、黄酮苷、类脂、脂肪酸和单糖等。其中环肽类化合物主要有王不留行环肽 A~H。

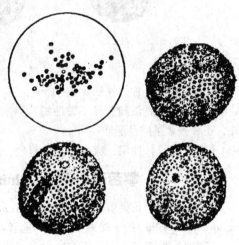

图 13-41　王不留行药材

【性味功效】性平，味苦。活血通经，下乳消肿，利尿通淋。用量 5~10g。孕妇慎用。

莱菔子　Raphani Semen

【来源】十字花科植物萝卜 *Raphanus sativus* L. 的干燥成熟种子。

【产地】主产于河北、河南、浙江、湖北、四川等地。

【采收加工】夏季果实成熟时采收植株，晒干，搓出种子，除去杂质，晒干。

【性状鉴别】类卵圆形或椭圆形，稍扁，长 2.5~4mm，宽 2~3mm。表面黄棕色、红棕色或灰棕色。一端有深棕色圆形种脐，一侧有数条纵沟。种皮薄而脆，子叶 2，黄白色，有油性。气微，味淡、微苦辛。

以身干、粒大饱满、不泛油、无泥杂者为佳。

【化学成分】主要包括挥发油类，如甲硫醇；生物碱类，如芥子碱。另外含黄酮、脂肪油、多糖、蛋白质抗菌蛋白质、正三十烷、γ-谷甾醇、β-谷甾醇维生素及辅酶Q。

【性味功效】性平，味辛、甘。归肺、脾、胃经。消食除胀，降气化痰。用量 5~12g。

肉豆蔻　Myristicae Semen

【来源】肉豆蔻科植物肉豆蔻 *Myristica fragrans* Houtt. 的干燥种仁。

【产地】主产于马来西亚、印度尼西亚、斯里兰卡等国。西印度群岛亦有产。

【采收加工】栽培后约七年开始结果。每年4~6月、11~12月采收两次，

【性状鉴别】呈卵圆形或椭圆形，长2~3cm，直径1.5~2.5cm。表面灰棕色或灰黄色，有时外被白粉。全体有浅色纵行沟纹和不规则网状沟纹。种脐位于宽端，呈浅色圆形突起，合点呈暗凹陷。种脊呈纵沟状，连接两端。质坚，断面显棕黄色相杂的大理石花纹，宽端可见干燥皱缩的胚，富油性。气香浓烈，味辛。如图13-42所示。

以个大、体重、质坚实、表面光滑、油性足、破开后香气浓烈者为佳。

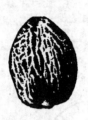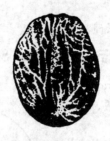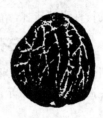

图13-42　肉豆蔻药材

【化学成分】含挥发油5%~15%，其中主要含α-蒎烯及d-莰烯约80%，另含肉豆蔻醚约4%、丁香油酚、异丁香油酚、甲基丁香酚、甲氧基丁香酚及多种萜烯类化合物。此外，还有齐墩果酸及脂肪油等。

【性味功效】性温，味辛。温中行气，涩肠止泻。用量3~10g。

葶苈子　Descurainiae Semen Lepidii Semen

【来源】十字花科植物播娘蒿 *Descurainia Sophia*（L.）Webb. ex Prantl. 或独行菜 *Lepidium apetalum* Willd. 的干燥成熟种子。前者习称"南葶苈子"，后者习称"北葶苈子"。

【产地】播娘蒿主产于华东、中南等地区；独行菜主产于华北、东北等地区。

【采收加工】夏季果实成熟时采割植株，晒干，搓出种子，除去杂质。

【性状鉴别】

1. 南葶苈子　呈长圆形略扁，长约0.8~1.2mm，宽约0.5mm。表面棕色或红棕色，微有光泽，具纵沟2条，其中1条较明显。一端钝圆，另端微凹或较平截，种脐类白色，位于凹入端或平截处。气微，味微辛、苦，略带黏性。

2. 北葶苈子　呈扁卵形，长1~1.5mm，宽0.5~1mm。一端钝圆，另端尖而微凹，种脐位于凹入端。味微辛辣，黏性较强。如图13-43所示。

以颗粒均匀、饱满、色棕黄、无杂质者为佳。

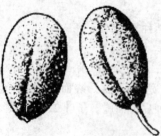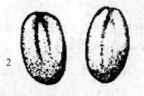

图13-43　葶苈子
1. 北葶苈子　2. 南葶苈子

【化学成分】南葶苈子含挥发油，油中含异硫氰酸苄酯60%、异硫氰酸烯丙酯7.5%、双硫烯丙基12.5%。另含脂肪油15%~20%。

北葶苈子含芥子苷、脂肪油、蛋白质、糖类、生物碱、挥发油及强心苷成分。

【性味功效】性寒，味辛、苦。泻肺定喘，利水消肿。用量3~10g。

芥子 Sinapis Semen

【来源】十字花科植物白芥 *Sinapis alba* L. 或芥 *Brassica juncea*（L.）Czer. et Coss. 的干燥成熟种子。前者习称"白芥子"，后者习称"黄芥子"。夏末秋初果实成熟时采割植株，晒干，打下种子，除去杂质。前者习称"白芥子"，后者习称"黄芥子"。

【产地】主产于安徽、河南、山东、四川、陕西、浙江等省。

【采收加工】夏末秋初果实成熟时割取全株，晒干后打下种子，除去杂质。

【性状鉴别】

1. 白芥子 呈球形，直径 1.5 ~ 2.5mm。表面灰白色至淡黄色，具细微的网纹，有明显的点状种脐。种皮薄而脆，破开后内有白色折叠的子叶，有油性。气微，味辛辣。如图13 - 44 所示。

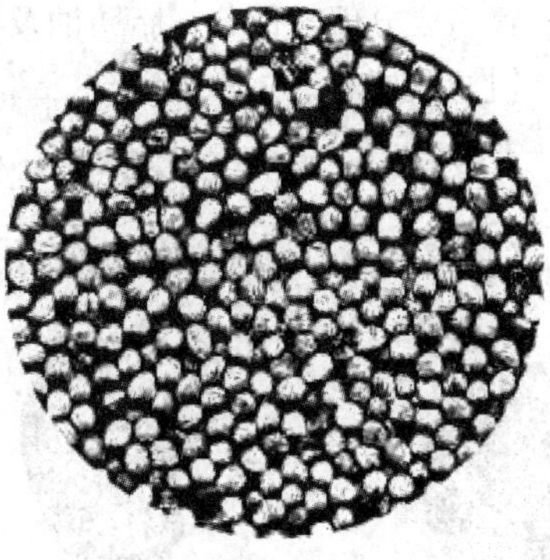

图 13 - 44 白芥子药材

2. 黄芥子 较小，直径 1 ~ 2mm。表面黄色至棕黄色，少数呈暗红棕色。研碎后加水浸湿，则产生辛烈的特异臭气。

均以粒大、饱满者为佳。白芥子多药用，黄芥子多食用。

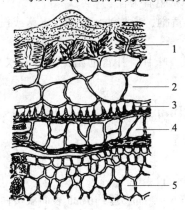

图 13 - 45 白芥子横切面

1. 表皮 2. 下皮 3. 栅状细胞层
4. 内胚乳颓废细胞 5. 子叶细胞

【显微鉴别】白芥子种皮横切面特征：表皮为黏液细胞，有黏液质纹理；下皮为 2 列厚角细胞；栅状细胞 1 列，为 1 列长方形状，内壁及侧壁增厚的厚壁细胞组成。内胚乳为一列类长方形的颓废细胞，子叶细胞多角形，内含糊粉粒。如图 13 - 45 所示。

【化学成分】白芥子含白芥子苷约 2.5%，芥子酶、芥子碱及脂肪油 20% ~ 26%。

黄芥子含芥子苷约 4%，少量芥子酶、芥子酸及芥子碱、脂肪油、蛋白质、黏液质等。

【理化鉴别】取白芥子 1g，加水 10ml，煮沸滤过，滤液加硝酸汞试液 5 滴后，放置片刻，液体转红色。

【性味功效】性温，味辛。温肺豁痰，消肿止痛。用量 3 ~ 9g。外用适量。

郁李仁 Pruni Semen

【来源】蔷薇科植物欧李 *Prunus humilis* Bge.、郁李 *P. japonica* Thunb. 或长柄扁桃 *P. pedunculata* Maxim. 的干燥成熟种子。前二种习称"小李仁"，后一种习称"大李仁"。

【产地】欧李主产于辽宁、黑龙江、河北、山东等省。郁李主产于华东及河北、河南、山西、广东等省。

【采收加工】夏、秋二季采收成熟果实，除去果肉和核壳，取出种子，干燥。

【性状鉴别】

1. 小李仁 呈卵形，长 5 ~ 8mm，直径 3 ~ 5mm。表面黄白色或浅棕色，一端尖，另端钝圆。尖端一侧有线形种脐，圆端中央有深色合点，自合点处向上具多条纵向维管束脉纹。种皮薄，子叶 2，乳白色，富油性。气微，味微苦。

2. 大李仁 长 6 ~ 10mm，直径 5 ~ 7mm。表面黄棕色。

以颗粒饱满、完整、色黄白者为佳。

【化学成分】欧李仁和长柄扁桃种子含苦杏仁苷、脂肪油。郁李仁含苦杏仁苷、氢氰酸、致泻成分郁李仁苷、脂肪油及挥发性有机酸等。

【性味功效】性平，味辛、苦、甘。润燥滑肠，利尿。用量 6 ~ 10g。孕妇慎用。

沙苑子 Astragali Complanati Semen

【来源】豆科植物扁茎黄芪 *Astragalus complanatus* R. Br. 的干燥成熟种子。

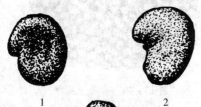
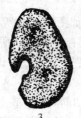

图 13 - 46 沙苑子

【产地】主产陕西，河北、辽宁、山西、内蒙、四川等地亦产。

【采收加工】秋末冬初果实成熟尚未开裂时采割植株，晒干，打下种子，除去杂质，晒干。

【性状鉴别】本品略呈肾形而稍扁，长 2 ~ 2.5mm，宽 1.5 ~ 2mm，厚约 1mm。表面光滑，褐绿色或灰褐色，边缘一侧微凹处具圆形种脐。质坚硬，不易破碎。子叶 2，淡黄色，胚根弯曲，长约 1mm。气微，味淡，嚼之有豆腥味。如图 13 - 46 所示。

以粒大、饱满、绿褐色者为佳。

【化学成分】含有黄酮、脂肪油、糖类、三萜或甾醇类及蛋白质等。

【性味功效】性温，味甘。补肾助阳，固精缩尿，养肝明目。用量 9 ~ 15g。

白扁豆 Lablab Semen Album

【来源】豆科植物扁豆 *Dolichos lablab* L. 的干燥成熟种子。

【产地】主产于安徽、陕西、湖南、河南、浙江等地。

【采收加工】秋、冬二季采收成熟果实，晒干，取出种子，再晒干。

【性状鉴别】呈扁椭圆形或扁卵圆形，长 8 ~ 13mm，宽 6 ~ 9mm，厚约 7mm 表面淡黄白色或淡黄色，平滑，略有光泽，一侧边缘有隆起的白色眉状种阜。质坚硬。种皮薄而脆，子叶 2，肥厚，黄白色。气微，味淡，嚼之有豆腥气。

以粒大、饱满、色白、有光泽者为佳。

【化学成分】蛋白质、蔗糖、葡萄糖、麦芽糖、水苏糖、棉子糖、L - 哌可酸及植物凝集素等。

【性味功效】性温，味甘。健脾化湿，和中消暑。5 ~ 10g。外用适量，煎汤洗或研成极细粉敷患处。不宜与川乌、制川乌、草乌、制草乌、附子同用。

胖大海 Sterculiae Lychnophora Hance

【来源】梧桐科植物胖大海 *Sterculia lychnophora* Hance. 的干燥成熟种子。

【产地】主产于越南、泰国、印度尼西亚、马来西亚等国。

【采收加工】4 ~ 6 月由蓇葖果上采取成熟种子，晒干。

【性状鉴别】呈纺锤形或椭圆形，长 2 ~ 3cm，直径 1 ~ 1.5cm。先端钝圆，基部略尖而歪，具浅色的圆形种脐。表面棕色或暗棕色，微有光泽，具不规则的干缩皱纹。外层种皮极薄，质脆，易脱落。中层种皮较厚，黑褐色，质松易碎，遇水膨胀成海绵状。断面可见散在的树脂状小点。内层种皮可与中层种皮剥离，稍革质，内有 2 片肥厚胚乳，广卵形；子叶 2 枚，菲薄，紧贴于胚乳内侧，与胚乳等大。气微，味淡，嚼之有黏性。

以个大，坚硬，外皮皱缩细密，色淡黄棕，有光泽，不破皮者为佳。

【化学成分】含半乳糖醛酸、阿拉伯糖、半乳糖乙酸、半乳糖、胖大海素及西黄蓍胶等。

【性味功效】性寒，味甘。清热润肺，利咽开音，润肠通便。用量 2～3 枚，沸水泡服或煎服。

菟丝子 Cuscutae Semen

【来源】为旋花科植物南方菟丝子 *Cuscuta australis* R. Br. 或菟丝子 *Cuscuta chinensis* Lam. 的干燥成熟种子。

【产地】主产于河北、山东、河南、山西、吉林、辽宁及江苏等地。

【采收加工】秋季果实成熟时采收植株，晒干，打下种子，除去杂质。

【性状鉴别】呈类球形，直径 1～2mm。表面灰棕色至棕褐色，粗糙，种脐线形或扁圆形。质坚实，不易以指甲压碎。气微，味淡。如图 13-47 所示。

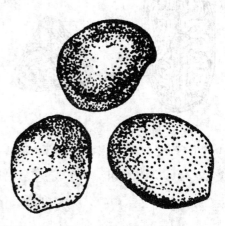

图 13-47 菟丝子

【显微鉴别】粉末黄褐色或深褐色。种皮表皮细胞断面呈类方形或类长方形，侧壁增厚；表面观呈圆多角形，角隅处细胞壁明显增厚；种皮栅状细胞 2 列，内列细胞较外列细胞长，具光辉带，位于内侧细胞的上部；表面观呈多角形，皱缩。胚乳细胞呈多角形或类圆形，胞腔内含糊粉粒。子叶细胞含糊粉粒及脂肪油滴。如图 13-48 所示。

以颗粒饱满、无泥尘杂质者为佳。

【化学成分】含胆甾醇、槲皮素、紫云英苷、金丝桃苷、槲皮素 - 3 - O - β - D - 半乳糖 - 7 - O - β - 葡萄糖苷及香豆素、氨基酸、糖类等。

【理化鉴别】取本品少量，加沸水浸泡后，表面有黏性；加热煮至种皮破裂时，可露出黄白色卷旋状的胚，形如吐丝。

【性味功效】性平，味辛、甘。归肝、肾、脾经。补益肝肾，固精缩尿，安胎，明目，止泻；外用消风祛斑。6～12g。外用适量。

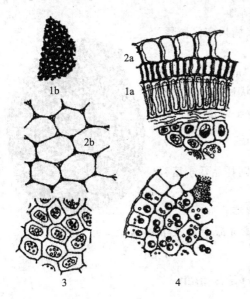

图 13-48 菟丝子粉末
1. 种皮外栅栏细胞层（a. 侧面观 b. 表面观）
2. 种皮表皮细胞（a. 侧面观 b. 表面观）
3. 内胚乳细胞 4. 子叶细胞层

牵牛子 Pharbitidis Semen

【来源】旋花科植物裂叶牵牛 *Pharbitis nil*（L.）Choisy 或圆叶牵牛 *P. purpurea*（L.）

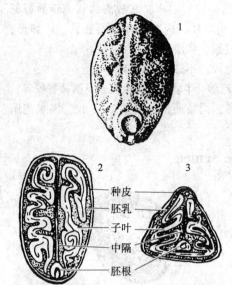

图 13-49　牵牛子
1. 牵牛子药材　2. 种子纵切面　3. 种子横切面

（图中标注：种皮　胚乳　子叶　中隔　胚根）

Voigt 的干燥成熟种子。

【产地】主产河南、内蒙古、甘肃、辽宁等地。

【采收加工】秋末果实成熟、果壳未开裂时采割植株，晒干，打下种子，除去杂质。

【性状鉴别】呈橘瓣状，长 4～8mm，宽 3～5mm。表面灰黑色或淡黄白色，背面有一条浅纵沟，腹面棱线的下端有一点状种脐，微凹。质硬，横切面可见淡黄色或黄绿色皱缩折叠的子叶，微显油性。气微，味辛、苦，有麻感。如图 13-49 所示。

以身干、颗粒均匀、饱满、无果壳等杂质者为佳。

【化学成分】牵牛种子含牵牛子苷、牵牛子酸甲及没食子酸。

【性味功效】性寒，味苦。有毒。泻水通便，消痰涤饮，杀虫攻积。用量 3～6g。入丸散服，每次 1.5～3g。孕妇禁用；不宜与巴豆、巴豆霜同用。

天仙子　Hyoscyami Semen

【来源】茄科植物莨菪 *Hyoscyamus niger* L. 的干燥成熟种子。

【产地】主产于河南、内蒙古、甘肃、辽宁等地。

【采收加工】夏、秋二季果皮变黄色时，采摘果实，暴晒，打下种子，筛去果皮、枝梗，晒干。

【性状鉴别】呈类扁肾形或扁卵形，直径约 1mm。表面棕黄色或灰黄色，有细密的网纹，略尖的一端有点状种脐。切面灰白色，油质，有胚乳，胚弯曲。气微，味微辛。如图 13-50 所示。

以颗粒均匀、较大而饱满、无杂质者为佳。

【化学成分】主要含生物碱类，如莨菪碱、阿托品及东莨菪碱，此外尚含脂肪油等。

【性味功效】性温，味苦、辛，有大毒。解痉止痛，平喘，安神。用量 0.06～0.6g。心脏病、心动过速、青光眼患者及孕妇禁用。

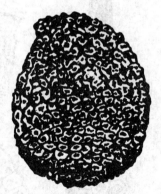

图 13-50　天仙子药材

木蝴蝶　Oroxyli Semen

【来源】紫葳科植物木蝴蝶 *Oroxylum indicum*（L.）Vent. 的干燥成熟种子。

【产地】主产于云南、广西、贵州等省。

【采收加工】秋冬二季采收成熟果实，暴晒至果实开裂，取出种子，晒干。

【性状鉴别】呈蝶形薄片，除基部外三面延长成宽大菲薄的翅，长 5～8cm，宽 3.5～4.5cm。表面浅黄白色，翅半透明，有绢丝样光泽，上有放射状纹理，边缘多破裂。体轻，剥去种皮，可见一层薄膜状的胚乳紧裹于子叶之外。子叶 2，蝶形，黄绿色或黄色，长径

1 ~ 1.5cm。气微，味微苦。

以身干、张大、无皱片、色白、翼柔软如绸者为佳。

【化学成分】含脂肪油 20%，其中油酸占 80.4%。含黄酮类化合物，如白杨素、木蝴蝶苷、黄芩苷元、千层纸苷等。另含对羟基苯乙醇类和环己醇类化合物及紫檀碱类化合物等。

【性味功效】性凉，味苦、甘。清肺利咽，疏肝和胃。用量 1 ~ 3g。

车前子 Plantaginis Semen

【来源】车前科植物车前 *Plantago asiatica* L. 或平车前 *P. depressa* Willd. 的干燥成熟种子。

【产地】车前产全国各地，平车前主产东北、华北及西北等地。

【采收加工】夏、秋二季种子成熟时采收果穗，晒干，搓出种子，除去杂质。

【性状鉴别】呈椭圆形、不规则长圆形或三角状长圆形，略扁，长约 2mm，宽约 1mm。表面黄棕色至黑褐色，有细皱纹，一面有灰白色凹点状种脐。质硬。气微，味淡。

以粒大、饱满、质地坚硬、色黑棕有光泽者为佳。

【化学成分】主要含多糖，如车前多糖；苯乙醇苷类，如车前草苷、大车前苷、麦角皂苷等；环烯醚萜类，如京尼平苷酸、大车前草苷等；黄酮类，如芹菜素、木犀草素、黄芩苷等。另含有生物碱类、三萜及甾醇类化合物等。

【性味功效】性寒，味甘。清热利尿通淋，渗湿止泻，明目，祛痰。用量 9 ~ 15g，包煎。

青葙子 Celosiae Semen

【来源】为苋科植物青葙 *Celosia argentea* L. 的干燥成熟种子。

【产地】全国各地均有产。

【采收加工】秋季果实成熟时采割植株或摘取果穗，晒干，收集种子，除去杂质。

【性状鉴别】呈扁圆形，少数呈圆肾形，直径 1 ~ 1.5mm。表面黑色或红黑色，光亮，中间微隆起，侧边微凹处有种脐。种皮薄而脆。气微，味淡。

以颗粒饱满、色黑、光亮者为佳。

【化学成分】主要含三萜皂苷，如青葙苷。另含有脂肪油及氨基酸等。

【性味功效】性微寒，味苦。清肝泻火，明目退翳。用量 9 ~ 15g。有扩散瞳孔作用，青光眼患者禁用。

芡实 Euryales Semen

【来源】睡莲科植物芡实 *Euryale ferox* Salisb. 的干燥成熟种仁。

【产地】主产于山东、江苏、湖北、湖南、吉林、辽宁等地。

【采收加工】秋末冬初采收成熟果实，除去果皮，取出种子，洗净，再除去硬壳（外种皮），晒干。

【性状鉴别】呈类球形，多为破粒，完整者直径 5 ~ 8mm。表面有棕红色或红褐色内种皮，一端黄白色，约占全体 1/3，有凹点状的种脐痕，除去内种皮显白色。质较硬，断面白色，粉性。气微，味淡。

以颗粒饱满、均匀、粉性足、少破碎、无皮壳者为佳。

【化学成分】主要含多酚类、倍半新木脂素、维生素 E、脑苷脂、环二肽及氨基酸、脂胁酸等。

【性味功效】性平，味甘、涩。益肾固精，补脾止泻，除湿止带。用量9~15g。

木鳖子　Momordicae Semen

【来源】葫芦科植物木鳖 *Momordica cochinchinensis*（Lour.）Spreng. 的干燥成熟种子。

【产地】主产于广西、四川、湖北、湖南等地。

【采收加工】冬季采收成熟果实，剖开，晒至半干，除去果肉，取出种子，干燥。

【性状鉴别】呈扁平圆板状，中间稍隆起或微凹陷，直径2~4cm，厚约0.5cm。表面灰棕色至黑褐色，有网状花纹，在边缘较大的一个齿状突起上有浅黄色种脐。外种皮质硬而脆，内种皮灰绿色，绒毛样。子叶2，黄白色，富油性。有特殊的油腻气，味苦。

以均匀饱满、外皮坚硬、质重、内仁黄白不泛油者为佳。

【化学成分】主要含木鳖子皂苷、木鳖子酸、齐墩果酸、木鳖糖蛋白、栝楼仁二醇、异栝楼仁二醇、β-谷甾醇、豆甾-7-烯-3β-醇等。另含有脂肪、脂肪酸、氨基酸及蛋白质等。

【性味功效】性凉，味苦、微甘，有毒。散结消肿，攻毒疗疮。用量0.9~1.2g。外用适量，研末，用油或醋调涂患处。孕妇慎用。

薏苡仁　Coicis Semen

【来源】禾本科植物薏苡 *Coix lacryma-jobi* L. var. *mayuen*（Roman.）Stapf 的干燥成熟种仁。

【产地】全国大部分地区均有产。主产福建、河北、浙江、江苏等地。

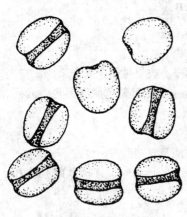

图13-51　薏苡仁药材

【采收加工】秋季果实成熟时采割植株，晒干，打下果实，再晒干，除去外壳、黄褐色种皮和杂质，收集种仁。

【性状鉴别】呈宽卵形或长椭圆形，长4~8mm，宽3~6mm。表面乳白色，光滑，偶有残存的黄褐色种皮；一端钝圆，另端较宽而微凹，有1淡棕色点状种脐；背面圆凸，腹面有1条较宽而深的纵沟。质坚实，断面白色，粉性。气微，味微甜。如图13-51所示。

以粒大、饱满、色白、完整者为佳。

【化学成分】主要含薏苡仁酯、碳水化合物、脂肪、蛋白质、氨基酸及甾体化合物等。

【性味功效】性凉，味甘、淡。利水渗湿，健脾止泻，除痹，排脓，解毒散结。用量9~30g。孕妇慎用。

草豆蔻　Alpiniae Katsumadai Semen

【来源】姜科植物草豆蔻 *Alpinia katsumadai* Hayata. 的干燥近成熟种子。

【产地】主产于广东、广西等地。

【采收加工】夏、秋二季采收，晒至九成干，或用水略烫，晒至半干，除去果皮，取出种子团，晒干。

【性状鉴别】类球形的种子团，直径1.5~2.7cm。表面灰褐色，中间有黄白色的隔膜，将种子团分成3瓣，每瓣有种子多数，粘连紧密，种子团略光滑。种子为卵圆状多面体，长 3 ~ 5mm，直径约 3mm，外被淡棕色膜质假种皮，种脊为一条纵沟，一端有种脐；质硬，将种子沿种脊纵剖两瓣，纵断面观呈斜心形，种皮沿种脊向内伸入部分约占整个表面积的 1/2；胚乳灰白色。气香，味辛、微苦。

以种子团结实、散子少、种子饱满、气味浓者为佳。

【化学成分】主要含挥发油、黄酮类和皂苷等。

【性味功效】性温，味辛。燥湿行气，温中止呕。用量 3 ~ 6g。

韭菜子　Allii Tuberosi Semen

【来源】百合科植物韭菜 *Allium tuberosum* Rottl. ex Spreng. 的干燥成熟种子。

【产地】全国各地均产。

【采收加工】秋季果实成熟时采收果序，晒干，搓出种子，除去杂质。

【性状鉴别】呈半圆形或半卵圆形，略扁，长 2 ~ 4mm，宽 1.5 ~ 3mm。表面黑色，一面突起，粗糙，有细密的网状皱纹，另一面微凹，皱纹不甚明显。顶端钝，基部稍尖，有点状突起的种脐。质硬。气特异，味微辛。

以粒饱满、色黑、无杂质者为佳。

【化学成分】主要含有不饱和脂肪酸、含硫化合物、甾体皂苷及氨基酸等。

【性味功效】性温，味辛、甘。温补肝肾，壮阳固精。用量 3 ~ 9g。

桑葚　Mori Fructus

【来源】桑科植物桑 *Morus alba* L. 的干燥果穗。

【产地】主产于我国中部和北部，现由东北至西南各省区，西北直至新疆均有栽培。

【采收加工】4 ~ 6 月果实变红时采收，晒干，或略蒸后晒干。

【性状鉴别】果实为聚花果，由多数小瘦果集合而成，呈长圆形，长 1 ~ 2cm，直径 0.5 ~ 0.8cm。黄棕色、棕红色或暗紫色，有短果序梗。小瘦果卵圆形，稍扁，长约 2mm，宽约 1mm，外具肉质花被片 4 枚。气微，味微酸而甜。

【化学成分】主要含花色苷类化合物、白藜芦醇、芦丁、多糖等。

【性味功效】性寒，味甘、酸。滋阴补血，生津润燥。用量 5 ~ 10g。

荔枝核　Litchi Semen

【来源】无患子科植物荔枝 *Litchi chinenisis* Sonn. 的干燥成熟种子。

【产地】主产于福建、广东、广西、四川、云南等地。

【采收加工】夏季采摘成熟果实，除去果皮和肉质假种皮，洗净，晒干。

【性状鉴别】呈长圆形或卵圆形，略扁，长 1.5 ~ 2.2cm，直径 1 ~ 1.5cm。表面棕红色或紫棕色，平滑，有光泽，略有凹陷及细波纹，一端有类圆形黄棕色的种脐，直径约 7mm。质硬。子叶 2，棕黄色。气微，味微甘、苦、涩。

以粒大、饱满、光亮者为佳。

【化学成分】主要含有荔枝核皂苷、黄酮、多糖类物质。另含挥发性物质，如 2 - 乙氧基丁烷、雪松醇及十六酸等；有机酸类，如酒石酸、苹果酸及柠檬酸等。

【性味功效】性温，味甘、微苦。行气散结，祛寒止痛。用量 5 ~ 10g。

榧子　Torreyae Semen

【来源】红豆杉科植物榧 *Torreya grandis* Fort. 的干燥成熟种子。

【产地】主产于浙江、湖北、江苏、安徽、江西、福建等地。

【采收加工】秋季种子成熟时采收，除去肉质假种皮，洗净，晒干。

【性状鉴别】呈卵圆形或长卵圆形，长2～3.5cm，直径1.3～2cm。表面灰黄色或淡黄棕色，有纵皱纹，一端钝圆，可见椭圆形的种脐，另端稍尖。种皮质硬，厚约1mm。种仁表面皱缩，外胚乳灰褐色，膜质；内胚乳黄白色，肥大，富油性。气微，味微甜而涩。

以个完整、种仁饱满、色黄白者为佳。

【化学成分】主要含脂肪油，包括棕榈酸、硬脂酸、油酸、亚油酸的甘油酯、甾醇。另含草酸、葡萄糖、多糖、挥发油、鞣质等。

【性味功效】性平，味甘。杀虫消积，润肺止咳，润燥通便。用量9～15g。

急性子　Impatientis Semen

【来源】凤仙花科植物凤仙花 *Impatiens balsamina* L. 的干燥成熟种子。

【产地】主产于江苏、浙江、河北、天津、安徽等地。

【采收加工】夏、秋季果实即将成熟时采收，晒干，除去果皮和杂质。

【性状鉴别】呈椭圆形、扁圆形或卵圆形，长2～3mm，宽1.5～2.5mm。表面棕褐色或灰褐色，粗糙，有稀疏的白色或浅黄棕色小点，种脐位于狭端，稍突出。质坚实，种皮薄，子叶灰白色，半透明，油质。气微，味淡、微苦。

以颗粒饱满、纯净无杂质者为佳。

【化学成分】主要含有脂肪油17.9%，包括α-亚麻酸、龙脑、硬脂酸及棕榈酸等。另含有黄酮、萘醌、多肽及蛋白质等。

【性味功效】性温、味辛，有小毒。破血、软坚，消积。用量3～5g。孕妇慎用。

目标检测

一、最佳选择题

1. 下列种子类药材不含有苦杏仁苷的是（　　）。
   　A. 桃仁　　　　B. 苦杏仁　　　C. 郁李仁　　　D. 甜杏仁　　　　E. 马钱子

2. 苦杏仁中的指标性成分为（　　）。
   　A. 多糖　　　　B. 氨基酸　　　C. 蛋白质　　　D. 苦杏仁苷　　　E. 氢氰酸

3. 药材呈纽扣状圆板形，表面密被灰棕或灰绿色绢状茸毛的是（　　）。
   　A. 杏仁　　　　B. 牵牛子　　　C. 马钱子　　　D. 女贞子　　　　E. 桃仁

4. 陈皮的入药部位是（　　）。
   　A. 果皮　　　　B. 种子　　　　C. 果肉　　　　D. 果实　　　　　E. 以上都不是

5. 具有油管的药材是（　　）。
   　A. 砂仁　　　　B. 小茴香　　　C. 吴茱萸　　　D. 牵牛子　　　　E. 北葶苈子

6. 木瓜的道地产区是（　　）。
   　A. 广东　　　　B. 广西　　　　C. 安徽　　　　D. 新疆　　　　　E. 辽宁

7. 果实呈卵圆形，表面黄绿色，有纵棱线12条，由棱线分出多数平行脉纹。该药材是（　　）。
   　A. 连翘　　　　B. 栀子　　　　C. 枸杞子　　　D. 山楂　　　　　E. 马兜铃

8. 槟榔的底部可见种脐呈（　　）。
   　A. 圆形　　　　B. 新月形　　　C. 点状　　　　D. 椭圆形　　　　E. 菱形

9. 种子球形，表面黑色，有细密颗粒状凸起，一侧有 1 凹陷纵沟。胚乳白色，胚弯曲成环，子叶 2。该药材是（　　）。

    A. 菟丝子　　　　B. 葶苈子　　　　C. 芥子　　　　D. 王不留行　　　　E. 青葙子

10. 种子加热煮至种皮破裂时，可露出黄白色卷旋状的胚，形如吐丝，该药材是（　　）。

    A. 五味子　　　B. 菟丝子　　　　C. 牵牛子　　　　D. 女贞子　　　　E. 蛇床子

11. 枳壳的入药部位（　　）。

    A. 外层果皮　　　B. 成熟种子　　　C. 近成熟种子　　D. 未成熟果实　　E. 成熟果实

二、多项选择题

1. 下列中药来源于蔷薇科植物的是（　　）。

    A. 山楂　　　　B. 苦杏仁　　　　C. 桃仁　　　　D. 陈皮　　　　E. 金樱子

2. 下列可以作为苦杏仁入药的是（　　）。

    A. 山杏　　　　B. 西伯利亚杏　　C. 东北杏　　　D. 甜杏　　　　E. 杏

3. 吴茱萸的性状鉴别特征有（　　）。

    A. 果实扁球形，顶端平，有的裂成五角状

    B. 果实基部果柄密生黄色毛茸

    C. 横切面可见子房 5 室

    D. 气芳香浓郁

    E. 用水浸泡果实，有黏液渗出

4. 乌梅的性状鉴别特征有（　　）。

    A. 呈扁球形或不规则球形

    B. 表面棕黑色至乌黑色，皱缩不平

    C. 果核坚硬，椭圆形

    D. 果核较软，类圆形

    E. 果肉味极酸

5. 来源于木犀科的果实和种子类中药材有（　　）。

    A. 连翘　　　　B. 山楂　　　　C. 乌梅　　　　D. 女贞子　　　　E. 桃仁

6. 下列药材中，主要成分为生物碱的有（　　）。

    A. 马钱子　　　B. 槟榔　　　　C. 五味子　　　D. 苦杏仁　　　　E. 天仙子

7. 下列属于菟丝子的产地的是（　　）。

    A. 河北　　　　B. 山东　　　　C. 四川　　　　D. 吉林　　　　E. 河南

8. 下列关于芥子性状特征描述准确的是（　　）。

    A. 白芥子表面灰白色至淡黄色

    B. 黄芥子表面黄色至棕黄色，少数呈暗红棕色

    C. 白芥子研碎后加水浸湿，产生辛烈的特异臭气

    D. 白芥子多药用

    E. 黄芥子多药用

9. 下列属于葶苈子的植物来源的是（　　）。

    A. 播娘蒿　　　B. 南葶苈子　　　C. 独行菜　　　D. 北葶苈子　　　E. 葶苈子

10. 下列属于榧子的性状特征的是（　　）。

    A. 呈卵圆形或长卵圆形

    B. 表面灰棕色或淡灰色

    C. 一端钝圆，可见椭圆形种脐，另端稍尖

D. 种仁表面光滑

E. 气微，味微甜而涩

实验十二　五味子粉末显微鉴别

（一）实验目的

1. 掌握五味子的粉末显微鉴别特征。

2. 熟悉粉末水合氯醛透化制片的方法。

（二）实验仪器、试剂、材料

1. 仪器　显微镜、临时制片用具（包括白瓷盘、酒精灯、解剖针、载玻片、盖玻片、滤纸条）。

2. 试剂　蒸馏水、水合氯醛试液、稀甘油。

3. 材料　五味子粉末

（三）实验内容

五味子粉末的显微鉴别

（四）操作流程

取五味子粉末适量于洁净的载玻片中央，滴加适量水合氯醛试液，于酒精灯外焰上加热透化后滴加稀甘油，盖上盖玻片于显微镜下进行观察。

（五）作业

1. 描述五味子生药的性状鉴别要点。

2. 绘画五味子粉末特征图。

实验十三　小茴香果实横切面显微鉴别

（一）实验目的

1. 掌握小茴香的横切面构造和小茴香的粉末显微鉴别特征。

2. 熟悉果实种子类药材的显微鉴别方法。

（二）实验仪器、试剂、材料

1. 仪器　显微镜、临时制片用具（包括白瓷盘、酒精灯、解剖针、载玻片、盖玻片、滤纸条）。

2. 试剂　蒸馏水、水合氯醛试液、稀甘油、80%硫酸。

3. 材料　小茴香粉末及组织横切片。

（三）实验内容

小茴香果实横切面显微鉴别。

（四）操作流程

取小茴香果实横切面于洁净的载玻片中央，滴加水合氯醛，于酒精灯外焰上加热透化后加稀甘油，盖上盖片于显微镜下进行观察。

（五）作业

1. 绘制小茴香的横切面结构简图。

2. 绘画小茴香药材粉末特征图。

实验十四　槟榔粉末显微鉴别

（一）实验目的

1. 掌握槟榔的粉末显微鉴别特征。

2. 熟悉粉末水合氯醛透化制片的方法。

（二）实验仪器、试剂、材料

1. 仪器　显微镜、临时制片用具（包括白瓷盘、酒精灯、解剖针、载玻片、盖玻片、滤纸条）。

2. 试剂　蒸馏水、水合氯醛试液、稀甘油。

3. 材料　槟榔粉末

（三）实验内容

槟榔的显微鉴别。

（四）操作流程

取槟榔粉末适量于洁净的载玻片中央，滴加适量水合氯醛试液，于酒精灯外焰上加热透化后，用蒸馏水清洗并用滤纸条将水液吸干，同法再透化清洗一次，滴加稀甘油，盖上盖玻片于显微镜下进行观察。

（五）作业

1. 描述槟榔生药的性状鉴别要点。

2. 绘画槟榔粉末特征图。

（王月珍　刘安韬　闫志慧）

第十四章

全草类中药鉴定

第一节　概述

全草类中药又称草类中药，大多数为干燥的草本植物地上部分，如薄荷、穿心莲等；亦有少数带有根及根茎的全草，如蒲公英、卷柏等；或为植物草质茎，如麻黄、石斛等，均列入全草类中药。

一、性状鉴别

全草类中药比其他各类中药的性状复杂，多器官且叶片多破碎，在性状鉴定时，应按其所包括的药用部位，如根、茎、叶、花、果实、种子等器官分别进行观察。观察草本植物茎时，一般按茎的形状、粗细、颜色、表面特征、叶序、花序、横断面、气、味的顺序进行。需特别注意的是，由于全草类中药主要是由草本植物地上部分或全株直接干燥而成，因此依靠原植物分类的鉴别尤为重要，原植物的特征一般反映了药材的性状特征。此外，本类中药常因采收加工、包装或运输而皱缩、破碎，如有完整的花、叶，可在水中浸泡后展开进行观察。

二、显微鉴别

全草类中药绝大多数为被子植物中的双子叶植物，少数为单子叶植物，它们的显微特征和观察注意点如下。

（一）双子叶植物草质茎

双子叶植物草质茎组织构造观察从外向内依次分为表皮、皮层和维管束三部分。表皮多由一层排列整齐、扁平、长方形、无细胞间隙的细胞组成，常有各式气孔、毛茸、角质层、蜡被等附属物。皮层主要由排列疏松、壁薄、个大的薄壁细胞组成，靠近表皮部分的细胞常具叶绿体，故嫩茎呈绿色，有的具厚角组织，呈环状排列或分布在棱角处。观察时应注意有无纤维、石细胞、分泌组织等。维管柱占较大比例，大多数草本植物茎维管束之间距离较大，即束间区域较宽，呈环状排列，髓部发达，髓射线较宽。

（二）单子叶植物草质茎

单子叶植物草质茎组织构造最外层为表皮，向内是基本薄壁组织，有限外韧型维管束散生其中，无皮层、髓和髓射线之分。观察时应注意是否有厚角组织、草酸钙晶体及分泌组织等。

第二节　全草类中药鉴定

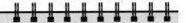

案例导入

案例：某地李女士因近日劳累后出现心悸、气短、乏力、汗出不止，去某中医院就诊。医生检查后给李女士开了处方，随后李女士到某药店按处方配了药，然而李女士吃完药后症状加重。后经医生查证，药店错将李女士处方中麻黄根调配成了麻黄。

讨论：1. 服用麻黄为什么会出现以上症状？
　　　2. 麻黄和麻黄根有何不同？

麻黄　Ephedrae Herba

【来源】麻黄科植物草麻黄 *Ephedra sinica* Stapf、中麻黄 *Ephedra intermedia* Schrenk et C. A. Mey. 或木贼麻黄 *Ephedra equisetina* Bge. 的干燥草质茎。

【产地】主产于吉林、辽宁、内蒙古、河南、河北、山西、陕西等省。

【采收加工】秋季采割绿色的草质茎，晒干。

【性状鉴别】

1. 草麻黄　呈细长圆柱形，少分枝，直径 1～2mm。有的带少量棕色木质茎。表面淡绿色至黄绿色，有细纵脊线，触之微有粗糙感。节明显，节间长 2～6cm。节上有膜质鳞叶，长 3～4mm；裂片 2（稀 3），锐三角形，先端灰白色，反曲，基部联合成筒状，红棕色。体轻，质脆，易折断，断面略呈纤维性，周边绿黄色，髓部红棕色，近圆形。气微香，味涩、微苦。如图 14－1 所示。

2. 中麻黄　多分枝，直径 1.5～3mm，有粗糙感。节上膜质鳞叶长 2～3mm，裂片 3（稀 2），先端锐尖。断面髓部呈三角状圆形。

3. 木贼麻黄　较多分枝，直径 1～1.5mm，无粗糙感。节间长 1.5～3cm。膜质鳞叶长 1～2mm；裂片 2（稀 3），上部为短三角形，灰白色，先端多不反曲，基部棕红色至棕黑色。

【显微鉴别】

1. 草麻黄茎横切面　表皮细胞外被厚的角质层；脊线较密，有蜡质疣状突起，两脊线间有下陷气孔。下皮纤维束位于脊线处，壁厚，非木化。皮层较宽，纤维成束散在。中柱鞘纤维束新月形。维管束外韧型，8～10 个。形成层环类圆形。木质部呈三角状。髓部薄壁细胞含棕色块；偶有环髓纤维。表皮细胞外壁、皮层薄壁细胞及纤维均有多数微小草酸钙砂晶或方晶。如图 14 - 2 所示。

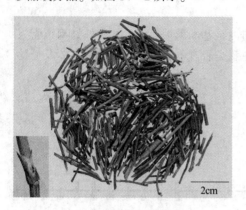

图 14 - 1　麻黄饮片

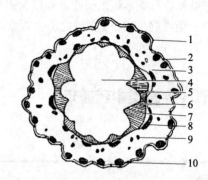

图 14 - 2　麻黄（草麻黄）横切面简图
1. 表皮　2. 气孔　3. 皮层　4. 髓　5. 形成层　6. 木质部
7. 韧皮部　8. 中柱鞘纤维　9. 皮层纤维　10. 下皮纤维

2. 中麻黄茎横切面　维管束 12～15 个。形成层环类三角形。环髓纤维成束或单个散在。

3. 木贼麻黄茎横切面　维管束 8～10 个。形成层环类圆形。无环髓纤维。

4. 草麻黄粉末　表皮组织碎片甚多，细胞呈长方形，含颗粒状晶体；气孔特异，内陷，保卫细胞侧面观呈哑铃形或顶面观呈电话听筒形。角质层极厚，呈脊状突起，常破碎呈不规则条块状。纤维多而壁厚，木化或非木化，狭长，胞腔狭小，常不明显，初生壁常附有细小众多的砂晶和方晶。皮层薄壁细胞呈类圆形，壁薄，非木化，含多数细小颗粒状结晶。髓部薄壁细胞棕色块散在，棕色或红棕色，形状不规则。导管分子端壁具麻黄式穿孔板。如图 14 - 3 所示。

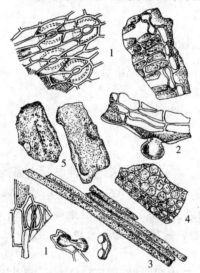

图 14 - 3　麻黄（草麻黄）粉末
1. 皮层薄壁细胞及气孔　2. 角质层突起
3. 嵌晶纤维　4. 皮层薄细胞　5. 棕色块

【化学成分】三种麻黄均含生物碱，主要是 L - 麻黄碱，其次为 D - 伪麻黄碱。麻黄的主要有效成分为麻黄碱，主要存在于草质茎的髓部。另含鞣质、挥发油等。

【理化鉴别】取本品粉末 0.2g，加水 5ml 与稀盐酸 1～2 滴，煮沸 2～3 分钟，滤过。滤液置分液漏斗中，加氨试液数滴使呈碱性，再加三氯甲烷 5ml，振摇提取。分取三氯甲烷液，置二支试管中，一管加氨制氯化铜试液与二硫化碳各 5 滴，振摇，静置，三氯甲烷层显深黄色；另一管为空白，以三氯甲烷 5 滴代替二硫化碳 5 滴，振摇后三氯甲烷层无色或显微黄色。

【性味功效】性温，味辛、微苦。发汗散寒，宣肺平喘，利水消肿。用量 2～10g。

伸筋草　Lycopodii Herba

【来源】石松科植物石松 *Lycopodium japonicum* Thunb. 的干燥全草。

【产地】主产于浙江、湖北、江苏等省。陕西、江西、广东、四川等省亦产。

【采收加工】夏、秋二季茎叶茂盛时采收，除去杂质，晒干。

【性状鉴别】匍匐茎呈细圆柱形，略弯曲，长可达2m，直径1~3mm，其下有黄白色细根；直立茎作二叉状分枝。叶密生茎上，螺旋状排列，皱缩弯曲，线形或针形，长3~5mm，黄绿色至淡黄棕色，无毛，先端芒状，全缘，易碎断。质柔软，断面皮部浅黄色，木部类白色。气微，味淡。如图14-4所示。

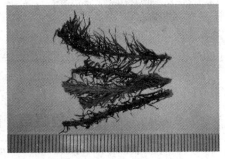

图14-4　伸筋草饮片

【化学成分】主含生物碱类、萜类、植物甾醇类化合物。

【性味功效】性温，味微苦、辛。祛风除湿，舒筋活络。用量3~12g。

木贼　Equiseti Hiemalis Herba

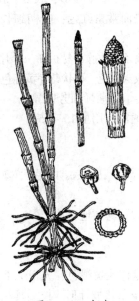

图14-5　木贼

【来源】木贼科植物木贼 *Equisetum hyemale* L. 的干燥地上部分。

【产地】主产于东北及陕西、湖北等省区。陕西产量大，辽宁质量好。

【采收加工】夏、秋二季采割，除去杂质，晒干或阴干。

【性状鉴别】呈长管状，不分枝，长40~60cm，直径0.2~0.7cm。表面灰绿色或黄绿色，有18~30条纵棱，棱上有多数细小光亮的疣状突起；节明显，节间长2.5~9cm，节上着生筒状鳞叶，叶鞘基部和鞘齿黑棕色，中部淡棕黄色。体轻，质脆，易折断，断面中空，周边有多数圆形的小空腔。气微，味甘淡、微涩，嚼之有沙粒感。如图14-5所示。

【化学成分】含挥发油、有机酸、黄酮苷、生物碱等。

【性味功效】性平，味甘、苦。疏散风热，明目退翳。用量3~9g。

卷柏　Selaginellae Herba

【来源】卷柏科植物卷柏 *Selaginella tamariscina* （Beauv.）Spring 或垫状卷柏 *Selaginella pulvinata* （Hook. et Grev.）Maxim. 的干燥全草。

【产地】全国大部分地区均产。

【采收加工】全年均可采收，除去须根及泥沙，晒干。

【性状鉴别】

1. 卷柏　卷缩似拳状，长3~10cm。枝丛生，扁而有分枝，绿色或棕黄色，向内卷曲，枝上密生鳞片状小叶，叶先端具长芒。中叶（腹叶）两行，卵状矩圆形，斜向上排列，叶缘膜质，有不整齐的细锯齿；背叶（侧叶）背面的膜质边缘常呈棕黑色。基部残留棕色至棕褐色须根，散生或聚生成短干状。质脆，易折断。气微，味淡。如图14-6所示。

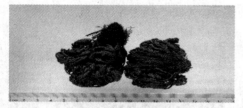

图 14-6 卷柏药材

2. 垫状卷柏 须根多散生。中叶（腹叶）两行，卵状披针形，直向上排列。叶片左右两侧不等，内缘较平直，外缘常因内折而加厚，呈全缘状。

【化学成分】含黄酮类成分等。

【性味功效】性平，味辛。活血通经。用量5～10g。

鱼腥草 Houttuyniae Herba

【来源】三白草科植物蕺菜 *Houttuynia cordata* Thunb. 的新鲜全草或干燥地上部分。

【产地】主产于长江以南各省。

【采收加工】鲜品全年均可采割；干品夏季茎叶茂盛花穗多时采割，除去杂质，晒干。

【性状鉴别】

1. 鲜鱼腥草 茎呈圆柱形，长20～45cm，直径0.25～0.45cm；上部绿色或紫红色，下部白色，节明显，下部节上生有须根，无毛或被疏毛。叶互生，叶片心形，长3～10cm，宽3～11cm；先端渐尖，全缘；上表面绿色，密生腺点，下表面常紫红色；叶柄细长，基部与托叶合生成鞘状。穗状花序顶生。具鱼腥气，味涩。

2. 干鱼腥草 茎呈扁圆柱形，扭曲，表面黄棕色，具纵棱数条；质脆，易折断。叶片卷折皱缩，展平后呈心形，上表面暗黄绿色至暗棕色，下表面灰绿色或灰棕色。穗状花序黄棕色。

【化学成分】主含挥发油，主要成分为癸酰乙醛、月桂醛、α-蒎烯和芳樟醇。

【性味功效】性微寒，味辛。清热解毒，消痈排脓，利尿通淋。用量15～25g。

瞿麦 Dianthi Herba

【来源】石竹科植物瞿麦 *Dianthus superbus* L. 或石竹 *Dianthus chinensis* L. 的干燥地上部分。

【产地】主产于河北、四川、湖北、湖南、江苏、浙江等省。其他地区亦产。

【采收加工】夏、秋二季花果期采割，除去杂质，干燥。

【性状鉴别】

1. 瞿麦 茎圆柱形，上部有分枝，长30～60cm；表面淡绿色或黄绿色，光滑无毛，节明显，略膨大，断面中空。叶对生，多皱缩，展平叶片呈条形至条状披针形。枝端具花及果实，花萼筒状，长2.7～3.7cm；苞片4～6，宽卵形，长约为萼筒的1/4；花瓣棕紫色或棕黄色，卷曲，先端深裂成丝状。蒴果长筒形，与宿萼等长。种子细小，多数。气微，味淡。

2. 石竹 萼筒长1.4～1.8cm，苞片长约为萼筒的1/2；花瓣先端浅齿裂。

【化学成分】含皂苷、挥发油等。

【性味功效】性寒，味苦。利尿通淋，活血通经。用量9～15g。

仙鹤草 Agrimoniae Herba

【来源】蔷薇科植物龙芽草 *Agrimonia pilosa* Ledeb. 的干燥地上部分。

【产地】主产于浙江、江苏、湖北等省，全国大部分地区亦产。

【采收加工】夏、秋二季茎叶茂盛时采割，除去杂质，干燥。

【性状鉴别】长50～100cm，全体被白色柔毛。茎下部圆柱形，直径4～6mm，红棕色，上部方柱形，四面略凹陷，绿褐色，有纵沟及棱线，有节；体轻，质硬，易折断，断面中空。单数羽状复叶互生，暗绿色，皱缩卷曲；质脆，易碎；叶片有大小 2 种，相间生于叶轴上，顶端小叶较大，完整小叶片展平后呈卵形或长椭圆形，先端尖，基部楔形，边缘有锯齿；托叶 2，抱茎，斜卵形。总状花序细长，花萼下部呈筒状，萼筒上部有钩刺，先端 5 裂，花瓣黄色。气微，味微苦。

【化学成分】含仙鹤草酚 A、B、C、D、E。另含木犀草素 - 7 - 葡萄糖苷、秋英苷、鞣质。

【性味功效】性平，味苦、涩。收敛止血，截疟，止痢，解毒，补虚。用量 6 ~ 12g。

老鹳草　Erodii Herba Geranii Herba

【来源】牻牛儿苗科植物牻牛儿苗 *Erodium stephanianum* Willd.、老鹳草 *Geranium wilfordii* Maxim. 或野老鹳草 *Geranium carolinianum* L. 的干燥地上部分。前者习称"长嘴老鹳草"，后两者习称"短嘴老鹳草"。

【产地】长嘴老鹳草主产于河北、山西、山东；短嘴老鹳草主产于四川、云南。

【采收加工】夏、秋二季果实近成熟时采割，捆成把，晒干。

【性状鉴别】

1. 长嘴老鹳草　茎长 30 ~ 50cm，直径 0.3 ~ 0.7cm，多分枝，节膨大。表面灰绿色或带紫色，有纵沟纹和稀疏茸毛。质脆，断面黄白色，有的中空。叶对生，具细长叶柄；叶片卷曲皱缩，质脆易碎，完整者为二回羽状深裂，裂片披针线形。果实长圆形，长 0.5 ~ 1cm。宿存花柱长 2.5 ~ 4cm，形似鹳喙，有的裂成 5 瓣，呈螺旋形卷曲。气微，味淡。

2. 短嘴老鹳草　茎较细，略短。叶片圆形，3 或 5 深裂，裂片较宽，边缘具缺刻。果实球形，长 0.3 ~ 0.5cm。花柱长 1 ~ 1.5cm，有的 5 裂向上卷曲呈伞形。野老鹳草叶片掌状 5 ~ 7 深裂，裂片条形，每裂片又 3 ~ 5 深裂。

【化学成分】含牻牛儿苗醇、槲皮素等。

【性味功效】性平，味辛、苦。祛风湿，通经络，止泻痢。用量 9 ~ 15g。

鹿衔草　Pyrolae Herba

【来源】鹿蹄草科植物鹿蹄草 *Pyrola calliantha* H. Andres 或普通鹿蹄草 *Pyrola decorata* H. Andres 的干燥全草。

【产地】主产于浙江、安徽、贵州、陕西、四川等省。

【采收加工】全年均可采挖，除去杂质，晒至叶片较软时，堆置至叶片变紫褐色，晒干。

【性状鉴别】根茎细长。茎圆柱形或具纵棱，长 10 ~ 30cm。叶基生，长卵圆形或近圆形，长 2 ~ 8cm，暗绿色或紫褐色，先端圆或稍尖，全缘或有稀疏的小锯齿，边缘略反卷，上表面有时沿脉具白色的斑纹，下表面有时具白粉。总状花序有花 4 ~ 10 余朵；花半下垂，萼片 5，舌形或卵状长圆形；花瓣 5，早落，雄蕊 10，花药基部有小角，顶孔开裂；花柱外露，有环状突起的柱头盘。蒴果扁球形，直径 7 ~ 10mm，5 纵裂，裂瓣边缘有蛛丝状毛。气微，味淡、微苦。

【性味功效】性温，味甘、苦。祛风湿，强筋骨，止血、止咳。用量 9 ~ 15g。

萹蓄　Polygoni A Vicularis Herba

【来源】蓼科植物萹蓄 *Polygonum aviculare* L. 的干燥地上部分。

【产地】全国大部分地区均产。

【采收加工】夏季叶茂盛时采收，除去根和杂质，晒干。

【性状鉴别】茎呈圆柱形而略扁，有分枝，长 15 ~ 40cm，直径 0.2 ~ 0.3cm。表面灰绿色或棕红色，有细密微突起的纵纹；节部稍膨大，有浅棕色膜质的托叶鞘，节间长约3cm；质硬，易折断，断面髓部白色。叶互生，近无柄或具短柄，叶片多脱落或皱缩、破碎，完整者展平后呈披针形，全缘，两面均呈棕绿色或灰绿色。气微，味微苦。

【化学成分】含萹蓄苷、槲皮苷、没食子酸等。

【性味功效】性寒，味苦。利尿通淋，杀虫，止痒。用量9～15g。

金钱草　Lysimachiae Herba

【来源】报春花科植物过路黄 *Lysimachia christinae* Hance 的干燥全草。

【产地】主产于四川省。长江流域及山西、陕西、云南、贵州等省亦产。

【采收加工】夏、秋二季采收，除去杂质，晒干。

【性状鉴别】常缠结成团，无毛或被疏柔毛。茎扭曲，表面棕色或暗棕红色，有纵纹，下部茎节上有时具须根，断面实心。叶对生，多皱缩，展平后呈宽卵形或心形，长1～4cm，宽1～5cm，基部微凹，全缘；上表面灰绿色或棕褐色，下表面色较浅，主脉明显突起，用水浸后，对光透视可见黑色或褐色条纹；叶柄长1～4cm。有的带花，花黄色，单生叶腋，具长梗。蒴果球形。气微，味淡。如图14-7所示。

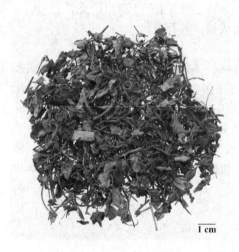

图14-7　金钱草

1 cm

【显微鉴别】金钱草茎横切面表皮细胞外被角质层，有时可见腺毛，头部单细胞，柄部1～2细胞。栓内层宽广，细胞中有的含红棕色分泌物；分泌道散在，周围分泌细胞5～10个，内含红棕色块状分泌物；内皮层明显。中柱鞘纤维断续排列成环，壁微木化。韧皮部狭窄。木质部连接成环。髓常成空腔。薄壁细胞含淀粉粒。

【化学成分】含酚性成分、甾醇，黄酮类、氨基酸、鞣质、挥发油、胆碱等。

【理化鉴别】取本品粉末1g，加80%甲醇50ml，加热回流1小时，放冷，滤过，滤液蒸干，残渣加水10ml使溶解，用乙醚振摇提取2次，每次10ml，弃去乙醚液，水液加稀盐酸10ml，置水浴中加热1小时，取出，迅速冷却，用乙酸乙酯振摇提取2次，每次20ml，合并乙酸乙酯液，用水30ml洗涤，弃去水液，乙酸乙酯液蒸干，残渣加甲醇1ml使溶解，作为供试品溶液。另取槲皮素对照品、山奈素对照品，加甲醇制成每1ml各含0.5mg的溶液，作为对照品溶液。照薄层色谱法（通则0502）试验，吸取供试品溶液5μl、对照品溶液各2μl，分别点于同一硅胶G薄层板上，以甲苯-甲酸乙酯-甲酸（10:8:1）为展开剂，展开，取出，晾干，喷以3%三氯化铝乙醇溶液，在105℃加热数分钟，置紫外光灯（365nm）下检视。供试品色谱中，在与对照品色谱相应的位置上，显相同颜色的荧光斑点。

【性味功效】性寒，味甘、咸。利湿退黄，利尿通淋，解毒消肿。用量15～60g。

广金钱草　Desmodii Styracifolii Herba

【来源】豆科植物广金钱草 *Desmodium styracifolium*（Osb.）Merr. 的干燥地上部分。

【产地】主产于广东、广西、福建、湖南等省。

【采收加工】夏、秋二季采割，除去杂质，晒干。

【性状鉴别】茎呈圆柱形，长可达1m；密被黄色伸展的短柔毛；质稍脆，断面中部有髓。叶互生，小叶1或3，圆形或矩圆形，直径2~4cm；先端微凹，基部心形或钝圆，全缘；上表面黄绿色或灰绿色，无毛，下表面具灰白色紧贴的绒毛，侧脉羽状；叶柄长1~2cm，托叶1对，披针形，长约0.8cm。气微香，味微甘。

【性味功效】性凉，味甘、淡。利湿退黄，利尿通淋。用量15~30g。

马鞭草 Verbenae Herba

【来源】马鞭草科植物马鞭草 *Verbena officinalis* L. 的干燥地上部分。

【产地】全国大部分地区均有野生。

【采收加工】6~8月花开时采割，除去杂质，晒干。

【性状鉴别】茎呈方柱形，多分枝，四面有纵沟，长0.5~1m；表面绿褐色，粗糙；质硬而脆，断面有髓或中空。叶对生，皱缩，多破碎，绿褐色，完整者展平后叶片3深裂，边缘有锯齿。穗状花序细长，有小花多数。气微，味苦。

【化学成分】含马鞭草苷、齐墩果酸、挥发油、熊果酸等。

【性味功效】性凉，味苦。活血散瘀，解毒，利水，退黄，截疟。用量5~10g。

广藿香 Pogostemonis Herba

【来源】唇形科植物广藿香 *Pogostemon cablin*（Blanco）Benth. 的干燥地上部分。

【产地】主产于广东省。海南、台湾、广西、云南等省亦有栽培。

【采收加工】枝叶茂盛时采割，日晒夜闷，反复至干。

【性状鉴别】茎略呈方柱形，多分枝，枝条稍曲折，长30~60cm，直径0.2~0.7cm；表面被柔毛；质脆，易折断，断面中部有髓；老茎类圆柱形，直径1~1.2cm，被灰褐色栓皮。叶对生，皱缩成团，展平后叶片呈卵形或椭圆形，长4~9cm，宽3~7cm；两面均被灰白色茸毛；先端短尖或钝圆，基部楔形或钝圆，边缘具大小不规则的钝齿；叶柄细，长2~5cm，被柔毛。气香特异，味微苦。

【显微鉴别】广藿香叶片粉末淡棕色。叶表皮细胞不规则形，气孔直轴式。非腺毛1~6细胞，平直或先端弯曲，长约至590μm，壁具疣状突起，有的胞腔含黄棕色物。腺鳞头部8细胞状，直径37~70μm；柄单细胞，极短。间隙腺毛存在于叶肉组织的细胞间隙中，头部单细胞，呈不规则囊状，直径13~50μm，长约至113μm；柄短，单细胞。小腺毛头部2细胞；柄1~3细胞，甚短。草酸钙针晶细小，散在于叶肉细胞中，长约至27μm。如图14-8所示。

【化学成分】主要含挥发油。油中主要成分为广藿香醇；并含广藿香酮、百秋李醇、桂皮醛，丁香油酚以及多种黄酮类化合物。

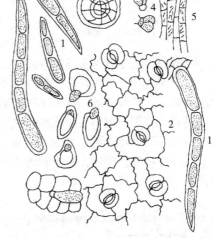

图14-8 广藿香粉末
1. 非腺毛 2. 上表皮及气孔 3. 腺鳞
4. 小腺毛 5. 草酸钙针晶 6. 腺毛

【理化鉴别】取本品粗粉适量，照挥发油测定法（通则2204）测定，分取挥发油0.5ml，加乙酸乙酯稀释至5ml，作为供试品溶液。另取百秋李醇对照品，加乙酸乙酯制成每1ml含2mg的溶液，作为对照品溶液。照薄层色谱法（通则0502）试验，吸取上述两种溶液各1~2μl，分别点于同一硅胶G薄层板上，以石油醚（30~60℃）－乙酸乙酯－冰醋酸（95:5:0.2）为展开剂，展开，取出，晾干，喷以5%

三氯化铁乙醇溶液。供试品色谱中显一黄色斑点；加热至斑点显色清晰，供试品色谱中，在与对照品色谱相应的位置上，显相同的紫蓝色斑点。

【性味功效】性温，味辛。芳香化浊，和中止呕，发表解暑。用量3~10g。

薄荷 Menthae Haplocalycis Herba

【来源】唇形科植物薄荷 *Mentha haplocalyx* Briq. 的干燥地上部分。

【产地】主产于江苏的太仓及浙江、湖南等省。江苏省为薄荷的主产区。

【采收加工】夏、秋二季茎叶茂盛或花开至三轮时，选晴天，分次采割，晒干或阴干。

【性状鉴别】茎呈方柱形，有对生分枝，长15~40cm，直径0.2~0.4cm；表面紫棕色或淡绿色，棱角处具茸毛，节间长2~5cm；质脆，断面白色，髓部中空。叶对生，有短柄；叶片皱缩卷曲，完整者展平后呈宽披针形、长椭圆形或卵形，长2~7cm；宽1~3cm；上表面深绿色，下表面灰绿色，稀被茸毛，有凹点状腺鳞。轮伞花序腋生，花萼钟状，先端5齿裂，花冠淡紫色。揉搓后有特殊清凉香气，味辛凉。如图14-9所示。

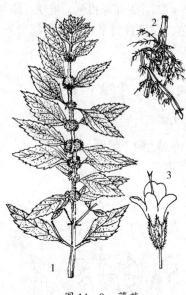

图14-9 薄荷

【显微鉴别】

1. 叶表面观 腺鳞头部8细胞，直径约至90μm，柄单细胞；小腺毛头部及柄部均为单细胞。非腺毛1~8细胞，常弯曲，壁厚，微具疣突。下表皮气孔多见，直轴式。

2. 茎横切面 呈四方形。表皮细胞1列，外被角质层，有扁球形腺鳞、单细胞头的腺毛和非腺毛。皮层为数列排列疏松的薄壁细胞，在四棱脊处有厚角细胞，内皮层明显。维管束于四角处较发达，于相邻两角间具数个小维管束；韧皮部细胞较小，呈狭环状；形成层成环；木质部在四棱处发达，射线宽窄不一。髓部宽广，中心常有空隙。薄壁细胞中含橙皮苷结晶。

【化学成分】含挥发油，称薄荷油。油中主要成分为 L-薄荷醇（薄荷脑），其次为 L-薄荷酮、异薄荷酮、胡薄荷酮及薄荷酯类。

【理化鉴别】取本品叶的粉末少量，经微量升华得油状物，加硫酸2滴及香草醛结晶少量，初显黄色至橙黄色，再加水1滴，即变紫红色。

【性味功效】性凉，味辛。疏散风热，清利头目，利咽，透疹，疏肝行气。用量3~6g。后下。

拓展阅读

留兰香

留兰香为唇形科植物留兰香 *Mentha spicata* L. 的干燥地上部分。原产南欧，我国河南、河北、江苏等省有栽培。由于其形态、气味与薄荷相近，市场多有混淆。其鉴别要点为：茎四棱，具槽或条纹，无毛或近无毛；叶无柄或近无柄，叶片展平后卵状长圆形或长圆状披针形；轮伞花序生于茎及分枝顶端，间断但向上密集的圆柱形穗状花序；叶揉搓后有特殊香气，味辛，无凉感。

荆芥 Schizonepetae Herba

【来源】唇形科植物荆芥 *Schizonepeta tenuifolia* Briq. 的干燥地上部分。

【产地】主产于江苏、浙江、河南、河北、山东等省。多为栽培。

【采收加工】夏、秋二季花开到顶，穗绿时采割，除去杂质，晒干。

【性状鉴别】茎呈方柱形，上部有分枝，长 50～80cm，直径 0.2～0.4cm；表面淡黄绿色或淡紫红色，被短柔毛；体轻，质脆，断面类白色。叶对生，多已脱落，叶片 3～5 羽状分裂，裂片细长。穗状轮伞花序顶生，长 2～9cm，直径约 0.7cm。花冠多脱落，宿萼钟状，先端 5 齿裂，淡棕色或黄绿色，被短柔毛；小坚果棕黑色。气芳香，味微涩而辛凉。如图 14-10 所示。

【化学成分】主要含挥发油，油中主要成分为右旋薄荷酮、消旋薄荷酮、左旋胡薄荷酮及少量右旋柠檬烯等。

【性味功效】性温，味辛。解表散风、透疹、消疮。用量 5～10g。

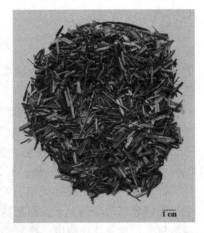

图 14-10 荆芥饮片

半枝莲 Scutellariae Barbatae Herba

【来源】唇形科植物半枝莲 *Scutellaria barbata* D. Don 的干燥全草。

【产地】主产于河北、河南、陕西、山西等省。

【采收加工】夏、秋二季茎叶茂盛时采挖，洗净，晒干。

【性状鉴别】本品长 15～35cm，无毛或花轴上疏被毛。根纤细。茎丛生，较细，方柱形；表面暗紫色或棕绿色。叶对生，有短柄；叶片多皱缩，展平后呈三角状卵形或披针形，长 1.5～3cm，宽 0.5～1cm；先端钝，基部宽楔形，全缘或有少数不明显的钝齿；上表面暗绿色，下表面灰绿色。花单生于茎枝上部叶腋，花萼裂片钝或较圆；花冠二唇形，棕黄色或浅蓝紫色，长约 1.2cm，被毛。果实扁球形，浅棕色。气微，味微苦。

【化学成分】含黄酮类成分，生物碱，β-谷甾醇和硬脂酸等。

【性味功效】性寒，味辛、苦。清热解毒，化瘀利尿。用量 15～30g。

益母草 Leonuri Herba

【来源】唇形科植物益母草 *Leonurus japonicus* Houtt. 的新鲜或干燥地上部分。

【产地】全国各地均有野生或栽培。

【采收加工】鲜品春季幼苗期至初夏花前期采割；干品夏季茎叶茂盛、花未开或初开时采割，晒干，或切段晒干。

【性状鉴别】

1. 鲜益母草 幼苗期无茎，基生叶圆心形，5～9 浅裂，每裂片有 2～3 钝齿。花前期茎呈方柱形，上部多分枝，四面凹下成纵沟，长 30～60cm，直径 0.2～0.5cm；表面青绿色；质鲜嫩，断面中部有髓。叶交互对生，有柄；叶片青绿色，质鲜嫩，揉之有汁；下部茎生叶掌状 3 裂，上部叶羽状深裂或浅裂成 3 片，裂片全缘或具少数锯齿。气微，味微苦。

2. 干益母草 茎表面灰绿色或黄绿色；体轻，质韧，断面中部有髓。叶片灰绿色，多皱缩、破碎，易脱落。轮伞花序腋生，小花淡紫色，花萼筒状，花冠二唇形。切段者长约 2cm。

【化学成分】主含益母草碱、水苏碱、芸香碱、芦丁、延胡索酸、亚麻酸、苯甲酸等。

【性味功效】性寒，味辛、苦。活血调经，利尿消肿，清热解毒。用量 9～30g。鲜品 12～40g。

泽兰 Lycopi Herba

【来源】唇形科植物毛叶地瓜儿苗 *Lycopus lucidus* Turcz. var. *hirtus* Regel 的干燥地上部分。

【产地】全国大部分地区均产。

【采收加工】夏、秋二季茎叶茂盛时采割，晒干。

【性状鉴别】茎呈方柱形，少分枝，四面均有浅纵沟，长 50～100cm，直径 0.2～0.6cm；表面黄绿色或带紫色，节处紫色明显，有白色茸毛；质脆，断面黄白色，髓部中空。叶对生，有短柄或近无柄；叶片多皱缩，展平后呈披针形或长圆形，长 5～10cm；上表面黑绿色或暗绿色，下表面灰绿色，密具腺点，两面均有短毛；先端尖，基部渐狭，边缘有锯齿。轮伞花序腋生，花冠多脱落，苞片和花萼宿存，小包片披针形，有缘毛，花萼钟形，5 齿。气微，味淡。

【化学成分】含挥发油、熊果酸、鞣质、黄酮类、酚类、氨基酸、有机酸等。

【性味功效】性温，味辛、苦。活血调经，祛瘀消痈，利水消肿。用量 6～12g。

香薷 Moslae Herba

【来源】唇形科植物石香薷 *Mosla chinensis* Maxim. 或江香薷 *Mosla chinensis* 'jiangxiang-ru' 的干燥地上部分。前者习称"青香薷"，后者习称"江香薷"。

【产地】江香薷主产于江西、浙江等；青香薷产于广东、广西、福建、湖南等地。

【采收加工】夏季茎叶茂盛、花盛时择晴天采割，除去杂质，阴干。

【性状鉴别】

1. 青香薷 长 30～50cm，基部紫红色，上部黄绿色或淡黄色，全体密被白色茸毛。茎方柱形，基部类圆形，直径 1～2mm，节明显，节间长 4～7cm；质脆，易折断。叶对生，多皱缩或脱落，叶片展平后呈长卵形或披针形，暗绿色或黄绿色，边缘有 3～5 疏浅锯齿。穗状花序顶生及腋生，苞片圆卵形或圆倒卵形，脱落或残存；花萼宿存，钟状，淡紫红色或灰绿色，先端 5 裂，密被茸毛。小坚果 4，直径 0.7～1.1mm，近圆球形，具网纹。气清香而浓，味微辛而凉。

2. 江香薷 长 55～66cm，表面黄绿色，质较柔软。边缘有 5～9 疏浅锯齿。果实直径 0.9～1.4mm，表面具疏网纹。

【化学成分】两种香薷均含挥发油，油中主含香荆芥酚、麝香草酚等。

【性味功效】性温，味辛。发汗解表，化湿和中。用量 3～10g。

穿心莲 Andrographis Herba

【来源】爵床科植物穿心莲 *Andrographis paniculata*（Burm. f.）Nees 的干燥地上部分。

【产地】主产于广东、广西、福建等省。现云南、四川、江西、江苏等省也有栽培。

【采收加工】秋初茎叶茂盛时采割，晒干。

【性状鉴别】茎呈方柱形，多分枝，长 50～70cm，节稍膨大；质脆，易折断。单叶对生，叶柄短或近无柄；叶片皱缩、易碎，完整者展平后呈披针形或卵状披针形，长 3 ~ 12cm，宽 2 ~ 5cm，先端渐尖，基部楔形下延，全缘或波状；上表面绿色，下表面灰绿色，两面光滑。气微，味极苦。

【显微鉴别】

1. 叶横切面 上表皮细胞类方形或长方形，下表皮细胞较小，上、下表皮均有含圆形、长椭圆形或棒状钟乳体的晶细胞；并有腺鳞，有的可见非腺毛。栅栏组织为 1 ~ 2 列细胞，贯穿于主脉上方；海绵组织排列疏松。主脉维管束外韧型，呈凹槽状，木质部上方亦有晶细胞。如图 14 - 11 所示。

2. 叶表面观 上下表皮均有增大的晶细胞，内含大型螺状钟乳体，直径约至 36μm，长约至 180μm，较大端有脐样点痕，层纹波状。下表皮气孔密布，直轴式，副卫细胞大小悬殊，也有不定式。腺鳞头部扁球形，4、6（8）细胞，直径至 40μm，柄极短。非腺毛 1 ~ 4 细胞，长约至 160μm，基部直径约至 40μm，表面有角质纹理。如图 14 - 12 所示。

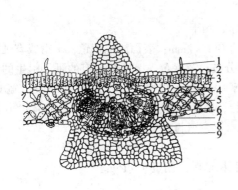

图 14 - 11　穿心莲（叶）横切面详图
1. 非腺毛　2. 上表皮细胞　3. 栅栏组织　4.6. 钟乳体
5. 海绵组织　7. 腺鳞　8. 木质部导管　9. 韧皮部

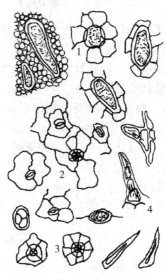

图 14 - 12　穿心莲叶粉末
1. 含钟乳体晶细胞　2. 气孔　3. 腺鳞
4. 非腺毛

【化学成分】含苦味素，为二萜内酯类化合物，主要为穿心莲内酯、新穿心莲内酯、脱水穿心莲内酯和去氧穿心莲内酯等。

【理化鉴别】取穿心莲对照药材 0.5g，加乙醇 30ml，超声处理 30 分钟，滤过，滤液浓缩至 5ml，作为对照药材溶液。再取脱水穿心莲内酯对照品、穿心莲内酯对照品，加无水乙醇制成每 1ml 各含 1mg 的混合溶液，作为对照品溶液。照薄层色谱法（通则 0502）试验，吸取 [含量测定] 项下的供试品溶液、上述对照药材溶液各 6μl 和对照品溶液 4μl，分别点于同一硅胶 GF$_{254}$ 薄层板上，以三氯甲烷 - 乙酸乙酯 - 甲醇（4:3:0.4）为展开剂，展开，取出，晾干，置紫外光灯（254nm）下检视。供试品色谱中，在与对照药材色谱和对照品色谱相应的位置上，分别显相同颜色的斑点；喷以 2% 3，5 - 二硝基苯甲酸乙醇溶液与 2mol/L 氢氧化钾溶液（1:1）混合溶液（临用配制），立即在日光下检视。供试品色谱中，在与对照药材色谱和对照品色谱相应的位置上，分别显相同颜色的斑点。

【性味功效】性寒，味苦。清热解毒，凉血，消肿。用量 6 ~ 9g。

绞股蓝　Gynostemmae Pentaphylli Herba

【来源】葫芦科植物绞股蓝 *Gynoacemma pentaphyllum*（Thunb.）Mak. 的干燥全草。

【产地】主产于陕西南部和长江以南各省。

【采收加工】秋季采割，去除杂质，洗净，晒干。

【性状鉴别】本品皱缩，茎纤细，灰棕色或暗棕色，表面具纵沟纹，被稀疏绒毛。复叶，小叶膜质，常 5~7，少数 9 枚，叶柄长 2~7cm，被糙毛；侧生小叶卵状长圆形或长圆状披针形，中央一枚较大，长 3~12cm，宽 1~1.3cm，先端渐尖，基部楔形，两面被粗毛，叶缘有锯齿，齿尖具芒。果实圆球形，直径约 0.5cm，果梗长 0.3~0.5cm. 味苦，有草香气。

【化学成分】含绞股蓝皂苷。

【性味功效】性凉，味苦、微甘。益气健脾，化痰止咳，清热解毒。用量 12~30g。

半边莲　Lobeliae Chinensis Herba

【来源】桔梗科植物半边莲 *Lobelia chinensis* Lour. 的干燥全草。

【产地】主产于江苏、浙江、安徽等省。

【采收加工】夏季采收，除去泥沙，洗净，晒干。

【性状鉴别】常缠结成团。根茎极短，直径 1~2mm；表面淡棕黄色，平滑或有细纵纹。根细小，黄色，侧生纤细须根。茎细长，有分枝，灰绿色，节明显，有的可见附生的细根。叶互生，无柄，叶片多皱缩，绿褐色，展平后叶片呈狭披针形，长 1~2.5cm，宽 0.2~0.5cm，边缘具疏而浅的齿或全缘。花梗细长，花小，单生于叶腋，花冠基部筒状，上部 5 裂，偏向一边，浅紫红色，花冠筒内有白色茸毛。气微特异，味微甘而辛。

【化学成分】含多种生物碱等。

【性味功效】性平，味辛。清热解毒，利尿消肿。用量 9~15g。

佩兰　Eupatorii Herba

【来源】菊科植物佩兰 *Eupatorium fortunei* Turcz. 的干燥地上部分。

【产地】产于河北、山东、江苏、浙江、广东、广西、四川、湖南、湖北等省。

【采收加工】夏、秋二季分两次采割，除去杂质，晒干。

【性状鉴别】茎呈圆柱形，长 30~100cm，直径 0.2~0.5cm；表面黄棕色或黄绿色，有的带紫色，有明显的节和纵棱线；质脆，断面髓部白色或中空。叶对生，有柄，叶片多皱缩、破碎，绿褐色；完整叶片 3 裂或不分裂，分裂者中间裂片较大，展平后呈披针形或长圆状披针形，基部狭窄，边缘有锯齿，不分裂者展平后呈卵圆形、卵状披针形或椭圆形。气芳香，味微苦。

【化学成分】含挥发油、蒲公英甾醇、豆甾醇等。

【性味功效】性平，味辛。芳香化湿，醒脾开胃，发表解暑。用量 3~10g。

豨莶草　Siegesbeckiae Herba

【来源】菊科植物豨莶 *Siegesbeckia orientalis* L.、腺梗豨莶 *Siegesbeckia pubescens* Makino 或毛梗豨莶 *Siegesbeckia glabrescens* Makino 的干燥地上部分。

【产地】主产于湖南、福建、湖北、江苏等省。

【采收加工】夏、秋二季花开前和花期均可采割，除去杂质，晒干。

【性状鉴别】茎略呈方柱形，多分枝，长 30~110cm，直径 0.3~1cm；表面灰绿色、黄棕色或紫棕色,有纵沟和细纵纹,被灰色柔毛;节明显,略膨大;质脆,易折断,断面黄白色或带绿色,髓部宽广,类白色,中空。叶对生,叶片多皱缩、卷曲,展平后呈卵圆形,灰绿色,边缘有钝锯齿,两面皆有白色柔毛,主脉3出。有的可见黄色头状花序,总苞片匙形。气微,味微苦。

【化学成分】 含生物碱、皂苷、氨基酸、有机酸等。

【性味功效】 性寒,味辛、苦。祛风湿,利关节,解毒。用量9~12g。

青蒿 Artemisiae Annuae Herba

【来源】 菊科植物黄花蒿 *Artemisia annua* L. 的干燥地上部分。

【产地】 全国各地均产。

【采收加工】 秋季花盛开时采割,除去老茎,阴干。

【性状鉴别】 茎呈圆柱形,上部多分枝,长30~80cm,直径0.2~0.6cm;表面黄绿色或棕黄色,具纵棱线;质略硬,易折断,断面中部有髓。叶互生,暗绿色或棕绿色,卷缩易碎,完整者展平后为三回羽状深裂,裂片和小裂片矩圆形或长椭圆形,两面被短毛。气香特异,味微苦。如图14-13所示。

【显微鉴别】 青蒿叶表面:上下表皮细胞不规则,垂周壁波状弯曲,脉脊上的表皮细胞为窄长方形。不定式气孔微突于表面,保卫细胞肾形。腺毛呈椭圆形,常充满黄色挥发油,其两个半圆形分泌细胞的排列方向一般与最终裂片的中脉平行。表面密布丁字形非腺毛,其壁横向延伸或在柄部着生处折成V字形,长240~480(816)μm,柄细胞细小,单列,3~8个,在中脉附近可见只具柄细胞的毛。如图14-14所示。

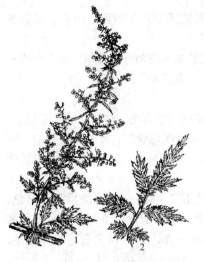

图14-13 青蒿
1. 花枝 2. 叶

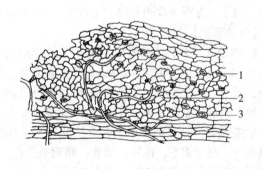

图14-14 青蒿叶表面
1. 气孔 2. 丁字毛 3. 腺毛

【化学成分】 含挥发油、青蒿素、青蒿酸、青蒿内酯、青蒿醇等。

【理化鉴别】 取本品粉末3g,加石油醚(60~90℃)50ml,加热回流1小时,滤过,滤液蒸干,残渣加正己烷30ml使溶解,用20%乙腈溶液振摇提取3次,每次10ml,合并乙腈液,蒸干,残渣加乙醇0.5ml使溶解,作为供试品溶液。另取青蒿素对照品,加乙醇制成每1ml含1mg的溶液,作为对照品溶液。照薄层色谱法(通则0502)试验,吸取上述两种溶液各5μl,分别点于同一硅胶G薄层板上,以石油醚(60~90℃)-乙醚(4:5)为展开剂，展开，取出，晾干，喷以2%香草醛的10%硫酸乙醇溶液，在105℃加热至斑点显色清晰，置紫外光灯（365nm）下检视。供试品色谱中，在与对照品色谱相应的位置上，显相同颜色的荧光斑点。

【性味功效】性寒，味辛、苦。清虚热，除骨蒸，解暑热，截疟，退黄。用量6~12g。后下。

大蓟　Cirsii Japonici Herba

【来源】菊科植物蓟 *Cirsium japonicum* Fisch. ex DC. 的干燥地上部分。

【产地】主产于江苏、山东、安徽等省。

【采收加工】夏、秋二季花开时采割地上部分，除去杂质，晒干。

【性状鉴别】茎呈圆柱形，基部直径可达1.2cm；表面绿褐色或棕褐色，有数条纵棱，被丝状毛；断面灰白色，髓部疏松或中空。叶皱缩，多破碎，完整叶片展平后呈倒披针形或倒卵状椭圆形，羽状深裂，边缘具不等长的针刺；上表面灰绿色或黄棕色，下表面色较浅，两面均具灰白色丝状毛。头状花序顶生，球形或椭圆形，总苞黄褐色，羽状冠毛灰白色。气微，味淡。

【化学成分】含挥发油、生物碱。

【性味功效】性凉，味甘、苦。凉血止血，散瘀解毒消痈。用量9~15g。

茵陈　Artemisiae Scopariae Herba

【来源】菊科植物滨蒿 *Artemisia scoparia* Waldst. et Kit. 或茵陈蒿 *Artemisia capillaris* Thunb. 的干燥地上部分。

【产地】滨蒿主产于东北地区及河北、山东等省，茵陈蒿主产于陕西、山西、安徽等省，以陕西产者质量最佳。

【采收加工】春季幼苗高6~10cm时采收或秋季花蕾长成至花初开时采割，除去杂质和老茎，晒干。春季采收的习称"绵茵陈"，秋季采割的称"花茵陈"。

【性状鉴别】

1. 绵茵陈　多卷曲成团状，灰白色或灰绿色，全体密被白色茸毛，绵软如绒。茎细小，长1.5~2.5cm，直径0.1~0.2cm，除去表面白色茸毛后可见明显纵纹；质脆，易折断。叶具柄；展平后叶片呈一至三回羽状分裂，叶片长1~3cm，宽约1cm；小裂片卵形或稍呈倒披针形、条形，先端锐尖。气清香，味微苦。

2. 花茵陈　茎呈圆柱形，多分枝，长30~100cm，直径2~8mm；表面淡紫色或紫色，有纵条纹，被短柔毛；体轻，质脆，断面类白色。叶密集，或多脱落；下部叶二至三回羽状深裂，裂片条形或细条形，两面密被白色柔毛；茎生叶一至二回羽状全裂，基部抱茎，裂片细丝状。头状花序卵形，多数集成圆锥状，长1.2~1.5mm，直径1~1.2mm，有短梗；总苞片3~4层，卵形，苞片3裂；外层雌花6~10个，可多达15个，内层两性花2~10个。瘦果长圆形，黄棕色。气芳香，味微苦。

【化学成分】含滨蒿内酯、绿原酸、挥发油、茵陈色酮等。

【性味功效】性寒，味辛、苦。清利湿热，利胆退黄。用量6~15g。

蒲公英　Taraxaci Herba

【来源】菊科植物蒲公英 *Taraxacum mongolicum* Hand. - Mazz. 、碱地蒲公英 *Taraxacum borealisinense* Kitam. 或同属数种植物的干燥全草。

【产地】主产于山西、河北、山东及东北各省。

【采收加工】春至秋季花初开时采挖,除去杂质,洗净,晒干。

【性状鉴别】呈皱缩卷曲的团块。根呈圆锥状,多弯曲,长 3 ~ 7cm;表面棕褐色,抽皱;根头部有棕褐色或黄白色的茸毛,有的已脱落。叶基生,多皱缩破碎,完整叶片呈倒披针形,绿褐色或暗灰绿色,先端尖或钝,边缘浅裂或羽状分裂,基部渐狭,下延呈柄状,下表面主脉明显。花茎1至数条,每条顶生头状花序,总苞片多层,内面一层较长,花冠黄褐色或淡黄白色,有的可见多数具白色冠毛的长椭圆形瘦果。气微,味微苦。

【显微鉴别】

1. 根横切面 木栓细胞数列,棕色。韧皮部宽广,乳管群断续排列成数轮。形成层成环。木质部较小,射线不明显;导管较大,散列。

2. 叶表面观 上下表皮细胞垂周壁波状弯曲,表面角质纹理明显或稀疏可见。上下表皮均有非腺毛,3 ~ 9 细胞,直径 17 ~ 34μm,顶端细胞甚长,皱缩呈鞭状或脱落。下表皮气孔较多,不定式或不等式,副卫细胞 3 ~ 6 个,叶肉细胞含细小草酸钙结晶。叶脉旁可见乳汁管。

【化学成分】含蒲公英甾醇、胆碱、菊糖和果胶等。

【理化鉴别】取本品粉末 1g,加 5% 甲酸的甲醇溶液 20ml,超声处理 20 分钟,滤过,滤液蒸干,残渣加水 10ml 使溶解,滤过,滤液用乙酸乙酯振摇提取 2 次,每次 10ml,合并乙酸乙酯液,蒸干,残渣加甲醇 1ml 使溶解,作为供试品溶液。另取咖啡酸对照品,加甲醇制成每 1ml 含 0.5mg 的溶液,作为对照品溶液。照薄层色谱法(通则 0502)试验,吸取上述两种溶液各 6μl,分别点于同一硅胶 G 薄层板上,以乙酸丁酯 – 甲酸 – 水(7:2.5:2.5)的上层溶液为展开剂,展开,取出,晾干,置紫外光灯(365nm)下检视。供试品色谱中,在与对照品色谱相应的位置上,显相同颜色的荧光斑点。

【性味功效】性寒,味甘、苦。清热解毒,消肿散结,利尿通淋。用量 10 ~ 15g。

墨旱莲 Ecliptae Herba

【来源】菊科植物鳢肠 *Eclipta prostrata* l. 的干燥地上部分。

【产地】主产于湖北、江苏、湖南、江西、广东等省。云南、福建、山东亦产。

【采收加工】花开时采割,晒干。

【性状鉴别】全体被白色茸毛。茎呈圆柱形,有纵棱,直径 2 ~ 5mm;表面绿褐色或墨绿色。叶对生,近无柄,叶片皱缩卷曲或破碎,完整者展平后呈长披针形,全缘或具浅齿,墨绿色。头状花序直径 2 ~ 6mm。瘦果椭圆形而扁,长 2 ~ 3mm,棕色或浅褐色。气微,味微咸。

【化学成分】含皂苷、鞣质等。

【性味功效】性寒,味甘、酸。滋补肝肾,凉血止血。用量 6 ~ 12g。

北刘寄奴 Siphonostegiae Herba

【来源】玄参科植物阴行草 *Siphonostegia chinensis* Benth. 的干燥全草。

【产地】主产于东北、河北、河南、山东等地。

【采收加工】秋季采收,除去杂质,晒干。

【性状鉴别】长 30 ~ 80cm,全体被短毛。根短而弯曲,稍有分枝。茎圆柱形,有棱,有的上部有分枝,表面棕褐色或黑棕色;质脆,易折断,断面黄白色,中空或有白色髓。叶对生,多脱落破碎,完整者羽状深裂,黑绿色。总状花序顶生,花有短梗,花萼长筒状,黄棕色至黑棕色，有明显 10 条纵棱，先端 5 裂，花冠棕黄色，多脱落。蒴果狭卵状椭圆形，较萼稍短，棕黑色。种子细小。气微，味淡。

【化学成分】含芹菜素、木犀草素、强心苷及挥发油等。

【性味功效】性寒，味苦。活血祛瘀，通经止痛，凉血，止血，清热利湿。用量 6～9g。

拓展阅读

刘寄奴

刘寄奴为菊科植物奇蒿 *Artemisia anomala* S.Moore 或白苞蒿 *Artemisia actiflora* wall.ex DC.的干燥地上部分。主产于浙江、江苏、安徽等省。一般为带花全草，茎圆柱形，表面棕黄色至棕褐色，有纵条纹及细小稀疏的白毛，质硬而脆，易折断，折断面纤维性，黄白色，中央有疏松的髓。叶互生，展开后完整叶片呈长卵圆形，叶缘有锯齿，上表面暗绿色，下表面灰绿色，密被白毛，质脆易破碎或脱落；叶柄短。枝梢带花穗，枯黄色。气芳香，味淡。

肉苁蓉 Cistanches Herba

【来源】列当科植物肉苁蓉 *Cistanche deserticola* Y．C．Ma 或管花肉苁蓉 *Cistanche tubulosa*（Schenk）Wight 的干燥带鳞叶的肉质茎。

【产地】主产于内蒙古、新疆、陕西、青海、甘肃等省区。以内蒙古产量最大。

【采收加工】春季苗刚出土或秋季冻土之前采挖，除去茎尖。切段，晒干。

【性状鉴别】

1. 肉苁蓉 呈扁圆柱形，稍弯曲，长 3～15cm，直径 2～8cm。表面棕褐色或灰棕色，密被覆瓦状排列的肉质鳞叶，通常鳞叶先端已断。体重，质硬，微有柔性，不易折断，断面棕褐色，有淡棕色点状维管束，排列成波状环纹。气微，味甜、微苦。如图 14－15 所示。

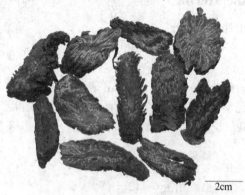

图 14－15　肉苁蓉饮片

2. 管花肉苁蓉 呈类纺锤形、扁纺锤形或扁柱形，稍弯曲，长 5～25cm，直径 2.5～9cm。表面棕褐色至黑褐色。断面颗粒状，灰棕色至灰褐色，散生点状维管束。

【化学成分】含松果菊苷、毛蕊花糖苷、6－甲基吲哚、甜菜碱、肉苁蓉多糖、麦角甾苷等。

【性味功效】性温，味甘、咸。补肾阳，益精血，润肠通便。用量 6～10g。

锁阳 Cynomorii Herba

【来源】锁阳科植物锁阳 *Cynomorium songaricum* Rupr. 的干燥肉质茎。

【产地】主产于内蒙古、宁夏、新疆、甘肃等省区。

【采收加工】春季采挖，除去花序，切段，晒干。

【性状鉴别】呈扁圆柱形，微弯曲，长 5～15cm，直径 1.5～5cm。表面棕色或棕褐色，粗糙，具明显纵沟和不规则凹陷，有的残存三角形的黑棕色鳞片。体重，质硬，难折断，断面浅棕色或棕褐色，有黄色三角状微管束。气微，味甘而涩。

【化学成分】含三萜类皂苷、鞣质等。

【性味功效】性温，味甘。补肾阳，益精血，润肠通便。用量5～10g。

石斛 Dendrobii Caulis

【来源】兰科植物金钗石斛 *Dendrobium nobile* Lindl.、鼓槌石斛 *Dendrobium chrysotoxum* Lindl. 或流苏石斛 *Dendrobium fimbriatum* Hook. 的栽培品及其同属植物近似种的新鲜或干燥茎。

【产地】主产于广西、贵州、广东、云南等省。

【采收加工】全年均可采收，鲜用者除去根及泥沙；干用者采收后，除去杂质，用开水略烫或烘软，再边搓边烘晒，至叶鞘搓净，干燥。

【性状鉴别】

1. 鲜石斛 呈圆柱形或扁圆柱形，长约30cm，直径0.4～1.2cm。表面黄绿色，光滑或有纵纹，节明显，色较深，节上有膜质叶鞘。肉质多汁，易折断。气微，味微苦而回甜，嚼之有黏性。

2. 金钗石斛 呈扁圆柱形，长20～40cm，直径0.4～0.6cm，节间长2.5～3cm。表面金黄色或黄中带绿色，有深纵沟。质硬而脆，断面较平坦而疏松。气微，味苦。

3. 鼓槌石斛 呈粗纺锤形，中部直径1～3cm，具3～7节。表面光滑，金黄色，有明显凸起的棱。质轻而松脆，断面海绵状。气微，味淡，嚼之有黏性。

4. 流苏石斛 呈长圆柱形，长20～150cm，直径0.4～1.2cm，节明显，节间长2～6cm。表面黄色至暗黄色，有深纵槽。质疏松，断面平坦或呈纤维性。味淡或微苦，嚼之有黏性。

【显微鉴别】

1. 金钗石斛横切面 表皮细胞1列，扁平，外被鲜黄色角质层。基本组织细胞大小较悬殊，有壁孔，散在多数外韧型维管束，排成7～8圈。维管束外侧纤维束新月形或半圆形，其外侧薄壁细胞有的含类圆形硅质块，木质部有1～3个导管直径较大。含草酸钙针晶细胞多见于维管束旁。如图14－16所示。

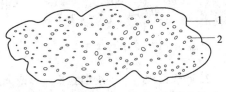

图14－16 石斛（金钗石斛）横切面简图
1. 表皮 2. 维管束

2. 鼓槌石斛横切面 表皮细胞扁平，外壁及侧壁增厚，胞腔狭长形；角质层淡黄色。基本组织细胞大小差异较显著。多数外韧型维管束略排成10～12圈。木质部导管大小近似。有的可见含草酸钙针晶束细胞。

3. 流苏石斛等横切面 表皮细胞扁圆形或类方形，壁增厚或不增厚。基本组织细胞大小相近或有差异，散列多数外韧型维管束，略排成数圈。维管束外侧纤维束新月形或呈帽状，其外缘小细胞有的含硅质块；内侧纤维束无或有，有的内外侧纤维束连接成鞘。有的薄壁细胞中含草酸钙针晶束和淀粉粒。

【化学成分】含石斛碱、石斛次碱，少量的6－羟基石斛碱、金钗碱等。

【性味功效】性寒，味甘。益胃生津，滋阴清热。用量6～12g。鲜品15～30g。

淡竹叶 Lophatheri Herba

【来源】禾本科植物淡竹叶 *Lophatherum gracile* Brongn. 的干燥茎叶。

【产地】 主产于浙江、江苏、湖南、湖北等地。

【采收加工】 夏季未抽花穗前采割，晒干。

【性状鉴别】 本品长 25 ~ 75cm。茎呈圆柱形，有节，表面淡黄绿色，断面中空。叶鞘开裂。叶片披针形，有的皱缩卷曲，长 5 ~ 20cm，宽 1 ~ 3.5cm；表面浅绿色或黄绿色。叶脉平行，具横行小脉，形成长方形的网格状，下表面尤为明显。体轻，质柔韧。气微，味淡。如图 14 – 17 所示。

【显微鉴别】

1. 叶横切面 上表皮主要为大型运动细胞组成，细胞长方形，径向延长；下表皮细胞较小，椭圆形，切向延长；上下表皮均有气孔及长形和短形二种非腺毛，以下表皮气孔为多。叶肉栅栏组织为 1 列圆柱形的细胞，海绵组织由 1 ~ 3 列（多 2 列）排列较疏松的不规则圆形细胞组成。主脉中有一个较大圆形盾状有限外韧型的维管束，四周有 1 ~ 2 列纤维包围成维管束鞘，木质部排列成 V 形，其下部为韧皮部，韧皮部与木质部之间有 1 ~ 3 层纤维间隔，纤维壁木化，在维管束的上下方与表皮相接处有多列小形厚壁纤维，其余均为大形薄壁细胞。如图 14 – 18 所示。

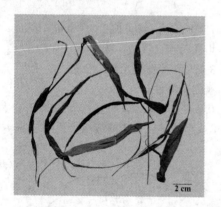

图 14 – 17 淡竹叶饮片

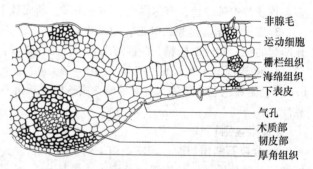

非腺毛
运动细胞
栅栏组织
海绵组织
下表皮
气孔
木质部
韧皮部
厚角组织

图 14 – 18 淡竹叶横切面详图

2. 叶表面观 上表皮细胞长方形或类方形，垂周壁波状弯曲，其下可见圆形栅栏细胞。下表皮长细胞与短细胞交替排列或数个相连，长细胞长方形，垂周壁波状弯曲；短细胞为哑铃形的硅质细胞和类方形的栓质细胞，于叶脉处短细胞成串；气孔较多，保卫细胞哑铃形，副卫细胞近圆三角形，非腺毛有三种：一种为单细胞长非腺毛；一种为单细胞短非腺毛，呈短圆锥形；另一种为双细胞短小毛茸，偶见。

【化学成分】 含三萜类化合物；主要为芦竹素、白茅素等；另含酚性成分，氨基酸、糖类等。

【性味功效】 性寒，味甘、淡。清热泻火，除烦止渴，利尿通淋。用量 6 ~ 10g。

马齿苋 Portulacae Herba

【来源】 马齿苋科植物马齿苋 *Portulaca oleracea* L. 的干燥地上部分。

【产地】 全国各地均产。

【采收加工】 夏、秋二季采收，除去残根和杂质，洗净，略蒸或烫后晒干。

【性状鉴别】 多皱缩卷曲，常结成团。茎圆柱形，长可达 30cm，直径 0.1 ~ 0.2cm，表面黄褐色，有明显纵沟纹。叶对生或互生，易破碎，完整叶片倒卵形，长 1 ~ 2.5cm，宽 0.5 ~ 1.5cm；绿褐色，先端钝平或微缺，全缘。花小，3 ~ 5 朵生于枝端，花瓣 5，黄色。

蒴果圆锥形，长约5mm，内含多数细小种子。气微，味微酸。

【性味功效】性寒，味酸。清热解毒，凉血止血、止痢。用量9～15g。外用适量捣敷患处。

紫花地丁 Violae Herba

【来源】堇菜科植物紫花地丁 *Viola yedoensis* Makino 的干燥全草。

【产地】主产于江苏、浙江及东北地区。

【采收加工】春、秋二季采收，除去杂质，晒干。

【性状鉴别】多皱缩成团。主根长圆锥形，直径1～3mm；淡黄棕色，有细纵皱纹。叶基生，灰绿色，展平后叶片呈披针形或卵状披针形，长1.5～6cm，宽1～2cm；先端钝，基部截形或稍心形，边缘具钝锯齿，两面有毛；叶柄细，长2～6cm，上部具明显狭翅。花茎纤细；花瓣5，紫堇色或淡棕色；花距细管状。蒴果椭圆形或3裂，种子多数，淡棕色。气微，味微苦而稍黏。

【化学成分】含苷类、黄酮类、黏液质等。

【性味功效】性寒，味辛、苦。清热解毒，凉血消肿。用量15～30g。

白花蛇舌草 Hedyoti Diffusae Herba

【来源】茜草科植物白花蛇舌草 *Oldenlandia diffusa* (Willd.) Roxb. 的干燥全草。

【产地】主产福建、广东、广西等地。

【采收加工】夏秋季采收全草，洗净，鲜用或晒干。

【性状鉴别】扭缠成团状，灰绿色或灰棕色。有主根1条，须根纤细。茎细而卷曲，质脆易折断，中央有白色髓部。叶多破碎，极皱缩，易脱落；有托叶，长1～2mm。花腋生，多具梗。

【化学成分】含齐墩果酸，熊果酸，豆甾醇，β-谷甾醇-D-葡萄糖苷。

【性味功效】性凉，味甘、淡。清热解毒，利尿消肿，活血止痛。用量15～30g。

目标检测

一、最佳选择题

1. 绵茵陈和花茵陈的区分依据是（　　）。
   A. 产地不同　　B. 来源不同　　C. 加工不同　　D. 采收期不同　　E. 其他

2. 以根、叶、花、果齐全，叶灰绿色，花紫色，根黄，味微苦者为佳的药材是（　　）。
   A. 紫花地丁　　B. 益母草　　C. 薄荷　　D. 穿心莲　　E. 荆芥

3. 石斛的药用部位为（　　）。
   A. 根　　B. 茎　　C. 根茎　　D. 块茎　　E. 球茎

4. 蒲公英来源于（　　）。
   A. 菊科　　B. 罂粟科　　C. 兰科　　D. 毛茛科　　E. 穿心莲科

5. 气孔特异，保卫细胞侧面观呈哑铃形或电话听筒形的中药材是（　　）。
   A. 广藿香　　B. 金钱草　　C. 穿心莲　　D. 麻黄　　E. 半边莲

6. 麻黄中生物碱主要存在于（　　）。
   A. 种子　　B. 节部　　C. 节间的髓部　　D. 节间皮部　　E. 根

7. 茎方柱形，断面中空，有特异清凉香气的药是（　　）。

    A. 薄荷　　　　　B. 麻黄　　　　　C. 穿心莲　　　　D. 青蒿　　　　　E. 茵陈

8. 某药材卷曲成团，灰白色或灰绿色，全体密被白色茸毛，绵软如绒，它是（　　）。

    A. 青蒿　　　　　B. 金钱草　　　　C. 绵茵陈　　　　D. 茵陈蒿　　　　E. 大蓟

9. 除哪项外，均为麻黄的性状特征（　　）。

    A. 茎细长圆柱形，节明显

    B. 表面淡绿色至黄绿色，有细纵脊

    C. 节上有膜质鳞叶，基部联合成筒状

    D. 体轻，折断面黄绿色，髓中空

    E. 体重，质坚实

10. 头状花序顶生的是（　　）。

    A. 蒲公英　　　　B. 穿心莲　　　　C. 石斛　　　　　D. 薄荷　　　　　E. 车前草

11. 我国薄荷最著名的产区是（　　）。

    A. 安徽　　　　　B. 江西　　　　　C. 江苏　　　　　D. 河南　　　　　E. 湖南

12. 广藿香和藿香为（　　）。

    A. 同种中药的不同习用名　　　　B. 同科同属不同种植物

    C. 同科不同属植物　　　　　　　D. 不同科植物

    E. 不同产地同种植物

13. 下列植物不属于菊科的是（　　）。

    A. 茵陈　　　　　B. 青蒿　　　　　C. 佩兰　　　　　D. 泽兰　　　　　E. 豨莶草

14. 下列除哪项外均为唇形科草本植物的特点（　　）。

    A. 茎方形、叶对生　　　　　　　B. 多含有挥发油

    C. 多具腺鳞、腺毛和直轴式气孔

    D. 内皮层大多明显木质部于四角处发达　　　E. 髓不明显

15. 肉苁蓉的特征中错误的是（　　）。

    A. 别名"大芸"　　　　　　　　B. 来源列当科

    C. 主产于内蒙、甘肃等地　　　　D. 表面密被鳞片

    E. 断面可见三角状维管束散生

16. 叶片用水浸后，透光可见黑色或棕色条纹的是（　　）。

    A. 薄荷　　　　　B. 金钱草　　　　C. 石韦　　　　　D. 茵陈　　　　　E. 茵陈

二、多项选择题

1. 药材石斛的原植物（　　）。

    A. 金钗石斛　　　B. 鼓槌石斛　　　C. 耳环石斛　　　D. 铁皮石斛　　　E. 流苏石斛

2. 草麻黄药材的性状特征是（　　）。

    A. 呈细长圆柱形，少分枝

    B. 膜质鳞叶裂片，通常先端不反曲

    C. 体轻，质脆，易折断

    D. 断面略呈纤维性，髓部红棕色

    E. 气微香，味涩，微苦

3. 麻黄的原植物包括（　　）。

    A. 丽江麻黄　　　B. 草麻黄　　　　C. 木贼麻黄　　　D. 中麻黄　　　　E. 木贼

4. 唇形科植物的药材有（　　）。

A. 薄荷　　　　B. 荆芥　　　　C. 益母草　　　　D. 广藿香　　　　E. 苦地丁

5. 麻黄药材质佳者应是（　　　）。

A. 外色淡绿或黄绿色　　　　　　B. 内心红棕色　　　　　　C. 手拉不脱节

D. 味苦涩　　　　　　　　　　　E. 干燥中空

6. 药用部位为带鳞叶的肉质茎的中药有（　　　）。

A. 锁阳　　　　B. 石斛　　　　C. 肉苁蓉　　　　D. 天麻　　　　E. 雷丸

7. 金钱草的鉴别特征为（　　　）

A. 茎棕色或暗棕红色

B. 叶对生，卵形或心脏形，全缘

C. 叶灰绿色或黄绿色，水浸后透光可见黑色或棕色条纹

D. 茎顶端可见多数花或果

E. 叶互生，宽心形，基部微凸

实验十五　麻黄粉末显微鉴别

（一）实验目的

1. 掌握麻黄粉末显微鉴别特征。

2. 熟悉粉末临时制片的方法。

（二）实验仪器、试剂、材料

1. 仪器　显微镜、临时制片用具（包括白瓷盘、酒精灯、解剖针、载玻片、盖玻片、滤纸条）。

2. 试剂　蒸馏水、水合氯醛试液、稀甘油。

3. 材料　生药麻黄；麻黄粉末。

（三）实验内容

麻黄粉末的显微鉴别。

（四）操作流程

取麻黄粉末适量于洁净的载玻片中央，滴加水合氯醛，于酒精灯外焰上加热透化后加稀甘油，盖上盖片于显微镜下进行观察。

（五）作业

1. 描述麻黄生药的性状鉴别要点。

2. 绘画麻黄粉末特征图。

实验十六　薄荷粉末显微鉴别

（一）实验目的

1. 掌握薄荷粉末显微鉴别特征。

2. 熟悉粉末临时制片的方法。

（二）实验仪器、试剂、材料

1. 仪器　显微镜、临时制片用具（包括白瓷盘、酒精灯、解剖针、载玻片、盖玻片、滤纸条）。

2. 试剂　蒸馏水、水合氯醛试液、稀甘油。

3. 材料　生药薄荷；薄荷粉末。

（三）实验内容

薄荷粉末的显微鉴别。

（四）操作流程

取薄荷粉末适量于洁净的载玻片中央，滴加水合氯醛，于酒精灯外焰上加热透化后加稀甘油，盖上盖片于显微镜下进行观察。

（五）作业

1. 描述薄荷生药的性状鉴别要点。

2. 绘画薄荷粉末特征图。

（张　妤）

第十五章

藻、菌、地衣类中药鉴定

第一节　概述

　　藻、菌、地衣类中药指来源于藻类、菌类和地衣类的中药材。这类药材在形态上无根、茎、叶的分化，是单细胞或多细胞的叶状体或菌丝体，在构造上一般无组织分化，无中柱和胚胎。

一、藻类中药

　　藻类植物能进行光合作用，是能独立生活的一类自养原植体植物。植物体含有不同的色素（如叶绿素、胡萝卜素、叶黄素及藻蓝素、藻红素、藻褐素等），使得藻体呈现不同的颜色。

　　藻类植物约有 3 万种，在自然界分布广泛，主要生长在水中。藻类植物种类繁多，资源丰富，其中与药用关系密切的藻类主要是绿藻门、红藻门及褐藻门。

　　绿藻呈草绿色，主要生活在淡水中。其贮存的养分主要是淀粉，其次是油类。细胞壁内层为纤维素，外层为果胶质，少数具有膜质鞘。药用的绿藻有石莼、孔石莼等。

　　红藻多数种类呈红色至紫色，大多数生长在海水中。植物体贮存的养分主要为红藻淀粉，通常以小颗粒的形式存在于细胞质中，遇碘试液呈葡萄红色至紫色，而不呈蓝紫色。有些红藻的养分是可溶性的红藻糖。红藻细胞壁内层为纤维素，外层为果胶质。药用的红藻有紫菜、鹧鸪菜等。

　　褐藻常呈褐色，绝大多数生活在海水中，是藻类中比较高级的一大类群。植物体贮存的养分主要是可溶性的褐藻淀粉和甘露醇，还有油类和还原糖，细胞中常含碘，如海带中含碘量高达 0.34%。细胞壁内层为纤维素，外层为褐藻胶。药用的褐藻有海带、海蒿子、羊栖菜、昆布等。

　　藻类常含多聚糖、糖醇、糖醛酸、甾醇、氨基酸、蛋白质、各种色素以及碘、钾、钙、铁等。藻类植物资源丰富，我国对藻类应用历史悠久，现代研究表明藻类药材具有广阔的药用前景。

二、菌类中药

菌类是一类异养原植体植物，一般不含有光合作用的色素，不能进行光合作用和独立生活。菌类与药用关系密切的是细菌门和真菌门。

细菌是单细胞植物，有细胞壁，无细胞核。细菌细胞壁主要由蛋白质、类脂质和多糖复合物组成，一般不具纤维素壁。其中放线菌是抗生素的主要产生菌，迄今已知的抗生素中，有2/3是由放线菌产生的，如氯霉素、链霉素、土霉素、四环素等。

真菌有细胞核、细胞壁；细胞壁的成分大多为几丁质，少数为纤维素。真菌储藏的营养物质是肝糖、油脂和菌蛋白，而不含淀粉粒。真菌的营养体除少数原始种类是单细胞外，一般都是由多数分枝或不分枝，分隔或不分隔的菌丝交织在一起，组成菌丝体。菌丝通常为圆管状，直径一般在10μm。在正常条件下，菌丝一般很疏松，在条件不良或繁殖时，菌丝相互密结，菌丝体变态成菌丝组织体，常见的有根壮菌索、子座、子实体和菌核。

真菌是生物界中很大的一个类群，通常分为四纲，即藻菌纲、子囊菌纲、担子菌纲、半知菌纲，与药用关系密切的是子囊菌纲和担子菌纲。子囊菌的主要特征是在特殊的子囊中形成子囊孢子，如冬虫夏草、蝉花、竹黄等药用真菌。担子菌的主要特征是不形成子囊，而依靠担子形成担孢子来繁殖。药用的部分主要是子实体（如马勃、灵芝等）和菌核（如猪苓、茯苓、雷丸等）。

菌类常含多糖、氨基酸、生物碱、蛋白质、甾醇等成分，菌类多糖如灵芝多糖、茯苓多糖、猪苓多糖等有增强免疫和抗肿瘤的作用。

三、地衣类中药

地衣是藻类和真菌共生的复合体，具有独特的形态、构造、生理和遗传等生物学特性。组成地衣的真菌绝大多数为子囊菌，少数为担子菌。组成地衣的藻类是蓝藻及绿藻。

地衣类按形态可分为壳状地衣、叶状地衣和枝状地衣三种类型。壳状地衣是壳状物，菌丝与基质紧密相连；叶状地衣呈叶片状，叶片下有假根或"脐"附着于基质上，易与基质分离；枝状地衣呈分枝状，其基部附着于基质上。叶状地衣分为上皮层、藻胞层、髓层和下皮层。上下皮层由横向分裂的菌丝紧密交织而成，常含大量的色素，特称为假皮层。藻细胞在下表皮之下，呈层状排列的称为异层地衣；散乱分布的称为同层地衣。异层地衣中藻胞层和下皮层之间称为髓层，同层地衣没有髓层。

地衣含特有的地衣酸、地衣色素、地衣多糖、地衣淀粉以及蒽醌类等，地衣酸有的只存在于地衣体中。据报道，大约有50%地衣类含有抗菌活性物质，如抗菌消炎的松萝酸。

第二节　藻、菌、地衣类中药鉴定

昆布　Laminariae Thallus Eckloniae Thallus

【来源】海带科植物海带 *Laminaria japonica* Aresch. 或翅藻科植物昆布 *Ecklonia kurome* Okam. 的干燥叶状体。

【产地】山东、辽宁、浙江、福建、广东沿海有分布或人工养殖。

【采收加工】夏、秋二季采捞，晒干。

【性状鉴别】

1. 海带 呈卷曲折叠成团状，或缠结成把。黑褐色或绿褐色，表面附有白霜。用水浸软则膨胀成扁平长带状，长50~150cm，宽10~40cm，中部较厚，边缘较薄而呈波状。类革质，残存柄部扁圆柱状。气腥，味咸。

2. 昆布 呈卷曲皱缩成不规则团状。全体黑色，较薄。用水浸软则膨胀呈扁平的叶状，长宽约为16~26cm，厚约1.6mm；两侧呈羽状深裂，裂片呈长舌状，边缘有小齿或全缘。质柔滑。气腥，味咸。

【化学成分】含藻胶酸、昆布素、甘露醇、碘等。

【性味功效】咸，寒。消痰软坚散结，利水消肿。用量6~12g。

海藻　Sargassum

【来源】马尾藻科植物海蒿子 *Sargassum pallidum*（Turn.）C. Ag. 或羊栖菜 *S. fusiforme*（Harv.）Setch. 的干燥藻体。前者习称"大叶海藻"，后者习称"小叶海藻"。

【产地】海蒿子主产于辽宁、山东沿海。羊栖菜产于我国沿海各省。

【采收加工】夏、秋二季采捞，除去杂质，洗净，晒干。

【性状鉴别】

1. 大叶海藻 皱缩卷曲，黑褐色，有的被白霜，长30~60cm。主干呈圆柱状，具圆锥形突起，主枝自主干两侧生出，侧枝自主枝叶腋生出，具短小的刺状突起。初生叶披针形或倒卵形，长5~7cm，宽约1cm，全缘或具粗锯齿；次生叶条形或披针形，叶腋间有着生条状叶的小枝。气囊黑褐色，球形或卵圆形，有的有柄，顶端钝圆，有的具细短尖。质脆，潮润时柔软；水浸后膨胀，肉质，黏滑。气腥，味微咸。

2. 小叶海藻 主干较小，无刺状突起，长15~40cm。叶条形或细匙形，先端稍膨大，中空。气囊腋生，囊柄较长。质较硬。

【化学成分】含藻胶酸、粗蛋白、甘露醇、钾、碘等。

【性味功效】苦、咸，寒。消痰，软坚散结，利水消肿。用量6~12g。

案例导入

案例：小张听说冬虫夏草是名贵药材，一次去外地旅游途中，看见一商铺卖冬虫夏草，觉得价格比较优惠，就购买了一些。小张回家后将其中一部分炖汤食用，食后感觉不适，于是将剩下的药材送药检部门检验，检验证实该药材是伪品冬虫夏草。

讨论：1. 冬虫夏草的来源？
2. 怎样鉴别冬虫夏草的真伪？

冬虫夏草　Cordyceps

【来源】麦角菌科真菌冬虫夏草菌 *Cordyceps sinensis*（Berk.）Sacc. 寄生在蝙蝠蛾科昆虫幼虫上的子座和幼虫尸体的干燥复合体。

【产地】主产于四川、青海、西藏、云南等地。

【采收加工】夏初子座出土、孢子未发散时挖取，晒至六七成干，除去似纤维状的附着物及杂质，晒干或低温干燥。

【性状鉴别】由虫体与从虫头部长出的真菌子座相连而成。虫体似蚕，长 3～5cm，直径 0.3～0.8cm。表面深黄色至黄棕色，有环纹 20～30 个，近头部的环纹较细。头部红棕色；足 8 对，中部 4 对较明显。质脆，易折断。断面略平坦，淡黄白色。子座细长圆柱形，长 4～7cm，直径约 0.3cm；表面深棕色至棕褐色，有细纵皱纹，上部稍膨大；质柔韧，断面类白色。气微腥，味微苦。如图 15-1 所示。

【显微鉴别】子座头部横切面　子座周围 1 列卵形至椭圆形子囊壳，子囊壳下半部埋于凹陷的子座内。囊壳内有多数线形子囊，每个子囊内又有 2～8 个线形的子囊孢子。子座中央充满菌丝，其间有裂隙。子座先端无子囊壳（不育顶端）。如图 15-2 所示。

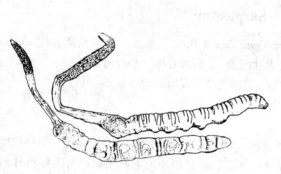

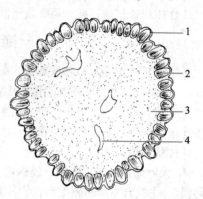

图 15-1　冬虫夏草药材　　　　　图 15-2　冬虫夏草子座头部横切面简图

1. 子囊壳　2. 子囊　3. 菌丝　4. 裂隙

【化学成分】含虫草酸（D-甘露醇）、腺苷、虫草素（3′-脱氧腺苷）、麦角甾醇、虫草多糖、生物碱、尿嘧啶、腺嘌呤等。此外还有粗蛋白、氨基酸、脂肪、多种微量元素等。

【性味功效】甘，平。补肾益肺，止血化痰。用量 3～9g。

拓展阅读

伪品虫草

市场除正品冬虫夏草外，还有其他伪品虫草。①北蛹草：蛹草 *Cordyceps militaris*（L.）Link 的寄生与夜蛾科幼虫形成的干燥子座及虫体。其主要区别为子座头部椭圆形、顶端钝圆，橙黄色或橙红色，柄细长，圆柱形。②亚香棒虫草：*C. hawkesii* Gray 的干燥子座及虫体。表面有类白色的菌膜，除去菌膜显褐色。子座单生或有分枝，黑色，有纵皱或棱。③凉山虫草：*C. liangshanensis* Zang, Hu et Liu 的干燥子座及虫体。虫体似蚕，较粗，直径 0.6～1cm，表面被棕褐色的菌膜，子座纤细而长，10～30cm，表面黄棕色或黄褐色。④机制虫草：为面粉、玉米粉、石膏等加工压模而成，虫体光滑，环纹明显，体重，质硬而脆，手捏即断，断面整齐。

灵芝 Ganoderma

案例导入

案例: 退休老大爷在菜市场口看见一中年妇女卖"千年灵芝",这个"千年灵芝"呈半圆形,无柄。老大爷买回后请有关专家鉴定,结果这个"千年灵芝"不是灵芝,而是树舌。

讨论: 1. 灵芝的来源?可能存在千年灵芝吗?

2. 怎样鉴别灵芝的真伪?

【来源】多孔菌科真菌赤芝 *Ganoderma lucidum*（Leyss. ex Fr.）Karst. 或紫芝 *Ganoderma sinense* Zhao, Xu et Zhang 的干燥子实体。

【产地】赤芝产于华东、西南及河北、山西、江西、广西等省区。紫芝产于浙江、江西、湖南、广西等省区。两者现有人工繁殖,但野生及栽培紫芝均较赤芝少。

【采收加工】全年采收,除去杂质,剪除附有朽木、泥沙或培养基质的下端菌柄,阴干或在 40~50℃烘干。

【性状鉴定】

1. 赤芝 外形呈伞状,菌盖肾形、半圆形或近圆形,直径 10~18cm,厚 1~2cm。皮壳坚硬,黄褐色至红褐色,有光泽,具环状棱纹和辐射状皱纹,边缘薄而平截,常稍内卷。菌肉白色至淡棕色。菌柄圆柱形,侧生,少偏生,长 7~15cm,直径 1~3.5cm,红褐色至紫褐色,光亮。孢子细小,黄褐色。气微香,味苦涩。如图 15-3 所示。

2. 紫芝 皮壳紫黑色,有漆样光泽。菌肉锈褐色。菌柄长 17~23cm。如图 15-3 所示。

3. 栽培品 子实体较粗壮、肥厚,直径 12~22cm,厚 1.5~4cm。皮壳外常被有大量粉尘样的黄褐色孢子。

【显微鉴别】粉末浅棕色、棕褐色至紫褐色。菌丝散在或粘结成团,无色或淡棕色,细

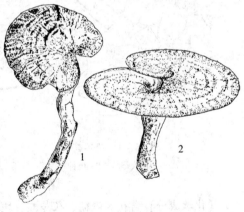

图 15-3 灵芝药材
1. 紫芝 2. 赤芝（人工栽培）

长,稍弯曲,有分枝,直径 2.5~6.5μm。孢子褐色,卵形,顶端平截,外壁无色,内壁有疣状突起,长 8~12μm,宽 5~8μm。

【化学成分】含麦角甾醇等多种甾醇类成分、灵芝酸等多种三萜类成分以及多糖。此外还含生物碱、多肽、氨基酸等。

【性味功效】甘,平。补气安神,止咳平喘。用量 6~12g。

茯苓 Poria

【来源】多孔菌科真菌茯苓 *Poria cocos*（Schw.）Wolf 的干燥菌核。

【产地】主产于湖北、安徽、云南和贵州等省。栽培或野生,栽培者以湖北、安徽产量大。

【采收加工】多于7~9月采挖，挖出后除去泥沙，堆置"发汗"后，摊开晾至表面干燥，再"发汗"，反复数次至现皱纹、内部水分大部散失后，阴干，称为"茯苓个"；或将鲜茯苓按不同部位切制，阴干，分别称为"茯苓块"和"茯苓片"。

【性状鉴别】

1. 茯苓个 呈类球形、椭圆形、扁圆形或不规则团块，大小不一。外皮薄而粗糙，棕褐色至黑褐色，有明显的皱缩纹理。体重，质坚实。断面颗粒性，有的具裂隙，外层淡棕色，内部白色，少数淡红色，有的中间抱有松根。气微，味淡，嚼之粘牙。

2. 茯苓块 为去皮后切制的茯苓，呈立方块状或方块状厚片，大小不一。白色，淡红色或淡棕色。如图15-4所示。

3. 茯神 呈方块状，附有切断的一块松根。

4. 茯苓片 为去皮后切制的茯苓，呈不规则厚片，厚薄不一。白色、淡红色或淡棕色。白色的茯苓块、茯苓片习称"白茯苓"，淡红色或淡棕色的习称"赤茯苓"。

【显微鉴别】粉末灰白色。不规则颗粒状团块和分枝状团块无色，遇水合氯醛液渐溶化。菌丝无色或淡棕色，细长，稍弯曲，有分枝，末端钝圆，直径3~8μm，少数至16μm。本品不含淀粉粒和草酸钙晶体。如图15-5所示。

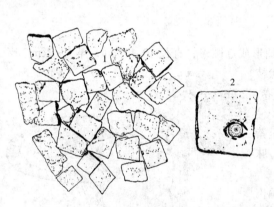

图15-4 茯苓药材
1. 茯苓块 2. 茯神

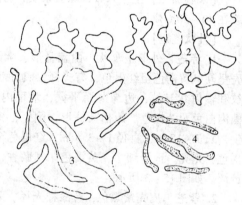

图15-5 茯苓粉末
1. 颗粒状团块 2. 分枝状团块 3. 无色菌丝
4. 有色菌丝

【化学成分】含茯苓聚糖、茯苓酸、块苓酸、松苓酸、齿孔酸、麦角甾醇、胆碱、腺嘌呤、卵磷脂、β-茯苓聚糖分解酶、蛋白酶等。茯苓聚糖无抗肿瘤活性，茯苓次聚糖具有抗肿瘤活性。

【性味功效】甘、淡，平。利水渗湿，健脾，宁心。用量10~15g。

猪苓 Polyporus

【来源】多孔菌科真菌猪苓 *Polyporus umbellatus* (Pers.) Fries 的干燥菌核。

【产地】主产于陕西、云南、河南、山西等省。野生或栽培。

【采收加工】春、秋二季采挖，除去泥沙，干燥。

【性状鉴别】呈条形、类圆形或扁块状，有的有分枝，长5~25cm，直径2~6cm。表面黑色、灰黑色或棕黑色，皱缩或有瘤状突起。体轻，质硬。断面类白色或黄白色，略呈颗粒状。气微，味淡。

【显微鉴别】粉末灰黄白色。菌丝团大多无色（内部菌丝），少数棕色（外层菌丝）。

散在的菌丝细长、弯曲，有分枝，直径 2～10μm，有的可见横隔。草酸钙结晶呈正八面体形、规则的双锥八面体形或不规则多面体，直径 3～32～60μm，长至 68μm，有时数个结晶集合。如图 15－6 所示。

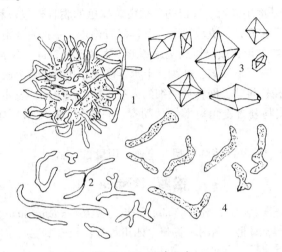

图 15－6 猪苓粉末
1. 菌丝粘结成团 2. 无色菌丝 3. 草酸钙晶体 4. 棕色菌丝

【化学成分】含多聚糖、粗蛋白、麦角甾醇、α－羟基二十四碳酸，维生素 H、猪苓酮等。猪苓多糖有抗肿瘤作用，对细胞免疫功能的恢复有明显的促进作用。

【性味功效】甘、淡，平。利水渗湿。用量 6～12g。

雷丸 Omphalia

【来源】白蘑科真菌雷丸 *Omphalia lapidescens* Schroet. 的干燥菌核。

【产地】主产于四川、云南、广西、陕西等省区。

【采收加工】秋季采挖，洗净，晒干。

【性状鉴别】为类球形或不规则团块，直径 1～3cm。表面黑褐色或棕褐色，有略隆起的不规则网状细纹。质坚实，不易破裂。断面不平坦，白色或浅灰黄色，常有黄白色大理石样纹理。气微，味微苦，嚼之有颗粒感，微带黏性，久嚼无渣。断面色褐呈角质样者，不可供药用。

【化学成分】含蛋白酶（雷丸素）、多糖等。雷丸素（一种蛋白酶）为驱绦虫的有效成分。

【性味功效】微苦，寒。杀虫消积。用量 15～21g。

马勃 Lasiosphaera Calvatia

【来源】灰包科真菌脱皮马勃 *Lasiosphaera fenzlii* Reich. 、大马勃 *Calvatia gigantea* （Batach. ex Pers.） Lloyd. 和紫色马勃 *C. lilacina* （Mont. et Berk.） Lloyd. 的干燥实体。

【产地】脱皮马勃主产于辽宁、甘肃、江苏、安徽等省。大马勃主产于内蒙古、青海、河北、甘肃等省区。紫色马勃主产于广东、广西、江苏、湖北等省区。

【采收加工】夏、秋二季子实体成熟时及时采收，除去泥沙，干燥。

【性状鉴别】

1. 脱皮马勃 呈扁球形或类球形，无不孕基部，直径 15～20cm。包被灰棕色至黄褐色，纸质，常破碎呈块片状，或已全部脱落。孢体灰褐色或浅褐色，紧密，有弹性，用手撕之，内有灰褐色棉絮状的丝状物。触之则孢子呈尘土样飞扬，手捻有细腻感。气似尘土，无味。

2. 大马勃 不孕基部小或无。残留的包被由黄棕色的膜状外包被和较厚的灰黄色的内包被所组成，光滑，质硬而脆，成块脱落。孢体浅青褐色，手捻有润滑感。

3. 紫色马勃 呈陀螺形，或已压扁呈扁圆形，直径5～12cm，不孕基部发达。包被薄，两层，紫褐色，粗皱，有圆形凹陷，外翻，上部常裂成小块或已部分脱落。孢体紫色。

本品置火焰上，轻轻抖动，即可见微细的火星飞扬，熄灭后，发生大量白色浓烟。

【化学成分】脱皮马勃含麦角甾醇、马勃素、亮氨酸、酪氨酸、尿素、类脂质及磷酸钠、铝、镁等。

【性味功效】性平、味辛。清肺利咽，止血。用量2～6g。

松萝　Usnea

【来源】松萝科松萝 *Usnea diffracta* Vain. 和长松萝 *Usnea longissima* Ach. 的干燥地衣体。

【产地】松萝主产于湖北、湖南、贵州、四川等省；长松萝主产与广西、四川、云南等省区。

【采收加工】全年可采，去杂质，晒干。

【性状鉴别】

1. 松萝 地衣体长10～40cm，呈二叉状分枝，基部直径0.8～1.5mm。表面灰绿色或黄绿色，粗枝表面有明显的环状裂纹。质柔韧，略有弹性，不易折断。断面可见中央有线状强韧的中轴。气微，味酸。

2. 长松萝 地衣体呈丝状，长可达1.3m。主轴单一，两侧侧枝密生，侧枝长0.3～1.5cm，似蜈蚣足状。

【化学成分】两者均含松萝酸、巴尔干地衣酸、地衣酸等。

【性味功效】性平，味甘、苦。止咳平喘，活血通络，清热解毒。用量3～9g。

目标检测

一、最佳选择题

1. 下列药材以干燥子实体入药的是（　　　）。
　　A. 冬虫夏草　　　B. 茯苓　　　　C. 灵芝　　　　D. 猪苓　　　　E. 雷丸

2. 茯苓中有松根者是（　　　）。
　　A. 白茯苓　　　　B. 赤茯苓　　　C. 茯苓皮　　　D. 茯神　　　　E. 茯苓块

3. 下列哪一项不是猪苓的性状特征（　　　）。
　　A. 呈不规则条形，块状或扁块状　　　　　　B. 表面乌黑或棕黑色，有瘤状突起
　　C. 体重质坚实，入水下沉　　　　　　　　　D. 菌丝团大多无色
　　E. 草酸钙结晶双锥形或八面体形

4. 关于灵芝的性状特征说法错误的是（　　　）。
　　A. 菌盖半圆形或肾形
　　B. 上表面红褐色，具环棱纹和辐射纹
　　C. 下表面菌肉白色至浅棕色

D. 菌柄生于菌盖下部的中央

E. 上表面有漆样光泽

5. 置火焰上，轻轻抖动，即可见微细的火星飞扬，熄灭后，发生大量白色浓烟的药材是（　　）。

    A. 藻类　　　　B. 灵芝　　　　C. 冬虫夏草　　D. 猪苓　　　　E. 马勃

二、多项选择题

1. 属于藻类的药材有（　　）。

    A. 海藻　　　　B. 雷丸　　　　C. 松萝　　　　D. 马勃　　　　E. 昆布

2. 下列关于冬虫夏草说法正确的有（　　）。

    A. 虫体形如蚕

    B. 表面深黄色至黄棕色，有环纹 20～30 个

    C. 足 8 对，前部 5 对明显

    D. 子囊壳下部半埋于凹陷的子座内

    E. 子座先端无孢子囊壳

3. 来源于多孔菌科的药材是（　　）。

    A. 冬虫夏草　　B. 灵芝　　　　C. 茯苓　　　　D. 猪苓　　　　E. 马勃

4. 茯苓含（　　）。

    A. β－茯苓聚糖　B. 茯苓酸　　　C. 麦角甾醇　　D. 胆碱　　　　E. 卵磷脂

实验十七　茯苓、猪苓粉末显微鉴别

（一）实验目的

1. 掌握茯苓和猪苓的显微鉴别特征。

2. 熟悉粉末临时制片的方法。

（二）实验仪器、试剂、材料

1. 仪器　显微镜、临时制片用具（包括白瓷盘、酒精灯、解剖针、载玻片、盖玻片、滤纸条）。

2. 试剂　蒸馏水、水合氯醛试液、稀甘油。

3. 材料　茯苓和猪苓粉末。

（三）实验内容

1. 茯苓的显微鉴别。

2. 猪苓的显微鉴别。

（四）操作流程

1. 分别取茯苓、猪苓粉末适量于洁净的两块载玻片中央，滴加蒸馏水或稀甘油，用解剖针搅拌粉末，盖上盖片于显微镜下进行观察。

2. 分别取茯苓、猪苓粉末适量于洁净的两块载玻片中央，滴加水合氯醛试液，加热透化后加稀甘油，盖上盖片于显微镜下进行观察。

（五）作业

1. 描述茯苓和猪苓的显微鉴别要点。

2. 绘茯苓和猪苓粉末特征图。

（邓可众）

第十六章

树脂类中药鉴定

学习目标

知识要求　1. **掌握**　树脂类中药的来源、主要性状鉴别特征；重点中药的理化鉴别特征。

　　　　　2. **熟悉**　树脂类中药的化学成分及主产地。

　　　　　3. **了解**　树脂类中药的采收加工方法、功效及应用。

技能要求　1. 熟练掌握树脂类中药的识别技能和性状鉴别技能，掌握重点中药的理化鉴别技能，能准确鉴别树脂类中药材的真伪。

　　　　　2. 学会树脂类中药的性状、理化鉴别操作技术，会应用工具、书籍鉴别树脂类中药，解决中药的真伪和品质优劣的问题。

第一节　概述

　　树脂类中药通常是以植物体的分泌物入药的药材总称。树脂具有一定的活血化瘀、消肿止痛及防腐等功效，是临床上较常用的一类中药，有些可作为填齿料及硬膏制剂的原料。

一、树脂的来源与采收

　　树脂存在于植物体内细胞组织与分泌细胞的间隙中，如树脂道、分泌细胞及导管等。能够产生树脂的基源植物多为种子植物。在植物体的根、茎、叶、种子等部位均可产生树脂。根据产生的方式不同可分为正常代谢和非正常代谢物。

　　正常代谢物是植物体在生长发育过程中，其组织和细胞所产生的代谢产物，如血竭、阿魏等。非正常代谢物是植物体受到损伤后才产生的分泌物，如安息香、苏合香等。有的植物受到机械损伤后，会增加树脂的产生，如松香等。

　　药用树脂中应用较多的树脂主要有：松科植物的松油脂、松香，金缕梅科植物的苏合香、枫香脂，橄榄科植物的乳香、没药，漆树科植物的洋乳香，伞形科植物的阿魏，安息香科植物的安息香，藤黄科植物的藤黄，棕榈科植物的血竭等。

　　树脂的采收因品种的差异方法亦不同，通常是将植物体的某些部分用刀切割后引流或直接加工处理而得到。如用刀切割树皮，使树脂从刀切割口处流出。有的植物经一次切割后，可持续数日甚至数月不断产生树脂，有的则需要经常切割才能不断流出树脂。在切口处收集树脂，必要时可在刀口处插竹片或其他引流物引导树脂流入接收容器中。

二、树脂的化学组成、性质及分类

（一）化学组成

　　树脂是一类组成较为复杂的混合物，由多种化学成分构成。多数树脂是与挥发油、木脂素、树胶、有机酸等成分混合存在。因此，树脂类中药不是作为单一类型的化学成分来对待。根据其中含有的主要化学组成，树脂可分为如下几类。

1. 树脂酸 主要是二萜酸类、三萜酸类及其衍生物类成分。属相对分子质量大、构成复杂的不挥发性成分，常具有羟基及羧基，具有酚和酸的化学性质，能溶于碱性水溶液形成肥皂样的乳液。如松香中含有 90% 以上的二萜树脂酸（松香酸），乳香中含有大量的三萜树脂酸（α–乳香酸）。

2. 树脂醇 是分子中具有羟基的树脂。可分为树脂醇和树脂鞣醇 2 类。树脂醇含有醇性羟基，是无色物质，遇三氯化铁试液不显颜色反应；树脂鞣醇含有酚性羟基，属于大分子物质，遇三氯化铁试液显鞣质样颜色反应。树脂醇类在植物体大多与芳香酸（如苯甲酸、水杨酸、肉桂酸等）结合成酯而存在。

3. 树脂酯 由树脂醇或树脂鞣醇与芳香酸化合形成的酯类物质。在树脂中以游离形式存在的芳香酸通常被称为香脂酸，它们大多是香树脂中的主要成分，具有与氢氧化钾的醇溶液共沸则皂化的性质。

4. 树脂烃 化学组成为倍半萜烯及多萜烯的衍生物或氧化物，其化学性质比较稳定，不溶于碱或不被碱分解，不形成盐或酯，与大多数化学试剂不发生反应，无导电性。树脂中如含有较多的树脂烃时，可作为药物制剂中丸剂或硬膏剂的原料。

（二）性质

树脂大多为无定形的固体，少数为半固体甚至流体。固体表面微有光泽。质硬而脆。不溶于水，也不吸水膨胀。树脂易溶于醇、乙醚、氯仿等大多数有机溶剂，在碱性溶液中能部分溶解或完全溶解，在酸性溶液中不溶。固体树脂加热至一定的温度后则软化熔融，并具黏性。燃烧时有浓烟及明亮的火焰，并具有特殊气味。将树脂的乙醇溶液蒸干，则形成薄膜状物质。

（三）分类

药用树脂中常常混有挥发油、树胶及游离芳香酸等化学成分，根据其所含主要化学成分的组成情况，通常将树脂类中药分为以下 5 种类型。

1. 单树脂 不含或含很少挥发油及树胶的树脂。根据其所含的主要成分，又可分为酸树脂（主要成分为树脂酸，如松香）、酯树脂（主要成分为树脂酯，如枫香脂）以及混合树脂（主要成分不明显）。

2. 胶树脂 指不含或含很少挥发油，而含有树胶的树脂。如藤黄。

3. 油树脂 指不含或含很少树胶，而含有较多挥发油的树脂。如松香脂、加拿大油树脂等。

4. 油胶树脂 指胶树脂中含有挥发油的树脂。如乳香、没药、阿魏等。

5. 香树脂 指油树脂中含有较多游离芳香酸的树脂。如苏合香、安息香等。

三、树脂类中药的鉴定

树脂类中药的鉴定，主要采用性状鉴别和理化鉴别。

树脂类中药的外形各异、大小不等，但每种药材均有较为固定的形态。因此，性状鉴定中主要应注意树脂的形状、大小、颜色、表面特征、质地、破碎面、光泽、透明度、气味等特征。

每种树脂类中药均由相对固定的某些化学成分组成。因此，采用理化鉴定法控制其质量尤为重要，根据树脂的种类不同，主要进行以下检查：如溶解度、水分、灰分、浸出物、酸值、皂化值、碘值、香脂酸和醇不溶物、黏稠度、比旋度、折光率、硬度等，以确定树脂的品质。由于商品树脂中常混有沙石、泥土等来自植物和外界的杂质，或贵重药材人为掺入杂质，在鉴定时要特别注意对其纯度的检查。

第二节 树脂类中药鉴定

苏合香 Styrax

【来源】金缕梅科植物苏合香树 *Liquidambar orientalis* Mill. 的树干渗出的香树脂经加工精制而成。

【产地】主产于广西、云南等地，原产土耳其、叙利亚、埃及、索马里和波斯湾附近各国。

【采收加工】初夏将树皮割裂至木部，使其分泌树脂，并渗入树皮。到秋季时割下树皮，榨取树脂；残渣加水煮后再榨取，即得粗品苏合香。如再将粗品用乙醇溶解，滤过，除掉乙醇，则得到精制苏合香。

【性状鉴别】为半流动性的浓稠液体。棕黄色或暗棕色，半透明。质细腻，极黏稠，挑起时呈胶样，连绵不断，较水重。气芳香，味苦、辣，嚼之粘牙。

【化学成分】粗制品含树脂约36%，主要有苏合香树脂醇、齐墩果酸和3-表-齐墩果酸。油状液体中含有苯乙烯、乙酸桂皮酯、桂皮醇酯、肉桂酸苯丙酯及游离肉桂酸等。

【性味功效】辛、温。开窍，辟秽，止痛。用量0.3~1.0g，宜入丸散服。

安息香 Benzoinum

【来源】安息香科植物白花树 *Styrax tonkinensis* (Pierre) Craib ex Hart. 的干燥树脂。

【产地】主产于云南、广西、广东、贵州等地。进口安息香主产于印度尼西亚、泰国。

【采收加工】树干经自然损伤或于夏秋二季割伤树干，收集流出的树脂阴干。人工割脂一般在4~9月选择5~10年的树干，在距地面40cm处，用刀在树干周围割数个三角形的切口，深度以达木质部为止，通常割后7~10天才开始小量出脂，以后每隔一月到一个半月在前次割脂上方的40cm处再同样割数个切口，并继续前后左右割采，收集凝成乳白色的固体安息香。

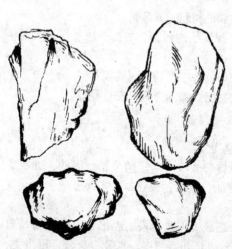

图16-1 安息香药材

【性状鉴别】为不规则的小块，稍扁平，常黏结成团块。表面橙黄色，具蜡样光泽（自然出脂）；或为不规则的圆柱状，扁平块状。表面灰白色至淡黄白色（人工割脂）。质脆，易碎，断面平坦，白色，放置后逐渐变为淡黄棕色至红棕色。加热则软化熔融。气芳香，味微辛，嚼之有砂粒感。如图16-1所示。

【化学成分】含树脂70%~80%。主要成分为泰国树脂酸、苯甲酸松柏醇脂等。

【性味功效】辛、苦，平。开窍醒神，行气活血，止痛。用量0.1～1.5g，多入丸散用。

乳香　Olibanum

【来源】橄榄科植物乳香树 *Boswellia carterii* Birdw. 及同属植物 B. *bhaw-dajiana* Birdw. 树皮切伤后渗出的油胶树脂。

【产地】主产于索马里、埃塞俄比亚及阿拉伯半岛南部，土耳其、利比亚、苏丹、埃及亦产。我国广西有引种。

【采收加工】春、夏二季均可采收，春季为盛产期。采收时，于树干的皮部由下至上顺序切伤，开一狭沟，使树脂从伤口处渗出，流入沟中，数天后凝成硬块，即可采取。

【性状鉴别】呈小形乳头状、泪滴状或粘合成大小不等的不规则块状物，长0.5～2.0cm。表面黄白色，半透明，被有类白色或淡黄色粉末，久存则颜色加深。质坚脆，遇热软化。破碎面有玻璃样或蜡样光泽。具特异香气，味微苦，嚼时开始碎成小块，迅速软化成胶块状，黏附牙齿，唾液成乳白色，并微有香辣感。如图16-2所示。

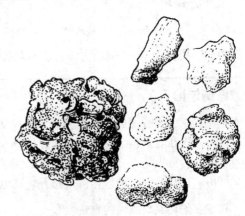

图16-2　乳香药材

【理化鉴别】本品遇热变软，烧之微有香气（非松香气），冒黑烟，并遗留黑色残渣。与少量水共研，能形成白色乳状液。

【化学成分】含树脂60%～70%、树胶27%～35%、挥发油3%～8%。

【性味功效】辛、苦，温。活血定痛，消肿生肌。用量3～5g，煎汤或入丸、散；外用适量，研末调敷。

拓展阅读

洋乳香

为漆树科植物粘胶乳香树 *Pistacia ientiscus* L. 的树干或树枝切伤后流出并干燥的树脂。主产于希腊，与乳香相似，但颗粒较小而圆，直径3～8mm。新鲜品表面有光泽，半透明。质脆，断面透明，玻璃样。气微香，味苦。咀嚼时先碎成砂样粉末，后软化成可塑性团，不粘牙齿。水与共研，不形成乳状液体。本品含树脂酸约43%、树脂烃约50%、挥发油约2%。药用为制硬膏原料或填齿料。

没药　Myrrha

【来源】橄榄科植物地丁树 *Commiphora myrrha* Engl. 或哈地丁树 *Commiphora molmol* Engl. 及同属他种植物树干皮部渗出的油胶树脂。

【产地】主产于非洲东北部的索马里、埃塞俄比亚、阿拉伯半岛南部及印度等地。以索马里所产没药最佳。

【采收加工】11月至次年2月间将树刺伤，树脂由伤口或裂缝口自然渗出，初为淡黄白色液体，在空气中渐变为红棕色硬块。采后拣去杂质。

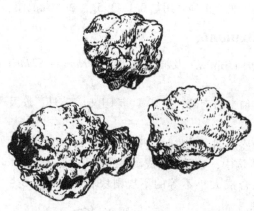

图 16 - 3　没药药材

【性状鉴别】呈不规则颗粒状或粘结成团块，大小不一，一般直径 1 ~ 3cm，表面红棕色或黄棕色，凹凸不平，被有粉尘。质坚脆，破碎面呈颗粒状，带棕色油样光泽，并常伴有白色斑点或纹理；薄片半透明。与水共研形成黄棕色乳状液。气香而特异，味苦而微辛。如图 16 - 3 所示。

【化学成分】含有树脂 25% ~ 35%、树胶 57% ~ 61%、挥发油 7% ~ 17% 等，此外，尚含有苦味素、蛋白质、甾体、没药酸、甲酸、醋酸及氧化酶等。

【性味功效】辛、苦，平。散瘀定痛，消肿生肌。用量 3 ~ 5g，炮制去油，多入丸散用。

案例讨论

案例：李大爷听说血竭具有很好的活血化瘀作用，用于跌打损伤具有很好的疗效，一次在农贸市场看到有人卖血竭药材，药贩声称自己的血竭是正宗中药材，而且价格很诱人，李大爷买回来后用了一段时间感觉没有什么效果，于是找熟人来进行鉴别，结果是掺了松香、红泥土等杂物的伪品血竭。

讨论：怎样鉴别血竭的真伪？

血竭　Draconis Sanguis

【来源】棕榈科植物麒麟竭 *Daemonorops draco* BL. 果实渗出的树脂经加工制成。

【产地】主产于印度尼西亚的爪哇和苏门答腊、印度、马来西亚等地。我国广西、云南等地亦有分布。

【采收加工】采收成熟的果实，充分晒干，加贝壳同入笼中强力振摇，松脆的红色树脂脱落后，筛去果实鳞片等杂质同，用布包起树脂，入热水中使软化成团，取出放冷，即可。

【性状鉴别】呈类圆四方形或不定形块状，表面铁黑色或暗红色，有光泽，常附有因摩擦而成的红粉。质硬而脆，破碎面红色，研成粉末呈砖红色。气微，味淡。如图 16 - 4 所示。

【理化鉴别】取本品粉末，置白纸上，用火隔纸烘烤即熔化，无扩散的油迹，对光照视呈鲜艳的红色，以火燃烧则产生呛鼻的烟气。

【化学成分】含红色树脂酯约 57%，主要有血竭红素、血竭素、去甲基血竭红素、去甲基血竭素等。

【性味功效】甘、咸，平。活血定痛，化瘀止血，生肌敛疮。用量 1 ~ 2g。

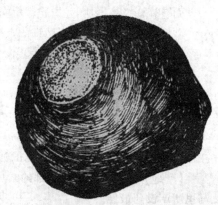

图 16 - 4　血竭药材

拓展阅读

国产血竭

自20世纪70年代，我国先后在云南和广西发现了剑叶龙血树 Dracaena cochinchinensis(Lour.)S. C. Chen，在海南发现了海南龙血树 Dracaena cambodiana Pierre ex Gagnep，并从树干中提取树脂。经临床研究证实，其疗效与进口血竭相似。随着市场对血竭需求的不断扩大，国内龙血树野生资源受到掠夺性采伐，国产血竭资源日趋枯竭，被国家列入二级珍稀濒危保护植物。国产血竭粉末呈红色或棕红色，为不规则块状或片状，大小不等。表面散在细小颗粒状物或具断续线状纹理，紫褐色，具光泽；断面平滑，有玻璃样光泽；气微，味微涩，嚼之有黏牙感。遇水合氯醛液，逐渐溶化，呈绿黄色。

阿魏　Fefulae Resina

【来源】伞形科植物新疆阿魏 *Ferula sinkiangensis* K. M. Shen 或阜康阿魏 *F. fukanensis* K. M. Shen 的树脂。

【产地】主产于新疆。进口阿魏主产于伊朗、阿富汗、印度等国。

【采收加工】于5~6月植物抽茎后至初花期，由茎上部往下割，收集渗出的乳状树脂，阴干。

【性状鉴别】呈不规则的块状或脂膏状。颜色深浅不一，表面蜡黄色至棕黄色。块状者轻，质地似蜡，断面稍有孔隙；新鲜切面颜色较浅，放置后渐深。脂膏状者黏稠，灰白色。具强烈而持久的蒜样特殊臭气，味辛辣，嚼之有灼烧感。如图16-5所示。

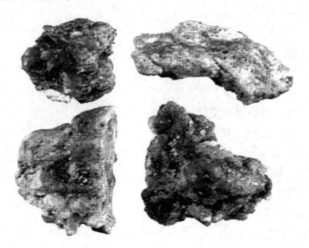

图16-5　阿魏药材

【化学成分】含挥发油、树脂及树胶等。树脂类成分有阿魏树脂鞣酸、阿魏酸、阿魏内酯等。

【性味功效】苦、辛，温。消积，化癥，散痞，杀虫。用量1~1.5g，多入丸散和外用膏药。

目标检测

一、最佳选择题

1. 下列哪项为酯树脂类药材（　　）。

    A. 乳香　　　　　B. 血竭　　　　　C. 没药　　　　　D. 阿魏　　　　　E. 松香

2. 血竭颗粒置白纸上，用火烘烤，不应出现（　　）。

    A. 颗粒融化

    B. 无扩散的油滴

    C. 对光照视呈鲜艳的血红色

    D. 以火烧之则发生呛鼻烟气

    E. 纸上残留为融化的黑色残渣

3. 下列关于没药的描述不正确的是（　　）。

    A. 橄榄植物没药树及同属其他植物树干皮部渗出的树脂

    B. 主产于非洲东北部、阿拉伯半岛和印度

    C. 不规则的颗粒状或粘结成团块状，气香而特异

    D. 主要含酯树脂

    E. 质坚碎，破碎面呈颗粒状

4. 乳香、没药根据所含主要化学成分应属于（　　）。

    A. 香树脂　　　　B. 酯树脂　　　　C. 油胶树脂　　　　D. 油树脂　　　　E. 单树脂

5. 血竭颗粒置白纸上，用火烘烤熔化，无扩散的油迹，对光照视的颜色是（　　）。

    A. 铁黑色　　　　B. 黄棕色　　　　C. 粉红色　　　　D. 淡红色　　　　E. 鲜艳的血红色

二、多项选择题

1. 血竭的性状是（　　）。

    A. 表面铁黑色

    B. 研成细粉血红色

    C. 用火点燃冒烟呛鼻

    D. 无臭，味极苦

    E. 来源于棕榈科植物麒麟竭果实渗出的树脂

2. 主要成分为树脂、挥发油和树胶的药材有（　　）。

    A. 冰片　　　　　B. 血竭　　　　　C. 乳香　　　　　D. 没药　　　　　E. 儿茶

3. 乳香与没药的共同点是（　　）。

    A. 植物皮部受伤渗出的油胶树脂

    B. 粉末遇硝酸呈紫色

    C. 含树脂、树胶、挥发油成分

    D. 主产于索马里等地

    E. 来源于橄榄科植物

4. 对乳香的描述正确的是（　　）。

    A. 挥发油含丁香油酚

    B. 含木脂素成分

    C. 油胶树脂

    D. 树胶主含阿糖酸的钙盐和镁盐

E. 嚼之粘牙，唾液成乳白色，微有香辣感

实验十八　血竭的理化鉴别

（一）实验目的

掌握血竭的理化鉴别特征。

（二）实验仪器、试剂、材料

1. 仪器　具塞试管、酒精灯、分液漏斗、研钵、硅胶 G 薄层板、展开缸。

2. 试剂　蒸馏水、乙醇、三氯甲烷、石油醚（60~90℃）、乙酸酮、盐酸、氢氧化钾、甲醇。

3. 材料　血竭粉末、对照药材。

（三）实验内容

血竭的理化鉴别。

（四）操作流程

1. 本品不溶于水，在热水中软化，易溶于乙醇、三氯甲烷及碱液中。

2. 取血竭颗粒置白纸上，用火隔纸烘烤则熔化，但无扩散的油迹，对光照视，呈鲜艳的血红色，无扩散油迹，以火燃烧则发生呛鼻烟气。

3. 取血竭粉末 0.1g，置具塞试管中，加石油醚（60~90℃）10ml，振摇数分钟，滤过，取滤液 5ml 置另一试管中，加新配制的 0.5% 乙酸酮溶液 5ml，振摇后静置分层，石油醚层不得显绿色。

4. 取血竭粉末 0.1g，加乙醇 10ml，密塞，振摇 10 分钟，滤过，滤液加稀盐酸，加至棕黄色沉淀析出，静置 30 分钟，逐渐凝成棕黑色树脂状物。取树脂状物，用稀盐酸 10ml 分次充分洗涤，弃去洗液，加 20% 氢氧化钾溶液 10ml，研磨，加三氯甲烷 5ml 移至分液漏斗中，振摇，三氯甲烷层显红色（检查血竭红素）。

5. 取上述 4 中的三氯甲烷层作为供试品溶液，另取血竭对照药材，同法制成对照药材溶液。采用薄层色谱法，取供试品溶液与对照药材溶液各 10~20μl，分别点于同一硅胶 G 薄层板上，以三氯甲烷 - 甲醇（19:1）为展开剂，展开取出晾干。供试色谱中，在与对照品药材色谱相应的位置上，显相同的橙色斑点。

（五）作业

描述血竭理化鉴别的主要特征。

（杨先国）

第十七章
其他类中药鉴定

学习目标

知识要求　1. **掌握**　其他类中药的来源、主要性状鉴别特征；重点中药的显微、理化鉴别特征。
　　　　　2. **熟悉**　其他类中药化学成分、主产地。
　　　　　3. **了解**　其他类中药采收加工、功效应用。

技能要求　1. 熟练掌握其他类中药的识别技能和性状鉴别技能，熟练掌握重点中药显微、理化鉴别技能，能准确鉴别常用其他类药材真伪。
　　　　　2. 学会常用其他类中药的性状、显微、理化鉴别操作技术，会应用工具、书籍鉴别其他类中药，解决中药的真伪和质量优劣的问题。

第一节　概述

其他类中药是指本教材上述各章未能收载的中药。包括：以植物体的某一或某些部分为原料，经过不同的加工处理所得到的产品，如青黛、儿茶、芦荟等；植物器官因昆虫的寄生而形成的虫瘿，如五倍子；植物体分泌或渗出的非树脂类混合物，如天竺黄；蕨类植物的成熟孢子，如海金沙等。

本类中药常采用性状鉴别方法。某些中药可采用显微鉴别方法，如海金沙。对于一些加工品，理化鉴别方法也常用，如青黛。

第二节　其他类中药鉴定

海金沙　Lygodii Spora

【来源】海金沙科植物海金沙 *Lygodium japonicum*（Thunb.）Sw. 的干燥成熟孢子。

【产地】主产于广东、浙江、江苏、湖北、湖南。

【采收加工】秋季孢子未脱落时采割藤叶。晒干，搓揉或打下孢子，除去藤叶。

【性状鉴别】呈粉末状，棕黄色或浅棕黄色。体轻，手捻有光滑感，置手中易由指缝滑落。气微，味淡。取粉末少量，撒于火上，即发出轻微爆鸣及明亮的火焰。

【显微鉴别】粉末棕黄色或浅棕黄色。孢子为四面体、三角状圆锥形，顶面观三面锥形，可见三叉状裂隙，侧面观类三角形，底面观类圆形，直径 60 ~ 85μm，外壁有颗粒状雕纹。

【化学成分】含有水溶性成分海金沙素。含有脂肪酸，主要为油酸、亚油酸、棕榈酸和肉豆蔻酸。含有利胆成分反式－对－香豆素和咖啡酸等。

【性味功效】性寒，味甘、咸。清利湿热，通淋止痛。用量 6～15g，包煎。

青黛　Indigo Naturalis

【来源】爵床科植物马蓝 *Baphicacanthus cusia*（Nees）Bremek.、蓼科植物蓼蓝 *Polygonum tinctorium* Ait. 或十字花科植物菘蓝 *Isatis indigotica* Fort. 的叶或茎叶经加工制得的干燥粉末、团块或颗粒。

【产地】主产于福建、河北、云南、江苏、安徽。

【采收加工】夏秋二季采收茎叶，置大缸或木桶中，加水浸泡 2～3 昼夜，至叶腐烂、茎脱皮，捞去茎叶的残渣，每 50kg 茎叶加石灰 4～5kg，充分搅拌混匀，待浸液由乌绿色转为紫红色，液面产生蓝色泡沫状物，捞取晒干。

【性状鉴别】深蓝色的粉末，体轻，易飞扬；或呈不规则多孔性的团块、颗粒，用手搓捻即成细末。微有草腥气，味淡。

【理化鉴别】

1. 取粉末少量，用微火灼烧，有紫红色的烟雾产生。

2. 取粉末少量，滴加硝酸，产生气泡并显棕红色或黄棕色。

【化学成分】含有靛玉红和靛蓝。马蓝制成的青黛还含有异靛蓝、靛黄、靛棕等。蓼蓝制成的青黛还含有靛苷、菘蓝苷、色氨酮、青黛酮等。菘蓝制成的青黛还含有靛红等。

【性味功效】性寒，味咸。清热解毒，凉血消斑，泻火定惊。用量 1～3g，宜入丸散用。外用适量。

儿茶　Catechu

【来源】豆科植物儿茶 *Acacia catechu*（L. f.）Willd. 的去皮枝、干的干燥煎膏，商品习称"儿茶膏"或"黑儿茶"。

【产地】主产于云南西双版纳傣族自治州。

【采收加工】冬季采收枝、干，除去外皮，砍成大块，加水煎煮、浓缩、干燥。

【性状鉴别】呈方形或不规则块状，大小不一。表面棕褐色或黑褐色，光滑而稍有光泽。质硬，易碎，断面不整齐，具光泽，有细孔，遇潮有黏性。气微，味涩、苦，略回甜。

【理化鉴别】

1. 粉末棕褐色。可见针状结晶及黄棕色块状物。

2. 取火柴杆浸于水浸液中，使轻微着色，待干燥后，再浸入盐酸中立即取出，置火焰附近烘烤，杆上即显深红色。

【化学成分】含有儿茶鞣质、儿茶素、表儿茶素及儿茶鞣红等。尚含槲皮素、树胶及低聚糖。

【性味功效】性微寒，味苦、涩。活血止痛，止血生肌，收湿敛疮，清肺化痰。用量 1～3g，包煎；多入丸散服。外用适量。

冰片　Borneolum Syntheticum

【来源】为樟脑、松节油等经过化学方法合成的结晶，称"合成龙脑"或"机制冰片"。

【产地】主产于上海、天津、广东。

【性状鉴别】为无色透明或白色半透明的片状松脆结晶；气清香，味辛、凉；具挥发性，点燃发生浓烟，并有带光的火焰。在乙醇、三氯甲烷或乙醚中易溶，在水中几乎不溶。熔点为 205 ~ 210℃。

【理化鉴别】（1）取 10mg，加乙醇数滴使溶解，加新制的 1% 香草醛硫酸溶液 1 ~ 2 滴，即显紫色。

（2）取 3g，加硝酸 10ml，即产生红棕色的气体，待气体产生停止后，加水 20ml，振摇，滤过，滤渣用水洗净后，有樟脑臭。

【化学成分】含有消旋龙脑、异龙脑。

【性味功效】性微寒，味辛、苦。开窍醒神，清热止痛。用量 0.15 ~ 0.3g，入丸散用。外用研粉点敷患处。

五倍子　Galla Chinensis

【来源】漆树科植物盐肤木 *Rhus chinensis* Mill.、青麸杨 *Rhus potaninii* Maxim. 或红麸杨 *Rhus punjabensis* Stew. var. sinica（Diels）Rehd. et Wils. 叶上的虫瘿，主要由五倍子蚜 *Melaphis chinensis*（Bell）Baker 寄生而形成。按外形不同，分为"肚倍"和"角倍"。

【产地】主产于四川、贵州、云南、陕西。

【采收加工】秋季采摘，置沸水中略煮或蒸至表面灰色，杀死蚜虫，取出干燥。

【性状鉴别】

1. 角倍　呈菱形，具不规则的钝角状分枝，柔毛较明显，壁较薄。如图 17 - 1 所示。

2. 肚倍　呈长圆形或纺锤形囊状，长 2.5 ~ 9cm，直径 1.5 ~ 4cm。表面灰褐色或灰棕色，微有柔毛。质硬而脆，易破碎，断面角质样，有光泽，壁厚 0.2 ~ 0.3cm，内壁平滑，有黑褐色死蚜虫及灰色粉状排泄物。气特异，味涩。如图 17 - 1 所示。

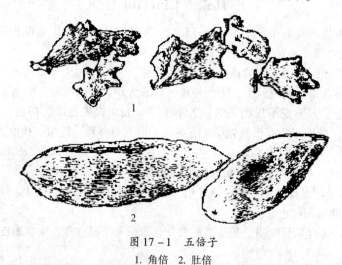

图 17 - 1　五倍子
1. 角倍　2. 肚倍

【显微鉴别】横切面：表皮细胞一列，分化有 1 ~ 6 个细胞的非腺毛，长 70 ~ 140μm。内侧薄壁组织中有众多外韧型维管束，维管束外侧有大型的树脂道。薄壁细胞含有糊化淀粉粒、并可见少数草酸钙结晶。

【化学成分】含有五倍子鞣质，习称五倍子鞣酸（肚倍约含 70%，角倍约含 50%）。尚含没食子酸、脂肪、树脂及蜡质。

【性味功效】性寒，味酸、涩。敛肺降火，涩肠止泻，敛汗，止血，收湿敛疮。用量 3 ~ 6g，外用适量。

拓展阅读

五倍子形成三要素

当早春盐肤木类植物萌发幼芽时，五倍子蚜虫的春季迁移蚜（越冬幼蚜羽化后的有翅胎生雌虫），便在叶芽上产生有性的雌雄无翅蚜虫，经交配后产生无翅单性雌虫，称为干母。干母侵入树的幼嫩组织，吸取液汁生活，同时分泌唾液使组织的淀粉转为单糖，并刺激细胞增生，逐步形成外壁绿色、内部中空的囊状虫瘿。干母在成瘿期间，单性生殖旺盛，在虫瘿中产生许多幼虫，于9～10月间，逐渐形成有翅的成虫，称为秋季迁移蚜。此时虫瘿自然爆裂，秋季迁移蚜便从虫瘿中飞出，到另一寄主提灯藓属植物上，进行无性生殖，产生幼小蚜虫。此种幼蚜固定在寄主的茎上，分泌蜡质，包围整个虫体，形成白色的球状茧而越冬；至第二年春天，越冬幼蚜在茧内成长为有翅成虫，即春季迁移蚜，又飞到盐肤木类植物上进行繁殖。因此，五倍子产生三要素：夏寄主盐肤木类植物、五倍子蚜虫和过冬寄主提灯藓属植物。

芦荟　Aloe

【来源】百合科植物库拉索芦荟 *Aloe barbadensis* Miller、好望角芦荟 *Aloe ferox* Miller 或其他同属近缘植物叶的汁液浓缩干燥物。前者习称"老芦荟"，后者习称"新芦荟"。

【产地】库拉索芦荟主产于非洲北部、南美洲及西印度群岛，我国南方部分地区有引种；好望角芦荟主产于非洲南部。

【采收加工】全年可采，割取叶片，收集叶的汁液，加热浓缩至适当稠度，冷却凝固即得。

【性状鉴别】

1. 库拉索芦荟　呈不规则块状，常破裂为多角形，大小不一。表面呈暗红褐色或深褐色，无光泽。体轻，质硬，不易破碎，断面粗糙或显麻纹。富吸湿性。有特殊臭气，味极苦。

2. 好望角芦荟　表面呈暗褐色，略显绿色，有光泽。体轻，质松，易碎，断面玻璃样而有层纹。

【化学成分】含芦荟苷、异芦荟苷、芦荟大黄素等。

【性味功效】苦，寒。泻下通便，清肝泻火，杀虫疗疳。用量6～12g。

天竺黄　Bambusae Concretio Silicea

【来源】禾本科植物青皮竹 *Bambusa textilis* McClure 或华思劳竹 *Schizostachyum chinese* Rendle 等秆内的分泌液干燥后的块状物。

【产地】主产云南，广东、广西等地亦产。

【采收加工】秋、冬两季采收。

【性状鉴别】为不规则的片块或颗粒，大小不一。表面灰蓝色、灰黄色或灰白色，有的洁白色，半透明，略带光泽。体轻，质硬而脆，易破碎，吸湿性强。气微，味淡。

【理化鉴别】取适量，炽灼灰化后，残渣加醋酸2滴使湿润，滴加钼酸铵试液1滴与硫酸亚铁试液 1 滴，残渣即显蓝色。

【化学成分】含氢氧化钾 1.1%，硅质 9%，二氧化硅约 90% 等。

【性味功效】甘，寒。清热豁痰，凉心定惊。用量 3~9g。

谷芽 Setariae Fructus Germinatus

【来源】禾本科植物粟 *Setaria italica*（L.）Beauv. 的成熟果实经发芽干燥的炮制加工品。将粟谷用水浸泡后，保持适宜的温、湿度，待须根长至约 6mm 时，晒干或低温干燥。

【产地】北方产粟区均有生产。

【采收加工】将粟用水浸泡后，保持适宜温度，待须根长至 5mm 时，晒干或低温干燥。

【性状鉴别】呈类圆球形，直径约 2mm，顶端钝圆，基部略尖。外壳为革质的稃片，淡黄色，具点状皱纹，下端有初生的细须根，长约 3~6mm，剥去稃片，内含淡黄色或黄白色颖果（小米）1 粒。气微，味微甘。

炒谷芽 形如谷芽，表面深黄色。有香气，味微苦。

焦谷芽 形如谷芽，表面焦褐色。有焦香气。

【显微鉴别】粉末：类白色。淀粉粒单粒，类圆形，直径约 30μm；脐点星状深裂。稃片表皮细胞淡黄色，回行弯曲，壁较厚，微木化，孔沟明显。下皮纤维成片长条形，壁稍厚，木化。

【化学成分】含蛋白质，脂肪油，淀粉，淀粉酶，麦芽糖等。

【性味功效】性温，味甘。消食和中，健脾开胃。炒谷芽偏于消食。焦谷芽善化积滞。用量 9~15g。

麦芽 Hordei Fructus Germinatus

【来源】禾本科植物大麦 *Hordeum vulgare* L. 的成熟果实经发芽干燥的炮制加工品。

【产地】全国产麦区都产。

【采收加工】将麦粒用水浸泡后，保持适宜温度，待幼芽长至 0.5cm 时，晒干或低温干燥。

【性状鉴别】呈梭形，长 8~12mm，直径 3~4mm。表面淡黄色，背面为外稃包围，具 5 脉；腹面为内稃包围。除去内外稃后，腹面有 1 条纵沟；基部胚根处生出幼芽和须根，幼芽长披针状条形，长约 5mm。须根数条，纤细而弯曲。质硬，断面白色，粉性。气微，味微甘。

炒麦芽 形如麦芽，表面棕黄色，偶有焦斑，有香气，味微苦。

焦麦芽 形如麦芽，表面焦褐色。有焦斑、有焦香气，味微苦。

【显微鉴别】粉末：灰白色。淀粉粒单粒类圆形，直径 3~60μm，脐点人字形或裂隙状。稃片外表皮表面观长细胞与 2 个短细胞（栓化细胞、硅质细胞）交互排列；长细胞壁厚，紧密深波状弯曲，短细胞类圆形，有稀疏壁孔。麦芒非腺毛细长，多碎断；稃片表皮非腺毛壁较薄，长 80~230μm；鳞片非腺毛锥形，壁稍厚，长 30~110μm。

【化学成分】主含 α- 及 β- 淀粉酶，催化酶，过氧化异构酶等。

【性味功效】性平，味甘。行气消食，健脾开胃，回乳消胀。生麦芽健脾和胃，疏肝行气。炒麦芽行气消食回乳。焦麦芽消食化滞。用量 10~15g，回乳炒用 60g。

淡豆豉 Sojae Semen Praeparatum

【来源】豆科植物大豆 *Glycine max*（L.）Merr. 的成熟种子的发酵加工品。

【产地】全国大部分地区有产。

【采收加工】取桑叶、青蒿各 70~100g，加水煎煮，滤过，煎液拌入净大豆 1000g 中，俟吸尽后，蒸透，取出，稍晾，再置容器内，用煎过的桑叶、青蒿渣覆盖，闷使发酵至黄衣上遍时，取出，除去药渣，洗净，置容器内再闷 15～20 天，至充分发酵、香气溢出时，取出，略蒸，干燥，即得。

【性状鉴别】呈椭圆形，略扁，长 0.6～1cm，直径 0.5～0.7cm。表面黑色，皱缩不平。质柔软，断面棕黑色。气香，味微甘。

【化学成分】含蛋白质，脂肪，胆碱，黄嘌呤，次黄嘌呤，胡萝卜素等。

【性味功效】性凉，味苦、辛。解表，除烦，宣发郁热。用量 6～12g。

西瓜霜 Mirabilitum Praeparatum

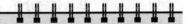

案例导入

案例：因患口腔溃疡，陈女士自行口含西瓜霜片治疗。症状得到缓解后，她并没有立即停药，而是渐渐喜欢上了药片清凉的口感。后来居然一天不含服西瓜霜片就会出现精神颓废、注意力不集中等症状，所以时时嘴里都要含片药，不然就出现打哈欠、厌食、气喘加重、呼吸加快等症状，一天需要吃两三盒。

讨论：1. 长期口含西瓜霜片为什么让患者出现以上症状？
　　　2. 西瓜霜片还有哪些副作用？

【来源】葫芦科植物西瓜 *Citrullus lanatus*（Thunb.）Matsumu. et Nakai 的成熟新鲜果实与皮硝经加工制成。

【性状鉴别】为类白色至黄白色的结晶性粉末。气微、味咸。

【化学成分】主含无水硫酸钠，并含有铁、锰、钾、铜、镁等。

【性味功效】性寒，味咸。清热泻火，消肿止痛。用量 0.5～1.5g。外用适量，研末吹敷患处。

拓展阅读

西瓜霜片副作用

长期口含西瓜霜片会使患者对药物形成精神依赖，停药后患者会出现抑郁、打哈欠、厌食、气喘加重、呼吸加快等症状。不仅如此，西瓜霜润喉片中还含有西瓜霜、火硝等清热、通便的成分，脾胃虚寒者长期服用非常容易引起腹泻。药中的蔗糖等辅料是糖尿病患者不宜随便服用的。其喷剂药物中含有冰片，孕妇在使用时也应格外慎重。

目标检测

一、最佳选择题

1. 下列哪项不是儿茶膏的鉴别特征（　　　）。

A. 方形或不规则块状

B. 表面棕褐色或黑褐色

C. 粉末棕褐色，可见针状结晶

D. 味涩、苦，略回甜

E. 取火柴杆浸于水浸液中，使轻微着色，待干燥后，再浸入盐酸中立即取出，置火焰附近烘烤，杆上即显深蓝色

2. 火烧时有紫红色烟雾发生的中药是（　　　）。

A. 海金沙　　　　B. 青黛　　　　C. 儿茶　　　　D. 松花粉　　　　E. 蒲黄

二、多项选择题

1. 可用于加工青黛的植物有（　　　）。

A. 爵床科马蓝　　　　　　B. 蓼科蓼蓝　　　　　　C. 十字花科菘蓝

D. 漆树科青麸杨　　　　　E. 马鞭草科大青

2. 青黛的鉴别特征有（　　　）。

A. 呈极细的深蓝色粉末

B. 质轻，易飞扬

C. 粉末少量加硝酸产生气泡，并显棕红色或黄棕色

D. 火烧时产生紫红色烟雾

E. 粉末加水振摇，水层显深蓝色

3. 儿茶膏含有（　　　）。

A. 儿茶鞣质　　B. 儿茶素　　　C. 儿茶鞣红　　　D. 表儿茶素　　　E. 槲皮素

4. 五倍子产生的要素是（　　　）。

A. 盐肤木类植物　　　　　　B. 五倍子蚜虫

C. 过冬寄主提灯藓类植物　　D. 角倍　　　　　　　　E. 肚倍

5. 五倍子的寄主有（　　　）。

A. 盐肤木　　　B. 白杨　　　　C. 青麸杨　　　D. 红麸杨　　　E. 萝芙木

实验十九　未知中药混合粉末鉴别

（一）实验目的

1. 掌握未知中药混合粉末的鉴别方法。

2. 熟悉检验报告的格式及书写方法。

3. 了解中药鉴定实验技术的基本方法。

（二）实验仪器、试剂、材料

1. 仪器　显微镜、临时制片用具（包括白瓷盘、酒精灯、解剖针、载玻片、盖玻片、滤纸条）。

2. 试剂　蒸馏水、水合氯醛试液、稀甘油。

3. 材料　未知其他类中药粉末。

（三）实验内容

1. 混合粉末的性状鉴别。

2. 混合粉末的显微鉴别。

（四）操作流程

1. 鉴定混合粉末色、气、味等性状特征。

2. 取混合粉末适量于洁净的载玻片中央，滴加蒸馏水，盖上盖玻片于显微镜下进行观察。

3. 取混合粉末适量于洁净的载玻片中央，滴加水合氯醛，于酒精灯外焰上加热透化后加稀甘油，盖上盖玻片于显微镜下进行观察。

（五）作业

1. 描述混合粉末的性状特征。

2. 描述混合粉末的显微特征并绘图。

3. 确定混合粉末的名称，记录鉴别依据。

（苏雪慧）

第十八章

动物类中药鉴定

学习目标

知识要求　**1. 掌握**　动物类中药的来源、主要性状鉴别特征，重点中药的显微、理化鉴别特征。

2. 熟悉　动物类中药化学成分、主产地。

3. 了解　动物类中药采收加工、功效应用。

技能要求　1. 熟练掌握常用动物类中药的识别技能和性状鉴别技能，熟练掌握重点中药显微、理化鉴别技能，能准确鉴别动物类药材真伪。

2. 学会常用动物类中药的性状、显微、理化鉴别操作技术，会应用工具、书籍鉴别动物类中药，解决中药的真伪和质量优劣的问题。

第一节　概述

动物类中药是指用动物的全体（全蝎、土鳖虫）或某一部分（鹿茸、鸡内金）、分泌物（珍珠、麝香）或排泄物（蚕砂、五灵脂）、生理（蛇蜕、蝉蜕）或病理产物（牛黄），动物体的加工体（阿胶）等供药用的一类中药。

一、动物的命名与分类简介

（一）动物的命名

为了便于学术交流，动物与植物一样，每一个物种也有一个学名。动物的命名基本上和植物命名一样，也是采用瑞典人林奈（Linnieus）首创的双名法，即每一种动物的学名是由两个拉丁或拉丁化的词组成。第一个词是该动物所在属的属名，第二个词是种加词，最后附上命名人的姓名缩写。如蛤蚧 *Gekko gecko* Linnaeus。属名及命名人的第一个字母要大写。动物与植物命名也有不同之处。

（1）种下等级的命名，亚种是种内唯一的分类等级。亚种的命名则采用三名法，亚种加词紧接在种加词的后面，省略了等级名称（ssp.）和命名人。如家鸡 *Gallus gallus domesticus* Brisson，此学名中第一个词 *Gallus* 为属名，第二个词 *gallus* 为种加词，第三个词 *domesticus* 为亚种加词，Brisson 为亚种定名人姓氏。

（2）若属名改变，重新组合时，则于原定名人姓氏外加括号表示，而重新组合的人名一般不写。如乌梢蛇 *Zaocys dhumnades*（Cantor），是由 *Coluber dhumnades* Cantor 重新组合而来。

（3）如有亚属，则亚属名放在属名之后，并加括号。

（二）动物分类系统简介

据统计，地球上现存的动物，约150万种。为了能正确区别他们及反映出其内在的联系和异同，须进行科学的分类。动物学的分类系统是以动物形态上或解剖上的相似度为基础，基本上能反映动物界的自然亲缘关系，故称为自然分类系统。分类的主要依据是根据动物细胞的分化、体腔的发展、胚层的形成、对称的形式、体节的有无、各器官系统的发展等基本特征而划分为若干动物类群，由于对某些类群目前尚缺乏深入的研究和了解，因此，直到现在对全世界动物的分类还没有一个较完善的、公认的分类系统。有的分为 10 门、有的分为 19 门、20 门、28 门、30 门、33 门甚至 34 门。导致这些差异的原因，主要是有些学者将一些有差异的纲提升为门。动物界的 19 门包括：原生动物门（Protozoa）；腔肠动物门（Coelenterata）；多孔动物门（Porifera），又称海绵动物（Spongia）；扁形动物门（Platyhelminthes）；栉水母门（Ctenophora）；棘头动物门（Acanthocephala）；纽形动物门（Nemertinea）；线形动物门（Nemathelminthes）；棘头动物门（Acanthocephala）；环节动物门（Annelida）；软体动物门（Mollusca）；毛鄂动物门（Chaetognatha）；节肢动物门（Arthropoda）；苔藓动物门（Bryozoa）；腕足动物门（Brachiopoda）；帚虫动物门（Phoronida）；棘皮动物门（Echinodermata）；须腕动物门（Pogonopgora）；半索动物门（Hemichordata）；脊索动物门（Chordata）；以上除脊索动物外都没有脊椎，统称无脊索动物或无脊椎动物。可供药用的动物多隶属于环节动物门、软体动物门、节肢动物门和脊索动物门。现将以上 4 门的主要特征简介如下。

1. 环节动物门 身体圆筒形或扁平形，两侧对称，分成若干同形的体节。具三胚层，有真体腔及闭管式循环系统。多数具运动器官刚毛或疣足。消化道发达，有口和肛门，具有排泄器官后肾管。神经系统集中，前端有脑，每节各有一神经节，形成链状神经系统。多为自由生活。如水蛭、蚯蚓。

2. 软体动物门 是动物界第二大门，现存种类约有 8 万种。体形除腹足纲外均为左右对称，体不分节而具次生体腔。身体柔软，由头、足及内脏团三部分组成。躯干背侧皮肤褶壁向下延伸形成外套膜，常包裹整个内脏团，并由它分泌出 1 或 2 个保护柔软体部的贝壳，覆盖于体外。外套膜和贝壳是软体动物的最显著特征。外套膜由内外表皮、结缔组织及少数肌纤维组成。贝壳主要由碳酸钙（95%）和少量贝壳素组成。通常分为三层，最外一层为角质层，由贝壳素组成，色黑褐而薄，由外套膜边缘分泌而成。中间一层为棱柱形，也称壳层，较厚，占壳的大部分，这一层是由外套膜背面分泌而成。最内一层为珍珠层，是由叶片状的霰石构成，表面光滑，具珍珠色彩。由整个外套膜表面分泌而成。身体具次生体腔，消化道完全，有心脏及血管。除头足纲外均为开放循环，有栉状鳃或类似肺的构造。多为水生，少数陆生。如石决明、牡蛎、蚌等。

3. 节肢动物门 动物界最大的一个门，现存种类达 100 余万种，占已知动物种类的 85%，种类繁多，分布极广并具有高度的适应性。分类学界普遍认为起源于环节动物，身体不仅分节，且高度特化，不同部位的体节互相愈合而成头部、胸部、腹部，附肢也都分节。体外被几丁质外骨骼，是节肢动物的另一特点。外骨骼由上皮、表皮及基膜三层构成。上皮是一层多角形的活细胞层，它向内分泌一层薄的基膜，向外分泌厚的表皮。表皮是外骨骼的主要结构，一般分为三层，自外向内依次是上表皮、外表皮、内表皮。上表皮很薄，主要为蜡质层；外表皮最厚，由几丁质和蛋白质复合体中沉积有钙质（碳酸钙和磷酸钙）或骨蛋白质组成，质地坚硬；内表皮是表皮最厚的一层，无色柔软，富延展性，主要成分是几丁质和蛋白质。生长发育过程需蜕皮，肌肉为横纹肌，常成束，消化系统完整，口器适于咀嚼或吮吸，形式多样。体腔为混合腔，循环系统为开放式，用鳃、气管或书肺司呼吸。水生或陆生。本门常分为 3 个亚门，7 个纲。其中药用动物较多的有甲壳纲（Crustacea）、蛛形纲（Arachnida）、多足纲（Myriopda）、昆虫纲（Insecta）。如钳蝎、少棘巨蜈蚣、海马、蛤蚧等。

4. 脊索动物门 有脊索。脊索为位于背部的一条支持身体纵轴的棒状结构。低等脊索动物终生存在脊索，高等脊索动物只在胚胎期间有脊索，成长时即由分节的脊柱取代。中枢神经系统呈管状，位于脊索的背面，在高等种类中神经管分化为脑和脊髓两部分。消化管前端咽部的两侧有咽鳃裂，在低等水生种类中终生存在，在高等种类中只见于某些幼体和胚胎时期，随后完全消失。此外，本门动物的心脏位于消化管腹面；如有尾部，则位于肛门后方，称为肛后尾；骨骼系统为生活的内骨骼。脊索动物门可分为 3 个亚门：尾索动物亚门（Subphylum Urochordata）、头索动物亚门（Subphylum Cephalochordata）和脊椎动物亚门（Subphylum Vertebrata）。其中与药用关系密切的是脊椎动物亚门，分为 6 个纲，其中药用价值较大的有鱼纲（Pisces）、两栖纲（Amphibia）、爬行纲（Reptilia）、鸟纲（Aves）、哺乳纲（Mammalia）。

二、动物类中药鉴定方法

动物类中药的鉴定方法与植物类中药一样，包括基原鉴定、性状鉴定、显微鉴定和理化鉴定。但远较植物类中药困难，这方面的研究也较少。过去，主要依靠传统的外形与经验鉴别方法进行鉴定。近年来，应用现代科学技术和方法于动物类中药鉴定的研究日益增加，为动物类中药的真伪和品质优良度的鉴定提供了一些科学的方法。动物类中药的真伪鉴别方法主要有下述几种。

（一）性状与经验鉴别法

从中药的外部形态特征来鉴别动物类中药品种仍然是最常用的方法。以完整的动物体入药的，可根据其形态特征，应用动物分类学知识来确定其品种。以动物体的某一部分，或动物的生理产物、病理产物与加工品入药的，则可借助一些传统的经验和方法来鉴别。例如，蛤蟆油水浸后可膨胀 10～15 倍，麝香有手搓、针探、火烧、水试等鉴别方法。

（二）显微鉴别法

不同种类的动物，其组织构造及微观特征存在着差异，采用磨片方法制作显微观察片，也可将材料用适当的方法软化后制作切片与纵切片，或制作粉末片进行观察。如珍珠、豹骨、石决明、羚羊角、鹿角等可磨片或切片，而全蝎、珍珠、珍珠母、麝香、牛黄、羚羊角、水牛角、乌梢蛇、蕲蛇、地龙、蛤蚧、蜈蚣、僵蚕等可制作成粉末。另外扫描电子显微镜也已应用于动物类中药的鉴定，如应用扫描电子显微镜观察和比较珍珠和珍珠层粉末的显微构造，发现前者具同心性层纹结构，而后者则有一列由斜方柱状结晶组成的棱柱结构。

（三）理化鉴别法

近年来随着科技的发展，利用物理、化学或仪器分析的方法，鉴定和研究动物类中药的真伪以及内在质量的控制，受到了广泛的重视，其鉴定的内容越来越广泛，手段越来越新，特别是现代光谱及色谱技术的应用，使得动物药的鉴定更具科学性。主要的方法有荧光反应、紫外光谱法、薄层色谱法、电泳法、红外光谱法、高效液相色谱法、热差分析技术、DNA 分子标记技术等。如利用荧光反应可进行珍珠、梅花鹿茸、马鹿茸及其伪品的鉴别。紫外光谱法用于土鳖虫（地鳖、冀地鳖、金边地鳖）及其伪品的鉴别。利用薄层色谱法对珍珠与珍珠层粉、阿胶、穿山甲及其伪品的鉴别。利用电泳法可对水蛭、蛤蚧、海龙、海马、蜈蚣、金钱白花蛇、乌梢蛇和鹿茸等的鉴别。利用热差分析技术可成功地鉴别天然牛黄和人工牛黄、鳖甲、龟甲及其伪品。DNA 分子标记技术可用于鳖甲、龟甲、蛇类中药的鉴定。

第二节　动物类中药鉴定

案例导入

案例：鸡内金，就是鸡的沙囊里面黄色的角质状内壁，在临床上，小儿疳积或有的小
儿因为饮食所伤、脾胃受损，用之效果良好。古人还发现鸡内金作为消食药汤
剂不好，做成散剂最佳，但成散剂剂型较为困难，须将鸡内金放到温度很高
（200℃）的沙里面去烫或放油锅里炸，再进一步粉碎，方可做成散剂。

讨论：1. 结合鸡肫的生理特性，思考鸡内金为什么会有消食的功效？
　　　2. 鸡内金做成散剂之前为什么要经过高温沙烫或油炸？

水蛭　Hirudo

【来源】　水蛭科动物蚂蟥 *Whitmania pigra*（Whitman）、水蛭 *Hirude nipponica* Whitman、柳叶蚂蟥 *W. Acranulata*（Whitman）的干燥全体。

【产地】　蚂蟥及水蛭全国各地均产，柳叶蚂蟥主产于河北、安徽、江苏、福建及湖北等地。

【采收加工】　夏、秋二季捕捉，用沸水烫死，晒干或低温干燥。

【性状鉴别】

1. 蚂蟥　呈扁平纺锤形，有多数环节，长 4～10cm，宽 0.5～2cm。背部黑褐色或黑棕色，稍隆起，用水浸后，可见黑色斑点排成 5 条纵棱；腹面平坦，棕黄色。两侧棕黄色，前端略尖，后端钝圆。两端各具 1 吸盘，前吸盘不显著，后吸盘较大，质脆，易折断，断面胶质状。气微腥。

2. 水蛭　扁长圆柱形，体多弯曲扭转，长 2～5cm，宽 0.9～3cm，厚 0.2～0.3cm。

3. 柳叶蚂蟥　狭长而扁，长 5～12cm，宽 0.1～0.5cm。如图 18－1 所示。

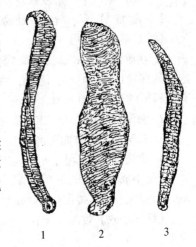

图 18－1　水蛭药材
1. 柳叶蚂蟥　2. 蚂蟥　3. 水蛭

【化学成分】　蚂蟥主要含蛋白质与多种氨基酸，其中以谷氨酸、天门冬氨酸、亮氨酸、赖氨酸和缬氨酸含量较高。

【性味功效】　性平，味咸、苦，有小毒。破血通经、逐瘀消癥。用量 1～3g，孕妇禁用。

蜈蚣　Scolopendra

【来源】　蜈蚣科动物少棘巨蜈蚣 *Scolopendra subspinipes mutilans* L. Koch 的干燥体。

【产地】　主产于湖北、浙江等地。

【采收加工】　春、夏二季捕捉，用竹片插入头尾，绷直，干燥。

【性状鉴别】　呈扁平长条形，长 9～15cm，宽 0.5～1cm。由头部和躯干部组成，全体共

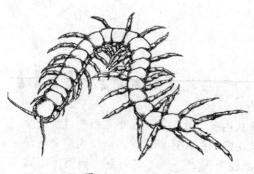

图 18-2　蜈蚣药材

22 个环节。头部暗红色或红褐色，略有光泽，有头板覆盖，头板近圆形，前端稍突出，两侧贴有颚肢一对，前端两侧有触角一对，躯干部第一背板与头板同色，其余 20 个背板为棕绿色或墨绿色，具光泽，自第四背板至第二十背板上常有两条纵沟线；腹部淡黄色或棕黄色，偶有黄白色，呈弯钩形，最末一对步足尾状，故又称尾足，易脱落。质脆，断面有裂隙。气微腥，有特殊刺鼻的臭气，味辛，微咸。如图 18-2 所示。

【化学成分】含组胺样物质、溶血性蛋白质、酪氨酸、亮氨酸、蚁酸、胆甾醇等。

【性味功效】性温，味辛，有毒。息风镇痉，通络止痛，攻毒散结。用量 3～5g，孕妇禁用。

海马　Hippocampus

【来源】海龙科动物线纹海马 *Hippocampus kelloggi* Jordan et Snyder、刺海马 *H. histrix* Kaup、三斑海马 *H. trimaculatus* Leach 或小海马 *H. japonicus* Kaup 的干燥体。

【产地】主产于广东、福建及台湾沿海。

【采收加工】夏、秋二季捕捞，洗净，晒干；或除去皮膜和内脏，晒干。

【性状鉴别】

1. 线纹海马　呈扁长形而弯曲，体长约 30cm。表面黄白色。头略似马头，有冠状突起，具管状长吻，口小，无牙，两眼深陷。躯干部七棱形，尾部四棱形，渐细卷曲，体上有瓦楞形的节纹并具短棘。体轻，骨质，坚硬。气微腥，味微咸。

2. 刺海马　体长 15～20cm。头部及体上环节间的棘细而尖。

3. 三斑海马　体侧背部第 1、4、7 节的短棘基部各有 1 黑斑。

4. 小海马　体形小，长 7～10cm。

【化学成分】含乙酰胆碱酯酶、胆碱酯酶、蛋白酶、蛋白质、氨基酸、溶血磷脂酰胆碱、脂肪酸、甾体类化合物、皮肤色素及微量元素等。

【性味功效】性温，味甘、咸。温肾壮阳，散结消肿。用量 3～9g。外用适量，研末敷患处。

海龙　Syngnathus

【来源】海龙科动物刁海龙 *Solenognathus hardwickii*（Gray）、拟海龙 *Syngnathus biaculeatus*（Bloch）或尖海龙 *Syngnathus acus* L. 的干燥体。

【产地】刁海龙、拟海龙主产于广东、福建沿海等地；尖海龙产于我国各沿海。

【采收加工】多于夏、秋二季捕捞，刁海龙、拟海龙除去皮膜，洗净，晒干；尖海龙直接洗净，晒干。

【性状鉴别】

1. 刁海龙　体狭长侧扁，全长 30～50cm。表面黄白色或灰褐色。头部具管状长吻，口小，无牙，两眼圆而深陷，头部与体轴略呈钝角。躯干部宽 3cm，五棱形，尾部前方六棱形，后方渐细，四棱形，尾端卷曲。背棱两侧各有 1 列灰黑色斑点状色带。全体被以具花纹的骨环和细横纹，各骨环内有突起粒状棘，胸鳍短宽，背鳍较长，有的不明显，无尾鳍。

骨质，坚硬。气微腥，味微咸。

2. 拟海龙 体长平扁，躯干部略呈四棱形，全长 20 ~ 22cm。表面灰黄色，头部常与体轴成一直线。

3. 尖海龙 体细长，呈鞭状，全长 10 ~ 30cm，未去皮膜。表面黄褐色。有的腹面可见育儿囊，有尾鳍。质较脆弱，易撕裂。

【化学成分】含蛋白质、氨基酸、脂肪、甾体类化合物及微量元素等。

【性味功效】性温，味甘、咸。温肾壮阳，散结消肿。用量 3 ~ 9g，外用适量，研末敷患处。

全蝎　Scorpio

【来源】钳蝎科动物东亚钳蝎 *Buthus martensii* Karsch 的干燥体。

【产地】主产于山东、河南等地。产山东者称"东全蝎"，（又称咸全蝎）；产河南者称"南全蝎"（又称淡全蝎）。现多人工饲养。

【采收加工】春末至秋初捕捉，除去泥沙，置沸水或沸盐水中，煮至全身僵硬，捞出，置通风处，阴干。

【性状鉴别】头胸部与前腹部呈扁平长椭圆形，后腹部呈尾状，皱缩弯曲，完整者体长约6cm。头胸部呈绿褐色，前面有 1 对短小的螯肢和 1 对较长大的钳状脚须，形似蟹螯，背面覆有梯形背甲，腹面有足 4 对，均为 7 节，末端各具 2 爪钩；前腹部由 7 节组成，第7节色深，背甲上有 5 条隆脊线。背面绿褐色，后腹部棕黄色，6 节，节上均有纵沟，末节有锐钩状毒刺，毒刺下方无距。气微腥，微咸。如图 18 - 3 所示。

【显微鉴别】粉末：黄棕色或淡棕色。体壁碎片外表皮表面观呈多角形网络样纹理，表面密布细小颗粒，可见毛窝、细小圆孔和淡棕色或近无色的瘤状突起；内表面无色，有横向条纹，内、外表面纵贯较多长短不一的微细孔道。刚毛红棕色，多碎断，先端锐尖或钝圆，具纵直纹理，髓腔细窄。横纹肌纤维多碎断，明带较暗带宽，明带中有一暗线，暗带有致密的短纵纹理。如图 18 - 4 所示。

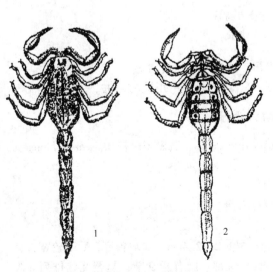

图 18 - 3　东亚钳蝎药材
1. 背面观　2. 腹面观

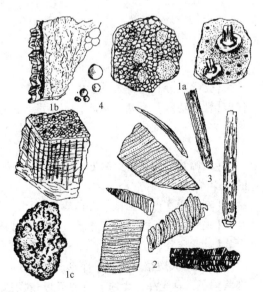

图 18 - 4　东亚钳蝎粉末
1. 体壁碎片（a. 外表皮表面观；b. 断面；c. 未角化外表皮）　2. 横纹肌纤维　3. 刚毛　4. 脂肪油滴

【化学成分】主含蝎毒素、牛磺酸、三甲胺、甜菜碱、胆甾醇、卵磷脂、氨基酸等。

【性味功效】性平，味辛，有毒。息风镇痉，通络止痛，攻毒散结。用量3~6g，孕妇禁用。

土鳖虫 （䗪虫）　Eupolyphaga Steleophaga

【来源】鳖蠊科昆虫地鳖 *Eupolyphaga sinensis* Walker、冀地鳖 *Steleophaga plancyi* （Boleny）的雌虫干燥体。

【产地】地鳖主产江苏、安徽等地；冀地鳖主产河北、山东等地。

【采收加工】夏、秋二季捕捉，置沸水中烫死，晒干或烘干。

【性状鉴别】

1. 地鳖　呈扁平卵形，长1.3~3cm，宽1.2~2.4cm。前端较窄，后端较宽，背部紫褐色，具光泽，无翅。前胸背板较发达，盖住头部；腹背板9节，呈覆瓦状排列。腹面红棕色，头部较小，有丝状触角1对，常脱落，胸部有足3对，具细毛和刺。腹部有横环节，质松脆，易碎。气腥臭，味微咸。

2. 冀地鳖　长2.2~3.7cm，宽1.4~2.5cm。背部黑棕色，通常在边缘带有淡黄褐色斑块及黑色小点。如图18-5所示。

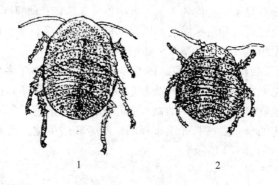

1　　　　　　　　　2

图18-5　土鳖虫药材
1. 冀地鳖　2. 地鳖

【化学成分】含挥发油、β-谷甾醇、鲨肝醇、尿嘧啶和尿囊素等。

【性味功效】性寒，味咸，有小毒。破血逐瘀，续筋接骨。用量3~10g。孕妇禁用。

斑蝥　Mylabris

【来源】芫青科昆虫南方大斑蝥 *Mylabris phalerata* Pallas、黄黑小斑蝥 *M. cichorii* Linnaeus 的干燥体。

【产地】主产于河南、安徽等地。

【采收加工】夏、秋二季捕捉，闷死或烫死，晒干。

【性状鉴别】

1. 南方大斑蝥　呈扁平卵形，长1.3~3cm，宽1.2~2.4cm。前端较窄，后端较宽，背部紫褐色，具光泽，无翅。前胸背板较发达，盖住头部；腹背板9节，呈覆瓦状排列。腹面红棕色，头部较小，有丝状触角1对，常脱落，胸部有足3对，具细毛和刺。腹部有横环节，质松脆，易碎。气腥臭，味微咸。

2. 黄黑小斑蝥　体形较小，长1~1.5cm。如图18-6所示。

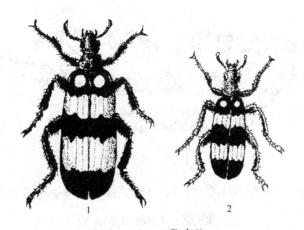

图 18 - 6　斑蝥外形

1. 南方大斑蝥 *Mylabris phalerata* Pallas　2. 黄黑小斑蝥 *M. cichorii* Linnaeus

【化学成分】含斑蝥素、蚁酸及多种微量元素等。

【性味功效】性热，味辛，有大毒。破血逐瘀，散结消癥，攻毒蚀疮。用量 0.03 ~ 0.06g，炮制后多入丸散用，外用适量。孕妇禁用。

九香虫　Aspongopus

【来源】蝽科昆虫九香虫 *Buthus martensii* Karsch 的干燥体。

【产地】主产于云南、四川等地。

【采收加工】11 月至次年 3 月前捕捉，置适宜容器内，用酒少许将其闷死，取出阴干；或置沸水中烫死，取出，干燥。

【性状鉴别】略呈六角状扁椭圆形，长 1.6 ~ 2cm，宽约 1cm。表面棕褐色或棕黑色，略有光泽。头部小，与胸部略呈三角形，复眼突出，卵圆状，单眼一对，触角 1 对各 5 节，多已脱落。背部有翅 2 对，外面的 1 对基部较硬，内部 1 对为膜质，透明。胸部有足三对，多已脱落。腹部棕红色至棕黑色，每节近边缘处有突起的小点。质脆，折断后腹内有浅棕色的内含物。气特异，味微咸。

【化学成分】含九香虫油、蛋白质、甲壳质等。

【性味功效】性温，味咸。理气止痛，温中助阳。用量 3 ~ 9g。

僵蚕　Bombyx Batryticatus

【来源】蚕蛾科昆虫家蚕 *Bombyx mori* Linnaeus. 4 ~ 5 龄的幼虫感染（或人工接种）白僵菌 *Beauveria bassiana*（Bals.）Vuillant 而致死的干燥体。

【产地】主产于江苏、浙江等地。

【采收加工】多于春、秋季生产，将感染白僵菌而病死的蚕干燥。

【性状鉴别】略呈圆柱形，多弯曲皱缩。长 2 ~ 5cm，直径 0.5 ~ 0.7cm。表面灰黄色，被有白色粉霜状的气生菌丝和分生孢子。头部较圆，足 8 对，体节明显，尾部略呈二分歧状。质硬而脆，易折断，断面平坦，外层白色，中间棕色或黑色，有光泽，习称"镜口胶面"，内有丝腺环 4 个，气微腥，味微咸。如图 18 - 7 所示。

【化学成分】含蛋白质、脂肪、甾体、氨基酸、羟基促蜕皮甾酮、3 - 羟基犬尿素、棕榈酸、油酸、壳质酶等。体表白粉中含大量草酸铵。

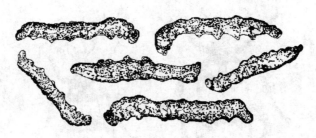

图 18 – 7 僵蚕药材

【性味功效】性平，味咸、辛。息风止痉，祛风止痛，化痰散结。用量 5～10g，孕妇禁用。

地龙 Pheretima

【来源】钜蚓科动物参环毛蚓 *Pheretima aspergillum*（E. Perrier）、通俗环毛蚓 *P. vulgaris* Chen、威廉环毛蚓 *P. guillelmi*（Michaelsen）或栉盲环毛蚓 *P. pectinifera* Michaelsen 的干燥体。前一种习称"广地龙"，后三种习称"沪地龙"。

【产地】广地龙主产于广东、广西等地；沪地龙主产于河南、山东等地。

【采收加工】广地龙春季至秋季捕捉，沪地龙夏季捕捉，及时剖开腹部，除去内脏和泥沙，洗净，晒干或低温干燥。

【性状鉴别】

1. 广地龙 呈长条状薄片，弯曲，边缘略卷，长 15～20cm，宽 1～2cm。全体具环节，背部棕褐色至紫灰色，腹部浅黄棕色；第 14～16 环节为生殖带，习称"白颈"，较光亮。体前端稍尖，尾端钝圆，刚毛圈粗糙而硬，色稍浅。雄生殖孔在第 18 环节腹侧刚毛圈一小孔突上，外缘有数环绕的浅皮褶，内侧刚毛圈隆起，前面两边有横排（一排或二排）小乳突，每边 10～20 个不等。受精囊孔 2 对，对于 7/8 至 8/9 环节间有一椭圆形突起上，约占节周 5/11。体轻，略呈革质，不易折断。气腥，味微咸。如图 18 – 8、图 18 – 9 所示。

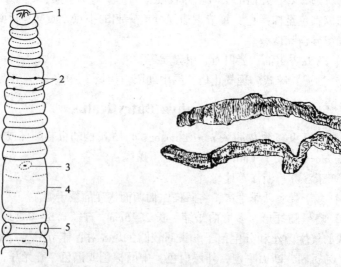

图 18 – 8 参环毛蚓外部形态
1. 口 2. 受精胚囊 3. 雌性生殖孔
4. 生殖环带 5. 雄性生殖孔

图 18 – 9 广地龙药材

2. 沪地龙　长 8 ~ 15cm，宽 0.5 ~ 1.5cm。全体具环节，背部棕褐色至黄褐色，腹部浅黄棕色；第 14 ~ 16 环节为生殖带，较光亮。第 18 环节有一对雄生殖孔。通俗环毛蚓的雄交配腔能全部翻出，呈花菜样或阴茎状；威廉环毛蚓的雄交配腔孔呈纵向裂缝状；栉盲环毛蚓的雄生殖孔内侧有 1 或多个小乳突。受精囊孔 3 对，在 6/7 至 8/9 环节间。

【化学成分】主含次黄嘌呤、琥珀酸、蚯蚓解热碱、蚯蚓素、地龙毒素、多种微量元素及酶类成分等。

【性味功效】性寒，味咸。清热定惊，通络，平喘，利尿。用量 5 ~ 10g。

蝉蜕　Cicadae Periostracum

【来源】蝉科昆虫黑蚱 *Crypotympana pustulata* Fabricius 的若虫羽化时脱落的皮壳。

【产地】主产于山东、河北等地。

【采收加工】春、秋二季收集，除去泥沙，晒干。

【性状鉴别】略呈椭圆形而弯曲，长约 3.5cm，宽约 2cm。表面黄棕色，半透明，有光泽。头部有丝状触角 1 对，多已断落，复眼突出。额部先端突出，口吻发达，上唇宽短，下唇伸长成管状。胸部背面呈十字形裂开，裂口向内卷曲，脊背两旁具小翅 2 对；腹面有足 3 对，被黄棕色细毛。腹部钝圆，共 9 节。体轻，中空，易碎。气微，味淡。如图 18 - 10 所示。

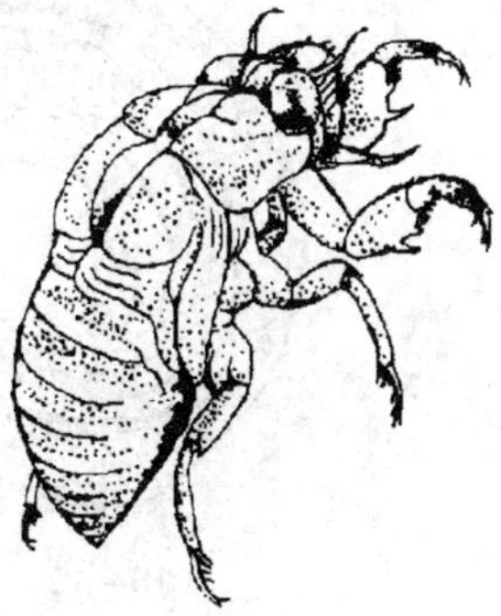

【化学成分】含甲壳质、多种氨基酸等。

【性味功效】性寒，味甘。疏散风热，利咽，透疹，明目退翳，解痉。用量 3 ~ 6g。

图 18 - 10　蝉蜕药材

蛇蜕　Serpentis Periostracum

【来源】游蛇科动物黑眉锦蛇 *Elaphe taeniura* Cope、锦蛇 *E. carinata*（Guenther）或乌梢蛇 *Zaocys dhumnades*（Cantor）等蜕下的干燥表皮膜。

【产地】主产于全国大部分地区。

【采收加工】春末夏初或冬初收集，除去泥沙，干燥。

【性状鉴别】略呈圆筒形，多压扁而皱缩，完整者形似蛇，长可达 1m 以上。背部银灰色或淡灰棕色，有光泽，鳞迹菱形或椭圆形，衔接处呈白色，略抽皱或凹下；腹部乳白色或略显黄色，鳞迹长方形，呈覆瓦状排列。体轻，质微韧，手捏有润滑感和弹性，轻轻搓揉，沙沙作响。气微腥，味淡或微咸。

【化学成分】含骨胶原、氨基酸、糖原、核酸、氨肽酶等。

【性味功效】性平，味甘、咸。祛风，定惊，退翳，止痒，解毒消肿。用量 3 ~ 6g，研末服用，一次 1.5 ~ 3g。外用适量。

乌梢蛇　Zaocys

【来源】游蛇科动物乌梢蛇 *Zaocys dhumnades*（Cantor）的干燥体。

【产地】主产于浙江、江苏等地。

【采收加工】多于夏、秋季二季捕捉，剖开腹部或先剥皮留头尾，除去内脏，盘成圆盘状，干燥。

【性状鉴别】略圆盘状，盘径约 16cm。表面黑褐色或绿黑色，密被菱形鳞片；背鳞行数成双，背中央 2 ~ 4 行鳞片强烈起棱，形成两条纵贯全体的黑线。头盘在中间，扁圆形，

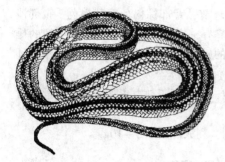

图 18-11　乌梢蛇外形

眼大而下凹陷，有光泽。上唇鳞 8 枚，眼前下鳞 1 枚，较小，眼后鳞 2 枚。脊部高耸成屋脊状。腹部剖开边缘向内卷曲，脊肌肉厚，黄白色或淡棕色，可见排列整齐的肋骨。尾部渐细而长，尾下鳞双行。剥皮者仅留头尾之皮鳞，中断较光滑。气腥，味淡。如图 18-11、图 18-12、图 18-13 所示。

【化学成分】含蛋白质、脂肪、微量元素等。

【性味功效】性平，味甘。祛风，通络，止痉。用量 6~12g。

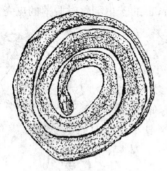

图 18-12　乌梢蛇

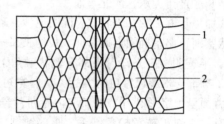

图 18-13　乌梢蛇躯干鳞片（背鳞偶数行）
1. 背鳞　2. 腹鳞

蕲蛇　Agkistrodon

【来源】蝰科动物五步蛇 *Agkistrodon acutus*（Guenther）的干燥体。

【产地】主产于浙江、广西、江西、广东、浙江等地。

【采收加工】多于夏、秋二季捕捉，剖开蛇腹，除去内脏，洗净，用竹片撑开腹部，盘成圆盘状，干燥后拆除竹片。

【性状鉴别】卷呈圆盘状，盘径 17~34cm，体长可达 2cm。头在中间稍向上，呈三角形而扁平，吻端向上，习称"翘鼻头"。上腭有管状毒牙，中空尖锐。背部两侧各有黑褐色与浅棕色组成的"V"形斑纹 17~25 个，其"V"形的两上端在背中线上相接，习称"方胜纹"，有的左右不相接，呈交错排列。腹部撑开或不撑开，灰白色，鳞片较大，有黑色类圆形的斑点，习称"连珠斑"；腹内壁黄白色，脊椎骨的棘突较高，呈刀片状上突，前后椎体下突基本同形，多为弯刀状，向后倾斜，尖端明显超过椎体后隆面。尾部骤细，末端有三角形深灰色的角质鳞片 1 枚。气腥，味微咸。如图 18-14、图 18-15 所示。

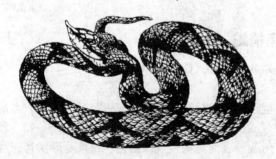

图 18-14　五步蛇外形

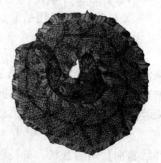

图 18-15　蕲蛇

【化学成分】含蛋精胺、蛇肉碱、δ-羟基赖氨酸、硬脂酸、棕榈酸、胆甾醇、蛋白质、脂肪、皂苷、微量元素等。蛇毒为乳白色半透明的黏稠液体，主含凝血酶、脂酶和抗血凝素等。

【性味功效】性温，味甘、咸。祛风，通络，止痉。用量 3~9g；研末吞服，一次 1~1.5g。

金钱白花蛇 Bungarus Parvus

【来源】眼镜蛇科动物银环蛇 *Bungarus multicinctus* Blyth 的幼蛇干燥体。

【产地】主产于广东、广西等地。

【采收加工】夏、秋二季捕捉，剖开腹部，除去内脏，擦净血迹，用乙醇浸泡处理后，盘成圆形，用竹签固定，干燥。

【性状鉴别】呈圆盘状，盘径 3~6cm，蛇体直径 0.2~0.4cm。头盘在中间，尾细，常纳口内，口腔内上颌骨前端有毒沟牙 1 对，鼻间鳞 2 片，无颊鳞，上下唇鳞通常各为 7 片。背部黑色或灰黑色，有白色环纹 45~58 个，黑白相间，白环纹在背部宽 1~2 行鳞片，向腹面渐增宽，黑环纹宽 3~5 行鳞片，背正中明显突起一条脊棱，背鳞扩大呈六角形，背鳞细密，通身 15 行，尾下鳞单行。气微腥，味微咸。如图 18-16、图 18-17、图 18-18 所示。

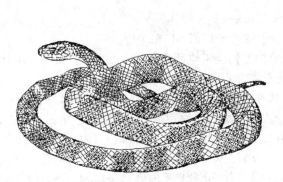

图 18-16　银环蛇外形

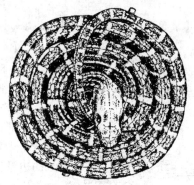

图 18-17　金钱白花蛇

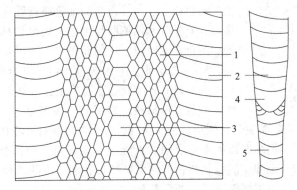

图 18-18　金钱白花蛇躯干鳞片和尾下鳞片
1. 背鳞 2. 腹鳞 3. 脊鳞 4. 肛鳞 5. 尾下鳞

【显微鉴别】背鳞外表面：鳞片呈黄白色，具众多纵直条纹，条纹间距 1.1~1.7μm，沿鳞片基部至先端方向径向排列；背鳞横切面：内外表皮均较平直，真皮不向外方突出，真皮中色素较少。

【化学成分】蛇体含蛋白质、脂肪及鸟嘌呤核苷等。头部蛇毒中含三磷酸腺苷酶、磷脂酶、α-环蛇毒、β-环蛇毒、γ-环蛇毒，为强烈的神经性毒，还含有神经生长因子等。

【性味功效】性温，味甘，咸，有毒。祛风，通络，止痉。用量 2 ~ 5g。研粉吞服 1 ~ 1.5g。

拓展阅读

金钱白花蛇混伪品

据相关资料记载，游蛇科白环蛇属（Lycoden）中有几种蛇的背面部均有黑白相间的环纹，容易被人误认为是银环蛇，其实它们是有区别的，不同之处在于：银环蛇背鳞全身 15 行，背鳞扩大呈六角形，尾下鳞呈单行，上颌骨前端具毒牙；而白环蛇属的数个品种背鳞前、中段为 15 行以上，背鳞不扩大，并且尾下鳞双行，无毒牙，应当注意区别鉴定。

蛤蚧　Gecko

【来源】壁虎科动物蛤蚧 *Gekko gecko* Linnaeus 的干燥体。

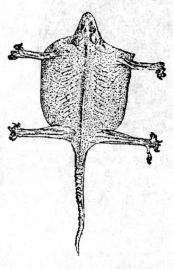

图 18 - 19　蛤蚧

【产地】主产于广西、广东等地。

【采收加工】全年均可捕捉，除去内脏，拭净，用竹片撑开，使全体扁平顺直，低温干燥。

【性状鉴别】呈扁片状，头颈部及躯干部长 9 ~ 18cm，头颈部约占三分之一，腹背部宽 6 ~ 11cm，尾长 6 ~ 12cm。头略呈扁三角状，两眼多凹陷成窟窿，口内有细齿，生于颚的边缘，无异型大齿。吻部半圆形，吻鳞不切鼻孔，与鼻鳞相连，上鼻鳞左右各 1 片，上唇鳞 12 ~ 14 对，下唇鳞（包括颏鳞）21 片。腹背部呈椭圆形，腹薄。背部呈灰黑色或银灰色，有黄白色、灰绿色或橙红色斑点散在或密集成不显著的斑纹，脊椎骨和两侧肋骨突起。四足均具 5 趾；趾间仅具蹼迹，足趾底有吸盘。尾细而坚实，微现骨节，与背部颜色相同，有6 ~ 7 个明显的银灰色环带，有的再生尾较原生尾短，且银灰色环带不明显。全身密被圆形或多角形微有光泽的细鳞。气腥，味微咸。如图 18 - 19 所示。

【显微鉴别】粉末：淡黄色或淡灰黄色。横纹肌纤维侧面观有波峰状或稍平直的细密横纹；横断面观三角形、类圆形或类方形。鳞片近无色，表面可见半圆形或类圆形的隆起，略作覆瓦状排列，布有极细小的粒状物，有的可见圆形孔洞。皮肤碎片表面可见棕色或棕黑色色素颗粒。骨碎片不规则碎块状，表面有细小裂缝状或针状空隙；可见裂缝状骨陷窝。如图 18 - 20 所示。

【化学成分】含磷脂类、氨基酸、微量元素、肌肽、胆碱、肉毒碱、鸟嘌呤等。

【性味功效】性平，味咸。补肺益肾，纳气定喘，助阳益精。用量 3 ~ 6g，多入丸散或酒剂。

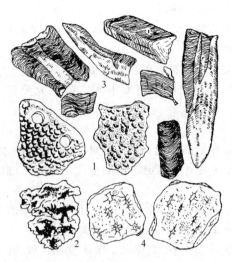

图 18－20　蛤蚧粉末
1. 鳞片　2. 皮肤碎片　3. 横纹肌纤维　4. 骨碎片

鸡内金　Galli Gigerii Endothelium Corneum

【来源】雉科动物家鸡 *Gallus gallus domesticus* Brisson 的干燥沙囊内壁。

【采收加工】杀鸡后，取出鸡肫，立即剥下内壁，干燥，洗净。

【性状鉴别】呈不规则卷片，厚约 2mm。表面黄色、黄绿色或黄褐色，薄而半透明，具明显的条纹皱纹。质脆，易碎。断面角质样，有光泽。气微腥，味微苦。

【化学成分】含胃蛋白酶、淀粉酶等酶类，谷氨酸、精氨酸、天门冬氨酸等 18 种氨基酸，维生素 B_1、维生素 B_2、维生素 C、烟酸等维生素类，铝、钙、铁、镁、铜、锌等多种微量元素，胃激素，角蛋白等。

【性味功效】性平，味甘。健胃消食，涩精止遗，通淋化石。用量 3~10g。

哈蟆油　Ranae Oviductus

【来源】蛙科动物中国林蛙 *Rana temporaria chensinensis* David 雌蛙的输卵管。

【产地】主产于黑龙江、吉林、辽宁等地。

【采收加工】采制，干燥。

【性状鉴别】呈不规则块状，弯曲而重叠，长 1.5~2cm，厚 1.5~5mm。表面黄白色，呈脂肪样光泽，偶有带灰色薄膜状干燥皮。摸之有滑腻感，在温水中浸泡体积可膨胀。气腥，味微甘，嚼之有黏滑感。

【化学成分】含蛋白质、脂肪、雌酮、17β－雌二醇等、17β－羟甾醇脱氢酶、胆固醇、维生素 A、微量元素（钾、钙、钠、镁、铁、锰、硒、磷）、氨基酸等。

【性味功效】性平，味甘、咸。补肾益精，养阴润肺。用量 5~15g，用水浸泡，炖服，或作丸剂服。

蜂蜜　Mel

【来源】蜜蜂科昆虫中华蜜蜂 *Apis cerana* Fabricius 或意大利蜜蜂 *A. mellifera* Linnaeus 所酿的蜜。

【产地】全国多数地区均产。

【采收加工】春至秋季采收，滤过。

【性状鉴别】为半透明、带光泽、浓稠的液体，白色至淡黄色或橘黄色至黄褐色，放久或遇冷渐有白色颗粒状结晶析出。气芳香，味极甜。

【化学成分】主含葡萄糖、果糖、蔗糖、有机酸、挥发油、蜡、维生素、酶类、氨基酸、生长刺激素、乙酰胆碱、烟酸、胡萝卜素、微量元素等。其中含还原糖不得少于64%。

【理化鉴别】

1. 相对密度 本品如有结晶析出，可置于不超过60℃的水浴中，待结晶全部融化后，搅匀，冷至25℃，照相对密度测定法中的韦氏比重秤法测定，相对密度应在1.349以上。

2. 酸度 取本品10g，加新沸过的冷水50ml，混匀，加酚酞指示液2滴与氢氧化钠滴定液（0.1mol/L）4ml，应显粉红色，10秒内不消失。

3. 淀粉和糊精 取本品2g，加水10ml，加热煮沸，放冷，不得显蓝色、绿色或红褐色。

【性味功效】性平，味甘。补中，润燥，止痛，解毒；外用生肌敛疮。用量15～30g。

阿胶　Asini Corii Colla

【来源】马科动物驴 *Equus asinus* Linnaeus. 的干燥皮或鲜皮经煎煮、浓缩制成的固体胶。

【产地】主产于山东。

【采收加工】将驴皮浸泡去毛，切块洗净，分次水煎，滤过，合并滤液，浓缩（可分别加入适量的黄酒、冰糖及豆油）至稠膏状，冷凝，切块，即得。

【性状鉴别】呈长方形块、方形块或丁状。棕色至黑褐色，有光泽。质硬而脆，断面光亮，碎片对光照视呈棕色半透明状。气微，味微甘。

【化学成分】主要由胶原及其水解产物组成，总含氮量16.43%～16.54%，蛋白水解产物含甘氨酸（15.2%）、脯氨酸（10%）、精氨酸（7%）、丝氨酸（6%）、赖氨酸（3%）、组氨酸（2%）等19种氨基酸。尚含Fe、Ni、Cu等微量元素。

【性味功效】性平，味甘。补血滋阴，润燥，止血。用量3～9g，烊化兑服。

桑螵蛸　Mantidis OÖ Theca

【来源】螳螂科昆虫大刀螂 *Tenodera sinensis* Saussure、小刀郎 *Statilia maculata* (Thunberg) 或巨斧螳螂 *Hierodula patellifera* (Serville) 的干燥卵鞘。依次习称"团螵蛸""长螵蛸"及"黑螵蛸"。

【产地】"团螵蛸"全国大部分地区均产；"长螵蛸"主产浙江、江苏、安徽、山东、湖北等地。"黑螵蛸"主产河北、山东、河南、山西等地。

【采收加工】深秋至次春收集，除去杂质，蒸至虫卵死后，干燥。

【性状鉴别】

1. 团螵蛸 略呈圆柱形或半圆形，由多层膜状薄片叠成，长2.5～4cm，宽2～3cm。表面浅黄褐色，上面带状隆起不明显，底部平坦或有凹沟。体轻，质松而韧，横断面可见外层为海绵状，内层为许多放射状排列的小室，室内各有一细小椭圆形卵，深棕色，有光泽。气微腥，味淡或微咸。

2. 长螵蛸 略呈长条形，一端较细，长2.5～5cm，宽1～1.5cm。表面灰黄色，上面带状隆起明显，带的两侧各有一条暗棕色浅沟和斜向纹理。质硬而脆。

3. 黑蟑蛸 略呈平行四边形，长 2 ~ 4cm，宽 1.5 ~ 2cm。表面灰褐色，上面带状隆起明显，两侧有斜向纹理，近尾端微向上翘。质硬而韧。

【化学成分】 含磷脂酰胆碱、磷脂酰乙醇胺、蛋白质、氨基酸、钙、铁等。

【性味功效】 性平，味甘、咸。固精缩尿，补肾助阳。用量 5 ~ 10g。

牛黄 Bovis Calculus

【来源】 牛科动物牛 *Bos taurus domesticus* Gmelin 的干燥胆结石。习称"天然牛黄"。在胆囊中产生的称"胆黄"，在胆管或肝管中产生的称"管黄"。

【产地】 主产于北京、天津、内蒙古、东北等地。

【采收加工】 宰牛时，如发现有牛黄，即滤去胆汁，将牛黄取出，除去外部薄膜，阴干。

【性状鉴别】 呈卵形、类球形、三角形或四方形，大小不一，直径0.6 ~ 3（4.5）cm，少数呈管状或碎片。表面黄红色至棕黄色，有的表面挂有一层黑色光亮的薄膜，习称"乌金衣"，有的粗糙，具疣状突起，有的具龟裂纹。体轻，质酥脆，易分层剥落，断面金黄色，可见细密的同心层纹，有的夹有白心。气清香，味苦而后甘，有清凉感，嚼之易碎，不粘牙。如图 18 – 21 所示。

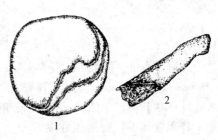

图 18 – 21 牛黄药材

1. 胆黄 2. 管黄

【显微鉴别】 取本品少许，用水合氯醛试液装片，不加热，置显微镜下观察：不规则团块由多数黄棕色或棕红色小颗粒集成，稍放置，色素迅速溶解，并显鲜明金黄色，久置后变绿色。如图 18 – 22 所示。

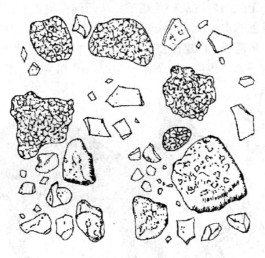

图 18 – 22 牛黄粉末图

【化学成分】 含胆汁色素72% ~ 76%，主要为胆红素及其钙盐；胆汁酸7% ~ 10%，主要为胆酸、去氧胆酸、鹅去氧胆酸等及其盐类；另含胆甾醇类、磷脂酰胆碱、黏蛋白、肽类、多种氨基酸及微量元素等。

【理化鉴别】 取本品少量，加清水调和，涂于指甲上，能将指甲染成黄色，习称"挂甲"。

【性味功效】性凉，味甘。清心，豁痰，开窍，凉肝，息风，解毒。用量 0.15 ~ 0.35g，多入丸散用。外用适量，研末敷患处。

麝香 Moschus

【来源】鹿科动物林麝 *Moschus berezovskii* Flerov、马麝 *M. sifanicus* Przewalski 或原麝 *M. moschiferus* Linnaeus 成熟雄体香囊中的干燥分泌物。

【产地】主产于四川、西藏、云南等地。

【采收加工】野麝多在冬季至次春猎取，猎获后，割取香囊，阴干，习称"毛壳麝香"；剖开香囊，除去囊壳，习称"麝香仁"。家麝直接从其香囊中取出麝香仁，阴干或用干燥器密闭干燥。

【性状鉴别】

1. 毛壳麝香 为扁圆形或类椭圆形的囊状体，直径 3 ~ 7cm，厚 2 ~ 4cm。开口面的皮革质，棕褐色，略平，密生白色或灰棕色短毛，从两侧围绕中心排列，中间有 1 小囊孔。另一面为棕褐色略带紫色的皮膜，微皱缩，偶显肌肉纤维，略有弹性，剖开后可见中层皮膜呈棕褐色或灰褐色，半透明，内层皮膜呈棕色，内含颗粒状、粉末状的麝香仁和少量细毛及脱落的内层皮膜（习称"银皮"）。如图 18 - 23、图 18 - 24、图 18 - 25 所示。

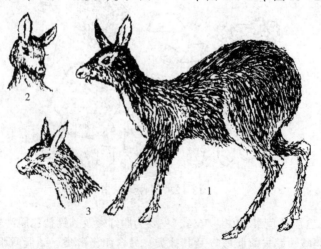

图 18 - 23 麝香原动物
1. 马麝 2. 林麝 3. 原麝

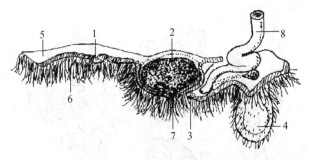

图 18 – 24　雄麝的香囊着生部位
1. 肚脐　2. 香囊　3. 尿道口　4. 阴囊　5. 腹皮　6. 麝毛　7. 香囊开口　8. 阴茎

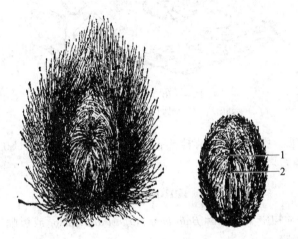

图 18 – 25　毛壳麝香
1. 香囊开口　2. 麝香囊背面皮膜

2. 麝香仁　野生者质软，油润，疏松；其中不规则圆球形或颗粒状者习称"当门子"，表面多呈紫黑色，油润光亮，微有麻纹，断面深棕色或黄棕色；粉末状者多呈棕褐色或黄棕色，并有少量脱落的内皮层膜和细毛。饲养者呈颗粒状、短条形或不规则的团块；表面不平，紫黑色或深棕色，显油性，微有光泽，并有少量毛和脱落的内皮层膜。气香浓烈而特异，味微辣、微苦带咸。

【显微鉴别】麝香仁粉末：棕褐色或黄棕色。为无数无定形颗粒状物集成的半透明或透明团块，淡黄色或淡棕色；团块中包埋或散在有方形、柱状、八面体或不规则的晶体；并可见圆形油滴，偶见毛和内皮层膜组织。如图 18 – 26 所示。

【化学成分】主含麝香酮，具特殊强烈的香气。按 GC 法测定，麝香酮（$C_{16}H_{30}O$）含量不得少于 2.0%。

【理化鉴别】

1. 取毛壳麝香用特制槽针从囊孔插入，转动槽针，提取麝香仁，立即检视，槽内的麝香仁应有逐渐膨胀高出槽面的现象，习称"冒槽"。麝香仁油润，颗粒疏松，无锐角，香气浓烈。不应有纤维等异物或异常气味。

2. 取麝香仁粉末少量，撒于炽热的坩埚中灼烧，初则迸裂，随即融化膨胀起泡沫似珠，香气浓烈四溢，应无毛、肉焦臭，无火焰或火星出现。灰化后，残渣呈白色或灰白色。

3. 取麝香仁粉末少量，置于掌中，加水湿润，用手搓之能成团，再用手指轻揉即散，不应粘手、染手、顶指或结块。

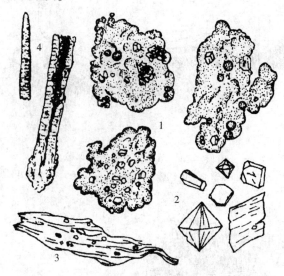

图 18-26　麝香仁粉末

1. 分泌物团块　2. 晶体　3. 表皮组织碎片　4. 麝毛

【性味功效】性温，味辛。开窍醒神，活血通经，消肿止痛。用量 0.03～0.1g，多入丸散用，外用适量，孕妇禁用。

蟾酥　Bufonis Venenum

【来源】蟾蜍科动物中华大蟾蜍 *Bufo bufo gargarizans* Cantor 或黑眶蟾蜍 *B. melanostictus* Schneider 的干燥分泌物。

【产地】主产于河北、山东等地。

【采收加工】多于夏、秋捕捉蟾蜍，洗净，挤取耳后腺及皮肤腺的白色浆液，加工，干燥。

【性状鉴别】呈扁圆形团块状或片状，棕褐色或红棕色。团块状者质坚，不易折断，断面棕褐色，角质状，微有光泽；片状者质脆，易碎，断面红棕色，半透明。气微腥，味初甜而后有持久的麻辣感，粉末嗅之作嚏。断面沾水，即呈乳白色隆起。如图 18-27、图 18-28 所示。

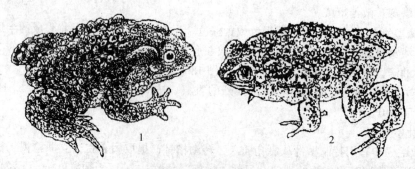

图 18-27　蟾酥原动物

1. 中华大蟾蜍　2. 黑眶蟾蜍

【显微鉴别】粉末：淡棕色。稀甘油装片：呈半透明或淡黄色不规则形碎块，并附有砂粒状的固体。浓硫酸装片：显橙黄色或橙红色碎块，四周逐渐缩小而呈透明的类圆形小块，表面显龟裂状纹理,久置逐渐溶解消失。水合氯醛加热装片:碎块呈透明状并逐渐溶化。水装片加碘试液:不应有淀粉粒存在,或淀粉显色反应。如图 18 – 29 所示。

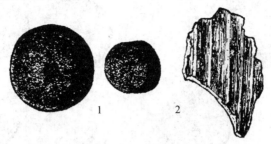

图 18 – 28　蟾酥药材
1. 团蟾酥　2. 片蟾酥

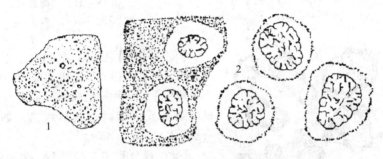

图 18 – 29　蟾酥粉末
1. 甘油装片　2. 浓硫酸装片,示逐渐溶解状态

【化学成分】主含强心甾类化合物,如华蟾毒基、酯蟾毒配基、蟾毒灵、羟基华蟾毒配基等,上述蟾毒配基类常在 C_3 – OH 与辛二酰精氨酸、庚二酰精氨酸、丁二酰精氨酸等结合成酯类,统称蟾毒类。另含吲哚类生物碱成分,如蟾酥碱、蟾酥甲碱、去氢蟾酥碱、蟾酥硫碱。尚含肾上腺素、甾醇类、氨基酸以及锌、铜、锰等微量元素。

【理化鉴别】

1. 取本品粉末 0.1g,加甲醇 5ml,浸泡 1 小时,滤过,滤液加对二甲氨基苯甲醛固体少量,滴加硫酸数滴,即显蓝紫色。

2. 取本品粉末 0.1g,加三氯甲烷 5ml,浸泡 1 小时,滤过,滤液蒸干,残渣加醋酐少量使溶解,滴加硫酸,初显蓝紫色,渐变为蓝绿色。

【性味功效】性温,味辛;有毒。解毒,止痛,开窍醒神。用量 0.015 ~ 0.03g,多入丸散用,外用适量,孕妇慎用。

珍珠　**Margarita**

【来源】珍珠贝科动物马氏珍珠贝 *Pteria martensii*(Dunker)、蚌科动物三角帆蚌 *Hyriopsis cumingii*(Lea)或褶纹冠蚌 *Cristaria plicata*(Leach)等双壳类动物受刺激形成的珍珠。

【产地】海水珍珠主产于广东、广西等地;淡水养殖珍珠主产江苏、江西、安徽、浙江等地。

【采收加工】自动物体内取出,洗净,干燥。

【性状鉴别】呈类球形、长圆形、卵圆形或棒形,直径 1.5 ~ 8mm。表面类白色、浅粉红色、浅黄绿色或浅蓝色,半透明,光滑或微有凹凸,具特有的彩色光泽。质坚硬,破碎面显层纹。气微,味淡。如图 18 – 30、图 18 – 31 所示。

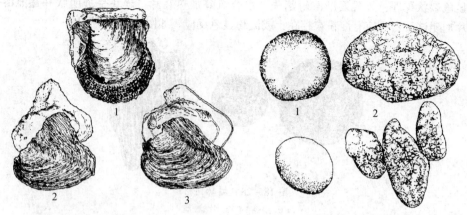

图 18-30 珍珠原动物的贝壳
1. 马氏珍珠贝 2. 三角帆蚌 3. 褶纹冠蚌

图 18-31 珍珠药材
1. 天然珍珠 2. 养殖珍珠

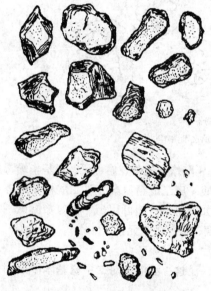

图 18-32 珍珠（马氏珍珠贝）粉末

【显微鉴别】粉末：类白色。不规则碎块，半透明，具彩虹样光泽。表面显颗粒性，由数至十数薄层重叠，片层结构排列紧密，可见致密的成层线条或极密的微波状纹理。如图 18-32 所示。

【化学成分】主含碳酸钙、多种氨基酸、微量元素和牛磺酸等。

【理化鉴别】

1. 取本品粉末，加稀盐酸，即产生大量气泡，滤过，滤液显钙盐的鉴别反应。

2. 取本品置紫外光灯（365nm）下观察，显浅蓝紫色或亮黄色绿色荧光，通常环周部分较明亮。

【性味功效】性寒，味甘、咸。安神定惊，明目消翳。用量 0.1～0.3g，多入丸散用，外用适量。

珍珠母 Margaritifera Concha

【来源】蚌科动物三角帆蚌 *Hyriopsis cumingii*（Lea）、褶纹冠蚌 *Cristaria plicata*（Leach）或珍珠贝科动物马氏珍珠贝 *Pteria martensii*（Dunker）的贝壳。

【产地】主产广东、广西、江苏、浙江等地。

【采收加工】去肉，洗净，干燥。

【性状鉴别】

1. 三角帆蚌 略呈不等边四角形。壳面生长轮呈同心环状排列，后背缘向上突起，形成大的三角形帆状后翼。壳内面外套痕明显；前闭壳肌痕呈卵圆形，后闭壳肌痕略呈三角形。左右壳均具两枚拟主齿，左壳具两枚长条形侧齿，右壳具一枚长条形侧齿；具光泽。质坚硬。气微腥，味淡。

2. 褶纹冠蚌 呈不等边三角形。后背缘向上伸展成大形的冠。壳内面外套痕略明显；

前闭壳肌痕大呈楔形，后闭壳肌痕呈不规则卵圆形，在后侧齿下方有与壳面相应的纵肋和凹沟。左、右壳均具一枚短而略粗后侧齿和一枚细弱的前侧齿，均无拟主齿。

3. 马氏珍珠贝 呈斜四方形，后耳大，前耳小，背缘平直，腹缘圆，生长线极细密，成片状。闭壳肌痕大，长圆形。具一凸起的长形主齿。

【化学成分】主含碳酸钙、碳酸镁、磷酸钙、角蛋白和多种微量元素等。

【性味功效】性寒，味咸。平肝潜阳，安神定惊，明目退翳。用量 10～25g，先煎。

石决明 Haliotidis Concha

【来源】鲍科动物杂色鲍 *Haliotis diversicolor* Reeve、皱纹盘鲍 *H. discus hannai* Ino、羊鲍 *H. ovina* Gmelin、澳洲鲍 *H. ruber*（Leach）、耳鲍 *H. asinina* Linnaeus 或白鲍 *H. laevigata*（Donovan）的贝壳。

【产地】杂色鲍主产福建以南沿海，越南、印尼、菲律宾有分布；皱纹盘鲍主产辽宁、山东、江苏等沿海，朝鲜、日本有分布；羊鲍和耳鲍主产中国台湾、海南，澳大利亚、印尼、菲律宾有分布；澳洲鲍主产澳洲、新西兰；白鲍具体产地不详，多混在澳洲鲍中。

【采收加工】夏、秋二季捕捞，去肉，洗净，干燥。

【性状鉴别】

1. 杂色鲍 呈长卵圆形，内面观略呈耳形，长 7～9cm，宽 5～6cm，高约 2cm。表面暗红色，有多数不规则的螺肋和细密生长线，螺旋部小，体螺部大，从螺旋部顶处开始向右排列有 20 余个疣状突起，末端 6～9 个开孔，孔口与壳面平。内面光滑，具珍珠样彩色光泽。壳较厚，质坚硬，不易破碎。气微，味微咸。如图 18-33 所示。

2. 皱纹盘鲍 呈长椭圆形，长 8～12cm，宽 6～8cm，高 2～3cm。表面灰棕色，有多数粗糙而不规则的皱纹，生长线明显，常有苔藓类或石灰虫等附着物，末端 4～5 个开孔，孔口突出壳面，壳较薄。

3. 羊鲍 近圆形，长 4～8cm，宽 2.5～6cm，高 0.8～2cm。壳顶端位于近中部而高于壳面，螺旋部与体螺部各占 1/2，从螺旋部边缘有 2 行整齐的突起，尤以上部较为明显，末端 4～5 个开孔，呈管状。

4. 澳洲鲍 呈扁平卵圆形，长 13～17cm，宽 11～14cm，高 3.5～6cm。表面砖红色，螺旋部约为壳面的 1/2，螺肋和生长线呈波状隆起，疣状突起 30 余个，末端 7～9 个开孔，孔口突出壳面。

5. 耳鲍 狭长，略扭曲，呈耳状，长 5～8cm，宽 2.5～3.5cm，高约 1cm。表面光滑，具翠绿色、紫色及褐色等多种颜色形成的斑纹，螺旋部小，体螺部大，末端 5～7 个开孔，孔口与壳平，多为椭圆形，壳薄，质较脆。

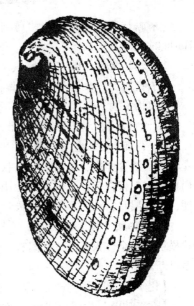

图 18-33　石决明（杂色鲍）药材

6. 白鲍 呈卵圆形，长 11～14cm，宽 8.5～11cm，高 3～6.5cm。表面砖红色，光滑，壳顶高于壳面，生长线颇为明显，螺旋部约为壳面的 1/3，疣状突起 30 余个，末端 9 个开孔，孔口与壳平。

【化学成分】含碳酸钙、氨基酸、壳角质、胆素及微量元素等。

【性味功效】性寒，味咸。平肝潜阳，清肝明目。用量 6～20g，先煎。

牡蛎　Ostreae Concha

【来源】牡蛎科动物长牡蛎 *Ostrea gigas* Thunberg、大连湾牡蛎 *O. talienwhanensis* Crosse 或近江牡蛎 *O. revularis* Gould 的贝壳。

【产地】长牡蛎主产山东以北至东北沿海；大连湾牡蛎主产辽宁、河北、山东沿海等省；近江牡蛎产于沿海大部分地区。

【采收加工】全年均可捕捞，去肉，洗净，晒干。

【性状鉴别】

1. 长牡蛎　呈长片状，背腹缘几平行，长10~50cm，高4~15cm。右壳较小，鳞片坚厚，层状或层纹状排列。壳外面平坦或具数个凹陷，淡紫色、灰白色或黄褐色；内面瓷白色，壳顶二侧无小齿。左壳凹陷深，鳞片较右壳粗大，壳顶附着面小。质硬，断面层状，洁白。气微，味微咸。

2. 大连湾牡蛎　呈类三角形，背腹缘呈八字形。右壳外面淡黄色，具疏松的同心鳞片，鳞片起伏成波浪状，内面白色。左壳同心鳞片坚厚，自壳顶部放射肋数个，明显，内面凹下呈盒状，铰合面小。

3. 近江牡蛎　呈圆形、卵圆形或三角形等。右壳外面稍不平，有灰、紫、棕、黄等色，环生同心鳞片，幼体者鳞片薄而脆，多年生长后鳞片层层相叠，内面白色，边缘有的淡紫色。

【化学成分】主含碳酸钙、磷酸钙、微量元素及多种氨基酸。

【性味功效】性微寒，味咸。重镇安神，潜阳补阴，软坚散结。用量9~30g，先煎。

海螵蛸　Sepiae Endoconcha

【来源】乌贼科动物无针乌贼 *Sepiella maindroni de* Rochebrune 或金乌贼 *Sepia esculenta* Hoyle 的干燥内壳。

【产地】无针乌贼主产浙江、江苏、广东沿海；金乌贼主产辽宁、山东沿海。

【采收加工】收集乌贼鱼的骨状内壳，洗净，干燥。

【性状鉴别】

1. 无针乌贼　呈扁长椭圆形，中间厚，边缘薄，长9~14cm，宽2.5~3.5cm，厚约1.3cm。背部有磁白色脊状隆起，两侧略显微红色，有不甚明显的细小疣点；腹面白色。右壳较小，鳞片坚厚，层状或层纹状排列。壳外面平坦或具数个凹陷，淡紫色、灰白色或黄褐色；内面瓷白色，壳顶二侧无小齿。左壳凹陷深，鳞片较右壳粗大，壳顶附着面小。质硬，断面层状，洁白。气微，味微咸。

2. 金乌贼　长13~23cm，宽约6.5cm。背面疣点明显，略呈层状排列；腹面的细密波状横层纹占全体大部分，中间有纵向浅槽；尾部角质缘渐宽，向腹部翘起，末端有1骨针，多已断落。

【化学成分】含碳酸钙、甲壳质、磷酸钙、氯化钠、镁盐等。

【性味功效】性温，味咸、涩。收敛止血，涩精止带，制酸止痛，收湿敛疮。用量5~10g。外用适量，研末敷患处。

瓦楞子　Arcae Concha

【来源】蚶科动物毛蚶 *Arca subcrenata* Lischke、泥蚶 *A. granosa* Linnaeus 或魁蚶 *A. inflata* Reeve 的贝壳。

【产地】主产于山东、江苏等沿海。

【采收加工】秋、冬至次年春捕捞，洗净，置沸水中略煮，去肉，干燥。

【性状鉴别】

1. 毛蚶 略呈三角形或扇形，长 4～5cm，高 3～4cm。壳外面隆起，有棕褐色茸毛或已脱落；壳顶突出，向内卷曲；自壳顶至腹面有延伸的放射肋 30～34 条。壳内面平滑，白色，壳缘有与壳外面直楞相对应的凹陷，铰合部具小齿 1 列。质坚。气微，味淡。

2. 泥蚶 长 2.5～4cm，高 2～3cm。壳外面无棕褐色茸毛，放射肋 18～21 条，肋上有颗粒状突起。

3. 魁蚶 长 7～9cm，高 6～8cm。壳外面放射肋 42～48 条。

【化学成分】主含碳酸钙、磷酸钙等。

【性味功效】性平，味咸。消痰化瘀，软坚散结，制酸止痛。用量 9～15g，先煎。

蛤壳 Meretricis Concha（Cyclinae Concha）

【来源】帘蛤科动物文蛤 *Meretrix meretrix* Linnaeus 或青蛤 *Cyclina sinensis* Gmelin 的贝壳。

【产地】主产于我国沿海地区。

【采收加工】夏、秋二季捕捞，去肉，洗净，晒干。

【性状鉴别】

1. 文蛤 扇形或类圆形，背缘略呈三角形，腹缘呈圆弧形，长 3～10cm，高 2～8cm。壳顶突出，位于背面，稍靠前方。壳外面光滑，黄褐色同心生长纹清晰，通常在背部有锯齿状或波纹状褐色花纹。壳内面白色，边缘无齿纹，前后壳缘有时略带紫色，铰合部较宽，右壳有主齿 3 个和前侧齿 2 个；左壳有主齿 3 个和前侧齿 1 个。质坚硬，断面有层纹。气微，味淡。

2. 青蛤 类圆形，壳顶突出，位于背侧近中部。壳外面淡黄色或棕红色，同心生长纹凸出壳面略呈环肋状。壳内面白色或淡红色，边缘常带紫色并有整齐的小齿纹，铰合部左右两壳均具主齿 3 个，无侧齿。

【化学成分】含碳酸钙、壳角质等。

【性味功效】性寒，味苦、咸。清热化痰，软坚散结，制酸止痛；外用收湿敛疮。用量 6～15g，先煎，蛤粉包煎。外用适量，研极细粉撒布或油调后敷患处。

龟甲 Testudinis Carapax Et Plastrum

【来源】龟科动物乌龟 *Chinemys reevesii*（Gray）的背甲及腹甲。

【产地】主产于浙江、安徽等地。

【采收加工】全年均可捕捉，以秋、冬二季为多，捕捉后杀死或用沸水烫死，剥取背甲和腹甲，除去残肉，晒干。

【性状鉴别】背甲及腹甲由甲桥相连，背甲稍长于腹甲，与腹甲常分离。背甲呈长椭圆形拱状，长 7.5～22cm，宽 6～18cm；外表面棕褐色或黑褐色，脊棱 3 条；颈盾 1 块，前窄后宽；椎盾 5 块，第 1 椎盾长大于宽或近相等，第 2～4 椎盾宽大于长；肋盾两侧对称，各 4 块；盾缘每侧 11 块；臀盾 2 块。腹甲呈板片状，近长方椭圆形，长 6.4～21cm，宽 5.5～17cm；外表面淡黄棕色至棕黑色，盾片 12 块，每块常具紫褐色放射状纹理，腹盾、胸盾和股盾中缝均长，喉盾、肛盾次之，肱盾中缝最短；内表面黄白色至灰白色，有的略带血迹或残肉，除净后可见骨板 9 块，呈锯齿状嵌接；前端钝圆或平截，后端具三角形缺刻，两侧残存呈翼状向斜上方弯曲的甲桥。质坚硬。气微腥，味微咸。如图 18－34 所示。

【化学成分】含胆固醇、蛋白质、碳酸钙、氨基酸等。

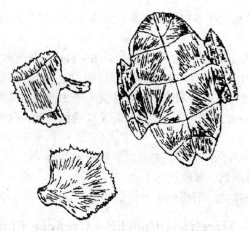

图 18 - 34　龟甲（腹甲）药材

【性味功效】性微寒，味咸、甘。滋阴潜阳，益肾强骨，养血补心，固精止崩。用量 9 ~ 24g，先煎。

鳖甲　Trionycis Carapax

【来源】鳖科动物鳖 *Trionyx sinensis* Wiegmann 的背甲。

【产地】主产于湖北、江苏、安徽等地。

【采收加工】全年均可捕捉，以秋、冬二季为多，捕捉后杀死，置沸水中烫至背甲上的硬皮能剥落时，取出，剥取背甲，除去残肉，晒干。

【性状鉴别】呈椭圆形或卵圆形，背面隆起，长 10 ~ 15cm，宽 9 ~ 14cm。外表面黑褐色或墨绿色，略有光泽，具细网状皱纹和灰黄色或灰白色斑点，中间有一条纵棱，两侧各有左右对称的横凹纹 8 条，外皮脱落后，可见锯齿状接缝。内表面类白色，中间有突起的脊椎骨，颈骨向内卷曲，两侧各有肋骨 8 条，伸出边缘。质坚硬。气微腥，味淡。

【化学成分】含骨胶原、碳酸钙、磷酸钙、碘、维生素 D、氨基酸、铬、锰、铜等。

【性味功效】性微寒，味咸。滋阴潜阳，退热除蒸，软坚散结。用量 9 ~ 24g，先煎。

穿山甲　Manis Squama

【来源】鲮鲤科动物穿山甲 *Manis pentadactyla* Linnaeus 的鳞甲。

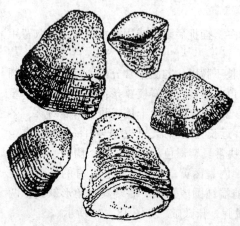

图 18 - 35　穿山甲药材

【产地】主产于广西、云南等地。

【采收加工】收集鳞甲，洗净，晒干。

【性状鉴别】呈扇面形、三角形、菱形或盾形的扁平片状或半折合状，中间较厚，边缘较薄，大小不一，长宽各为 0.7 ~ 5cm。外表面黑褐色或黄褐色，有光泽，宽端有数十条排列整齐的纵纹及数条横线纹；窄端光滑。内表面色较浅，中部有一条明显突起的弓形横向棱线，其下方有数条与棱线相平行的细纹。角质，半透明，坚韧而有弹性，不易折断。气微腥，味淡。如图 18 - 35 所示。

【化学成分】含角蛋白、多种氨基酸、微量

元素、挥发油、生物碱、胆甾醇等。

【性味功效】性微寒，味咸。活血消癥，通经下乳，消肿排脓，疏风通络。用量 5 ~ 10g，一般炮制后用。孕妇慎用。

羚羊角　Saigae Tataricae Cornu

【来源】牛科动物赛加羚羊 *Saiga tatarica* Linnaeus 的角。

【产地】野生赛加羚羊为我国一级保护动物，我国仅分布于新疆北部边境地区，甘肃、青海、西藏北部、内蒙古自治区的大兴安岭少有分布；进口品产自俄罗斯、蒙古及澳大利亚等地。

【采收加工】猎取后锯取其角，晒干。

【性状鉴别】呈长圆锥形，略呈弓形弯曲，长 15 ~ 33cm；类白色或黄白色，基部稍呈青灰色。嫩枝对光透视有"血丝"或紫黑色斑纹，光润如玉，无裂纹，老枝则有细纵裂纹。除尖端部分外，有 10 ~ 16 个隆起环脊，间距约 2cm，用手握之，四指正好嵌入凹处。角的基部横截面圆形，直径约 3 ~ 4cm，内有坚硬质重的角柱，习称"骨塞"，骨塞长约占全角的 1/2 或 1/3，表面有突起的纵棱与其外面角鞘内的凹沟紧密嵌合，从横断面观，其结合部呈锯齿状。除去"骨塞"后，角的下半段成空洞，全角呈半透明，对光透视，上半段中央有一条隐约可辨的细孔道直通角尖，习称"通天眼"。质坚硬。气微，味淡。如图 18 - 36、图 18 - 37 所示。

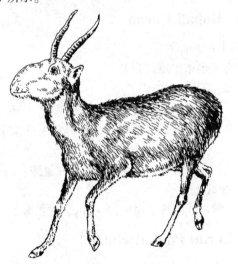

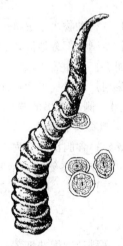

图 18 - 36　赛加羚羊外形　　　　图 18 - 37　羚羊角药材

【显微鉴别】横切面：可见组织构造多少呈波浪状起伏。角顶部组织波浪起伏最为明显，在峰部往往有束存在，束多呈三角形；角中部稍呈波浪状，束多呈双凸透镜形；角基部波浪形不明显，束呈椭圆形至类圆形。髓腔的大小不一，长径 10 ~ 50（80）μm，以角基部的髓腔最大。束的皮层细胞扁梭形，3 ~ 5 层。束间距离较宽广，充满着近等径性多边形、长菱形或狭长形的基本角质细胞。皮层细胞或基本角质细胞均无色透明，其中不含或仅含少量细小浅灰色色素颗粒，细胞中央往往可见一个折光性强的圆粒或线状物。如图 18 - 38 所示。

【化学成分】含角蛋白、磷酸钙、多种氨基酸、卵磷脂、脑磷脂、神经鞘磷脂等。

【性味功效】性寒，味咸。平肝息风，清肝明目，散血解毒。用量 1 ~ 3g，宜另煎 2 小时以上；磨汁或研粉服，每次 0.3 ~ 0.6g。

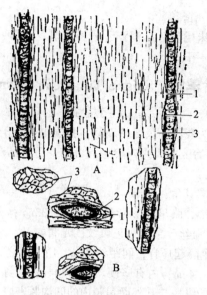

图18-38 羚羊角纵切面简图及粉末

A. 中部纵切面简图；B. 粉末特征图

1. 髓 2. 皮层组织 3. 角质组织

水牛角 Bubali Cornu

【来源】 牛科动物水牛 *Bubalus bubalis* Linnaeus 的角。

【产地】 全国大部分地区均饲养，以南方水稻田地区为多。

【采收加工】 取角后，水煮，除去角塞，干燥。

【性状鉴别】 呈稍扁平而弯曲的锥形，长短不一。表面棕黑色或灰黑色，一侧有数条横向的沟槽，另一侧有密集的横向凹陷条纹。上部渐尖，有皱纹，基部略呈三角形，中空。角质，坚硬。气微腥，味淡。

【化学成分】 含胆甾醇、强心成分、肽类、角纤维，以及丝氨酸、甘氨酸、丙氨酸、赖氨酸、组氨酸、天门冬氨酸、精氨酸等多种氨基酸。

【性味功效】 性寒，味苦。清热凉血，解毒，定惊。用量15~30g，宜先煎3小时以上。

鹿茸 Cervi Cornu Pantotrichum

【来源】 鹿科动物梅花鹿 *Cervus nippon* Temminck 或马鹿 *C. elaphus* Linnaeus 的雄鹿未骨化密生茸毛的幼角。前者习称"花鹿茸"，后者习称"马鹿茸"。

【产地】 花鹿茸主产于吉林、辽宁、河北、江苏等地；马鹿茸主产东北和西北地区，目前均有人工饲养。

【采收加工】 夏、秋二季锯取鹿茸，经加工后，阴干或烘干。

【性状鉴别】

1. 花鹿茸 呈圆柱状分枝，具一个分枝者习称"二杠"，主枝习称"大挺"，长17~20cm，锯口直径4~5cm，离锯口约1cm处分出侧枝，习称"门庄"，长9~15cm，直径较大挺略细。外皮红棕色或棕色，多光润，表面密生红黄色或棕黄色细茸毛，上端较密，下端较疏；分岔间具1条灰黑色筋脉，皮茸紧贴。锯口黄白色，外围无骨质，中间密布细孔。具二个分枝者，习称"三岔"，大挺长23~33cm，直径较二杠细，略呈弓形，微扁，枝端略尖，下部多有纵棱筋及突起疙瘩；皮红黄色，茸毛较稀而粗。体轻。气微腥，味微咸。

二茬茸与头茬茸相似，但挺长而不圆或下粗上细，下部有纵棱筋。皮灰黄色，茸毛较粗糙，锯口外围多已骨化。体较重。无腥气。

2. 马鹿茸　较花鹿茸粗大，分枝较多，侧枝一个者习称"单门"，二个者习称"莲花"，三个者习称"三岔"，四个者习称"四岔"或更多。按产地分为"东马鹿茸"和"西马鹿茸"。

东马鹿茸"单门"大挺长 25～27cm，直径约 3cm。外皮灰黑色，茸毛灰褐色或灰黄色，锯口面外皮较厚，灰黑色，中部密布细孔，质嫩；"莲花"大挺长可达 33cm，下部有棱筋，锯口面蜂窝状小孔稍大；"三岔"皮色深，质较老；"四岔"茸毛粗而稀，大挺下部具棱筋及疙瘩，分枝顶端多无毛，习称"捻头"。

西马鹿茸大挺多不圆，顶端圆扁不一，长 30～100cm。表面有棱，多抽缩干瘪，分枝较长且弯曲，茸毛粗长，灰色或黑灰色。锯口色较深，常见骨质。气腥臭，味咸。如图 18－39 所示。

【显微鉴别】粉末：淡黄色。表皮角质层表面颗粒状，茸毛脱落后的毛窝呈圆洞状。毛干中部直径 13～50μm，表面为扁平细胞（鳞片），覆瓦状排列，细胞的游离缘指向毛尖，呈短刺状突起；皮质有棕色色素；髓质断续或无；毛根常与毛囊相连，基部膨大呈撕裂状。骨碎片表面有明显纵纹理及细密点痕。骨陷窝呈类圆形、椭圆形或梭形，边缘骨小管隐约可见呈放射状沟纹。断面可见大的圆形孔洞，边缘凹凸不平。未骨化组织表面具多数不规则的块状突起物。角质化梭形细胞多散在。如图 18－40 所示。

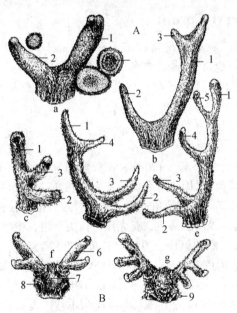

图 18－39　鹿茸药材
A. 锯茸；B. 砍茸
a. 二杠花鹿茸和鹿茸片；b. 三岔花鹿茸；c. 莲花马鹿茸；d. 三岔马鹿茸；e. 四岔马鹿茸；f. 梅花鹿砍茸；g. 马鹿砍茸
1. 主枝（大挺）　2. 第一侧枝（门庄）　3. 第二侧枝
4. 第三侧枝　5. 第四侧枝　6. 鹿茸　7. 脑盖骨　8. 眉棱骨
9. 脑后骨　10. 鹿茸片

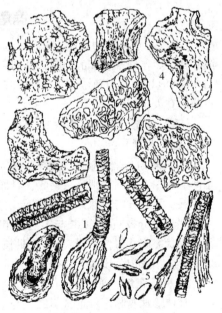

图 18－40　花鹿茸粉末
1. 毛茸　2. 骨碎片　3. 未骨化骨组织碎片
4. 表皮角质层　5. 角化梭形细胞

【化学成分】含神经酰胺、溶血磷脂酰胆碱、次黄嘌呤、尿嘧啶、磷酯类、多胺类、雌酮、多种前列腺素、多种氨基酸、胶原、肽类和多种微量元素等。

【理化鉴别】取本品粉末 0.1g，加水 4ml，加热 15 分钟，放冷，滤过，取滤液 1ml，加茚三酮试液 3 滴，摇匀，加热煮沸数分钟，显蓝紫色；另取滤液 1ml，加 10% 氢氧化钠溶液 2 滴，摇匀，滴加 0.5% 硫酸铜溶液，显蓝紫色。

【性味功效】性温，味甘、咸。壮肾阳，益精血，强筋骨，调冲任，托疮毒。用量 1 ~ 2g，研末冲服。

拓展阅读

鹿茸采收加工注意事项

鹿茸砍下或者锯下时，里面含有较多血液，须及时加工，否则易腐烂变质发臭。加工时，先洗去茸毛上附着的杂质，挤出一部分血液，若为砍茸则要除去脑骨内外的残肉，再将脑皮用绳缢紧；锯茸于锯口处缢紧，钉上钉，缠上麻绳，以防煮炸时变形。而后固定于架上，置沸水锅中煮炸并使茸内血液排出而茸呈淡黄色即可。煮炸时间由鹿茸老嫩粗细程度而定，通常 5 ~ 6 小时。然后取出晾干，第二日再用沸水煮炸，称"回水"，如此反复进行数次，使其自然风干，干透后再修整。

鹿角　Cervi Cornu

【来源】鹿科动物马鹿 *Cervus elaphus* Linnaeus 或梅花鹿 *C. nippon* Temminck 已骨化的角或锯茸后翌年春季脱落的角基，分别习称"马鹿角""梅花鹿角""鹿角脱盘"。

【产地】梅花鹿角主产于吉林、辽宁、河北、江苏等地；马鹿角主产东北和西北地区，目前均有人工饲养。

【采收加工】多于春季拾取，除去泥沙，风干。

【性状鉴别】

1. 马鹿角　呈分枝状，通常分成 4 ~ 6 枝，全长 50 ~ 120cm。主枝弯曲，直径 3 ~ 6cm。基部盘状，上具不规则瘤状突起，习称"珍珠盘"，周边常有稀疏细小的孔洞。侧枝多向一面伸展，第一枝与珍珠盘相距较近，与主干几成直角或钝角伸出，第二枝靠近第一枝伸出，习称"坐地分枝"；第二枝与第三枝相距较远，表面灰褐色，有光泽，角尖平滑，中、下部常具疣状突起，习称"骨钉"，并具长短不等的断续纵棱，习称"苦瓜棱"。质坚硬，断面外圈骨质，灰白色或微带淡褐色，中部多呈灰褐色或青灰色，具蜂窝状孔。气微，味微咸。

2. 梅花鹿角　通常分成 3 ~ 4 枝，全长 30 ~ 60cm，直径 2.5 ~ 5cm。侧枝多向两旁伸展，第一枝与珍珠盘相距较近，第二枝与第一枝相距较远，主枝末端分成两小枝。表面黄棕色或灰棕色，枝端灰白色。枝端以下具明显骨钉，纵向排成"苦瓜棱"，顶部灰白色或灰黄色，有光泽。

3. 鹿角脱盘　呈盔状或扁盔状，直径 3 ~ 6cm（珍珠盘直径 4.5 ~ 6.5cm），高 1.5 ~ 4cm。表面灰褐色或灰黄色，有光泽。底面平，蜂窝状，多呈黄白色或黄棕色。珍珠盘周边常有稀疏细小的孔洞。上面略平或呈不规则的半球形。质坚硬，断面外圈骨质，灰白色或类白色。

【化学成分】含胶质、碳酸钙、磷酸钙、氨基酸等。

【性味功效】性温，味咸。温肾阳，强筋骨，行血消肿。用量 6～15g。

目标检测

一、最佳选择题

1. 石决明来源于（   ）动物的贝壳。

    A. 珍珠贝科   B. 鲍科   C. 海龙科   D. 牡蛎科   E. 蚌科

2. 牛黄中具有解热、抗病原微生物等作用的是（   ）。

    A. 胆酸   B. 胆红素   C. 去氧胆酸   D. 牛磺酸   E. 酸性肽类成分

3. 蟾酥主含的化学成分为（   ）。

    A. 胆汁酸   B. 蛋白质   C. 强心甾类化合物

    D. 大分子环酮化合物   E. 毒性蛋白

二、多项选择题

1. 药用部分是动物的干燥全体的有（   ）。

    A. 全蝎   B. 斑蝥   C. 蜈蚣   D. 鳖甲   E. 蛤蚧

2. 蛤蚧和金钱白花蛇的共同点有（   ）。

    A. 含蛋白质、脂肪及鸟嘌呤核苷   B. 含肌肽、胆碱、肉毒碱等

    C. 脊索动物门   D. 主产于广西等地

    E. 除去内脏的干燥动物体

3. 团鱼蛸的形状特征有（   ）。

    A. 略呈圆柱形或半球形，由多层膜质薄片叠成

    B. 上面带状隆起不明显，底面平坦或有凹沟

    C. 体轻，质松而脆

    D. 横断面可见外层为海绵状物

    E. 气微腥，味淡或微咸

（李光燕）

第十九章

矿物类中药鉴定

学习目标

知识要求 **1. 掌握** 矿物类中药的来源、主要性状鉴别特征；重点矿物类中药的理化鉴别特征；有毒矿物类中药的用法用量及其注意事项。

2. 熟悉 矿物类中药的化学成分、主产地。

3. 了解 矿物类中药的采收加工、功效应用。

技能要求 1. 熟练掌握常用矿物类中药的识别技能和性状鉴别技能，熟练掌握重点中药理化鉴别技能，能准确鉴别常用矿物类中药的真伪。

2. 学会常用矿物类中药的性状、显微、理化鉴别操作技术，会应用工具、书籍鉴别矿物类中药。

第一节 矿物类中药概述

矿物类中药是指药用部位是由地质作用形成的天然单质或化合物、矿物的加工品、动物或动物骨骼化石的一类中药。其来源包括天然矿物，如朱砂、石膏、炉甘石、赭石等；矿物加工品，如轻粉、红粉、芒硝、秋石等；动物或动物骨骼化石，如龙骨、石燕等。矿物类中药具有悠久的应用历史，《神农本草经》载有玉石类药物41种，《名医别录》中收载矿物药78种，《本草纲目》载有矿物类药161种，《本草纲目拾遗》又增矿物药38种。目前，临床上常用的矿物类中药有80余种，一般含铜、铁、钙、磷等成分的矿物药具有滋养和兴奋强壮的作用；含镁、钾、钠等成分的矿物药具有泻下和利尿的作用；含铝、铅、锌等成分的矿物药具有收敛作用；含硫、砷、汞的矿物药可用于治疗梅毒和疥癣等。

一、矿物性质与矿物类中药分类简介

（一）矿物类中药的性质

矿物类中药除少数是自然元素外，绝大多数是自然化合物，它们大多数是固体，少数是液体，如水银（Hg），或气体，如硫化氢（H_2S）。每一种矿物都有一定的物理和化学性质，这些性质取决于它们的化学成分和结晶构造。

1. 矿物中水的存在形式 水在矿物中存在的形式，直接影响到矿物的性质。利用这些性质，可以对矿物进行鉴定。

（1）吸附水或自由水 水分子不加入矿物的晶格构造。

（2）结晶水 水以分子形式参加矿物的晶格构造，如石膏（$CaSO_4 \cdot 12H_2O$）、胆矾（$CuSO_4 \cdot 5H_2O$）等。

（3）结构水 水以 H^+ 或 OH^- 等离子形式参加矿物的晶格构造，如滑石 $Mg_3(Si_4O_{10})(OH)_2$ 等。

2. 透明度 矿物透光能力的大小称为透明度。将矿物磨成 0.03mm 标准厚度后，比较其透明度，可分为三类：透明矿物、半透明矿物和不透明矿物。

3. 颜色 颜色是矿物对自然光线中不同波长的光波均匀吸收或选择吸收所表现的性质。矿物的颜色一般分为四类。

（1）**本色** 是由矿物的成分和内部构造所决定的颜色，如朱红色的朱砂、白色的石膏等。

（2）**外色** 是指由混入的带色杂质形成的、与矿物的分子结构无关的颜色。外色的深浅除与带色杂质的量有关外，还与杂质分散的程度有关，如紫石英、大青盐等。

（3）**假色** 由晶体内部裂缝面、解理面及表面氧化膜的反射光引起与入射光波的干涉作用而产生的颜色，如云母的变彩现象。

（4）**条痕及条痕色** 矿物在白色毛瓷板上划过后所留下的粉末痕迹称为条痕，粉末的颜色称为条痕色。条痕色比矿物表面的颜色更为固定，更能反映矿物的本色，更具鉴定意义。有的矿物表面的颜色与粉末颜色相同，如朱砂；有的具不同的颜色，如自然铜，其本身为亮淡黄色或棕褐色，而条痕色为绿黑色或棕褐色。

4. 光泽 光泽是反映矿物药表面对投射光反射能力强弱的一个指标。矿物药光滑平面的光泽强度的由强到弱可分为金属光泽（如自然铜）、半金属光泽（如磁石）、金刚光泽（如朱砂）、玻璃光泽（如硼砂）等；矿物药不平滑表面会呈现特殊光泽，有油脂光泽（如硫黄）、绢丝光泽（如石膏）、珍珠光泽（如云母）等。

5. 相对密度 相对密度是指在温度4℃时矿物与同体积水的重量比。各种矿物的相对密度在一定条件下为一常数。如朱砂为8.1～8.2，石膏为2.3等。

6. 硬度 硬度是矿物抵抗外来机械作用（如刻划、研磨、压力等）的能力。分为相对硬度和绝对硬度。矿物类中药的硬度一般采用相对硬度表示，分为10级。实际工作中常用四级法，其标准为：指甲（约2.5级）、铜钥匙（约3级）、小刀（约5.5级）、石英或钢锉（约7级）。矿物药材中最大的硬度不超过7。精密测定矿物的硬度，可用测硬仪和显微硬度计等。测定硬度时，必须在矿物单体和新解理面上试验。

7. 解理、断口 矿物受力后沿一定结晶方向裂开成光滑平面的性能称为解理，所裂成的平面称为解理面。解理是结晶矿物特有的性质，其形成和晶体的构造类型有关，是矿物药的重要鉴别依据。

矿物受力后不沿一定结晶方向断裂，断裂面是不规则和不平整的，这种断裂面称为断口。断口面的形态有下列几种：平坦状断口（如高岭石）、贝壳状断口（如胆矾）、参差状断口（如青礞石）、锯齿状断口（如铜）等。

8. 矿物的力学性质 矿物药受到压轧、锤击、弯曲或拉引等力的作用时，常表现出一定的力学性质，主要有脆性（如自然铜）、延展性（如金）、挠性（如滑石）、弹性（如云母）、柔性（如石膏）等。

9. 磁性 磁性指矿物药可以被磁铁或电磁铁吸引或自身能够吸引其他物体的性质，如磁石。

10. 气味 有些矿物具有特殊的气味，如雄黄灼烧时放出砷的蒜臭气，胆矾具有涩味，芒硝具有苦、咸味。尤其是矿物受锤击、加热或湿润时较为明显。

11. 其他 少数矿物药具有一定的吸水能力，可表现出粘舌或湿润双唇的现象，如龙骨、龙齿、高岭石等。有的有滑腻感，如滑石。

（二）矿物类中药的分类

矿物类中药的分类是以矿物中所含主要的或含量最多的某种化合物为根据的。矿物在矿物学上的分类，通常是根据矿物所含主要成分的阴离子或阳离子的种类进行分类。

1. 阳离子分类法 汞化合物类：朱砂、轻粉、红粉等。铁化合物类：自然铜、赭石等。钙化合物类：石膏、钟乳石、寒水石等。砷化合物类：雄黄、雌黄、信石等。铝化合物类：白矾、赤石脂等。铜化合物类：胆矾、铜绿等。铅化合物类：密陀僧、铅丹等。钠化合物类：芒硝、硼砂、大青盐等。镁化合物类：滑石、阳起石、青礞石等。

2. 阴离子分类法 硫化合物类：朱砂、雄黄、自然铜等。硫酸盐类：石膏、芒硝、白矾。碳酸盐类：炉甘石、鹅管石。氧化物类：磁石、赭石、信石。卤化物类：轻粉等。

二、矿物类中药鉴定方法

矿物类中药的鉴定，在《图经本草》等多部古代本草著作中均有记载。特别是宋代以后，主要依据矿物药的外形、颜色、比重以及理化性质等鉴定矿物药。近代随着科技发展，仪器在矿物药的鉴定中起着越来越重要的作用。如 X 射线衍射分析、X 射线荧光分析、热分析、原子发射光谱分析、固体荧光分析等。

目前矿物类中药的鉴定，一般采用以下方法。

（一）性状鉴定

除对矿物的形状、大小、颜色、质地、气味进行鉴别外，还应注意对其硬度、相对密度、条痕色、透明度等进行检查。矿物类中药的形状常与其内部的构造有关，呈方块形的如自然铜，呈球形的如蛇含石，呈片状的如红粉、青礞石，呈斜方柱形的如方解石，呈针状或毛发状集合体的如天然硝石。矿物类中药均有固定的条痕色，樱红色或红棕色的如赭石，浅橘红色的如雄黄，淡黄色的如硫黄，黑色的如磁石，白色的如芒硝。有的具有磁性，如磁石。

（二）显微鉴定

对外形无明显特征或细小颗粒状，特别是粉末状的矿物或需进一步鉴定和研究的矿物类中药，可用光学显微镜观察其形状、透明度和颜色等。此外，可使用透射偏光显微镜观察透明的非金属矿物的晶形、解理和化学性质，如折射率、双折射等；用反射偏光显微镜对不透明与半透明矿物的形态、光学性质进行观察和测试。

（三）理化鉴定

用一般的物理、化学分析方法，能对矿物类中药的成分进行定性和定量，对外形无明显特征、或粉末状的、或剧毒中药等尤为重要。X 射线衍射法是测定晶体具体结构最重要的基本手段。如自然铜显黄铁矿的特征值；煅自然铜显磁黄铁矿的特征值。傅里叶变换红外光谱分析法可分析不同来源的矿物药，如青礞石（绿泥石化云母碳酸盐片岩）、青礞石（黑云母片岩）和金礞石（蛭石片岩）均有明确的特征峰。也可用极谱分析法、原子吸收光谱分析法、热分析法、显微化学分析法和斑点法对矿物类中药进行鉴定。

第二节　矿物类常用中药

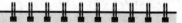

案例导入

案例：秦汉时期方士盛行，使用朱砂等金石炼丹，从朱砂中提炼水银，开创世界化工医药之先河。东晋时期著名道家葛洪所写的《抱朴子》详细记载了运用朱砂炼丹服食，养生成仙之法。在唐代，道家炼丹术形成了一个高峰，中国历史上唯一的女皇也曾服用丹药。但无病乱服朱砂、乐极生悲的事时有发生。到了宋代，帝王开始接受教训，炼丹术从此走下坡路。但此法一直延续至清末民初。《红楼梦》中的贾敬就是乱服"秘法新制的丹砂"而殁的。

讨论：1. 朱砂的主要化学成分是什么？为何乱服朱砂会致命？
　　　　2. 朱砂应如何安全使用？

朱砂 Cinnabaris

【来源】 硫化物类矿物辰砂族辰砂。

【产地】 主产于湖南、贵州、四川、广西等省区。

【采收加工】 采挖后，选取纯净者，用磁铁吸净含铁的杂质，再用水淘去杂石和泥沙。

【性状鉴别】 呈粒状或块状集合体，呈颗粒状或块片状。鲜红色或暗红色，条痕红色至褐红色，具光泽。硬度 2～2.5，相对密度 8.09～8.2。体重，质脆，片状者易破碎，粉末状者有闪烁的光泽。气微，味淡。如图 19－1 所示。

朱砂粉：为朱红色极细粉末，体轻，以手指撮之无粒状物，以磁铁吸之，无铁末。气微，味淡。

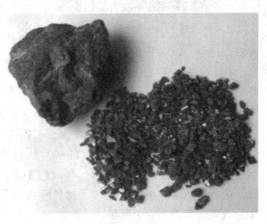

图 19－1　朱砂

【理化鉴别】

1. 取本品粉末，用盐酸湿润后，在光洁的铜片上摩擦，铜片表面显银白色光泽，加热烘烤后，银白色即消失。

2. 取本品粉末 2g，加盐酸－硝酸（3:1）的混合溶液 2ml 使溶解，蒸干，加水 2ml 使溶解，滤过，滤液显汞盐与硫酸盐的鉴别反应。

【化学成分】 主含硫化汞（HgS）。其含量药材不得少于 96.0%，饮片不得少于 98.0%。

【性味功效】 甘，微寒；有毒。清心镇惊，安神，明目，解毒。用量 0.1～0.5g，多入丸散服，不宜入煎剂。外用适量。本品有毒，不宜大量服用，也不宜少量久服；孕妇及肝肾功能不全者禁用。

拓展阅读

朱砂粉的制取

朱砂粉多采用水飞法制取：取朱砂药材，除去杂质，用磁铁吸去铁屑，加适量水共研至细粉，再加多量水搅拌，静置，取上层混悬液。剩余粗粉继续加水共研，反复操作直至全部药材研磨完毕。所得混悬液合并、沉降，倾去上清液，将湿粉干燥，即得。水飞朱砂可显著降低游离汞和可溶性汞的含量，降低毒性。

朱砂加热后发生氧化反应，产生有毒的 Hg 和 SO_2，因此忌火煅。

红粉 Hydrargyri Oxydum Rubrum

【来源】 红氧化汞（HgO）。

【产地】 主产于河北、天津、湖北、湖南、江苏等省。其他地区亦有生产。

【采收加工】 炼制的传统方法是将一定量的水银、硝石、白矾置锅内加热升华而成。锅周围橙红色片状结晶和粉末，习称"红粉"，中部黄色升华物习称"黄升"，锅底残渣习称"升药底"。现主要采用水银和硝酸汞为原料进行生产。

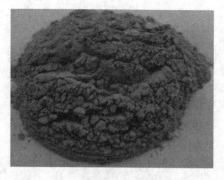

图 19 - 2　红粉

【性状鉴别】呈橙红色片状或粉状结晶，片状的一面光滑略具光泽，另一面较粗糙。粉末橙色。质硬，性脆；遇光颜色逐渐变深。气微。如图 19 - 2 所示。

【理化鉴别】取本品 0.5g，加水 10ml，搅匀，缓缓滴加适量的盐酸溶解，溶液显汞盐的鉴别反应。

【化学成分】主含氧化汞（HgO）。含量不得少于 99.0%，另含微量硝酸汞等。

【性味功效】辛，热；有大毒。归肺、脾经。拔毒，除脓，去腐，生肌。外用适量，研极细粉单用或与其他药味配成散剂或制成药捻。本品有毒，只可外用，不可内服；外用亦不宜久用；孕妇禁用。

轻粉　Calomelas

【来源】用升华法炼制而成的氯化亚汞结晶（Hg_2Cl_2）。

【产地】主产于天津、河北、湖北、湖南、四川、云南等省。

【性状鉴别】呈白色有光泽的鳞片状或雪花状结晶，或结晶性粉末，色白，有银色光泽，遇光颜色缓缓变暗。体轻质脆，手捻易碎成白色粉末。气微。如图 19 - 3 所示。

【理化鉴别】本品遇氢氧化钙试液、氨试液或氢氧化钠试液，即变成黑色。

【化学成分】主含氯化亚汞（Hg_2Cl_2），其 Hg_2Cl_2 含量不得少于 99.0%。

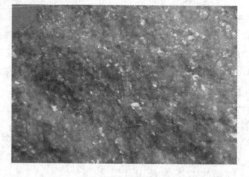

图 19 - 3　轻粉

【性味功效】辛，寒；有毒。归大肠、小肠经。外用杀虫，攻毒，敛疮；内服祛痰消积，逐水通便。本品有毒，不可过量；内服慎用；孕妇禁服。外用适量，内服每次 0.1 ~ 0.2g，一日 1 ~ 2 次。

信石　Arsenicum

【来源】氧化物类矿物砷华，或由硫化物类矿物毒砂、雄黄或雌黄加工升华制成。

【产地】主产于江西、湖南、广东、贵州等省。

【采收加工】采集天然的砷华矿石，除去杂质，研细粉或砸碎，装入砂罐内，用泥封口，置炉火中煅烧，取出放凉，研细粉用；或与绿豆同煮以减其毒性。目前多以雄黄、雌黄或毒砂燃烧，产生气态的三氧化二砷，再经冷却凝固而成。

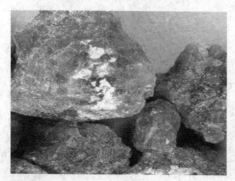

图 19 - 4　信石

【性状鉴别】有红信石、白信石两种。药用以红信石为主，呈不规则块状，大小不一，类白色，有黄色和红色彩晕，略透明或不透明，具有玻璃样或绢丝样光泽，有的无光泽。质脆，易砸碎，断面凹凸不平或呈层状。硬度 1.5，相对密度 3.7 ~ 3.9。无气味，但稍加热即有蒜和硫黄臭气。极毒，不能口尝。如图 19 - 4 所示。

【理化鉴别】

1. 取本品少许，置闭口管中，加热至137℃以上，可见白色升华物附于管壁上，并有蒜臭气。

2. 取本品水溶液加硫化氢试液，即生成三硫化二砷，显黄色，再加盐酸数滴，即显黄色沉淀。

【化学成分】 主含三氧化二砷（As_2O_3），其含量不得少于96.0%。

【性味功效】 辛、酸，热；有大毒。归大肠、胃经。内服祛痰，截疟，平喘；外用蚀疮去腐，杀虫。本品有大毒，用时宜慎。本品畏水银，体虚及孕妇禁服。

拓展阅读

信石的易混品

砒霜为信石的升华物，毒性较信石为剧。呈粉末状，白色。

易混品鉴别：信石、硼砂、白矾、滑石、石膏等粉末不易辨认，而信石有大毒。鉴别方法：取未知粉末0.5g做升华实验，用酒精灯缓缓加热，继而产生白色浓烟，可见载玻片上有白色冷凝物。显微镜下观察，可见大量的四面体或八面体结晶，即为信石。硼砂、白矾、滑石、石膏均无升华物。

自然铜 Pyritum

【来源】 硫化物类矿物黄铁矿族黄铁矿。

【产地】 主产于四川、云南、广东、湖南等地。

【采收加工】 采挖后，除去杂石，敲成小块。

【性状鉴别】 晶形呈立方体，集合体呈致密块状。表面亮淡黄色，有金属光泽；有的黄棕色或棕褐色，无金属光泽。具条纹，条痕绿黑色或棕红色。体重，质坚硬或稍脆，易砸碎。硬度6~6.5，相对密度4.9~5.2。断面黄白色，有金属光泽；或断面棕褐色，可见银白色亮星。如图19-5所示。

煅自然铜：呈不规则小块，表面红褐色、棕褐色至黑褐色，无光泽。质酥脆。略具醋气。如图19-5所示。

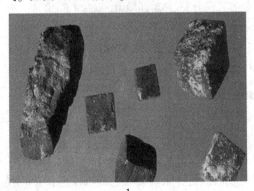 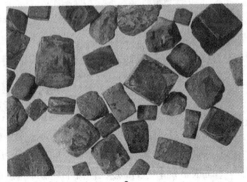

1   2

图19-5 自然铜及煅自燃铜

1. 自然铜   2. 煅自燃铜

【理化鉴别】取本品粉末1g，加稀盐酸4ml，振摇，滤过，滤液加亚铁氰化钾试液，即生成深蓝色沉淀（检查铁盐）。

【化学成分】主含二硫化铁（FeS_2），常含镍、砷、锑、铜、钴等杂质。

【性味功效】辛，平。散瘀止痛，续筋接骨。用量3~9g，多入丸散服，若入煎剂宜先煎。外用适量。

拓展阅读

自然铜的习用品

矿物学上的自然铜是指含有较纯净的自然金属铜(Cu)，具有铜的一般性状，条痕为光亮的铜红色。

习用品有土然铜等。土然铜为褐铁矿，由黄铁矿氧化而成，成分为含水三氧化二铁（$Fe_2O_3 \cdot nH_2O$）。为地方习用品。表面棕褐色，无光泽，条痕棕褐色，余同自然铜。

磁石 Magnetitum

【来源】氧化物类矿物尖晶石族磁铁矿。

【产地】主产于河北、山东、辽宁、江苏等地。

【采收加工】采挖后，除去杂石及铁锈即可。

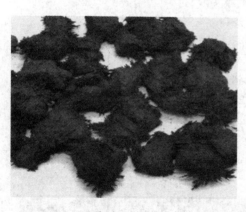

图19-6 磁石

【性状鉴别】呈不规则块状，或略带方形，多具棱角。灰黑色或棕褐色，条痕黑色，具金属光泽。体重，质坚硬，断面不整齐。硬度5.5~6，相对密度4.9~5.2。具磁性。有土腥气，无味。如图19-6所示。

【理化鉴别】取本品少许，加盐酸溶解后，溶液呈橙黄色，加亚铁氰化钾试液数滴，发生蓝色沉淀。在稀盐酸中不溶，但加氢氧化钠试液，即分解发生棕红色沉淀。（检查铁盐）

【化学成分】主含四氧化三铁（Fe_3O_4），有时杂有镁、钛、铝等离子。

【性味功效】咸，寒。归肝、心、肾经。镇惊安神，平肝潜阳，聪耳明目，纳气平喘。用量9~30g，先煎。

赭石 Haematitum

【来源】氧化物类矿物刚玉族赤铁矿。

【产地】主产于山西、河北、广东、湖南等地。

【采收加工】采挖后，选取表面有乳头状突起的部分，除去杂石。

【性状鉴别】呈不规则的扁平块状。暗棕红色或灰黑色，条痕樱红色或红棕色，有的有金属光泽。一面多有圆形的突起，习称"钉头"，另一面与突起相对应处有同样大小的凹窝。体重，质硬，砸碎后断面显层叠状。硬度5~6，相对密度4~5.3。气微，味淡。如图19-7所示。

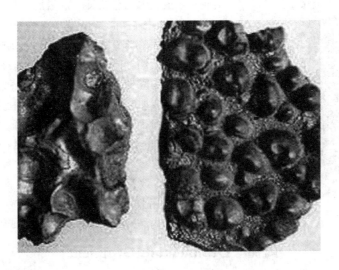

图 19 - 7　赭石

【理化鉴别】取粉末约 0.5g，放试管中，加入浓盐酸 9ml，振摇，放置 10 分钟，取上清液 1ml，加亚铁氰化钾试液 1 滴，溶液立即生成绿蓝色沉淀。

【化学成分】主含三氧化二铁（Fe_2O_3），尚含少量二氧化硅及铝、钙等元素。

【性味功效】苦，寒。平肝潜阳，重镇降逆，凉血止血。用量 9～30g，先煎。孕妇慎用。

案例讨论

案例：位于湖南石门磺厂社区的湖南雄黄矿是有 1500 年开采历史的"亚洲最大雄黄矿"。据石门县政府披露，当地 3000 多居民中，1200 余人检测出砷中毒。不合理的开采及废渣废水的随处排放污染了水源、土壤，给人民健康带来了极大威害，已经引起国家注意和整治。

讨论：1. 雄黄与砒霜在主要化学成分上有何关系？
　　　2. 雄黄应如何安全应用？

雄黄　Realgar

【来源】硫化物类矿物雄黄族雄黄。

【产地】主产于湖南、湖北、贵州、云南等省。

【采收加工】采挖后，除去杂质。

【性状鉴别】呈不规则块状。深红色或橙红色，条痕淡橘红色，晶面有金刚石样光泽。质脆，易碎，断面具树脂样光泽。微有特异的臭气，味淡。精矿粉为粉末状或粉末集合体，质松脆，手捏即成粉，硬度 1.5～2.0，相对密度 3.4～3.6。橙黄色，无光泽。燃之易熔融成红紫色液体，并产生黄白色烟气，有强烈蒜臭气。如图 19 - 8 所示。

【理化鉴别】

1. 取本品粉末 10mg，加水润湿后，加氯酸钾饱和的硝酸溶液 2ml，溶解后，加氯化钡

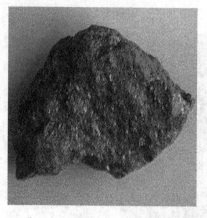

图 19 – 8 雄黄

试液，生成大量白色沉淀。放置后，倾出上层酸液，再加水 2ml，振摇，沉淀不溶解。

2. 取本品粉末 0.2g，置坩埚内，加热熔融，产生白色或黄白色火焰，伴有白色浓烟。取玻片覆盖后，有白色冷凝物，刮取少量，置试管内加水煮沸使溶解，必要时滤过，溶液加硫化氢试液数滴，即显黄色，加稀盐酸后生成黄色絮状沉淀，再加碳酸铵试液，沉淀复溶解。

【化学成分】主含二硫化二砷（As_2S_2），含量不得少于 90%。

【性味功效】辛，温；有毒。解毒杀虫，燥湿祛痰，截疟。用量 0.05～0.1g，入丸散用。外用适量，熏涂患处。内服宜慎；不可久用；孕妇禁用。

雌黄　Orpimentum Orpiment

【来源】硫化物类矿物雌黄的矿石。

【产地】主产于湖南、云南等省。

【采收加工】采挖后，除去杂质。

【性状鉴别】呈粒状、鳞片状或块状体，大小不等。表面呈黄色，外表多有灰褐色层。具金刚光泽至油脂光泽。体较重，质脆易碎，断面不平坦，略呈层状，可层层剥离，解离面呈珍珠光泽或树脂样光泽，微透明至不透明，条痕为柠檬黄色。微有特异臭气，烧灼时发出蒜臭，剧毒，不可口尝。

【理化鉴别】

1. 不溶于水及盐酸，能溶于硝酸和氢氧化钾溶液。

2. 取本品少许，加热燃之呈棕黑色或黄黑色，生黄白色烟，有强烈的蒜臭气，试管壁上升华物呈黄色。

【化学成分】主含三硫化二砷（As_2S_3）。

【性味功效】同雄黄。

拓展阅读

雄黄使用注意事项

1. 雄黄中有时含有砷的氧化物，服用后易引起中毒，故须先经检验，然后应用。

2. "雄黄不见火，见火则成砒"。雄黄遇热易分解，产生剧毒的三氧化二砷，故忌火煅。

滑石　Talcum

【来源】硅酸盐类矿物滑石族滑石，主含含水硅酸镁。习称"硬滑石"。

【产地】主产于山东、江苏、陕西、山西、辽宁等省。

【采收加工】采挖后，除去泥沙及杂石。

【性状鉴别】呈块状集合体。呈不规则的块状。白色、黄白色或淡蓝灰色，有蜡样光泽。质软，细腻，手摸有滑润感，无吸湿性，置水中不崩散。硬度约为 1，相对密度 2.7 ~ 2.8。气微，味淡。如图 19 - 9 所示。

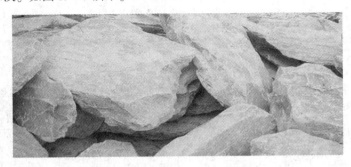

图 19 - 9　滑石

【理化鉴别】在水、稀盐酸或稀氢氧化钠溶液中均不溶解。

【化学成分】主含含水硅酸镁 $[Mg_3(Si_4O_{10})(OH)_2]$，并常含有氧化铁、氧化铝等杂质。

【性味功效】甘、淡，寒。利尿通淋，清热解暑，外用祛湿敛疮。用量 10 ~ 20g，先煎。外用适量。

案例导入

案例：浙江省台州地区曾发生服用"农用石膏"中毒致死 3 例事件。患者中毒致死症状与三氧化二砷中毒症状相符。据研究，每克农用石膏含三氧化二砷 0.1904g，按误服量计算，约为成人三氧化二砷致死量（0.1 ~ 0.2g）的 5 ~ 10 倍，因而患者均在 1.5 ~ 5 小时内中毒死亡。

讨论：1. 农用石膏为何能致死？其与药用石膏的成分有何不同？
　　　2. 如何区分农用石膏和药用石膏？

石膏　Gypsum Fibrosum

【来源】硫酸盐类矿物硬石膏族石膏。

【产地】主产湖北省应城。山东、山西、河南等省亦产。

【采收加工】采挖后，除去杂石及泥沙。

【性状鉴别】纤维状的集合体，呈长块状、板块状或不规则块状。白色、灰白色或淡黄色，有的半透明。体重，质软，纵断面具绢丝样光泽。硬度 1.5 ~ 2.0，相对密度 2.3。气微，味淡。如图 19 - 10 所示。

【理化鉴别】

1. 取本品一小块（约 2g），置具有小孔软木塞的试管内，灼烧，管壁有水生成，小块变为不透明体。

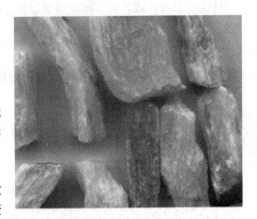

图 19 - 10　石膏

2. 取本品粉末 0.2g，加稀盐酸 10ml，加热使溶解，取 2ml，加氯化钡试液，产生白色沉淀，收集沉淀，再加盐酸或硝酸该沉淀均不溶解。

【化学成分】主含含水硫酸钙（$CaSO_4 \cdot 2H_2O$），其含量不得少于 95.0%。

【性味功效】甘、辛，大寒。清热泻火，除烦止渴。用量 15~60g，先煎。

拓展阅读

煅石膏

煅石膏为石膏的炮制品，为白色的粉末或酥松块状物，表面透出微红色的光泽，不透明。体较轻，质软，易碎，捏之成粉。气微，味淡。本品味甘、辛、涩，性寒。外用适量，可收湿，生肌，敛疮，止血。

芒硝 Natrii Sulfas

【来源】硫酸盐类矿物芒硝族芒硝，经加工精制而成的结晶体。

【产地】主产于沿海各产盐区及四川、内蒙、新疆等地。

【采收加工】取天然土硝或含有大量硫酸钠的土壤，加水溶解、放置，使杂质沉淀，滤过，滤液加热浓缩，放冷后析出结晶，在上的芒状结晶即为芒硝，凝结在下着为朴硝，可重结晶产生芒硝。

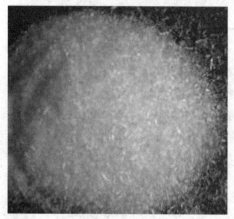

图 19-11 芒硝

【性状鉴别】呈棱柱状、长方形或不规则块状及粒状。无色透明或类白色半透明。质脆，易碎，硬度 1.5~2.0，相对密度 1.48。断面呈玻璃样光泽。断口贝壳状。气微，味咸。如图 19-11 所示。

【理化鉴别】

1. 取本品少许，在火焰中燃烧，火焰呈黄色。

2. 取本品少许，置具有小孔软木塞的试管内灼烧，管壁有水生成，残留物变成白色粉末。

【化学成分】主含含水硫酸钠（$Na_2SO_4 \cdot 10H_2O$），此外尚含氯化钠、硫酸钙、硫酸镁，以及锶、铁、铝、钛、硅等元素。

【性味功效】咸、苦，寒。泻下通便，润燥软坚，清火消肿。用量 6~12g，一般不入煎剂，待汤剂煎得后，溶入汤液中服用。外用适量。孕妇慎用；不宜与硫黄、三棱同用。在 30℃以下密闭保存，防风化。

玄明粉 Natrii Sulfas Exsiccatus

【来源】芒硝经风化干燥制得。

【产地】主产于沿海各产盐区及四川、内蒙、新疆等地。

【性状鉴别】呈白色粉末，质地疏松。气微，味咸。有引湿性。

【理化鉴别】

1. 取本品少许，在火焰中燃烧，火焰呈亮黄色。

2. 本品的水溶液显钠盐与硫酸盐的鉴别反应。

【化学成分】主含硫酸钠（Na_2SO_4），此外尚含硫酸铁、硫酸钙、硫酸镁等杂质。

【性味功效】咸、苦，寒。归胃、大肠经。泻下通便，润燥软坚，清火消肿。用量 3 ~ 9g，溶入煎好的汤液中服用。外用适量。孕妇慎用；不宜与硫黄、三棱同用。

炉甘石 Calamina

【来源】碳酸盐类矿物方解石族菱锌矿。

【产地】主产于广西、湖南、四川等省。

【采收加工】采挖后，洗净，晒干，除去杂石。

【性状鉴别】呈不规则的块状。灰白色或淡红色，表面粉性，无光泽，凹凸不平，多孔，似蜂窝状。体轻，易碎。硬度 5.0，相对密度 4.1 ~ 4.5。气微，味微涩。如图 19 - 12 所示。

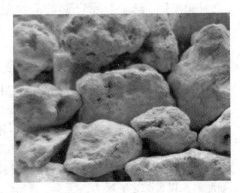

图 19 - 12 炉甘石

【理化鉴别】

1. 取本品粗粉 1g，加稀盐酸 10ml，即泡沸，发生二氧化碳气，导入氢氧化钙试液中，即生成白色沉淀。

2. 取本品粗粉 1g，加稀盐酸 10ml 使溶解，滤过，滤液加亚铁氰化钾试液，即生成白色沉淀，或杂有微量的蓝色沉淀。

【化学成分】主含碳酸锌（$ZnCO_3$），另尚含铁、钴、锰等碳酸盐及微量的镉、铟等杂质。

【性味功效】甘，平。归肝、脾经。解毒明目退翳，收湿止痒敛疮。外用适量。

拓展阅读

煅炉甘石

炉甘石经煅烧、水飞炮制后，可使碳酸锌分解成氧化锌，亦可使铅的碳酸盐、硫酸盐转化为难溶的氧化物。氧化锌是治疗目疾的有效成分，且收敛作用更强，并可除去大量的铅，副作用更小。

白矾 Alumen

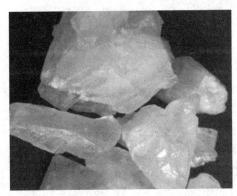

图 19 - 13 白矾

【来源】硫酸盐类矿物明矾石经加工提炼制成。

【产地】主产于甘肃、山西、安徽、湖北等省。

【采收加工】采挖后打碎用水溶解，滤液加热浓缩，放冷后析出结晶。

【性状鉴别】呈不规则的块状或粒状。无色或淡黄白色，透明或半透明。表面略平滑或凹凸不平，具细密纵棱，有玻璃样光泽。质硬而脆。硬度 3.5 ~ 4，相对密度 2.6 ~ 2.8。气微，味酸、微甘而极涩。如图 19 - 13 所示。

【理化鉴别】本品水溶液显铝盐、钾盐与硫

酸盐的鉴别反应。

【化学成分】 主含含水硫酸铝钾［KAI（SO$_4$）$_2$·12H$_2$O］，尚含有钙、镁、锶、钛、铜等元素。

【性味功效】 酸、涩，寒。归肺、脾、肝、大肠经。外用解毒杀虫，燥湿止痒；内服止血止泻，祛除风痰。用量0.6~1.5g。外用适量，研末敷或化水洗患处。

龙骨 Os Draconis

【来源】 三趾马、象类、犀类、牛类、鹿类等古代哺乳动物的骨骼化石，习称"龙骨"；或象类门齿的化石，习称"五花龙骨"。

【产地】 主产于内蒙古、山西、陕西、甘肃、河北、河南等省。

【采收加工】 全年可采，挖出后，除净泥土和杂质。五花龙骨见风后极易破裂，故常用毛边纸粘贴，只露出花色较好的部位供鉴别。

【性状鉴别】

1. 龙骨 多呈骨骼状或已破碎呈不规则的块状，大小不一。外表面白色、灰白色、黄白色或浅棕色，较平滑，有的具纹理或裂隙，或具棕色条纹和斑点。质硬，砸碎后的断面不平坦，有的中空，白色或黄白色，细腻呈粉质。关节处膨大，断面常具蜂窝状小孔。吸湿性强，以舌舔之有吸力。无臭，无味。

2. 五花龙骨 呈圆柱状或大小不一的不规则块状，长短不一，直径5~25cm。全体呈灰白色、黄白色或淡黄棕色，夹有蓝灰色和红棕色深浅粗细不同的花纹，稀有不具花纹者。表面平滑或略有光泽，有时具小裂隙，或片状剥落而表面不平坦。质硬而酥脆，断面粗糙，可见宽窄不同的同心环纹。吸湿性强，以舌舔之有吸力。无臭，无味。如图19-14所示。

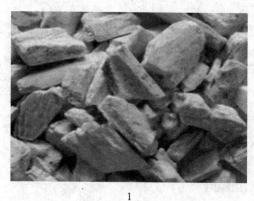
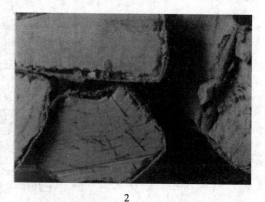

1   2

图19-14 龙骨药材
1. 龙骨 2. 五花龙骨

【理化鉴别】

1. 取本品粉末，滴加稀盐酸，即可发生泡沸，将产生的大量二氧化碳气体通入氢氧化钙试液中，即产生白色沉淀。

2. 取上述泡沸停止后的液体，滴加氢氧化钠中和。取滤液1ml，加草酸铵试液，即产生白色沉淀，分离所得沉淀，加醋酸不溶，但溶于盐酸（检查钙盐）。取滤液1ml，加硝酸银试液，即产生浅黄色沉淀，分离沉淀，加氨试液或稀硝酸，沉淀均易溶解（检查磷酸盐）。

3. 本品在无色火焰中灼烧，应不发烟，无异臭，不变黑。

【化学成分】 主含碳酸钙和磷酸钙，以及多种微量元素，如锶、锰、钛、钡、铀、铝等元素。

【性味功效】甘、涩，平。归心、肝、肾、大肠经。镇惊安神，平肝潜阳，收敛涩精，生肌敛疮。用量15~30g，先煎，外用适量，研末敷患处。有湿热积滞者不宜用。

硼砂 Borax

【来源】天然产硼酸盐类硼砂族矿物硼砂，经加工精制而成的结晶体。

【产地】主产于青海、西藏、陕西、甘肃、四川等省。

【性状鉴别】呈棱柱形、柱形或粒状结晶组成的不规则块状。大小不一，无色半透明的结晶或白色结晶性粉末，具玻璃样光泽，有时显淡黄色或淡灰色。日久则风化成白色粉末，微有脂肪样光泽。体轻质脆，易碎。硬度2.0~2.5，相对密度1.69~1.72。无臭，味咸。如图19-15所示。

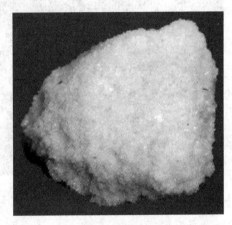

图19-15 硼砂

【理化鉴别】

1. 本品可溶于水，易溶于沸水或甘油，不溶于乙醇，水溶液显碱性。

2. 本品燃之易熔融，初时体积膨大酥松如絮状，同时产生强烈的黄色光，继而燃化成透明的玻璃球状。

【化学成分】主含四硼酸钠（$Na_2B_4O_7 \cdot 10H_2O$），以及多种微量元素，如硅、锶、钙、镁、铁、铝、钴等元素。

【性味功效】甘、咸，凉。归肺、肾经。消痰，解毒，防腐。多作外用药。内服宜慎，1.5~3g，外用适量。

赤石脂 Halloysitum Rubrum

【来源】硅酸盐类矿物多水高岭石族多水高岭石。

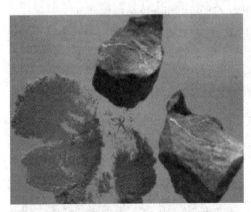

图19-16 赤石脂

【产地】主产于山西、河南、福建、江苏、陕西、湖北等省。

【采收加工】采挖后，选取红色滑腻如脂的块状体，除去杂石。

【性状鉴别】呈不规则的块状。粉红色、红色至紫红色，或有红白相间的花纹。质软，易碎，硬度1.0~2.0，相对密度2.05~2.20。断面有的具蜡样光泽。吸水性强。具黏土气，味淡，嚼之无沙粒感。如图19-16所示。

【化学成分】主含四水碱式硅酸铝$[Al_4(Si_4O_{10})(OH)_8 \cdot 4H_2O]$。

【性味功效】甘、酸、涩，温。归大肠、胃经。涩肠，止血，生肌敛疮。用量9~12g，先煎。外用适量，研末敷患处。不宜与肉桂同用。

寒水石 Calcitum

【来源】碳酸盐类矿物碳酸钙的矿石（方解石）或硫酸盐类矿物硫酸钙的矿石（红石

膏）。前者习称南寒水石，后者习称北寒水石。

【产地】方解石主产于河南、安徽、江苏、浙江等省。红石膏主产于内蒙古、新疆、山东者，为纤维石膏类；透明石膏主产于山西省者，为透明石膏类。

【采收加工】全年可采。采掘出后，除去泥沙杂石，洗净，晾干。

【性状鉴别】

1. 方解石　多为不规则的块状结晶，常呈斜方柱形，有棱角。白色或黄白色。表面平

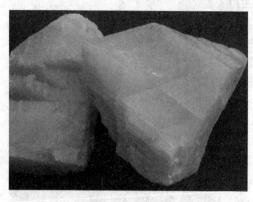

图 19 - 17　寒水石

滑，有玻璃样光泽，透明或不透明。有完全的解理，晶体可沿三个不同方向劈开。质坚硬而脆，碎块多为斜方体，条痕白色或淡灰色，断面平坦，用小刀可以刻划。气微，味淡。如图 19 - 17 所示。

2. 纤维石膏　呈不规则扁平块状，大小不等。半透明，表面粉红色，凹凸不平，常黏附灰色泥土。质硬脆，硬度 3，相对密度 2.7。用手指可以刻划，敲击时垂直方向断裂，断面有纵纹理，状如纤维。略带泥土气，味淡稍咸，嚼之显粉性。

3. 透明石膏　呈薄板或棱形棱柱状。无色或灰绿色，透明，或夹有灰黄色絮状物，两面平滑，显玻璃样光泽。质硬，指甲亦能刻划。敲击时，自平滑面平行裂成片状，状同云母片。无臭，味淡稍咸。

【化学成分】方解石主含碳酸钙（$CaCO_3$），尚含少量 Mg^{2+}、Fe^{3+}、Fe^{2+}、Cl^- 等。红石膏主成分为含水硫酸钙（$CaSO_4 \cdot 2H_2O$），尚含少量 Mg^{2+}、Fe^{3+}、CO_3^{2-}、Cl^- 等。

【性味功效】辛、咸，寒。归心、胃、肾经。清热降火，除烦止渴。用量 9 ~ 15g，先煎。外用适量，研末调敷。

胆矾　Chalcanthitum

【来源】硫酸盐类胆矾族矿物胆矾的晶体，或为人工制成的含水硫酸铜结晶。

【产地】主产于云南、山西，江西、广东、陕西、甘肃等省亦产。

【采收加工】全年均可开采或生产。开采铜、铅、锌矿时，选择蓝色玻璃状、具有光泽的结晶即得；或将硫酸作用于铜片或氧化铜而制得。目前的商品多为人工制品。

【性状鉴别】呈不规则的块状结晶体，大小不一。深蓝色或淡蓝色，微带浅绿。晶体具玻璃光泽，半透明至透明，在空气中易缓缓风化。质脆，易碎，碎块呈棱柱状。硬度 2.5，相对密度 2.1 ~ 2.3。条痕无色或带浅蓝，断口贝壳状。无臭，味酸涩。如图 19 - 18 所示。

【理化鉴别】

1. 取本品加热灼烧，即失去结晶水变成白色，遇水又变成蓝色。

2. 取本品于闭口试管中加热，可析出水分并产生二氧化硫气体，剩下的为白色粉末。

【化学成分】主含硫酸铜（$CuSO_4 \cdot 5H_2O$）。

【性味功效】酸、辛，寒；有毒。归肝、胆

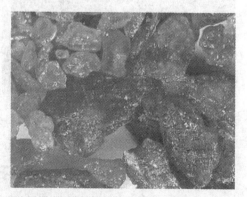

图 19 - 18　胆矾

经。涌吐，解毒，祛腐。内服 0.3 ~ 0.6g，研末服；外用适量，煅后研末敷患处或制汤洗患处。

硫黄　Sulfur

【来源】自然元素类矿物硫族自然硫，或用含硫矿物经加工制得。

【产地】主产于山西、河南、山东、湖北、湖南、广东等省。

【采收加工】采挖后，加热熔化，除去杂质；或用含硫矿物经加工制得。

【性状鉴别】呈不规则块状。黄色或略呈绿黄色。表面不平坦，呈脂肪光泽，常有多数小孔。条痕色白色或淡黄色。半透明。用手握紧置于耳旁，可闻轻微的爆裂声。体轻，质松，易碎，硬度 1.0 ~ 2.0，相对密度 2.05 ~ 2.08。断面常呈针状结晶形。有特异的臭气，味淡。如图 19 - 19 所示。

【理化鉴别】

1. 本品燃烧时易熔融，火焰为蓝色，并有二氧化硫的刺激性臭气。

2. 取本品于闭口试管中加热呈黑色液体，冷后变为黄色固体。

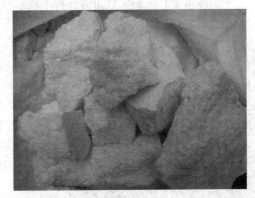

图 19 - 19　硫黄

【化学成分】主含硫（S），常含碲、硒，有时杂有沥青、黏土等。

【性味功效】酸，温；有毒。归肾、大肠经。外用解毒杀虫疗疮；内服补火助阳通便。外用适量，研末油调涂敷患处。内服 1.5 ~ 3g，炮制后入丸散服。孕妇慎用。不宜与芒硝、玄明粉同用。

紫石英　Fluoritum

【来源】氟化物类矿物萤石族萤石。

【产地】主产于山东、江西、浙江、江苏、辽宁、河北、湖南、湖北等省。

【采收加工】采挖后，除去杂石。

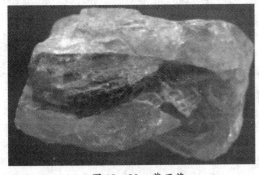

图 19 - 20　紫石英

【性状鉴别】呈不规则块状，具棱角。紫色或绿色，深浅不匀。半透明至透明，有玻璃样光泽。表面常有裂纹。质坚脆，易击碎，硬度 4.0，相对密度 3.2。条痕白色，气无，味淡。如图 19 - 20 所示。

【理化鉴别】

1. 取本品细粉 0.1g，置烧杯中，加盐酸 2ml 与 4% 硼酸溶液 5ml，加热微沸使溶解。取溶液 1 滴，置载玻片上，加硫酸溶液（1→4）1 滴，静置片刻，置显微镜下观察，可见针状结晶。

2. 取本品置紫外光灯（365nm）下观察，显亮紫色、紫色至青紫色荧光。

【化学成分】主含氟化钙（CaF_2），常含杂质三氧化二铁和稀土元素，主要为钇、铈，偶有铀。

【性味功效】甘，温。归心、肺、肾经。温肾暖宫，镇心安神，温肺平喘。用量 9 ~ 15g，先煎。

琥珀　Amber Succinum Hupo

【来源】古代松科松属植物的树脂，埋藏地下经年久转化而成的化石样物质。从地下挖出者称"琥珀"，从煤中选出者称"煤珀"。

【产地】琥珀主产于广西、云南等省。煤珀主产于辽宁抚顺地区。

【采收加工】从地下挖出或从煤中选出，除去煤屑、泥土、砂石等杂质。

【性状鉴别】

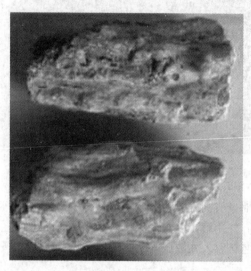

图 19 - 21　琥珀

1. 琥珀　呈不规则块状、颗粒状或多角形，大小不一。表面淡黄色、黄棕色、血红色或黑棕色，血红色者习称"血珀"。有光泽，半透明。质硬而脆，断面平滑有玻璃状光泽。摩擦带电，可吸灯心草或薄棉纸。气无，味淡，嚼之易碎，无砂粒感。如图 19 - 21 所示。

2. 煤珀　呈不规则多角形块状、颗粒状，少数呈乳滴状，大小不一。表面乌黑褐色者居多，亦有黄棕色、淡黄色、红褐色者，有光泽。质坚硬，不易碎，断面黄棕色，有玻璃样光泽。嚼之不易碎。

【理化鉴别】

1. 本品火燃之易熔，稍有黑烟，刚熄灭时冒白烟，有爆裂声，稍有松香气，煤珀火燃之冒黑烟，有煤油气。

2. 本品加水煮沸，不得熔化变软（区别于其他树脂）。

3. 取本品粉末 1g，用石油醚 10ml 振摇，过滤，取滤液 5ml，加醋酸铜 10ml 振摇，石油醚层不得显蓝绿色（与松香区别）。

【化学成分】主含二松香醇酸的聚酯化合物。尚含镁、钙、铁等无机元素。

【性味功效】甘，平。归心、肝、膀胱经。宁心安神，通淋化瘀。用量 1 ~ 2g，研末吞服或入丸散服。

青礞石　Chloriti Lapis

【来源】变质岩类黑云母片岩或绿泥石化云母碳酸盐片岩。

【产地】主产于湖南、湖北、浙江、江苏等省。

【采收加工】采挖后，除去杂石和泥沙。

【性状鉴别】

1. 黑云母片岩　呈不规则扁块状或长斜块状，无明显棱角。褐黑色或绿黑色，具玻璃样光泽。质软，易碎，硬度 2.0 ~ 2.5，相对密度约 2.8。用指甲即可刮下碎粉末，断面呈较明显的层片状，碎粉主为绿黑色鳞片（黑云母）有似星点样的闪光。气微，味淡。

2. 绿泥石化云母碳酸盐片岩　呈灰色或绿灰色，夹有银色或淡黄色鳞片，具光泽。质松易碎，用指甲即可划下粉末，粉末为灰绿色鳞片（绿泥石化云母片）和颗粒（主为碳酸盐），片状者具星点样闪光。遇稀盐酸发生气泡，加热后泡沸激烈。气微，味淡。如图 19 - 22 所示。

【化学成分】主含铁、镁、铝、钾、钠、钙的硅酸盐及钙、镁的碳酸盐。

【性味功效】甘、咸，平。归肺、心、肝经。坠痰下气，平肝镇惊。多入丸散服，3 ~ 6g；煎汤 10 ~ 15g，布包先煎。

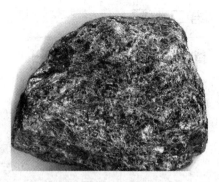

图 19 - 22　青礞石

目标检测

一、最佳选择题

1. 下列矿物类药中，属于氧化物类的药材是（　　）。
   A. 雄黄　　　B. 白矾　　　C. 石膏　　　D. 赭石　　　E. 轻粉

2. 下列矿物中，属于硫化合物类的药材是（　　）。
   A. 轻粉　　　B. 硫黄　　　C. 自然铜　　　D. 磁石　　　E. 芒硝

3. 粉末在水、稀盐酸或稀氢氧化钠溶液中均不溶解的中药材是（　　）。
   A. 芒硝　　　B. 炉甘石　　　C. 滑石　　　D. 赭石　　　E. 石膏

4. 主成分为含水硫酸钠（$Na_2SO_4 \cdot 10H_2O$）的药材是（　　）。
   A. 石膏　　　B. 磁石　　　C. 芒硝　　　D. 滑石　　　E. 信石

二、多项选择题

1. 下列属于汞化合物类的矿物药有（　　）。
   A. 朱砂　　　B. 轻粉　　　C. 红粉　　　D. 自然铜　　　E. 赭石

2. 下列对于朱砂的性状特征描述正确的有（　　）。
   A. 为粒状或块状集合体，呈颗粒状或块片状。
   B. 鲜红色或暗红色，条痕红色至褐红色，具光泽。
   C. 体重，质脆，片状者易破碎。
   D. 粉末状者有闪烁的光泽。
   E. 有土腥气，味淡。

（丁　方）

第二十章

中成药显微鉴定

学习目标

知识要求　**1. 掌握**　二妙丸、六味地黄丸的药物组成和显微特征；中成药检品的取样制片方法。

　　　　　2. 熟悉　二陈丸、八珍丸的药物组成和显微特征。

　　　　　3. 了解　一捻金、二陈丸、十全大补丸的显微特征。

技能要求　1. 熟练掌握中成药显微鉴别操作技能，并写出鉴别报告。

　　　　　2. 能对中成药进行显微鉴别。

第一节　概述

中成药是指以中药饮片为原料，在中医药理论指导下，按药品标准规定处方制成一定剂型和规格的药品。包括"丸、散、膏、丹"等多种剂型，绝大多数是以原料药经过适当的加工而制成，药材原有性状特征大部分消失，用传统的性状鉴别方法难以鉴别出其中的方剂组成和药材的真伪，所以有"丸、散、膏、丹，神仙难辨"之说。因而，对中成药进行显微鉴别和理化鉴别，鉴别中成药的真伪，检测和控制中成药的质量，是行之有效的方法。中成药的理化鉴别方法将在《中药制剂检测技术》详细介绍，此处不再赘述。

由于中成药具有原料品种繁多、化学成分复杂、剂型种类多等特点，要鉴别出处方中所有中药的显微特征有一定难度，因此，中成药通常首选主药（君药）、辅药（臣药）、毒性成分及贵重药作为主要鉴别对象。

中成药显微鉴定是指利用显微镜对中成药中各粉末药材特有的组织、细胞及细胞内含物等显微特征进行鉴别的方法。适用于含有药材粉末的中成药，如丸剂、散剂、片剂、胶囊剂及颗粒剂等。

中成药的显微鉴定步骤一般首先进行处方分析，再根据分析结果取样制片，然后在显微镜下观察其特征，确定其组成是否符合规定。

一、处方分析

进行中成药显微鉴定之前，阅读该中成药的处方及操作规程，根据中成药的处方组成及制备工艺，对中成药中含有原药材粉末的显微特征逐一进行全面的观察和比较，排除类似的或因加工而消失的特征，选取该药材在本制剂中易观察、专属性强的显微特征 1~2个，作为能表明该药存在的鉴别依据。方法如下。

（1）先把中药材及饮片按植物类、动物类和矿物类分成三大类。再把植物类中药按药用部位分成根与根茎类、果实类、种子类、叶类、花类、皮类、全草类等小类；把动物类中药分成动物全体类、角甲类、骨类、贝壳类、生理病理物类等小类，把矿物类中药按化学成分分成含铁化合物类、含砷化合物类、含碳酸钙等小类。

（2）有些药材在加工过程中如已失去细胞组织，例如以煎膏加入制剂的，则不可能用显微方法鉴别，应单独列出。

（3）选取各药材的专属性显微特征作为鉴别依据。中药材粉末显微特征可分为广泛性显微特征和专属性显微特征。广泛性显微特征是指可存在于许多中药材的显微特征，如一般的薄壁细胞、纤维、导管、淀粉粒等。而专属性显微特征是指仅存在于某一种中药材的显微特征，分单一显微专属特征，如当归的韧皮薄壁细胞呈纺锤形，壁上有极细微的斜向交错的网状纹理；组合显微专属特征（几个显微特征并存在于某一种中药材中），如黄柏粉末中有许多鲜黄色的晶纤维和鲜黄色的分枝状石细胞同时存在。中药材粉末显微特征的专属性对中成药的鉴定有着特殊意义。一般来说，每味组成药材选取 1 ~ 2 个能代表该药的专属性显微鉴别特征。

二、取样制片

（一）取样

中成药的取样操作同中药材，抽取的样品应有代表性、科学性和真实性，取样量至少可供 3 次全检用量。

1. 片剂　一般取样 200 片。

2. 散剂、颗粒剂　一般取样 100g。可在包装的上、中、下三层及间距相等的部位取样若干，将所取样品粉末混匀后，按"四分法"抽取所需供试量。

3. 胶囊剂　一般不得少于 20 个胶囊，去胶囊壳后合并内容物，混匀，称定重量。一般胶囊内药物的取样重量为 100g。

4. 丸剂　大蜜丸一般取 10 丸，水丸、水蜜丸取所需量的 10 ~ 20 倍，研成粉末后混匀，再按"四分法"抽取所需供试量。

（二）制片

中成药显微鉴定的制片方法，一般与单味中药相同，即用甘油醋酸试液或蒸馏水装片观察淀粉粒；用水合氯醛试液装片不加热观察菊糖，加热透化后加少许稀甘油装片，观察石细胞、纤维、草酸钙结晶等特征。由于中成药剂型及制剂工艺的不同，应按不同的剂型采用不同的制片方法。

1. 片剂　取 2 ~ 3 片，除去外面的包衣，置玻璃研钵中研成粉末，取粉末适量装片。

2. 散剂、胶囊剂　取粉末少许，置载玻片上，滴加适宜的试液装片。

3. 水丸、颗粒剂　取数丸或适量，置玻璃研钵中研成粉末，混匀，取粉末适量装片。

4. 蜜丸　将药丸沿正中切开，从切面由外至中央刮取适量样品，置载玻片上，滴加适宜的试液装片。或将样品切碎放入容器，加蒸馏水搅拌洗涤，然后置离心管中离心沉淀，如此反复数次除去蜂蜜后，取沉淀装片。

三、显微观察

根据处方分析的结果或药品标准的规定，依据处方中药材特有的专属性显微特征，如特有的细胞、组织、内含物等，有目的、按步骤地进行观察，一般需观察 5 个以上显微标本片。观察的方法是先寻找容易观察到的特征，后寻找较难观察到的特征；先重点观察，后呈"之"字形扫描观察，注意观察的全面性。根据是否能观察到某药材的专属性特征，判断中成药中该药材是否存在。

第二节 中成药显微鉴定举例

案例导入

案例：某人在网上购买六味地黄丸（大蜜丸）两盒，服用时发现气味与以前在药店购买的六味地黄丸不同。经仔细辨认后，发现网购六味地黄丸药盒包装上的防伪标签与药店购买的六味地黄丸包装盒的防伪标签也有细微差别。

讨论：用显微鉴别方法能鉴别出六味地黄丸的真伪吗？应如何操作？

一捻金　Yinianjin

【处方】大黄 100g　炒牵牛子 200g　槟榔 100g　人参 100g　朱砂 30g

【制法】以上五味，朱砂水飞成极细粉；其余大黄等四味粉碎成细粉，与上述粉末配研，过筛，混匀，即得。

【性状鉴别】本品为黄棕色至黄褐色的粉末；气微，味微苦、涩。

【显微鉴别】取本品，按散剂取样制片方法进行临时装片，置显微镜下观察，应有以下特征：草酸钙簇晶大，直径 60～140μm（大黄）。草酸钙簇晶直径 20～68μm，棱角锐尖（人参）。种皮栅状细胞淡棕色或棕色，长 48～80μm（炒牵牛子）。内胚乳细胞碎片壁较厚，有较多大的类圆形纹孔（槟榔）。不规则细小颗粒暗棕红色，有光泽，边缘暗黑色（朱砂）。如图 20-1 所示。

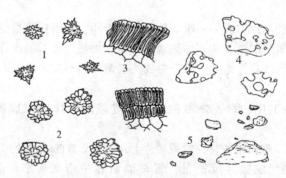

图 20-1　一捻金显微特征图

1. 人参（草酸钙簇晶）　2. 大黄（草酸钙簇晶）　3. 牵牛子（种皮栅状细胞）
4. 槟榔（内胚乳碎片）　5. 朱砂（颗粒状物）

【功能与主治】消食导滞，祛痰通便。用于脾胃不和、痰食阻滞所致的积滞，症见停食停乳、腹胀便秘、痰盛喘咳。

二妙丸　Ermiao Wan

【处方】苍术（炒）500g　黄柏（炒）500g

【制法】以上二味，粉碎成细粉，过筛，混匀，用水泛丸，干燥，即得。

【性状鉴别】本品为黄棕色的水丸；气微香，味苦涩。

【显微鉴别】取本品，按水丸取样制片方法进行临时装片，置显微镜下观察，应有以下特征：草酸钙针晶细小，长 10 ~ 32μm，不规则地充塞于薄壁细胞中（苍术）。鲜黄色纤维大多成束，周围细胞含草酸钙方晶，形成晶纤维，含晶细胞壁木化增厚；石细胞呈黄色不规则分枝状（黄柏）。如图 20 – 2 所示。

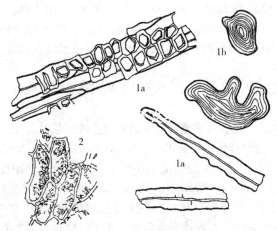

图 20 – 2　二妙丸显微特征图
1. 黄柏（1a. 晶纤维与纤维　1b. 分枝状石细胞）　2. 苍术（草酸钙针晶）

【功能与主治】燥湿清热。用于湿热下注，足膝红肿热痛，下肢丹毒，白带异常，阴囊湿痒。

二陈丸　Erchen Wan

【处方】陈皮 250g　半夏（制）250g　茯苓 150g　甘草 75g

【制法】以上四味，粉碎成细粉，过筛，混匀。另取生姜 50g，捣碎，加水适量，压榨取汁，与上述粉末泛丸，干燥，即得。

【性状鉴别】本品为灰棕色至黄棕色的水丸；气微香，味甘、微辛。

【显微鉴别】取本品，按水丸取样制片方法进行临时装片，置显微镜下观察，应有以下特征：不规则分枝状团块无色，遇水合氯醛试液溶化；菌丝无色或淡棕色，直径 4 ~ 6μm 茯苓。草酸钙针晶成束，长 32 ~ 144μm，存在于黏液细胞中或散在（半夏）。草酸钙方晶成片存在于薄壁组织中（陈皮）。纤维束周围薄壁细胞含草酸钙方晶，形成晶纤维（甘草）。如图 20 – 3 所示。

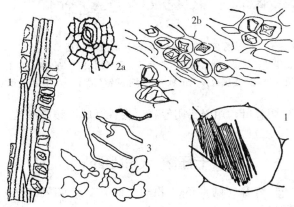

图 20 – 3　二陈丸显微特征图
1. 甘草（晶纤维）　2. 陈皮（2a. 草酸钙方晶　2b. 不定式气孔）　3. 茯苓（菌丝）　4. 半夏（草酸钙针晶）

【功能与主治】燥湿化痰，理气和胃。用于痰湿停滞导致的咳嗽痰多，胸脘胀闷，恶心呕吐。

六味地黄丸　Liuwei Dihuang Wan

【处方】熟地黄160g　酒萸肉（制）80g　牡丹皮60g　山药80g　茯苓60g　泽泻60g

【制法】以上六味，粉碎成细粉，过筛，混匀。用乙醇泛丸，干燥，制成水丸，或每100g粉末加炼蜜35～50g与适量的水，制丸，干燥，制成水蜜丸；或加炼蜜80～110g制成小蜜丸或大蜜丸，即得。

【性状鉴别】本品为棕黑色的水丸、水蜜丸、棕褐色至黑褐色的小蜜丸或大蜜丸；味甜而酸。

【显微鉴别】取本品，按水丸或蜜丸取样制片方法进行临时装片，置显微镜下观察，应有以下特征：淀粉粒三角状卵形或矩圆形，直径24～40μm，脐点短缝状或人字状；草酸钙针晶束存在于黏液细胞中，长80～240μm（山药）。不规则分枝状团块无色，遇水合氯醛试液溶化；可见无色菌丝，直径4～6μm（茯苓）。薄壁组织灰棕色至黑棕色，细胞多皱缩，内含棕色核状物（熟地黄）。草酸钙簇晶存在于无色薄壁细胞中，有时数个排列成行（牡丹皮）。果皮表皮细胞橙黄色，表面观类多角形，垂周壁略连珠状增厚（酒萸肉）。薄壁细胞类圆形，有椭圆形纹孔，集成纹孔群；内皮层细胞垂周壁波状弯曲，较厚，木化，有稀疏的细孔沟（泽泻）。如图20-4所示。

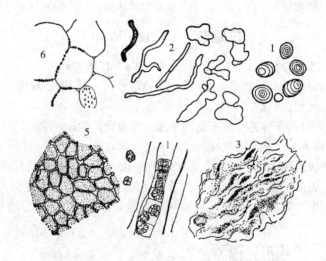

图20-4　六味地黄丸显微特征图

1. 山药（淀粉粒和草酸钙针晶束）　2. 茯苓（菌丝团块）　3. 熟地黄（多糖团块）
4. 山茱萸（果皮表皮细胞）　5. 牡丹皮（草酸钙簇晶）　6. 泽泻（薄壁细胞）

【功能与主治】滋阴补肾。用于肾阴亏损、头昏耳鸣、腰膝酸软、骨蒸潮热、盗汗遗精、消渴。

七厘散　Qili San

【处方】血竭500g　乳香（制）75g　没药（制）75g　红花75g　儿茶120g　冰片6g　人工麝香6g　朱砂60g

【制法】以上八味，朱砂水飞成极细粉；血竭、乳香、没药、红花、儿茶粉碎成细粉；

将人工麝香、冰片研细，与上述粉末配研，过筛，混匀。

【性状鉴别】本品为朱红色至紫红色的粉末或易松散的块；气香，味辛、苦，有清凉感。

【显微鉴别】取本品，按散剂取样制片方法进行临时装片，置显微镜下观察，应有以下特征：不规则块片血红色，周围液体显鲜黄色，渐变红色（血竭）。不规则团块无色或淡黄色，表面及周围扩散出众多细小颗粒，久置溶化（乳香）。花冠碎片黄色，有红棕色或黄棕色长管道状分泌细胞；花粉粒圆球形或椭圆形，直径约60μm，外壁有刺，具3个萌发孔（红花）。不规则细小颗粒暗棕红色，有光泽，边缘暗黑色（朱砂）。不规则碎块浅黄色，表面具洞穴，洞穴中含微黄色油滴（没药）。如图20-5所示。

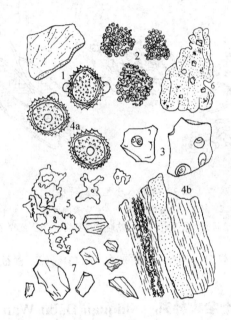

图20-5 七厘散显微特征图
1. 血竭（树脂块）　2. 乳香（不规则团块）　3. 没药（不规则碎块）
4. 红花（4a. 花粉粒　4b. 管状分泌细胞）　5. 朱砂（小颗粒）　6. 麝香（分泌物团块）

【功能与主治】化瘀消肿，止痛止血。用于跌扑损伤，血瘀疼痛，外伤出血。

八珍丸　Bazhen Wan

【处方】党参100g　炒白术100g　茯苓100g　甘草50g　当归150g　白芍100g　川芎75g　熟地黄150g

【制法】以上八味，粉碎成细粉，过筛，混匀。每100g粉末用炼蜜40~50g加适量的水泛丸，干燥，制成水蜜丸；或加炼蜜110~140g制成大蜜丸，即得。

【性状鉴别】本品为棕黑色的水蜜丸或黑褐色至黑色的大蜜丸；味甜、微苦。

【显微鉴别】取本品，按水蜜丸或蜜丸取样制片方法进行临时装片，置显微镜下观察，应有以下特征：不规则分枝状团块无色，遇水合氯醛试液溶化；菌丝无色或淡棕色，直径4~6μm（茯苓）。联结乳管直径12~15μm，含细小颗粒状物（党参）。草酸钙针晶细小，长10~32μm，不规则地分布于薄壁细胞中（炒白术）。草酸钙簇晶直径18~32μm，存在于薄壁细胞中，常排列成行，或一个细胞中含有数个簇晶（白芍）。纤维束周围薄壁细胞含草酸钙方晶，形成晶纤维（甘草）。薄壁细胞纺锤形，壁略厚，有极微细的斜向交错纹理（当归）。薄壁组织灰棕色至黑棕色，细胞多皱缩，内含棕色核状物（熟地黄）。如图20-6所示。

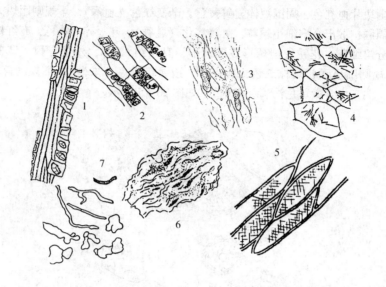

图20-6　八珍丸显微特征图

1. 甘草（晶纤维）　2. 白芍（草酸钙簇晶）　3. 党参（乳管）　4. 白术（草酸钙针晶）
5. 当归（韧皮薄壁细胞）　6. 熟地（核状物）　7. 茯苓（菌丝）

【功能与主治】补气益血。用于气血两虚，面色萎黄，食欲不振，四肢乏力，月经过多。

十全大补丸　Shiquan Dabu Wan

【处方】党参80g　炒白术80g　茯苓80g　炙甘草40g　当归120g　川芎40g　酒白芍80g　熟地黄120g　黄芪80g　肉桂20g

【制法】以上十味，粉碎成细粉，过筛，混匀。每100g粉末用炼蜜35~50g加适量的水泛丸，干燥，制成水蜜丸；或加炼蜜100~120g制成小蜜丸或大蜜丸，即得。

【性状鉴别】本品为棕褐色至黑褐色的水蜜丸，小蜜丸或大蜜丸；气香，味甘而微辛。

【显微鉴别】取本品，按蜜丸取样制片方法进行临时装片，置显微镜下观察，应有以下特征：不规则分枝状团块无色，遇水合氯醛试液溶化；菌丝无色或淡棕色，直径4~6μm（茯苓）。联结乳管直径12~15μm，含细小颗粒状物（党参）。薄壁组织灰棕色至黑棕色，细胞多皱缩，内含棕色核状物（熟地黄）。纤维成束或散离，壁厚，表面有纵裂纹，两端断裂成帚状或较平截（炙黄芪）。纤维束周围薄壁细胞含草酸钙方晶，形成晶纤维（炙甘草）。草酸钙针晶细小，长10~32μm，不规则地充塞于薄壁细胞中（炒白术）。草酸钙簇晶直径18~32μm，存在于薄壁细胞中，常排列成行，或一个细胞中含有数个簇晶（酒白芍）。薄壁细胞纺锤形，壁略厚，有极微细的斜向交错纹理（当归）。石细胞类圆形或类长方形，直径32~88μm，壁一面菲薄（肉桂）。螺纹导管直径14~50μm，增厚壁互相连结，似网状螺纹导管（川芎）。如图20-7所示。

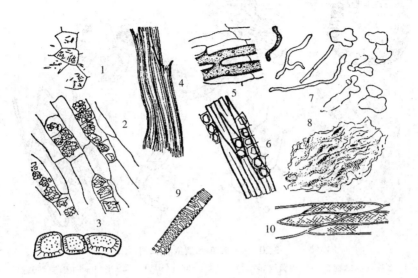

图 20 - 7　十全大补丸显微特征图

1. 白术（草酸钙针晶）　2. 白芍（草酸钙簇晶）3. 肉桂（石细胞）　4. 黄芪（纤维）　5. 党参（乳管）
6. 甘草（晶纤维）　7. 茯苓（菌丝）　8. 熟地黄（核状物）　9. 川芎（螺纹导管）　10. 当归（纺锤形薄壁细胞）

【功能与主治】温补气血。用于气血两虚，面色苍白，气短心悸，头晕自汗，体倦乏力，四肢不温，月经量多。

天麻丸　**Tianma Wan**

【处方】天麻 60g　独活 50g　羌活 100g　盐杜仲 70g　牛膝 60g　粉萆薢 60g　附子（黑顺片）10g　当归 100g　地黄 160g　玄参 60g

【制法】以上十味，粉碎成细粉，过筛，混匀。每 100g 粉末用炼蜜 40～50g 加适量的水泛丸，干燥，制成水蜜丸；或加炼蜜 90～110g 制成小蜜丸或大蜜丸，即得。

【性状鉴别】本品为黑褐色的水蜜丸或黑色的小蜜丸或大蜜丸；气微香，味微甜、略苦麻。

【显微鉴别】取本品，按蜜丸取样制片方法进行临时装片，置显微镜下观察，应有以下特征：草酸钙针晶成束或散在，长 25～48μm（天麻）。石细胞黄棕色或无色，类长方形、类圆形或形状不规则，层纹明显，直径约 94μm（玄参）。橡胶丝条状或扭曲成团，表面带颗粒性（盐杜仲）。薄壁组织灰棕色至黑棕色，细胞多皱缩，内含棕色核状物（地黄）。油管含棕黄色分泌物，直径约 100μm（当归）。草酸钙砂晶存在于薄壁细胞中（牛膝）。木化薄壁细胞淡黄色或黄色，成片或单个散在，长椭圆形、纺锤形或长梭形，一端常狭尖或有分枝，壁稍厚，纹孔横裂缝状，孔沟明显（粉萆薢）。如图 20 - 8 所示。

【功能与主治】祛风除湿，通络止痛，补益肝肾。用于风湿瘀阻、肝肾不足所致的痹病，症见肢体拘挛、手足麻木、腰腿酸痛。

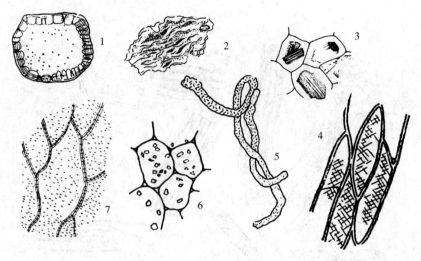

图 20-8　天麻丸显微特征图

1. 玄参（石细胞）　2. 地黄（核状物）　3. 天麻（针晶）　4. 当归（韧皮薄壁细胞）

5. 杜仲（橡胶丝）　6. 牛膝（砂晶）　7. 粉萆薢（木化薄壁细胞）

岗位对接

依据 2015 版《中华人民共和国职业分类大典》，中药学专业对应岗位的工种主要是中药调剂员、中药质检员、中药炮制与配制工三种职业工种。其要求是：①熟练掌握中成药的基本概念，中成药显微鉴定的方法。②具有中成药真伪鉴定的技能。③会依据《中国药典》等国家药品标准对中成药进行鉴别。

目标检测

一、最佳选择题

1. 不宜使用显微鉴别的中成药是（　　　）。

　　A. 膏剂　　　　　B. 片剂　　　　　C. 胶囊剂　　　　D. 口服液　　　　E. 丸剂

2. 可用显微鉴别的中成药是（　　　）。

　　A. 注射剂　　　　B. 酒剂　　　　　C. 片剂　　　　　D. 口服液　　　　E. 酊剂

3. 十全大补丸中肉桂的专属性显微特征是（　　　）。

　　A. 石细胞壁均匀增厚　　　　　B. 石细胞壁一面菲薄　　　　　C. 草酸钙针晶

　　D. 晶纤维　　　　　　　　　　E. 纤维

4. 二妙丸中黄柏的专属性显微特征是（　　　）。

　　A. 晶纤维和分枝状石细胞　　　B. 淀粉粒　　　　　　　　　　C. 草酸钙针晶

　　D. 草酸钙方晶　　　　　　　　E. 木栓细胞

5. 一捻金在显微镜下观察到的种皮栅状细胞为（　　　）的鉴别专属性特征。

　　A. 槟榔　　　　B. 大黄　　　　C. 牛蒡子　　　　D. 牵牛子　　　　E. 人参

二、多项选择题

1. 适用于显微鉴别的中成药剂型有（　　　）。

A. 片剂　　　　B. 膏剂　　　　C. 散剂　　　　D. 酊剂　　　　E. 丸剂

2. 二陈丸中应该具有的特征有（　　）。

A. 菌丝　　　　B. 糊粉粒　　　　C. 针晶束　　　　D. 多糖团块　　　　E. 晶纤维

3. 六味地黄丸中应该具有的特征有（　　）。

A. 草酸钙方晶　　　　　　B. 草酸钙针晶　　　　　　C. 草酸钙簇晶

D. 多糖团块　　　　　　E. 核状物

4. 八珍丸中应该具有的特征有（　　）。

A. 晶纤维　　　　　　　B. 草酸钙针晶　　　　　　C. 草酸钙簇晶

D. 乳管　　　　　　　E. 核状物

实验二十　六味地黄丸的显微鉴别

（一）实验目的

掌握六味地黄丸的显微鉴别特征；熟悉中成药临时制片方法。

（二）实验仪器、试剂、材料

1. 仪器　显微镜、乳钵、镊子、单面刀片、白瓷盘、酒精灯、解剖针、载玻片、盖玻片、滤纸条等。

2. 试剂　蒸馏水、水合氯醛试液、稀甘油、甘油醋酸液。

3. 材料　六味地黄丸（水丸或蜜丸）。

（三）实验内容

1. 山药　淀粉粒三角状卵形或矩圆形，直径 24～40μm，脐点短缝状或人字状；草酸钙针晶束存在于黏液细胞中，长 80～240μm。

2. 茯苓　不规则分枝状团块无色，遇水合氯醛试液溶化；可见无色菌丝，直径。

3. 熟地黄　薄壁组织灰棕色至黑棕色，细胞多皱缩，内含棕色核状物。

4. 牡丹皮　草酸钙簇晶存在于无色薄壁细胞中，有时数个排列成行。

5. 山茱萸　果皮表皮细胞橙黄色，表面观类多角形，垂周壁略连珠状增厚。

6. 泽泻　薄壁细胞类圆形，有椭圆形纹孔，集成纹孔群；内皮层细胞垂周壁波状弯曲，较厚，木化，有稀疏的细孔沟。

（四）操作流程

取六味地黄丸适量于洁净的载玻片中央，用甘油醋酸液和水合氯醛试液装片。

（五）作业

1. 绘六味地黄丸的显微特征图。

2. 谈谈中成药显微鉴别的特点。

（李林岚）

参考文献

［1］国家药典委员会．中华人民共和国药典（一部）［M］．北京：中国医药科技出版社，2015.

［2］艾继周．天然药物学［M］．北京：人民卫生出版社，2009.

［3］郑汉臣，蔡少青．药用植物学及生药学［M］．北京：人民卫生出版社，2004.

［4］郑俊华．生药学［M］．北京：人民卫生出版社，1987.

［5］罗国海，姚荣林．天然药物学［M］．郑州：河南科学技术出版社，2012.

［6］李建民．天然药物学基础［M］.2版．北京：人民卫生出版社，2008.

［7］蔡少青．生药学［M］.5版．北京：人民卫生出版社，2010.

［8］康廷国．中药鉴定学［M］．北京：中国中医药出版社，2012.

［9］魏修华．天然药物学基础［M］．北京：科学出版社，2010.

［10］蔡翠芳．中药炮制技术［M］．北京：中国医药科技出版社，2008.

［11］钟赣生．中药学［M］.3版．北京：中国中医药出版社，2012.

［12］杨雄志．中药鉴定技术 M］．北京：高等教育出版社，2012.

［13］张贵君．中药鉴定学［M］．北京：科学出版社，2000.

［14］刘来正．中药鉴定技术［M］．北京：中国中医药出版社.2006.5

［15］石俊英．中药鉴定技术［M］．北京：中国医药科技出版社.2006.1

［16］沈力．中药鉴定技术［M］．北京：中国中医药出版社.2015.8

［17］石俊英．中药鉴定学［M］.2版．北京：中国医药科技出版社..2015.9

［18］埕板琴，包淑英．中药鉴别技术［M］．北京：中国医药科技出版社，2013.

［19］刘晓春．药材商品鉴定技术［M］．北京：化学工业出版社，2012.7.

［20］国家食品药品监督管理局执业药师资格认证中心．国家执业药师资格考试应试指南·中药学专业知识（二）［M］．北京：中国医药科技出版社，2016.

［21］石俊英．中药鉴定学［M］．北京：中国医药科技出版社，2011.

［22］康廷国．中药鉴定学［M］．北京：中国中医药出版社，2003.

［23］徐国钧．中药材粉末显微鉴定［M］．北京：人民卫生出版社，1986.

［24］姚荣林．生药学［M］．西安：世界图书出版公司，2014.

［25］吴启南．中药鉴定学［M］．北京：中国医药科技出版社，2015.

［26］张钦德．中药鉴定学［M］．北京：人民卫生出版社：2005.

目标检测参考答案

第一章　绪论

一、最佳选则题

1. D　2. C　3. C　4. B　5. A　6. B　7. B　8. C　9. B　10. C

二、多项选则题

1. ACD　2. AB　3. ACDE　4. ABDE　5. BCE　6. ABCDE　7. BCDE　8. CDE

第二章　影响中药质量的主要因素

一、最佳选择题

1. B　2. A　3. E　4. D　5. D　6. C　7. D

二、多项选择题

1. ACD　2. ABCDE　3. ABCDE　4. ABCDE

第三章　中药资源

一、最佳选择题

1. C　2. D　3. C　4. A

二、多项选择题

1. ABDE　2. CDE　3. BCD

第四章　来源鉴定

一、最佳选择题

1. C　2. B　3. B　4. B

二、多项选择题

1. ABCDE　2. BC

第五章　性状鉴定

一、最佳选择题

1. B　2. C　3. A　4. E

二、多项选择题

1. ABCDE　2. ABCDE

第六章　显微鉴定

一、最佳选择题

1. E　2. A　3. D

二、多项选择题

1. BDE　2. CDE　3. ABCE

第七章　理化鉴定

一、最佳选择题
1. D　2. B　3. B　4. C

二、多项选择题
1. BC　2. ABCD　3. AE　4. ABCDE　5. BCDE

第八章　根及根茎类中药鉴定

一、最佳选择题
1. B　2. B　3. C　4. B　5. C　6. A　7. C　8. E　9. D　10. B　11. D　12. C　13. C　14. A
15. D　16. A　17. E　18. D　19. D　20. E　21. E　22. B　23. A　24. C　25. D　26. A　27. B
28. D　29. C　30. D　31. A　32. E　33. D　34. D　35. E

二、多项选择题
1. ACE　2. BCE　3. ABCD　4. ABCE　5. ABC　6. ACDE　7. ABD　8. BD　9. BD　10. AB
11. ACD　12. ABD

第九章　茎木类中药鉴定

一、最佳选择题
1. C　2. B　3. B　4. B

二、多项选择题
1. ABCDE　2. ABCDE

第十章　皮类中药鉴定

一、最佳选择题
1. A　2. A　3. B　4. B　5. B　6. B　7. B　8. D　9. B　10. B

二、多项选择题
1. AB　2. DE　3. ABCE　4. CDE　5. ABCDE　6. ABCDE　7. ABE　8. ABC　9. ABCD
10. ACDE

第十一章　叶类中药鉴定

一、最佳选择题
1. C　2. C　3. A　4. C　5. D　6. E　7. B　8. B

二、多项选择题
1. ACDE　2. ABCD　3. ABCDE

第十二章　花类中药鉴定

一、最佳选择题
1. C　2. D　3. A　4. D　5. C

二、多项选择题
1. AB　2. ABCE

第十三章　果实与种子类中药鉴定

一、最佳选择题

1. E　2. D　3. C　4. A　5. B　6. C　7. D　8. E　9. A　10. D　11. B

二、多项选择题

1. ABCD　2. ABCE　3. ABCDE　4. ABCE　5. AD　6. ABE　7. ABDE　8. ABD　9. AC
10. ACD

第十四章　全草类中药鉴定

一、最佳选择题

1. D　2. A　3. B　4. A　5. D　6. C　7. A　8. C　9. D　10. A　11. C　12. C　13. D　14. E
15. E　16. B

二、多项选择题

1. ABE　2. ACDE　3. BCD　4. ABCD　5. ABCD　6. AC　7. ABC

第十五章　藻、菌、地衣类中药鉴定

一、最佳选择题

1. C　2. D　3. C　4. D　5. E

二、多项选择题

1. AE　2. ABDE　3. BCD　4. ABCDE

第十六章　树脂类中药鉴定

一、单项选择题

1. B　2. D　3. D　4. C　5. E

二、多项选择题

1. ABCE　2. CD　3. ACDE4. CDE

第十七章　其他类中药鉴定

一、最佳选择题

1. E　2. B

二、多项选择题

1. ABC　2. ABCD　3. ABCDE　4. ABC　5. ACD

第十八章　动物类中药鉴定

一、最佳选择题

1. B　2. B　3. C

二、多项选择题

1. ACE　2. CDE　3. ABCDE

第十九章　矿物类中药鉴定

一、最佳选择题

1. D　2. B　3. C　4. C

二、多项选择题
1. ABC　2. ABCD

第二十章　中成药的显微鉴定

一、最佳选择题
1. D　2. C　3. B　4. A　5. D
二、多项选择题
1. ABCE　2. ACDE　3. BCDE　4. ABDE

教学大纲

一、课程任务

中药鉴定技术是高职高专院校中药学专业的一门专业课，它的内容主要是运用药用植物学的知识和方法，以及动物学和矿物学的一些基础知识，来分析研究中药的来源、采收加工、鉴别、成分分析、功效应用、品名考证、资源利用等的一门课程。

中药鉴定技术的任务是通过本课程的学习，使学生掌握中药鉴定的基础知识和基本技能，为学生在今后的工作中，能鉴别中药材真伪、清除品种混杂，为制药生产企业、中药企业流通领域和临床合理用药起到安全有效的保障作用，也为后续专业课程中药化学、中药药剂学的学习奠定一定基础。

二、课程目标

（一）知识目标

1. 掌握中药鉴定技术的性质和任务。

2. 掌握中药的鉴定依据、一般方法；各个中药的来源、主要性状鉴别特征；重点中药的显微鉴别、理化鉴别。

3. 熟悉各个中药的来源、产地、采收加工；中药一般的干燥、贮藏方法；各个中药的化学成分和性味功效；影响中药质量的主要因素。

4. 了解中药的鉴定程序；中药的采收原则；矿物的性质、动物和矿物的分类。

（二）技能目标

1. 低倍和高倍光学显微镜的使用技能；

2. 临时标本片的制作技能：①水装片和稀甘油装片，②表皮撕取法制片，③粉末制片，④压片法制片。

（三）职业素质和态度目标

1. 树立中药质量观和安全用药意识；

2. 具备科学严谨的工作态度和求真务实的工作作风；

3. 养成良好的职业素质和文明的道德行为规范。

三、教学内容及学时分配

章	教学内容	学时数		合计
		理论	实践	
1	绪论	4		4
2	影响中药质量的主要因素	4		4
3	中药资源	2		2
4	来源鉴别	2		2
5	性状鉴别	2		2
6	显微鉴别	4		4
7	理化鉴别	4		4
8	根及根茎类中药鉴别	24	10	34
9	茎木类中药鉴别	4	2	6
10	皮类中药鉴别	4	6	10
11	叶类中药鉴别	4	2	6
12	花类中药鉴别	6	2	8
13	果实与种子类中药鉴别	14	6	20
14	全草类中药鉴别	8	4	12
15	藻、菌、地衣类中药鉴别	2	2	4
16	树脂类中药鉴别	2	2	4
17	其它类中药鉴别	4	2	6
18	动物类中药鉴别	8		8
19	矿物类中药鉴别	6		6
20	中成药显微鉴别	4	2	6
	合计	112	40	152

四、教学内容及要求

单元	教学内容	教学要求	教学活动参考	参考学时	
				理论	实验
一、绪论	（一）中药鉴定技术研究的范围、地位和任务 1. 中药鉴定技术的基本概念 2. 中药鉴定技术的任务	掌握	讲授、案例、讨论、自学相结合	4	
	（二）中药鉴定技术的起源和发展 1. 古代中药鉴定技术的发展简史 2. 近现代中药鉴定技术的发展概况 3. 中药鉴定技术发展方向	了解			
	（三）中药的分类和命名 1. 中药的分类 2. 中药的命名	熟悉			
	（四）中药鉴定的目的、意义和一般程序 1. 中药鉴定的目的、意义 2. 中药鉴定的依据 3. 中药鉴定的一般程序	掌握			

单元	教学内容	教学要求	教学活动参考	参考学时 理论	参考学时 实验
二、影响中药质量的主要因素	（一）品种 （二）产地 （三）采收加工 1. 采收 2. 产地加工 （四）炮制 （五）制剂与包装 1. 制剂 2. 包装 （六）贮藏保管	熟悉 熟悉 熟悉 熟悉 了解 熟悉	讲授、观察、比较、归纳、分析、讨论与自学等有机结合	4	
三、中药资源	（一）中药资源 （二）中药资源的开发与保护	熟悉 熟悉	讲授、观察、比较、归纳、分析、讨论与自学等有机结合 多媒体、挂图、模型、实物等示教	2	
四、来源鉴定	（一）观察植物标本 （二）查阅文献 （三）核对表本 （四）确定学名	掌握	讲授、案例、分析与讨论有机结合 多媒体演示与挂图示教	2	
五、性状鉴定	（一）形状 （二）大小 （三）颜色 （四）表面特征表面特征 （五）质地 （六）断面 （七）气味 （八）水试火试	掌握	讲授、案例、分析与讨论有机结合 多媒体演示与挂图示教	2	
六、显微鉴定	（一）仪器、用具和试剂 （二）制片 （三）观察记录 （四）显微测量 （五）显微化学反应	熟悉 掌握 掌握 熟悉 熟悉	讲授、案例、分析与讨论有机结合 多媒体演示与挂图示教	4	

续表

单元	教 学 内 容	教学要求	教学活动参考	参考学时	
				理论	实验
七、理化鉴定	（一）物理常数测定	熟悉	讲授、案例、分析与讨论有机结合多媒体演示与挂图示教	4	
	（二）定性鉴别	熟悉			
	（三）色谱法	熟悉			
	（四）分光光度法	熟悉			
	（五）品质优良度鉴定	掌握			
	1. 有效成分含量测定				
	2. 挥发油的测定				
	3. 浸出物的测定				
	（六）常规检查	熟悉			
	1. 灰分测定				
	2. 水分测定				
	（七）有害物质检查	熟悉			
	1. 农药残留量检查				
	2. 黄曲霉毒素检查				
	3. 重金属检查				
	4. 砷盐检查				
	5. 其他有害物质检查				
	（八）中药鉴定的新技术和新方法简介	了解			
八、根及根茎类中药鉴定	（一）概述		讲授、案例、分析与讨论有机结合多媒体演示与挂图示教	24	
	（二）根类中药鉴定				
	1. 细辛	熟悉			
	2. 何首乌	熟悉			
	3. 牛膝	掌握			
	4. 川牛膝	掌握			
	5. 附子	熟悉			
	6. 川乌	掌握			
	7. 草乌	熟悉			
	8. 白芍	熟悉			
	9. 赤芍	掌握			
	10. 白头翁	熟悉			
	11. 威灵仙	熟悉			
	12. 防己（附：木防己）	熟悉			
	13. 乌药	熟悉			
	14. 板蓝根（附：南板蓝根、青黛）	熟悉			
	15. 红景天	掌握			
	16. 地榆	熟悉			
	17. 苦参	熟悉			
	18. 山豆根、	熟悉			
	19. 黄芪（附：红芪）	熟悉			
	20. 甘草	掌握			
	21. 葛根	掌握			

续表

单元	教 学 内 容	教学要求	教学活动参考	参考学时 理论	实验
八、根及根茎类中药鉴定	22. 远志	掌握	讲授、案例、分析与讨论有机结合多媒体演示与挂图示教	24	
	23. 人参（附：朝鲜参）	熟悉			
	24. 西洋参	掌握			
	25. 三七	熟悉			
	26. 白芷	掌握			
	27. 当归	熟悉			
	28. 防风	掌握			
	29. 柴胡	熟悉			
	30. 北沙参	掌握			
	31. 明党参	熟悉			
	32. 秦艽	熟悉			
	33. 紫草	熟悉			
	34. 丹参	熟悉			
	35. 黄芩	掌握			
	36. 玄参	掌握			
	37. 地黄（附：熟地黄）	掌握			
	38. 巴戟天	掌握			
	39. 茜草	熟悉			
	40. 红大戟	熟悉			
	41. 京大戟	熟悉			
	42. 甘遂	熟悉			
	43. 续断	熟悉			
	44. 天花粉	熟悉			
	45. 银柴胡	掌握			
	46. 太子参	熟悉			
	47. 桔梗	熟悉			
	48. 党参	掌握			
	49. 南沙参	掌握			
	50. 木香	掌握			
	51. 川木香	掌握			
	52. 龙胆	熟悉			
	53. 白薇	掌握			
	54. 徐长卿	熟悉			
	55. 麦冬	熟悉			
	56. 天冬	掌握			
	57. 百部	熟悉			
	58. 郁金	掌握			
	（三）根茎类中药鉴定				
	1. 狗脊	熟悉			
	2. 绵马贯众	熟悉			
	3. 骨碎补	熟悉			

续表

单元	教 学 内 容	教学要求	教学活动参考	参考学时	
				理论	实验
八、根及根茎类中药鉴定	4. 大黄	掌握	讲授、案例、分析与讨论有机结合多媒体演示与挂图示教	24	
	5. 虎杖	熟悉			
	6. 黄连	掌握			
	7. 北豆根	熟悉			
	8. 羌活	熟悉			
	9. 白前	熟悉			
	10. 芦根	熟悉			
	11. 白茅根	熟悉			
	12. 石菖蒲	熟悉			
	13. 千年健	熟悉			
	14. 拳参	熟悉			
	15. 胡黄连	熟悉			
	16. 金荞麦	熟悉			
	17. 升麻	熟悉			
	18. 川芎	掌握			
	19. 藁本	熟悉			
	20. 苍术	掌握			
	21. 白术	掌握			
	22. 延胡索	掌握			
	23. 泽泻	掌握			
	24. 三棱	熟悉			
	25. 香附	掌握			
	26. 天南星	熟悉			
	27. 半夏	掌握			
	28. 川贝母	掌握			
	29. 浙贝母	掌握			
	30. 百合	熟悉			
	31. 黄精	掌握			
	32. 重楼	熟悉			
	33. 玉竹	熟悉			
	34. 知母	熟悉			
	35. 土茯苓	熟悉			
	36. 山药	掌握			
	37. 射干	熟悉			
	38. 莪术	熟悉			
	39. 姜黄	熟悉			
	40. 高良姜	熟悉			
	41. 天麻	掌握			
	42. 白及	熟悉			

续表

单元	教 学 内 容	教学要求	教学活动参考	参考学时	
				理论	实验
八、根及根茎类中药鉴定	实验一 甘草、人参粉末显微鉴别	熟练掌握	技能实验		2
	实验二 麦冬块根横切面显微鉴别	熟练掌握	技能实验		2
	实验三 党参根横切面显微鉴别	熟练掌握	技能实验		2
	实验四 大黄根的鉴别（粉末、理化）	熟练掌握	技能实验		2
	实验五 黄连、半夏粉末显微鉴别	熟练掌握	技能实验		2
九、茎木类中药鉴定	1. 桑寄生（附：槲寄生）	熟悉	讲授、案例、分析与讨论有机结合多媒体演示与	4	
	2. 海风藤	熟悉			
	3. 首乌藤	熟悉			
	4. 川木通	掌握			
	5. 木通	熟悉			
	6. 大血藤	熟悉			
	7. 青风藤	熟悉			
	8. 桑枝	熟悉			
	9. 桂枝	熟悉			
	10. 鸡血藤	掌握			
	11. 苏木	掌握	讲授、案例、分析与讨论有机结合多媒体演示与		
	12. 降香	熟悉			
	13. 沉香	掌握			
	14. 通草（附：小通草）	熟悉			
	15. 灯心草	熟悉			
	16. 天仙藤	熟悉			
	17. 钩藤	掌握			
	18. 络石藤	熟悉			
	19. 忍冬藤	熟悉			
	20. 竹茹	熟悉			
	实验六 沉香、钩藤粉末显微鉴别	熟练掌握	技能实验		2

单元	教学内容	教学要求	教学活动参考	参考学时	
				理论	实验
十、皮类中药鉴定	1. 桑白皮	熟悉	讲授、案例、分析与讨论有机结合多媒体演示与	4	
	2. 牡丹皮	掌握			
	3. 白鲜皮	熟悉			
	4. 厚朴	掌握			
	5. 肉桂	掌握			
	6. 杜仲	掌握			
	7. 黄柏	掌握			
	8. 关黄柏	熟悉			
	9. 秦皮	熟悉			
	10. 香加皮	熟悉	讲授、案例、分析与讨论有机结合多媒体演示与		
	11. 五加皮	熟悉			
	12. 地骨皮	熟悉			
	13. 苦楝皮	熟悉			
	14. 合欢皮	熟悉			
	14. 椿皮	熟悉			
	16. 土荆皮	熟悉			
	实验七 牡丹皮、厚朴粉末显微鉴定	熟练掌握	技能实验		2
	实验八 肉桂、黄柏粉末显微鉴定	熟练掌握	技能实验		2
	实验九 杜仲粉末显微鉴别	熟练掌握	技能实验		2
十一、叶类中药鉴定	1. 石韦叶	熟悉	讲授、观察、分析、讨论等有机结合	4	
	2. 银杏叶	熟悉			
	3. 侧柏叶	熟悉			
	4. 荷叶	熟悉			
	5. 大青叶	掌握			
	6. 山楂叶	熟悉			
	7. 杜仲叶	熟悉			
	8. 桑叶	熟悉			
	9. 枇杷叶	熟悉			
	10. 番泻叶	掌握			
	11. 紫苏叶	熟悉	多媒体、标本、挂图、实物等演示		
	12. 枸骨叶	熟悉			
	13. 罗布麻叶	熟悉			
	14. 艾叶	熟悉			
	15. 淫羊藿	熟悉			
	实验十 番泻叶粉末的显微鉴别	熟练掌握	技能实验		2

续表

单元	教学内容	教学要求	教学活动参考	参考学时	
				理论	实验
十二、花类中药鉴定	1. 厚朴花 2. 辛夷 3. 鸡冠花 4. 梅花 5. 玫瑰花 6. 月季花 7. 槐花 8. 合欢花 9. 芫花 10. 丁香 11. 密蒙花 12. 凌霄花 13. 洋金花 14. 金银花（附：山银花） 15. 旋覆花 16. 红花 17. 菊花 18. 野菊花 19. 款冬花 20. 谷精草、 21. 蒲黄 22. 西红花 23. 松花粉 24. 莲须 25. 莲房	熟悉 熟悉 熟悉 熟悉 熟悉 熟悉 熟悉 熟悉 熟悉 掌握 熟悉 熟悉 掌握 掌握 熟悉 掌握 掌握 熟悉 熟悉 熟悉 熟悉 掌握 熟悉 熟悉 熟悉	讲授、观察、分析、讨论等有机结合 多媒体、标本、挂图、实物等演示	6	
	实验十一　金银花、红花粉末显微鉴别	熟练掌握	技能实验		2
十三、果实与种子类中药鉴定	1. 胡椒 2. 荜茇 3. 火麻仁 4. 地肤子 5. 八角茴香 6. 五味子（附：南五味子） 7. 荜澄茄 8. 路路通 9. 木瓜 10. 金樱子 11. 覆盆子 12. 乌梅 13. 猪牙皂 14. 槐角	掌握 熟悉 熟悉 熟悉 熟悉 掌握 熟悉 熟悉 熟悉 掌握 熟悉 熟悉 熟悉 熟悉	讲授、观察、分析、讨论等有机结合 多媒体、标本、挂图、实物等演示	14	

续表

单元	教学内容	教学要求	教学活动参考	参考学时	
				理论	实验
十三、果实与种子类中药鉴定	15. 胡芦巴	熟悉	讲授、观察、分析、讨论等有机结合 多媒体、标本、挂图、实物等演示	14	
	16. 补骨脂	掌握			
	17. 花椒	熟悉			
	18. 山楂	掌握			
	19. 苦杏仁	掌握			
	20. 桃仁	熟悉			
	21. 郁李仁	熟悉			
	22. 决明子	熟悉			
	23. 枳实	熟悉			
	24. 枳壳	熟悉			
	25. 香橼	熟悉			
	26. 陈皮	掌握			
	27. 青皮	熟悉			
	28. 化橘红	熟悉			
	29. 佛手	熟悉			
	30. 吴茱萸	熟悉			
	31. 鸦胆子	熟悉			
	32. 青果	熟悉			
	33. 川楝子	熟悉			
	34. 巴豆	熟悉			
	35. 苍耳子	熟悉			
	36. 诃子	熟悉			
	37. 使君子	熟悉			
	38. 酸枣仁	掌握			
	39. 小茴香	掌握			
	40. 蛇床子	熟悉			
	41. 山茱萸	掌握			
	42. 连翘	熟悉			
	43. 女贞子	熟悉			
	44. 蔓荆子	熟悉			
	45. 夏枯草	熟悉			
	46. 茺蔚子	熟悉			
	47. 紫苏子	熟悉			
	48. 马钱子	掌握			
	49. 枸杞子	熟悉			
	50. 栀子	熟悉			
	51. 罗汉果	熟悉			
	52. 丝瓜络	熟悉			
	53. 瓜蒌	熟悉			
	54. 瓜蒌子	熟悉			
	55. 鹤虱	熟悉			
	56. 牛蒡子	熟悉			

单元	教学内容	教学要求	教学活动参考	参考学时	
				理论	实验
十三、果实与种子类中药鉴定	57. 砂仁	掌握	讲授、观察、分析、讨论等有机结合 多媒体、标本、挂图、实物等演示	14	
	58. 豆蔻	熟悉			
	59. 草果	熟悉			
	60. 红豆蔻	熟悉			
	61. 益智	熟悉			
	62. 马兜铃	熟悉			
	63. 槟榔（附：大腹皮）	掌握			
	64. 白果	熟悉			
	65. 柏子仁	熟悉			
	66. 王不留行	熟悉			
	67. 莱菔子	熟悉			
	68. 肉豆蔻	熟悉			
	69. 葶苈子	熟悉			
	70. 芥子	掌握			
	71. 郁李仁	熟悉			
	72. 沙苑子	熟悉			
	73. 白扁豆	熟悉			
	74. 胖大海	熟悉			
	75. 菟丝子	掌握			
	76. 牵牛子	熟悉			
	77. 天仙子	熟悉			
	78. 木蝴蝶	熟悉			
	79 车前子	熟悉			
	80. 青葙子	熟悉			
	81. 芡实	熟悉			
	82. 木鳖子	熟悉			
	83. 薏苡仁	熟悉			
	84. 草豆蔻	熟悉			
	85. 韭菜子	熟悉			
	86. 桑椹	熟悉			
	87. 荔枝核	熟悉			
	88. 榧子	熟悉			
	89. 急性子	熟悉			
	实验十二 五味子粉末显微鉴别	熟练掌握	技能实验		2
	实验十三 小茴香果实横切面显微鉴别	熟练掌握	技能实验		2
	实验十四 槟榔粉末显微鉴别	熟练掌握	技能实验		2

续表

单元	教学内容	教学要求	教学活动参考	参考学时 理论	参考学时 实验
十四、全草类中药鉴定	1. 伸筋草	熟悉	讲授、观察、分析、讨论等有机结合 多媒体、标本、挂图、实物等演示	8	
	2. 木贼	熟悉			
	3. 卷柏	熟悉			
	4. 麻黄	掌握			
	5. 鱼腥草	熟悉			
	6. 瞿麦	熟悉			
	7. 仙鹤草	熟悉			
	8. 老鹳草	熟悉			
	9. 鹿衔草	熟悉			
	10. 萹蓄	熟悉			
	11. 金钱草（附：广金钱草）	掌握			
	12. 马鞭草	熟悉			
	13. 广藿香	掌握			
	14. 薄荷	掌握			
	15. 荆芥	熟悉			
	16. 半枝莲	熟悉			
	17. 益母草	熟悉			
	18. 泽兰	熟悉			
	19. 香薷	熟悉			
	20. 穿心莲	熟悉			
	21. 绞股蓝	熟悉			
	22. 半边莲	熟悉			
	23. 佩兰	熟悉			
	24. 豨莶草	熟悉			
	25. 青蒿	掌握			
	26. 大蓟	熟悉			
	27. 茵陈	熟悉			
	28. 蒲公英	掌握			
	29. 墨旱莲	熟悉			
	30. 北刘寄奴	熟悉			
	31. 肉苁蓉	熟悉			
	32. 锁阳、	熟悉			
	33. 石斛	掌握			
	34. 淡竹叶	掌握			
	35. 马齿苋	熟悉			
	36. 紫花地丁	熟悉			
	37. 白花蛇舌草	熟悉			
	实验十五　麻黄粉末显微鉴别	熟练掌握	技能实验		2
	实验十六　薄荷粉末显微鉴别	熟练掌握	技能实验		2

续表

单元	教 学 内 容	教学要求	教学活动参考	参考学时 理论	参考学时 实验
十五、藻、菌、地 类中药鉴定	1. 昆布 2. 海藻 3. 冬虫夏草 4. 灵芝 5. 茯苓 6. 猪苓 7. 雷丸 8. 马勃 9. 松萝	熟悉 熟悉 掌握 熟悉 掌握 熟悉 熟悉 熟悉 熟悉	讲授、观察、分析、讨论等有机结合多媒体、标本、挂图、实物等演示	2	
	实验十七　茯苓、猪苓粉末显微鉴别	熟练掌握	技能实验		2
十六、树脂类中药 鉴定	1. 苏合香 2. 安息香 3. 乳香 4. 没药 5. 血竭 6. 阿魏	熟悉 熟悉 掌握 熟悉 掌握 熟悉	讲授、观察、分析、讨论等有机结合多媒体、标本、挂图、实物等演示	2	
	实验十八　血竭的理化鉴别	熟练掌握	技能实验		2
十七、其他类中药 鉴定	1. 海金沙 1. 儿茶 3. 青黛 4. 冰片 5. 五倍子 6. 芦荟	熟悉 熟悉 熟悉 掌握 掌握 熟悉	讲授、观察、分析、讨论等有机结合多媒体、标本、挂图、实物等演示	4	

单元	教学内容	教学要求	教学活动参考	参考学时	
				理论	实验
十七、其他类中药鉴定	7. 天竺黄 8. 谷芽 9. 麦芽 10. 淡豆豉 11. 西瓜霜	熟悉 熟悉 熟悉 熟悉 熟悉	讲授、观察、分析、讨论等有机结合多媒体、标本、挂图、实物等演示	4	
	实验十九　未知中药混合粉末显微鉴别	熟练掌握	技能实验		2
十八、动物类中药鉴定	（一）动物类中药概述 1. 动物命名与分类简介 2. 动物类中药鉴定方法 （二）动物类中药鉴定 1. 水蛭 2. 蜈蚣 3. 海马 4. 海龙 5. 全蝎 6. 土鳖虫 7. 斑蝥 8. 九香虫 9. 僵蚕 10. 地龙 11. 蝉蜕 12. 蛇蜕 13. 乌梢蛇 14. 蕲蛇 15. 金钱白花蛇 16. 蛤蚧 17. 鸡内金 18. 哈蟆油 19. 紫河车 20. 蜂蜜 21. 阿胶 22. 熊胆	了解 熟悉 掌握 熟悉 熟悉 熟悉 熟悉 熟悉 熟悉 熟悉 熟悉 熟悉 熟悉 熟悉 熟悉 熟悉 熟悉 掌握 掌握 熟悉 熟悉 熟悉 掌握 熟悉 掌握	讲授、观察、分析、讨论等有机结合多媒体、标本、挂图、实物等演示	8	

续表

单元	教 学 内 容	教学要求	教学活动参考	参考学时	
				理论	实验
十八、动物类中药鉴定	23. 桑螵蛸	熟悉	讲授、观察、分析、讨论等有机结合多媒体、标本、挂图、实物等演示	8	
	24. 牛黄	掌握			
	25. 麝香	掌握			
	26. 蟾酥	掌握			
	27. 珍珠	掌握			
	28. 珍珠母	熟悉			
	29. 石决明	熟悉			
	30. 牡蛎	熟悉			
	31. 海螵蛸	熟悉			
	32. 瓦楞子	熟悉			
	33. 蛤壳	熟悉			
	34. 龟甲	熟悉			
	35. 鳖甲	熟悉			
	36. 穿山甲	熟悉			
	37. 羚羊角	掌握			
	38. 水牛角	熟悉			
	39. 鹿茸	掌握			
	40. 鹿角	熟悉			
十九、矿物类中药鉴定	（一）矿物类中药概述		讲授、观察、分析、讨论等有机结合多媒体、标本、挂图、实物等演示	6	
	1. 矿物性质与矿物类中药分类简介	了解			
	2. 矿物类中药鉴定方法	熟悉			
	（二）矿物类中药鉴定				
	1. 朱砂	掌握			
	2. 红粉	熟悉			
	3. 轻粉	熟悉			
	4. 信石	熟悉			
	5. 自然铜	掌握			
	6. 磁石	熟悉			
	7. 赭石	熟悉			
	8. 雄黄（附：雌黄）	熟悉			
	9. 滑石	熟悉			
	10. 石膏	掌握			
	11. 芒硝（附：玄明粉）	熟悉			
	12. 炉甘石	掌握			
	13. 白矾	熟悉			
	14. 龙骨	熟悉			
	15. 硼砂	熟悉			
	16. 赤石脂	熟悉			

续表

单元	教学内容	教学要求	教学活动参考	参考学时	
				理论	实验
十九、矿物类中药鉴定	17. 寒水石 18. 胆矾 19. 硫黄 20. 紫石英 21. 琥珀 22. 青礞石	熟悉 熟悉 熟悉 熟悉 熟悉 熟悉			
二十、中成显微鉴定	（一）概述 （二）中成药显微鉴定举例	了解 熟悉	讲授、讨论、多媒体、标本	4	
	实验二十六味地黄丸的显微鉴别	熟练掌握	技能实验		2

注：括号内的中药为了解的中药。

五、大纲说明

（一）适用对象与参考学时

本教学大纲主要供高职高专院校中药学专业高中起点三年制和初中起点五年制的学生使用。本教学大纲总学时为 152 学时，其中理论教学 112 学时，实验教学 40 学时。全书介绍中药材 405 种，其中要求掌握的中药材 100 种，熟悉的中药材 290 种，了解的中药材 15 种。各学校可根据本地中药材资源的实际情况，按照本校实施性教学计划学时数，灵活地选择和取舍教学内容。

（二）教学要求

1. 本课程对理论教学的目标分为掌握、熟悉、了解三个层次。掌握：指学生对所学的知识和技能要熟练掌握，并能对药材进行真伪鉴别和优劣分析。熟悉：指学生对所学的知识能基本掌握并能应用所学的技能鉴别药材。了解：指对学过的知识有一般的知晓。

2. 本课程在实验技能方面设计为熟练掌握。熟练掌握：指学生能正确理解实验实训目标，独立、正确、规范地完成各项实验，掌握且学会各种实验实训操作技能，并正确独立地完成各项实验实训报告。

（三）教学建议

1. 本大纲力求体现"以就业为导向、以学生为中心、以能力为本位、以技能为重点"的育人理念，理论知识以"必需、够用"为度，适当引进新知识、新技术和新方法；实验训练着重培养学生在今后工作中能鉴别常用中药材的专业实验技能。

2. 在理论教学中必须结合生产和生活实际，利用直观教学、案例教学、项目驱动、任务导向等，采用观察、比较、讨论、分析、归纳等方法，注重情景教学和现场教学，注意教学互动，大力激发学生的学习兴趣和热情，努力提高教学的效率和效果。

3. 实验教学应注重培养学生实际的操作技能，实验训练要多给学生动手机会，提高学生实际动手的能力和分析问题、解决问题及独立工作的能力。并结合中药材商品进行识别技能强化训练，可根据当地实际，组织学生到中药材市场进行见习综合训练。

4. 学生的知识和能力水平，应通过平时达标训练、实验报告、操作技能考核和考试等多种形式练合考评，使学生更好的适应职业岗位培养的需要。

中药材彩图（按首字笔画顺序排列）

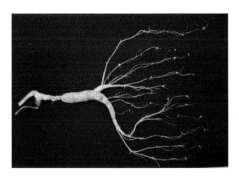

彩图 1　人参

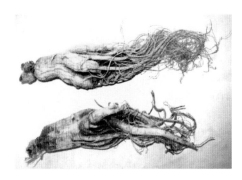

彩图 2　人参－生晒参

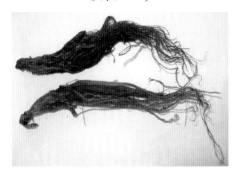

彩图 3　人参－红参

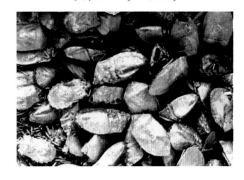

彩图 4　九香虫

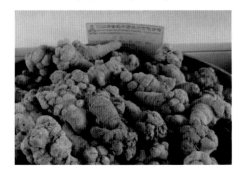

彩图 5　三七

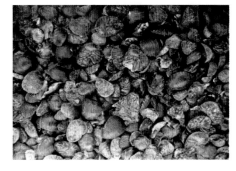

彩图 6　土鳖虫

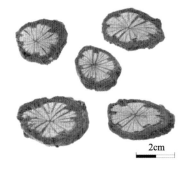

彩图 7　大血藤

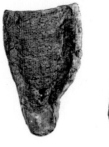

彩图 8　大黄

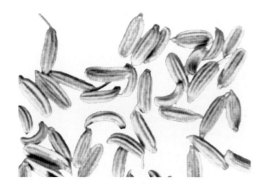

彩图 9　小茴香

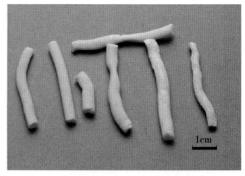

彩图 10　小通草

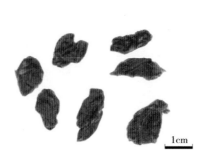

彩图 11　山茱萸

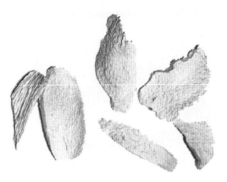

彩图 12　山药

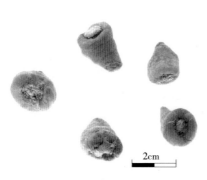

彩图 13　山慈菇

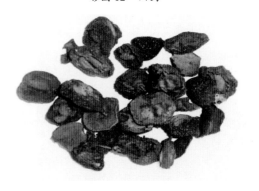

彩图 14　山楂

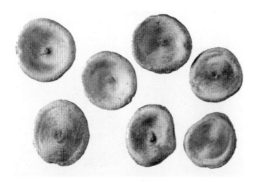

彩图 15　马钱子

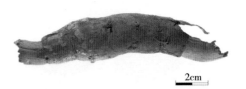

彩图 16　乌药

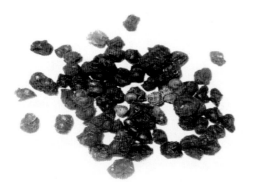
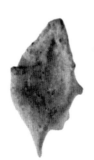
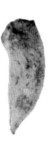
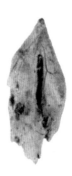

彩图 17　五味子　　　　　　　　　　　　彩图 18　五倍子

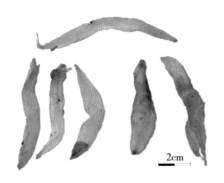
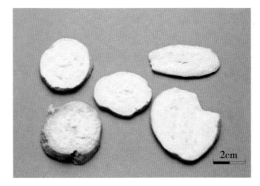

彩图 19　天冬　　　　　　　　　　　　彩图 20　天花粉

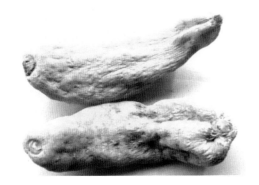
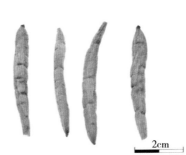

彩图 21　天麻　　　　　　　　　　　　彩图 22　太子参

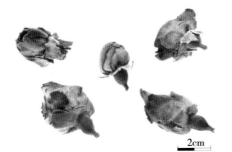
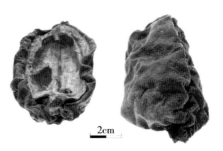

彩图 23　月季花　　　　　　　　　　　　彩图 24　木瓜

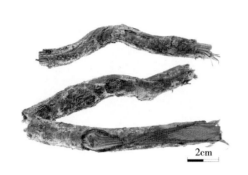

彩图 25　木通

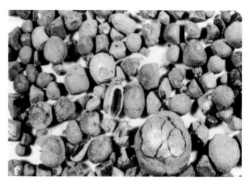

彩图 26　牛黄

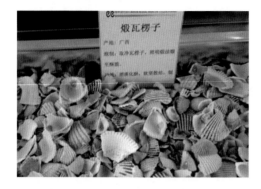

彩图 27　瓦楞子（煅）

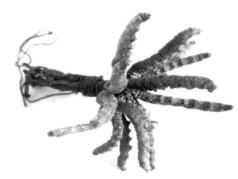

彩图 28　冬虫夏草

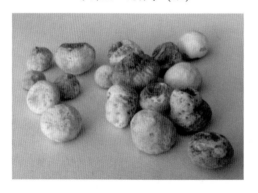

彩图 29　半夏

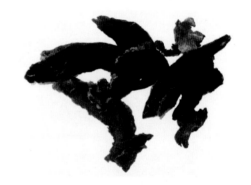

彩图 30　玄参

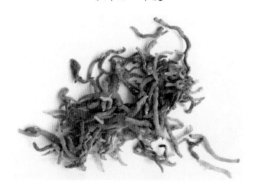

彩图 31　玉竹

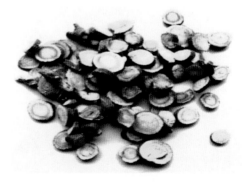

彩图 32　甘草

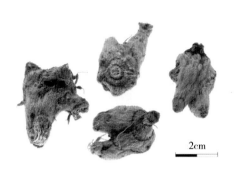

彩图 33　白及

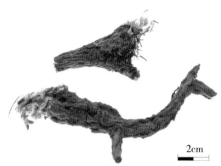

彩图 34　白头翁

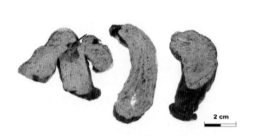

彩图 35　白术

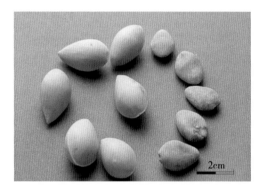

彩图 36　白果

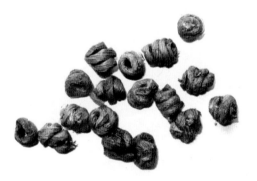

彩图 37　石斛

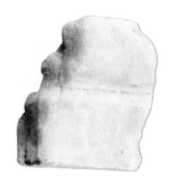

彩图 38　石膏

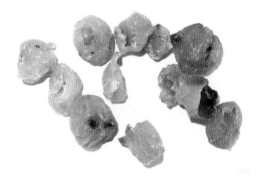

彩图 39　龙眼肉

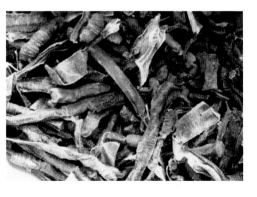

彩图 40　地龙

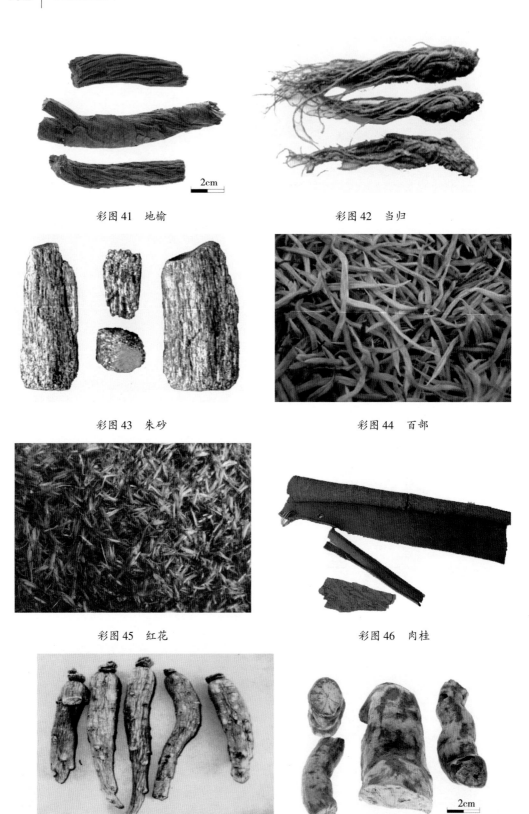

彩图 41　地榆

彩图 42　当归

彩图 43　朱砂

彩图 44　百部

彩图 45　红花

彩图 46　肉桂

彩图 47　西洋参

彩图 48　防己

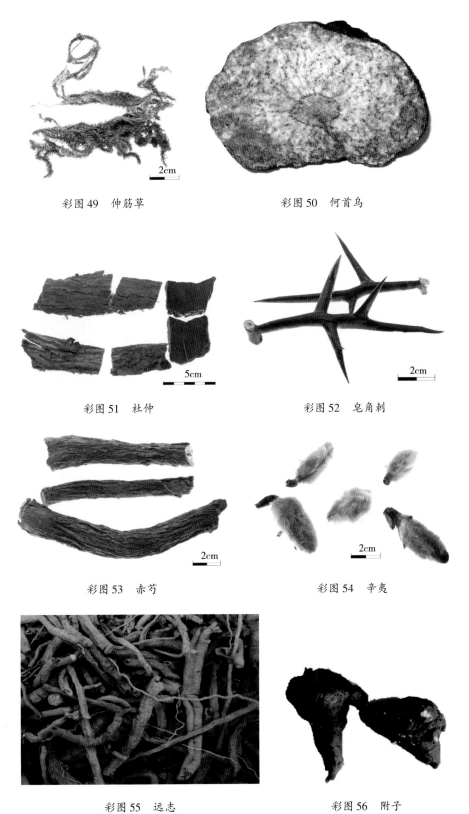

彩图 49　伸筋草

彩图 50　何首乌

彩图 51　杜仲

彩图 52　皂角刺

彩图 53　赤芍

彩图 54　辛夷

彩图 55　远志

彩图 56　附子

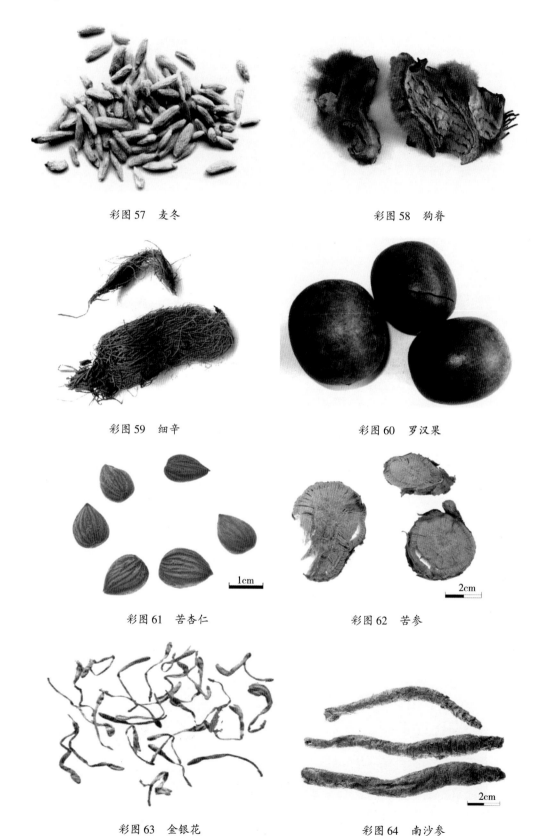

彩图 57　麦冬

彩图 58　狗脊

彩图 59　细辛

彩图 60　罗汉果

彩图 61　苦杏仁

彩图 62　苦参

彩图 63　金银花

彩图 64　南沙参

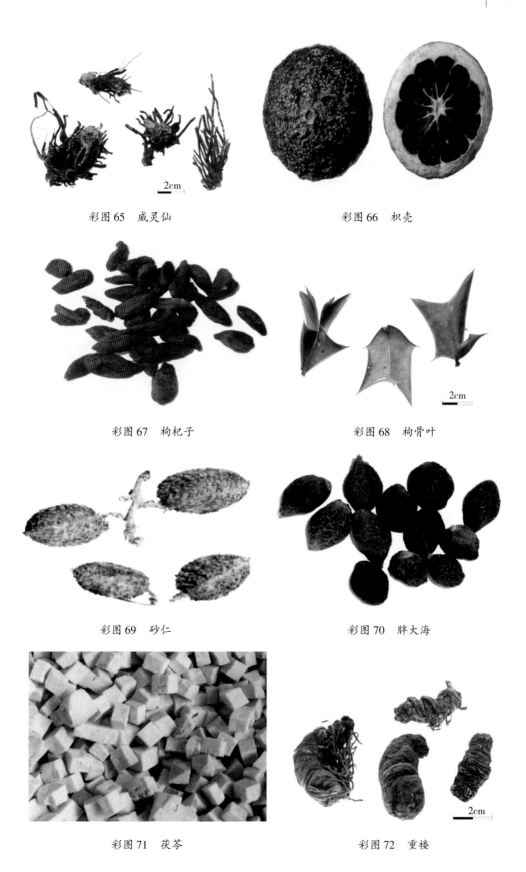

彩图 65　威灵仙

彩图 66　枳壳

彩图 67　枸杞子

彩图 68　枸骨叶

彩图 69　砂仁

彩图 70　胖大海

彩图 71　茯苓

彩图 72　重楼

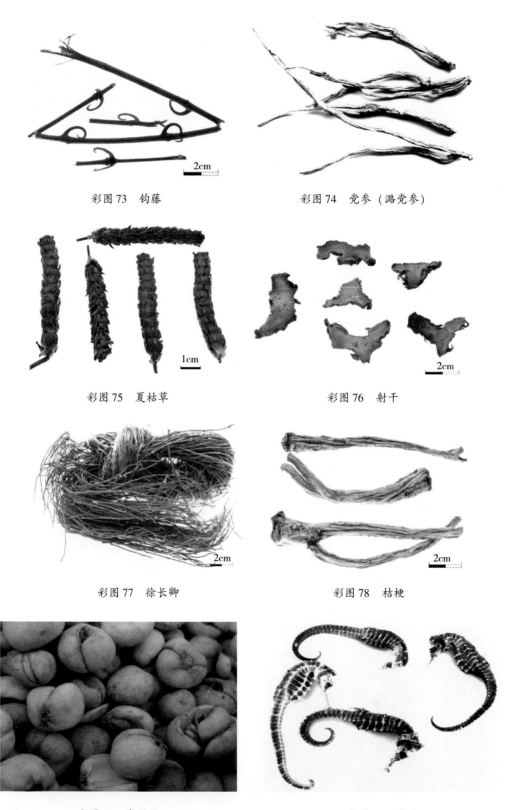

彩图 73　钩藤

彩图 74　党参（潞党参）

彩图 75　夏枯草

彩图 76　射干

彩图 77　徐长卿

彩图 78　桔梗

彩图 79　浙贝母

彩图 80　海马

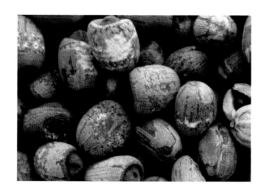

彩图 81　莲子

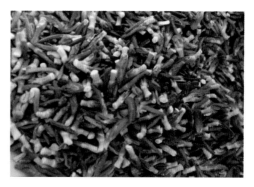

彩图 82　莲子心

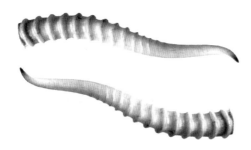

彩图 83　羚羊角

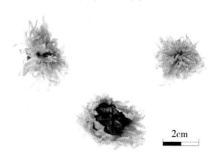

彩图 84　菊花

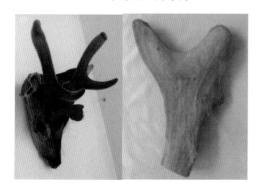

彩图 85　鹿角

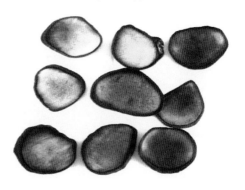

彩图 86　鹿茸

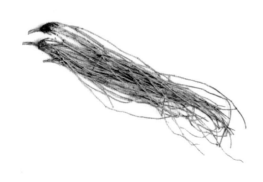

彩图 87　麻黄

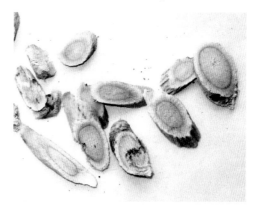

彩图 88　黄芪

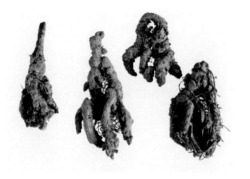

彩图 89　黄连

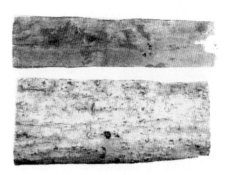

彩图 90　黄柏

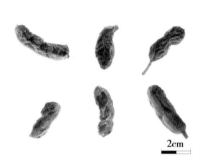

彩图 91　槐角

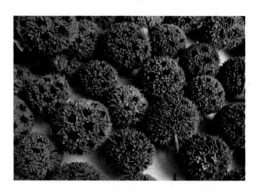

彩图 92　路路通

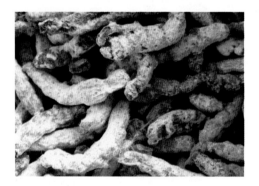

彩图 93　僵蚕

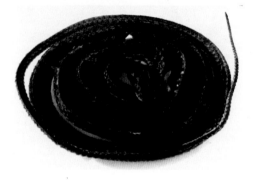

彩图 94　蕲蛇

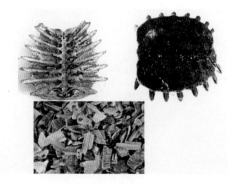

彩图 95　鳖甲